JN224736

東洋医学古典

全訳

鍼方六集

呉崑 著

淺野周 訳

三和書籍

まえがき

『鍼方六集』は、私が好きな本の一つである。本書を見て『鍼灸学釈難』を思い出した。李鼎先生の『釈難』も好きなのだが、それを翻訳し始めたのは１９８５年ごろで、１９８９年ごろに全文を翻訳し、その訳の日本語がおかしかったので２０００年ごろ翻訳しなおしたのだが絶版となった。『鍼灸学釈難』も、私の様々な疑問に答えてくれたが、本書と『鍼灸節要』も私に回答してくれた。

見学に来た人に「どうして鍼は効果があるのか?」とか質問すると、「免疫力が上がるからです」と答える。確かに中国の本には、電気鍼→灸→鍼の順で免疫力がアップされるとある。そして古書では骨蒸とか労咳など、結核が重要な疾患であり、それに対する膏肓の灸や崔氏の患門四花六穴法などがあった。しかし現代では抗生剤が主流になり、免疫力をアップする結核の鍼など必要なくなった。これも時代の流れで、原始時代にでも戻れば、灸の免疫力アップが重宝されるだろう。

現代では痛みの治療が重要だと考える。その理由は痛みの治療として、まず頭に浮かぶのは整形外科だが、そこでは骨による神経圧迫で痛みが出ている場合は骨を削ったりして対処するが、あらかたの痛みは原因不明だから痛みを麻痺させるしか方法がない。

それに対して鍼は、五十肩患者など一回で完治することも多く、腰痛も六回も鍼すれば消えるなどの効果がある。捻挫や寝違いなどは一回で痛みが消える。だから痛みの治療には、鍼が絶大な効果を発揮する。しかし、鍼の効果を得るには、鍼灸の書籍を大量に読まなければならない。また、大量に読んだ書籍を自分なりにまとめる必要がある。私は翻訳という形で、自分の読んだ本をまとめている。これは、とても有効で、『鍼灸学釈難』を書いた李鼎先生に逢って内容について話したことがあるが、書いた本人より私のほうが『鍼灸学釈難』の内容に詳しくなっていた。恐らく中国では本の校正などないのだろうが、私は翻訳したうえに何度も校正させられるので、頭に入っているのだろう。

この『鍼方六集』を書いた呉崑(ごこん)も、若い時は書物を背負って万里に師を尋ね、72人に教わったとある。そして67歳になって、鍼灸を学ぼうとする人のために本書を書いたとある。『神応経(じんおうきょう)』にも何十人の先生と出会い、そのなかで知らない疑問に答えてくれたのは一人か二人だったとある。

この間、見学者が来たので、三つの質問を投げかけた。一つは「なぜ左が陽で、右が陰なのか?」、二問目は「三焦とは、どういう臓器か?」、三問目は「腹は陰で、背は陽なのに、なぜ足の陽明胃経は身体の前面を通っていて背中を通らないのか?」という質問だ。一つ目は「南を向いたときに、左側から太陽が昇るから」と、まともな回答だったので、「それなら聖人は、なぜ南を向く必要があったのか?」と、さらに突っ込んだ質問をした。こうした質問にスラスラ回答できるように、読書すべきだ。

鍼方六集　目次

鍼方六集巻之二　開蒙集

鍼方六集巻之三　尊経集

鍼方六集巻之四　傍通集

鍼方六集巻之五　紛署集

鍼方六集巻之六　兼羅集

鍼方六集序

古歙鶴皋山人呉崑撰

良医者、兆人司命。任不啻与九鼎争昂。然必鍼薬并諳其極、如為無忝。隆古聖神、既嘗百草而示人以薬、復作九鍼而喻人以刺、亦以人命至重、拯救之術、不得不詳且悉也。

良い医師は、人々の生命を管理する。その責任は九鼎と争うほど重いに留まらない。そのため鍼にも薬にも精通し、恥ずかしくないようにする。古代の神医は、百草を味わって人々に薬を教え、また九鍼を作って使い方を教えたが、それも人命を重んじ、助ける術なので、精通しなければならない。

＊九鼎は、禹が鋳造させた九個の鼎で、一つあたりがメャクチャ重い。九州（全土）から献上させた。

正統中、聖慮宋製銅人、日久漫滅、命復範銅為之、建諸医官、式広教詔、又礱石図経。

明代の英宗年間（1435～1449年）、皇帝は、宋の王惟一が作った銅人から長い時を経て、いい加減になって散逸していることを考え、大勢の医官に銅人を新たに製作し、それを広めて学習させ、石に刻んで石碑(せきひ)にするよう命令した。

序由御製、聖心之保民也弘矣、其所望於医者至矣。語曰、不鍼不神、不灸不良、良有以也。近世刀圭之徒、才能不及中庸。分科療病、更不講求神良精芸者、万夫一轍。無亦法妙無方、探之猶望洋爾。崑自束髪修儒、遊心霊素、諸砭焫鍼経、皆時討究。蓋未及壮年、負笈万里、虚衷北面、不減七十二師。念在-取善発矇。不謂一吷非律、一簣非山故也。時以所授鍼方、対証施治、種種神験。然究其所以神者、抵牾背馳、阻於頓悟。益之三十餘年、覚以歳積、始破前迷。今樗櫟之年、六十有七、視昔考医方時、年則倍矣。志在-公善於人、成斯六集。首-神照、次-開蒙、次-尊経、次-傍通、次-紛署、次-兼羅。其間一得之愚、実千慮之所開也。良工之心独苦、今乃験之、籍是以翼図経、豈云自与。逆瞻天朝、軫念疲癃、沢同雨露。茲-六集者、倘有補於聖政、亦桔槹之助甘霖耳。遑自功哉。

皇帝が自ら序文を書き、民衆の保健を願う心が大きく、医者に対する期待は更に大きい。「鍼をしなければ神医(しんい)ではなく、灸をしなければ良医(りょうい)ではない」というが、それは本当である。近頃の医者は、並みの技術もない。専門分野に分け、さらには神医や良医となる鍼灸にも精通せずに、みな同じ治療である。優れた治療方法もなく、有効な処方薬もなく、どうしようもない。呉崑(ごこん)は儒教(じゅきょう)を学び、『霊枢』や『素問』に遊んで、さまざまな鍼灸や鍼の経典を研究した。壮年になる前は、書物を背負って万里(ばんり)に師を尋ね、無心になって教えを請い、72人に教わった。それは私の無知を啓発して貰うためである。一言も外れてはおらず、一盛も無駄ではない。そのとき教わった鍼の処方は、臨床にあたって数々の著効を現した。その著効を現した方法を究めたが、理解しがたい問題点もある。それから三十余年、歳を重ねたと感じ、始めて謎が解けた。今は役立たずの六十七歳になり、三十年前に勉強した治療方法を考えてみると、年齢が倍になっている。そこで鍼灸を学ぶ人の助けになるように、この『六集』を書いた。まずは神照集、次は開蒙集、次は尊経集、次は傍通集、次は紛署集、次は兼羅集である。その中の一部は、私が色々と考えて開発したものである。かつての良医の開発は、現在では実効性のあるものと証明され、挿絵を助けとし、満足できるものとなった。皇帝を仰ぎ見ると、疲弊したり衰弱した人々に関心を寄せ、雨露のように恩恵を施す。この『六集』が、そうした政策の助けとなれば、恵みの雨で一桶の水となろう。これは私の功績ではない。

所跂望者、一人有慶、寿域同躋、林総万方、家松齢而人鶴算、参苓不餌、鍼石永捐、俾池上神工、挟術而無所施。則岩穴之私慰矣、他尚何求。歳丁巳、海陽程処士標、病劇得起、進不肖為医林長、側弁-六集而左袒焉。復捐阿堵以鳩剞劂、義之紀也、惟是并序。

ある人が健康長寿で、他の人も同じように長寿で、そのほかの人々も松や鶴と同じように長寿で、人参や伏苓などの薬も飲まず、鍼も刺さなければ、最高の医者であり、医術を施すこともない。そうなれば墓石の下の私にとって最高の慰めで、他には何も要らない。１６１７年、海陽県の処士程標は、重病であるが治癒し、ふつつかながら医林長に推挙され、『六集』に賛辞の序文を書いた。さらに、この本を刊行するための募金(ぼきん)を受け、本当に記念となる行為なので、この序文に加えた。

皇明万歴四十六年、歳次戊午長至日書

明朝万歴四十六年、長夏日に記す。

鍼方六集卷之一　神照集

古歙鶴皋山人呉崑述
海陽忍庵程標梓

叙曰、元戎不熟諳‐山陵川沢、疆界険易、則寇之巣穴部落、出没遠迩、有所未知。良医不精明経絡孔穴、陰陽逆順、則邪之表裏谿谷、原会兪募、有所未達、而欲戡乱去疾、均悖之矣。古昔神工、洞照五内、至今誦之。惟是考述‐明堂経穴如左、署曰‐神照集。

まえがきとして、「司令官が、山陵や川沢、国境が険しいか平坦かなどを知らねば、侵入者の巣窟となり、遠くや近くに出没しても分らない」という。名医が経絡や経穴、陰陽経脈の流れの順序に精通していなければ、邪が表裏や肉の谷間に入り、原穴や交会穴、背兪穴や募穴を使っても邪に達せず、乱を平定して病気を去らせようとしても失敗する。昔の優れた医者は、体内の五臓を明らかにして、それが今も暗誦されている。ただ『明堂経』経穴を以下のように考察して『神照集』とする。

●手足三陰三陽流注総論・四（手足の三陰三陽における流注総論）

凡人両手足‐各有三陰脈三陽脈、以合為十二経也。手之三陰‐従臓走至手、手之三陽‐従手走至頭、足之三陽‐従頭走至足、足之三陰‐従足走入腹。絡脈伝注、周流不息。故経脈者、行血気、通陰陽、以栄於身者也。其始従中焦-注手太陰肺、陽明大腸、陽明-注足陽明胃、太陰脾、太陰-注手少陰心、太陽小腸、太陽-注足太陽膀胱、少陰腎、少陰-注手心主包絡、少陽三焦、少陽-注足少陽胆、厥陰肝、厥陰-復還注手太陰肺。其気-常以平旦為紀、以漏水下百刻、昼夜流行、与天同度、終而復始也。

人は両手足に、それぞれ三陰脈と三陽脈があり、合わせて十二経である。手の三陰経は臓から手に走り、手の三陽経は手から頭に走り、足の三陽経は頭から足に至り、足の三陰経は足から腹に入る。経脈の接続は、休みなく循環する。だから経脈は、血気を流して、陰陽経脈を通じさせ、身体を栄養する。その始まりは中焦から手太陰肺経に注ぎ、手太陰→手陽明大腸経、手陽明→足陽明胃経、足陽明→足太陰脾経、足太陰→手少陰心経、手少陰→手太陽小腸経、手太陽→足太陽膀胱経、足太陽→足少陰腎経、足少陰→手厥陰心包経、手厥陰→手少陽三焦経、手少陽→足少陽胆経、足少陽→足厥陰肝経、足厥陰から再び手太陰肺経へと還(かえ)る。経絡を流れる気は常に明け方で始まり、水時計が百刻漏れるまで、昼夜に渡って流れ、天空と同じ規則で、終れば再び始まりへと戻る。

*「絡脈伝注」は「経脈伝注」の誤字。

●十二臓相使貴賤・五（十二臓の役割と地位）

心者、君主之官也、神明出焉。肺者、相傅之官、治節出焉。肝者、将軍之官、謀慮出焉。胆者、中正之官、決断出焉。膻中者、臣使之官、喜楽出焉。脾胃者、倉廩之官、五味出焉。大腸者、伝導之官、変化出焉。小腸者、受盛之官、化物出焉。腎者、作強之官、伎巧出焉。三焦者、決瀆之官、水道出焉。膀胱者、州都之官、津液蔵焉、気化則能出矣。凡此十二官者、不得相失也。故主明則下安、以此養生則寿、歿世不殆、以為天下則大昌。主不明則十二官危、使道閉塞而不通、形乃大傷、以此養生則殃、以為天下、其宗大危。戒之戒之。

心は、君主の官で精神が出る。肺は、王の補佐官で規律が出る。肝は、将軍の官、計略が出る。胆は、裁判官で決断が出る。膻中は、大臣を使う官で、喜びと楽しみが出る。脾胃は、穀物倉の官で五味が出る。大腸は、食べ物を送り出す官で、糞便に変化させて出す。小腸は、食べ物を受けて膨れる官で、栄養物を取り出す。腎は、身体を強くする官で、身体を使った技が出る。三焦は、溝を通らせる官で、水道が出る。膀胱は、集まりの官で、津液を蓄えて、尿にして出す。この十二官は、それぞれ失うことができない。だから、これらの主である心が健全ならば、それに従う身体は安泰で、十二官を養生すれば天寿を全うして危うさがなく、天下も大いに盛んとなる。しかし主が不明ならば十二官が危うく、通路が閉されて通じなくなり、身体も大きく傷ついて、そうした養生では災いとなり、天下の基盤も大変に危うくなる。警戒しなければ。

◎手足六陰経及任脈経穴起止・詳後（手足の六陰経と任脈経穴の起止・後で詳しく述べる）

○手太陰肺経、起於中府穴、終於少商穴。○手少陰心経、起於極泉穴、終於少衝穴。○手厥陰心包絡、起於天池穴、終於中衝穴。○足太陰脾経、起於隠白穴、終於大包穴。○足少陰腎経、起於湧泉穴、終於兪府穴。○足厥陰肝経、起於大敦穴、終於期門穴。○任脈、起於会陰穴、終於承漿穴。

○手太陰肺経は、中府穴に起こり、少商穴で終わる。○手少陰心経は、極泉穴に起こり、少衝穴で終わる。○手厥陰心包経は、天池穴に起こり、中衝穴で終わる。○足太陰脾経は、隠白穴に起こり、大包穴で終わる。○足少陰腎経は、湧泉穴に起こり、兪府穴で終わる。○足厥陰肝経は、大敦穴に起こり、期門穴で終わる。○任脈は、会陰穴に起こり、承漿穴で終わる。

◎手足六陽経及督脈経穴起止・詳後（手足の六陽経と督脈経穴の起止・後で詳しく述べる）

○手陽明大腸経、起於商陽穴、終於迎香穴。○手太陽小腸経、起於少沢穴、終於聴宮穴。○手少陽三焦経、起於関衝穴、終於絲竹空穴。○足太陽膀胱経、起於睛明穴、終於至陰穴。○足陽明胃経、起於頭維穴、終於厲兌穴。○足少陽胆経、起於瞳子髎穴、終於竅陰穴。○督脈、起於長強穴、終於齦交穴。
○手陽明大腸経は、商陽穴に起こり、迎香穴で終わる。○手太陽小腸経は、少沢穴に起こり、聴宮穴で終わる。○手少陽三焦経は、関衝穴に起こり、糸竹空穴で終わる。○足太陽膀胱経は、睛明穴に起こり、至陰穴で終わる。○足陽明胃経は、頭維穴に起こり、厲兌穴で終わる。○足少陽胆経は、瞳子髎穴に起こり、足竅陰穴で終わる。○督脈は、長強穴に起こり、齦交穴で終わる。

＊頭維穴は承泣が正しい。

●霊枢骨度・六（『霊枢』の骨度法四）

法以人長七尺五寸為則。○頭之大骨－囲二尺六寸。○胸囲四尺五寸。○腰囲四尺二寸。○髪所覆者、顱至項－長一尺二寸。○髪以下至頤－長一尺。○結喉以下至缺盆中－長四寸。○缺盆以下至𩩲骬－長九寸（𩩲骬即鳩尾）。○𩩲骬以下至天枢－長八寸。○天枢以下至横骨－長六寸半。○横骨上廉以下至内輔之上廉－長一尺八寸。○内輔之上廉以下至下廉－長三寸半。○内輔下廉至内踝－長一尺三寸。○内踝以下至地－長三寸。○膝膕以下至跗属－長一尺六寸。○跗属以下至地－長三寸。

人の身長は七尺五寸を基準とする。○頭の頭蓋骨は、前が眉、後ろを外後頭隆起とし、周囲が二尺六寸。○胸囲は乳の高さで四尺五寸。○腰囲は臍の高さで四尺二寸。○髪に覆われた部分は、前髪際（ぜんはっさい）

から後髪際（こうはっさい）までが長さ一尺二寸。○前髪際から顎までが長さ一尺。○甲状軟骨から欠盆中央の頸切痕まで長さ四寸。○欠盆中央の頸切痕から胸骨体底部までが長さ九寸（胸骨体底部とは鳩尾）。○胸骨体底部から天枢まで長さ八寸。○天枢から恥骨までが長さ六寸半。○恥骨上縁から大腿骨内側上顆の上縁まで長さ一尺八寸。○大腿骨内側上顆の上縁から脛骨の内側顆下縁まで長さ三寸半。○脛骨内側顆の下縁から内踝まで長さ一尺三寸。○内踝から地面まで長さ三寸。○膝窩から踵骨上縁まで長さ一尺六寸。○踵骨上縁から地面まで長さ三寸。

角以下至柱骨－長一尺。○行腋中不見者－長四寸。○腋以下至季脇－長一尺二寸。○季脇以下至髀枢－長六寸。○髀枢以下至膝中－長一尺九寸。○膝以下至外踝－長一尺六寸。○外踝以下至京骨－長三寸。○京骨以下至地－長一寸。○耳後、当完骨者－広九寸。○耳前、当耳門者－広一尺三寸。○両顴之間－相去七寸。○両乳之間－広九寸半。○両髀之間－広六寸半。○足－長一尺二寸。広四寸半。○肩至肘－長一尺四寸。○肘至腕－長一尺二寸半。○腕至中指本節－長四寸。○本節至其末－長四寸半。○項髪以下至背骨－長二寸半。○膂骨以下至尾骶二十一節－長三尺。上七節－毎節長一寸四分分之一。中七節－毎節長一寸六分分之一。下七節－毎節長一寸二分分之六。以上為衆人骨度。取穴者準而分之、則無差矣。

額角（がっかく）から頸椎下端の鎖骨まで長さ一尺。○鎖骨から腋窩横紋前端まで長さ四寸。○腋窩横紋前端から第十二肋骨先端まで長さ一尺二寸。○第十二肋骨先端から大転子まで長さ六寸。○大転子から膝関節まで長さ一尺九寸。○膝関節から外踝まで長さ一尺六寸。○外踝から京骨まで長さ三寸。○京骨から地面まで長さ一寸。○耳の後ろにある両乳様突起間が幅九寸。○耳前の両聴宮間は幅一尺三寸。○両頬の間が七寸。○両乳の間が幅九寸半。○両大腿骨の間が幅六寸半。○足底の長さが一尺二寸。幅四寸半。○肩から肘まで長さ一尺四寸。○肘から手首まで長さ一尺二寸半。○手首から中指の中手指節関節まで長さ四寸。○中指の中手指節関節から指先まで長さ四寸半。○後髪際から背骨の大椎まで長さ二寸半。○胸椎から尾骨まで二十一椎あって長さ三尺。上七椎である第一胸椎から第七胸椎までが、各椎の長さ一寸四分一厘ずつ。中七椎である第八胸椎から第二腰椎までが、各椎の長さ一寸六分一厘ずつ。下七椎である第三腰椎から第四仙椎までが、各椎の長さ一寸二分六厘ずつ。以上が一般人の骨の寸法である。取穴では、これを基準にすれば間違いない。

＊「肩至肘長一尺四寸」が『霊枢』では一尺七寸。

●明堂取穴法・七（『明堂経』の取穴法）

頭面腹背手足、横用横尺寸、直用直尺寸。横法不可以準直、直法不可以準横。○前髪際至後髪際、均作一尺二寸。其髪際不明者、取眉中心後至大椎、共折作一尺八寸。○頭部横寸、以眼内眥角至外眥角為一寸。〇神庭至曲差、曲差至本神、本神至頭維、各一寸五分。〇自神庭至頭維、共四寸半。〇背部、自大椎至尾骶、共二十一椎、上中下－長短不同。詳在前－骨度中。〇夾脊第二行、相去四寸取之（鍼経相去六寸）。〇夾脊第三行、相去七寸取之（鍼経相去三寸）。

頭や顔、腹背、手足では、横幅を測るのに横の尺寸、縦幅を測るには縦の尺寸を使う。横幅では縦を基準とできないし、縦は横を基準にはできない。〇前髪際から後髪際までは、すべて一尺二寸とする。禿(はげ)ていて髪際が不明ならば、眉の中心から後ろに大椎まで、全部で一尺八寸とする。〇頭部の横幅は、目頭から目尻までを一寸とする。〇神庭から曲差、曲差から本神、本神から頭維は、それぞれ一寸五分とする。〇神庭から頭維は、全部で四寸半。〇背部で、大椎から尾椎までは、全部で二十一椎、それは上中下で長さが異なる。詳しくは前の骨度法にある。〇背骨を挟む二行線は、互いに四寸離れている（『霊枢』は三寸離れるという）。〇背骨を挟む三行線は、互いに七寸離れている（『霊枢』は六寸離れているという）。

*これは『鍼灸資生経』の「背骨を除いて一寸半とか、背骨を除いて三寸」の説を採用しているため。施灸には適しているが、刺鍼では危険。直刺なら二寸、つまり片側一寸が安全。

腹部、膺部。用乳間－横折作八寸為則。其直者、自天突至膻中、折作六寸八分、下行一寸六分為中庭。〇上取岐骨、下至臍心、共折作九寸取之。〇臍中至横骨、共折作五寸。〇手足部。併依骨度－

均折取之。或以–中指第二節、内度–両横紋為一寸。〇諸穴有眉髪、筋骨、約紋陥下、肉際者、即取之、不必度也。

腹部と前胸部。両乳間の横幅は八寸とする。縦では、天突から膻中までを六寸八分、そこから一寸六分下が中庭。〇上が胸骨体下縁、下は臍までを九寸とする。〇臍から恥骨までを五寸とする。〇手足の部。骨度法によって等分する。または中指の遠位指節間関節と近位指節間関節の橈側横紋間を一寸とする。〇穴位に眉や髪、筋骨、シワや凹(へこ)み、肉の端があっても取穴し、それらを考慮しなくて良い。

明堂取穴終。

●手太陰肺経・八

霊枢経曰、肺手太陰之脈、起於中焦、下絡大腸、還循胃口、上膈属肺、従肺系–横出腋下、下循–臑内、行–少陰心主之前、下肘中、循臂内–上骨下廉、入寸口、上魚、循魚際、出大指之端。其支者、従腕後直出–次指内廉、出其端。

『霊枢経』は「手太陰肺の脈（手太陰肺経）、中焦に起こり、下がって大腸に絡まり、戻って胃口を巡り、横隔膜を上がって肺に属し、気管から横に腋下へ出て、上腕の屈側を下がり、手少陰心経と手厥陰心包経の橈側を通って、肘の中央へ下がり、前腕屈側で橈骨の尺側を巡り、寸口へ入って、拇指球へ上がり、魚際を巡って、親指の端に出る。その分支は、手首の近位から人差指の橈側へ真っ直ぐ出、その端に出る」という。

是動則病、肺脹満-膨膨而喘欬、缺盆中痛、甚則交両手而瞀。此為臂厥。是主-肺所生病者。欬、上気、喘喝、煩心、胸満、臑臂内前廉-痛厥、掌中熱。気盛有餘、則肩背痛、風寒、汗出、中風、小便数而欠。気虚則肩背-痛寒、少気-不足以息、溺色変。為此諸病、盛則瀉之、虚則補之、熱則疾之、寒則留之、陥下則灸之、不盛不虚-以経取之。盛者-寸口大三倍於人迎、虚者-寸口反小於人迎也。

この経が動じた病は、肺がパンパンに腫れぼったく、喘いで咳する、欠盆中央の天突の痛み、激しければ両手を交叉させて胸を抑え、眼前が暗くなる。これは臂厥(ひけつ)である。次は本経が主治する肺に生まれた病である。咳、ゼイゼイする、喘いでハアハアする、心中煩悶、胸がパンパンになる、上肢の屈側橈側縁の痛みや冷え、手掌が熱い。気が盛んで有り余れば、肩背の痛み、風邪症状、汗が出る、脳血管障害、頻尿でアクビする。気虚では肩背部が冷えて痛み、微弱呼吸で息と呼べるほどではない、尿の色が変。こうした病では、実なら瀉法、虚なら補法、熱なら速刺速抜(そくしそくばつ)、冷えなら留鍼、凹(へこ)んでいれば施灸、実でも虚でもなければ手太陰肺経を取る。実ならば寸口が人迎の脈より三倍大きく、虚ならば寸口が人迎の脈より小さい。

肺重三斤三両、六葉両耳、凡八葉、主蔵魄。

肺は、重さ三斤三両、六葉に分かれて両耳があり、全部で八葉、魄(はく)（感覚）を収蔵して管理する。

◎手太陰肺経所発十一穴、左右共二十二穴（手太陰肺経の十一穴。左右で二十二穴）

○中府二穴、一名‐膺中兪。在‐雲門下一寸、挟‐任脈華蓋穴両傍各六寸、居‐乳上三肋間、動脈‐応手。肺之募也、足陽明手太陰之会。鍼経‐刺入三分、留五呼、灸五壮。竇氏、鍼入一分、沿皮向外一寸半、灸二七壮。

○中府二穴、別名を膺中兪(ようちゅうゆ)。雲門の下一寸、任脈の華蓋穴を挟んで両傍ら六寸ずつ、乳の上三肋間、動脈が拍動する。肺の募穴、足陽明経と手太陰経が交わる。『霊枢』は、三分刺入して五呼吸ほど留鍼(りゅうしん)、または灸五壮。竇漢卿(とうかんきょう)は、一分刺入し、外へ向けて一寸半ほど沿皮刺(えんぴし)、灸なら二から七壮。

＊（以下から灸の前の「または」を省く）原文の足陽明は足太陰とすべき。

○雲門二穴、在‐巨骨下二骨間、挟‐任脈璇璣穴両傍各六寸、動脈応手、挙臂‐取之。鍼経‐刺入七分、留五呼、灸五壮。竇氏、鍼入一分、沿皮向外一寸半。禁灸。鍼経云、刺‐太深、令人‐逆息。

是所当慎。

○雲門二穴、巨骨の下で第一肋骨間、任脈の璇璣穴を挟んで両傍ら六寸ずつ、動脈が拍動する、腕を挙げて取穴する。『霊枢』は、七分刺入して五呼吸ほど留鍼、灸五壮。竇漢卿（とうかんきょう）は、一分刺入し、外へ向けて一寸半ほど沿皮刺。灸はいけない。『霊枢』は「刺入が深すぎれば、咳を出させる」という。ここは慎重に。

○天府二穴、在｜腋下三寸、臂臑内廉、動脈応手。又法、以手伸直、用鼻尖｜点到処是穴。又法、垂手与乳相平｜是穴。鍼経｜刺入四分、留三呼。禁不可灸、灸之気逆。

○天府二穴、腋下三寸で、臂臑の内縁、動脈が拍動する。一説には、手を真っ直ぐに伸ばし、頸を曲げて鼻尖（はなさき）の達する部位が穴位（けつい）である。一説には、手を垂らし、乳と水平な部位が穴位である。『霊枢』は、四分刺入して三呼吸留める。施灸はいけない、施灸すると咳が出る。

○侠白二穴、在｜天府下、去｜肘五寸、動脈応手。手太陰之別。鍼経｜刺入四分、留三呼、灸五壮。

○侠白二穴、天府の下で、肘から五寸離れた動脈拍動部。手太陰経の絡脈。『霊枢』は、四分刺入して三呼吸留める、灸五壮。

*「動脈応手」の原文は「動脈中手」。

○尺沢二穴、水也。在肘内-横紋、筋骨-罅中、動脈応手。手太陰之所-入也、為合。鍼経-刺入三分、留三呼、灸五壮。

○尺沢二穴、水穴である。肘の屈側で、肘窩横紋の筋骨の隙間、動脈が拍動する。手太陰経の入る部位で、合穴。『霊枢』は、三分刺入して三呼吸留める、灸五壮。

○孔最二穴、在-腕上七寸。手太陰之郄。鍼経-刺入三分、留三呼、灸五壮。

○孔最二穴、手首の上七寸。手太陰経の郄穴。『霊枢』は、三分刺入して三呼吸留める、灸五壮。

○列缺二穴、手太陰之絡、別走-陽明者。去-腕一寸五分。用手-交叉、食指-点到処是穴。当-筋骨罅中。鍼経-刺入三分、留三呼、灸五壮。竇氏、鍼入一分、沿皮-向前一寸半、透-太淵穴、灸二七壮。列缺-為八法之一、以其合-任脈、行-肺系而会陰蹻也。

○列欠二穴、手太陰経の絡穴、絡脈が別れて陽明経に走る。手首から一寸五分離れる。親指を広げて両手の虎口（ここう）（合谷の前。水かきの部分）どうしを密着させ、人差指の先端が達する部位が穴位である。筋骨の隙間にあたる。『霊枢』は、三分刺入して三呼吸留める、灸五壮。竇漢卿は、一分刺入し、前に向けて一寸半沿皮刺し、太淵穴まで透刺する、灸なら二から七壮。列欠は八脈交会穴の一つで、任脈と合流し、気管を通って陰蹻脈と合流する。

○経渠二穴、金也。在-寸口陥中、手太陰之所-行也、為経。鍼経-刺入三分、留三呼。禁-不可灸、灸之傷人-神明。

○経渠二穴、金穴である。寸口の凹みにあり、手太陰経の行くところで、経穴である。『霊枢』は、三分刺入して三呼吸留める。施灸はいけない、施灸すると人の精神を傷付ける。

○太淵二穴、(避-唐祖諱、一名太泉)、土也。在-掌後、寸口頭-陥中、是為脈会。手太陰之所-注也、為兪。鍼経-刺入二分、留二呼、灸三壮。

○太淵二穴、(唐朝の開祖の名である淵を避けて、別名が太泉)、土穴である。手掌の近位で寸口の端の凹み、脈会である。手太陰経の注ぐところで、兪穴である。『霊枢』は、二分刺入して二呼吸留める、灸三壮。

○魚際二穴、火也。在-手大指本節後-内側散脈中、為手三陰諸絡之会。手太陰之所-溜也、為滎。鍼経-刺入二分、留三呼、灸三壮。

○魚際二穴、火穴である。手の拇指で中手指節関節の近位、橈側で血管が散る中、手で三陰の絡脈が交わる。手太陰経の溜まるところ、滎穴。『霊枢』は、一分刺入して三呼吸留める、灸三壮。

○少商二穴、木也。在-手大指内側端、去-爪甲如韮葉。手太陰脈之所-出也、為井。鍼経-刺入一分、留一呼、灸三壮。竇氏、鍼入一分、更沿皮-向後三分。

○少商二穴、木穴である。手の親指で橈側端、爪からニラの葉一枚分の横幅ほど離れる。手太陰経が出るところで、井(せい)穴。『霊枢』は、一分刺入して一呼吸留鍼、あるいは灸三壮。竇漢卿は、一分刺入し、さらに近位へ向けて三分刺入する。

◎肺経穴法分寸歌

肺手太陰-出中府、雲門之下一寸許。雲門-気戸傍二寸、人迎之下-二骨数。天府-腋下三寸求。

侠白-肘上五寸主。尺沢-肘内約紋中。孔最-腕上七寸取。列缺-腕上寸有半。経渠-寸口陥中爾。

太淵-掌後寸口頭。魚際-大指節後挙。少商-甲後一韮葉。一十一穴-斟酌取。


手太陰肺経は中府に出るが、それは雲門の下一寸ほど。雲門は気戸の傍ら二寸、人迎の下二肋骨を数える。天府は腋下三寸に求める。侠白は肘上五寸が主。尺沢は肘の屈側で肘窩横紋中。孔最は手首の上七寸を取る。列欠は手首の上一寸半。経渠は寸口の凹(へこ)みである。太淵は手掌の近位で寸口の端。

魚際は親指の中手指節関節の近位に挙げる。少商は爪の近位ニラ葉一枚。十一穴を考慮して取る。

●手陽明大腸経・九

大腸手陽明之脈、起於-大指次指之端、循-指上廉、出合谷-両骨之間、上入-両筋之中、循-臂上廉、入-肘外廉、上-臑外前廉、上-肩、出-髃骨之前廉、上-出於柱骨之会上、下入-缺盆、絡-肺、下-膈、属-大腸。其支者、従-缺盆、上-頸、貫-頬、入-下歯中、還出-挟口、交-人中、左之右、右之左、上挟-鼻孔。

手陽明大腸経は、人差指の端に起こり、指の橈側を巡り、合谷で両骨の間に出、上がって二つの筋の中に入り、前腕橈側を行き、肘の伸側へ入り、上腕で伸側の橈側を上がり、肩へ上がって、上腕骨大結節の前縁に出、頸椎の大椎の上に出て左右の脈が交わり、下がって欠盆へ入り、肺に絡まって、横隔膜を下がり、大腸に属す。それから別れた支脈は、欠盆から頸へ上がって頬を貫き、下歯の中に入り、戻って口を挟んで出て、人中にて左の脈が右に、右の脈が左に交わり、鼻孔を挟んで上がる。

是動則病、歯痛、頸腫。是主-津液所生病者、目黄、口乾、鼽衄、喉痹、肩前臑痛、大指次指痛-不用。気有餘、則当脈所過者-熱腫。虚則-寒慄不復。此為諸病、盛則瀉之、虚則補之、熱則疾之、

寒則留之、陥下則灸之、不盛不虚-以経取之。盛者-人迎大三倍於寸口、虚者-人迎反小於寸口也。

この経が動じた病は、奥歯の痛み、頸の腫れ。次は本経が主治する津液の部位に生まれた病である、目の黄変、口の乾燥、鼻水や鼻血、咽喉の痛み、肩の前や上腕の痛み、人差指が痛くて動かない。邪気が実ならば、この経脈の通るところが熱くて腫れる。正気の虚ならば、寒けがして鳥肌が立ち、回復しない。こうした病では、実なら瀉法、虚なら補法、熱なら速刺速抜、冷えなら留鍼、凹（へこ）んでいれば施灸、実でも虚でもなければ手陽明大腸経を取って施術する。実ならば人迎脈が寸口脈より三倍大きく、虚ならば人迎脈が寸口脈より小さい。

大腸重二斤十二両、長二丈一尺、広四寸、径一寸三分少半。当臍右廻、畳積十六曲。盛穀一斗、水七升半。

大腸は重さ二斤十二両、長さ二丈一尺、幅四寸、直径は一寸三分と三分の一分。臍で右回りし、それが十六周積み重なっている。満杯に穀が入れば一斗、水が七升半入る。

◎手陽明大腸経所発二十穴（左右共四十穴）

○商陽二穴、金也。一名-絶陽。在-手大指次指-内側端、去-爪甲如韮葉。手陽明脈之所-出也、為井。鍼経-刺入一分、留一呼、灸三壮。竇氏、鍼入一分、更沿皮-向後三分。

○商陽二穴、金穴である。別名が絶陽（ぜつよう）。手の人差指の橈側端、爪からニラの葉一枚分の横幅ほど離れる。手陽明経が出るところで、井穴。『霊枢』は、一分刺入して一呼吸留める、灸三壮。竇漢卿は、一分刺入し、さらに近位へ向けて三分刺入する。

○二間二穴、水也。一名-間谷。在-手大指次指-本節前内側陥中。手陽明脈之所-溜也、為滎。鍼経-刺入三分、留三呼、灸三壮。

○二間二穴、水穴である。別名が間谷（かんこく）。手の人差指で、中手指節関節の遠位橈側にある凹み。手陽明経の溜（た）まるところ、滎穴。『霊枢』は、三分刺入して三呼吸留める、灸三壮。

○三間二穴、木也。一名-少谷。在-手大指次指-本節後陥中。手陽明脈之所-注也、為兪。鍼経-刺入三分、留三呼、灸三壮。

○三間二穴、木穴である。別名が少谷（しょうこく）。手の人差指で、中手指節関節の近位橈側にある凹み。手陽明経の注ぐところで、兪穴である。『霊枢』は、三分刺入して三呼吸留める、灸三壮。

○合谷二穴、一名虎口。在-手大指次指-岐骨間、動脈応手。手陽明之所-過也、為原。或云、捻拳取之。鍼経-刺入三分、留六呼、灸三壮。竇氏、鍼入五分。虚実-皆抜之。孕娠-禁鍼此穴。一云、可瀉-不可補、補-即下胎。

○合谷二穴、別名を虎口（ここう）。手の人差指で、親指と分かれる骨の間、動脈が拍動する。手陽明経の過ぎるところ、原穴。拳を握って最も盛り上がった部位を取穴するともいう。『霊枢』は、三分刺入して六呼吸留める、灸三壮。竇漢卿は、五分刺入する。虚実に関わらず使える。妊婦に刺してはならない。一説には、瀉法はできるが補法はダメ、補法すれば胎児が下りるという。

○陽谿二穴、一名中魁、火也。在-手腕上側、横紋前-両筋間陥中。手陽明之所-行也、為経。鍼経-刺入三分、留七呼、灸七壮。

○陽渓二穴、別名を中魁（ちゅうかい）、火穴である。手関節の伸側で、手関節横紋の遠位、長短の両母指伸筋腱の間にある凹み。手陽明経の行くところで、経穴である。『霊枢』は、三分刺入して七呼吸留める、灸七壮。

○偏歴二穴、在-手腕後三寸。手陽明之絡、別走太陰者。鍼経-刺入三分、留七呼、灸三壮。竇氏、鍼入一分、沿皮-向前一寸半、透列缺穴。灸七壮。

○偏歴二穴、手首から近位に三寸。手陽明経の絡穴で、手陽明経から分かれて手太陰経に走る。『霊枢』は、三分刺入して七呼吸留める、灸三壮。竇漢卿は、一分刺入して、遠位に向けて一寸半沿（えん）

皮刺し、列欠まで透刺する。灸七壮。

○温溜二穴、一名逆注、一名池頭。手陽明之郄。在‐腕後、少士五寸、大士六寸。鍼経‐刺入三分、灸三壮。

○温溜二穴、別名は逆注や池頭。手陽明経の郄穴。手首から体幹に、小男なら五寸、大男なら六寸上がる。『霊枢』は、三分刺入、灸三壮。

○下廉二穴、在‐輔骨下、去‐上廉穴一寸、輔兌肉分、外斜縫中。鍼経‐刺入五分、留五呼、灸五壮。

○下廉二穴、橈骨の尺側、上廉穴から一寸離れる、橈骨で肘前の盛り上がった肉（長短の橈側手根伸筋間）を外斜めに下りる筋溝中。『霊枢』は、五分刺入して五呼吸留める、灸五壮。

○上廉二穴、在‐三里下一寸、其分‐抵陽会外。鍼経‐斜入五分、灸七壮。

○上廉二穴、手三里から遠位に一寸、その分かれ目は、長短の橈側手根伸筋が交わる尺側に触れる。『霊枢』は、五分ほど斜刺する、灸七壮。

○三里二穴、在‐曲池下二寸、按之肉起‐兌肉之端。鍼経‐刺入三分、灸三壮。竇氏、鍼入二寸半。或曰、此穴‐為諸絡会、不可軽灸。

○手三里二穴、曲池から遠位に二寸、押すと肉が盛り上がるが、その盛り上がった肉の端。『霊枢』は、三分刺入、灸三壮。竇漢卿は、鍼を二寸半入れる。この穴位は諸絡の交わりだから軽率に施灸するなともいう。

○曲池二穴、土也。在‐肘間輔骨肘骨之中。屈手拱胸、横紋尖陥中‐是穴。手陽明之所‐入也、為合。鍼経‐刺入五分、留七呼、灸三壮。銅人云、得気‐先瀉後補。竇氏、鍼入二寸半、灸二七壮。

○曲池二穴、土穴である。肘の間で橈骨と肘骨（上腕骨）の中。肘を曲げて手を胸の前で組み、肘窩横紋の先端が穴位である。手陽明経の入る部位で、合穴。『霊枢』は、五分刺入して七呼吸留める、灸三壮。『銅人腧穴鍼灸図経（どうじんゆけつしんきゅうずきょう）』は、刺鍼して得気があれば、瀉法してから補法するという。竇漢卿は、二寸半刺入する、灸は二から七壮。

○肘髎二穴、在‐曲池穴‐横紋尖上、向外二寸、大骨外廉陥中、手拱胸取之。鍼経‐刺入四分、灸三壮。竇氏、鍼入一寸半、灸二七壮。

○肘髎二穴、曲池穴は肘窩横紋の先端だが、それから外に向かって二寸、外側上顆の外縁にある凹（へこ）

み、手を胸の前で組んで取穴する。『霊枢』は、四分刺入、灸三壮。竇漢卿は、一寸半刺入する、灸なら二から七壮。

○五里二穴、在-肘上三寸、行向裏-大脈中央是穴。鍼経-灸三壮。禁刺。禁-多灸。

○手五里二穴、肘から近位に三寸、裏に向かう血管の中央が穴位である。『霊枢』は、灸三壮。刺鍼してはならない。多く施灸してはならない。

＊刺鍼すると神経が傷ついて手が動かなくなるという。

○臂臑二穴、在-肘上七寸、臑肉之端、挙臂取之。手陽明絡、手足太陽、陽維之会。鍼経-刺入五分、灸三壮。

○臂臑二穴、肘から近位に七寸、三角筋の端、腕を挙げて取穴する。手陽明経の絡脈で、手足の太陽経と陽維脈が交わる。『霊枢』は、五分刺入、灸三壮。

○肩髃二穴、一名-中肩井、一名-偏肩。在-肩端両骨間、挙臂有空。手陽明、蹻脈之会。平手取之。鍼経-刺入六分、留六呼、灸三壮。一方、刺入一寸。竇氏-鍼入二寸半、灸二七壮。

○肩髃二穴、別名は中肩井（ちゅうけんせい）や偏肩（へんけん）。肩の端で、肩峰と上腕骨の間、腕を挙げると凹（へこ）む。手陽明経と陽蹻脈が交わる。手を水平に挙げて取穴する。『霊枢』は、六分刺入して六呼吸留める、灸三壮。別法では、一寸刺入。竇漢卿は、二寸半刺入、灸なら二から七壮。

○巨骨二穴、在‐肩端上行、両叉骨間陥中。手陽明、陽蹻之会。鍼経‐刺入一寸五分、灸五壮。

○巨骨二穴、肩の端を上に行き、肩鎖関節の間にある凹み。手陽明経と陽蹻脈が交わる。『霊枢』は、一寸五分刺入、灸五壮。

○天鼎二穴、在‐缺盆上、直‐扶突、当‐気舎後一寸五分。鍼経‐刺入四分、灸三壮。

○天鼎二穴、欠盆の上で、扶突と垂直、気舎の後ろ一寸五分。『霊枢』は、四分刺入、灸三壮。

○扶突二穴、在‐人迎後一寸五分、当‐曲頬下一寸。鍼経‐刺入三分、灸三壮。

○扶突二穴、人迎の後ろ一寸五分、下顎角の下一寸。『霊枢』は、三分刺入、灸三壮。

○禾髎二穴、取法、鼻孔下三分‐是人中穴、両傍各開五分‐即此穴也。鍼経‐刺入三分。

○禾髎二穴、取穴法は、鼻孔の下三分。つまり人中穴を挟んで両側に傍ら五分ずつ離れると、この穴位である。『霊枢』は、三分刺入。

○迎香二穴、一名衝陽。在-鼻下孔傍五分、当-約口紋。手足陽明之会。鍼経-刺入三分、留三呼。禁灸。

○迎香二穴、別名を衝陽（しょうよう）。鼻の下で、鼻孔の傍ら五分、鼻唇溝に当たる。手足の陽明経が交わる。『霊枢』は、三分刺入して三呼吸留める。灸はいけない。

◎大腸経穴法分寸歌

大腸陽明二十穴。食指内側-起商陽。本節前-取二間定、本節後-取三間強。岐骨陷中-尋合谷、陽谿腕中-上側詳。腕後三寸-走偏歴。歴上二寸-温溜当。下廉上廉-各一寸。廉上一寸-三里隍。屈肘紋尖-曲池得。肘髎-大骨外廉陷。五里-肘後三寸量。臂臑-肘後七寸是。肩髃-肩端両骨当。巨骨-肩端叉骨内。天鼎-缺盆之上蔵。扶突-人迎後寸半。禾髎-水溝五分傍。迎香-禾髎上一寸、孔傍五分-約紋当。

大腸陽明二十穴。示指橈側から商陽が起こる。中手指節関節の遠位に二間を定め、中手指節関節の近位に三間を取る。二叉骨（ふたまた）にある凹（へこ）みに合谷を尋ね、陽渓は手首の伸側。手首の上三寸は偏歴に走る。偏歴の上二寸は温溜が当たる。下廉と上廉は一寸ずつ。上廉の上一寸に三里がある。肘を曲げて横紋尖端に曲池を得る。肘髎は外側上顆の凹み。五里は肘の上三寸を量る。臂臑は肘から上に七寸。肩髃は肩の端で上腕骨との間。巨骨は肩の端で肩峰と鎖骨の間。天鼎は欠盆の上にある。扶突は人迎の後ろ一寸半。禾髎は水溝の五分傍ら。迎香は禾髎の上一寸、鼻孔の傍ら五分で鼻唇溝に当たる。

＊原文は「扶突気舎後寸半」だが「扶突人迎後寸半」に改めた。

●足陽明胃経・十

胃足陽明之脈、起於鼻－交頞中、傍約－太陽之脈、下循－鼻外、入－上歯中、還出－挟口、環－唇、下交－承漿、却循－頤後下廉、出－大迎、循－頬車、上－耳前、過－客主人、循－髪際、至－額顱。其支者、従－大迎前、下－人迎、循－喉嚨、入－缺盆、下－膈、属－胃、絡－脾。其直者、従－缺盆、下－乳内廉、下－挟臍、入－気街中。其支者、起－胃下口、下循－腹裏、下至－気街中而合、以下－髀関、抵－伏兎、下－膝髕中、下循－脛外廉、下－足跗、入－中指内間。其支者、下－膝三寸而別、下入－中指外間。其支者、別－跗上、入－大指間、出－其端。

足陽明胃経は、鼻に起こり、両目の間の鼻根部で交り、傍らの足太陽経を拘束し、鼻の外側に沿って下がり、上歯の中に入り、口を挟んで戻って出、唇を回り、下は承漿で左右の経脈が交わり、戻って顎の後ろ下縁を巡り、大迎に出て、頬車を通り、耳の前に上がり、客主人を過ぎ、髪際に沿って額角（がっかく）に至る。この脈の支脈は、大迎の前から人迎へ下がり、気管に沿って欠盆へ入り、横隔膜を下がって胃に属し、脾に絡まる。その直行する支脈は、欠盆から乳の内縁を下り、臍を挟んで下り、気衝の中に入る。その支脈は、胃の下口の幽門に起こり、腹の裏側を下がり、気衝に下りて先ほどの脈と合流し、髀関を下がり、伏兎に触れ、膝蓋骨の中に下り、脛の外縁を下がって、足背を下り、足第三趾の内側間に入る。その支脈は、膝下三寸で別れ、足第三趾の外側間に入る。その支脈は、足背で別れ、第一趾の間に入り、その端に出る。

是動則病、洒洒－振寒、善伸－数欠、顔黒。病至則悪－人与火、聞木声－則惕然而驚、心－欲動、独－閉戸塞牖而処、甚則欲－上高而歌、棄衣而走。賁響－腹脹、是為骭厥。是主－血所生病者、狂、瘧、温淫－汗出、鼽衄、口喎、唇胗、頸腫、喉痺、大腹－水腫、膝臏－腫痛、循－膺、乳、気街、股、伏兎、骭外廉、足跗上－皆痛、中指不用。気盛則－身以前皆熱。其有餘於胃、則－消穀善飢、溺色－黄。気不足則－身以前皆寒慄。胃中寒則－脹満。為此諸病、盛則瀉之、虚則補之、熱則疾之、寒則留之、陥下則灸之、不盛不虚－以経取之。盛者－人迎大三倍於寸口、虚者－人迎反小於寸口也。

この経が動じた病は、ゾクゾクと寒けがして振るえ、伸びばかりしてアクビが多く、額が黒い。病がひどくなれば人と火を嫌い、樹木の擦れる音を聞いてもビクビクして驚き、気持ちが動揺しやすく、ドアを閉じて窓を塞ぎ一人で閉じこもり、ひどければ高い場所に上がって歌いたがり、衣服を脱ぎ捨てて走る。腹が膨れて鳴るが、それが骭厥（かんけつ）である。次は本経が主治する血に生まれた病である、狂う、マラリア症状、熱病で汗が出る、鼻水や鼻血、口が歪む、口唇ヘルペス、頸の腫れ、咽喉の痛み、上腹部の浮腫、膝蓋骨の腫痛、前胸部、乳、気衝、股、伏兎、脛骨の外縁、足背がすべて痛む、第三趾が動かない。邪気が盛んならば身体の前面が全て熱い。熱邪が胃にあれば、すぐに空腹となり、尿が黄色くなる。正気が不足すれば身体の前面が全て冷えて鳥肌が立つ。胃の中に寒邪があれば胃が膨満する。こうした病では、実なら瀉法、虚なら補法、熱なら速刺速抜、冷えなら留鍼（りゅうしん）、凹（へこ）んでいれば施灸、実でも虚でもなければ足陽明胃経を取る。実ならば人迎脈が寸口脈より三倍大きく、虚ならば人迎脈が寸口脈より小さい。

胃重二斤十四両、紆曲ー屈伸、長二尺六寸、大一尺五寸、径五寸、容穀二斗、水一斗五升。

胃の重さは二斤十四両、曲がっているのを伸ばすと長さ二尺六寸、大きさ一尺五寸、直径五寸、穀を二斗（と）、水を一斗五升容（い）れる。

◎足陽明胃経所発四十五穴（左右共九十穴）

○承泣二穴、一名鼷穴、一名面髎。在ー目下七分、直ー目瞳子。陽蹻、任脈、足陽明之会。鍼経ー刺入三分、不可灸。一方、用艾如ー麦大、灸二壮。不可鍼。

○承泣二穴、別名は鼷穴（けいけつ）や面髎（めんりょう）。目の下七分、目の瞳孔と垂直。陽蹻脈、任脈、足陽明経が交わる。『霊枢』は、三分刺入、施灸できない。一説には、麦粒大の艾炷で灸二壮。鍼はできない。

*原文は「灸二壮」だが、火は陽だから陽数の奇数を使うので、三壮の誤りと思われる。

○四白二穴、在-目珠下一寸。向-顴空、令病人-正視取之。鍼経-刺入三分、灸七壮。近古-禁不宜灸。

○四白二穴、眼球の下一寸。頬の空隙に向け、病人に真っ直ぐ見つめさせて取穴する。『霊枢』は、三分刺入、灸七壮。近古（宋~明）から施灸はよろしくない。

*「向顴空」は、『甲乙経』の「向頄骨顴空」と思われるが、他の書物にはない。

○巨髎二穴、在-挟鼻孔傍八分、直-瞳子。蹻脈、足陽明之会。鍼経-刺入三分、得気-即瀉、灸七壮。

○巨髎二穴、鼻孔を挟んで傍ら八分、瞳孔と垂直。蹻脈と足陽明経が交わる。『霊枢』は、三分刺入して得気したら瀉法する、灸七壮。

○地倉二穴、一名会維。挟-口傍四分、直-縫中、如近下是穴、有脈微動。蹻脈、手足陽明之会。鍼経-刺入三分。竇氏-鍼更沿皮透頬車、灸七壮、或二七壮。銅人云、得気即瀉、不宜-留鍼、右病治左、左病治右。

○地倉二穴、別名を会維。口を挟んで傍ら四分、鼻唇溝の中で、その近く下が穴位であり、かすかに拍動している。陽蹻脈と手足の陽明経が交わる。『霊枢』は、三分刺入。竇漢卿は、刺鍼したあと、さらに頬車まで沿皮刺する、灸七壮、または二から七壮。『銅人腧穴鍼灸図経』は、得気したら瀉法し、留鍼は悪い、右側の病を左側の穴位で治し、左側の病を右側の穴位で治す。

○大迎二穴、一名髄孔。在－曲頷前一寸三分、骨陥者中、動脈応手。鍼経－刺入三分、留七呼、灸三壮。

○大迎二穴、別名を髄孔。下顎角の前一寸三分で、骨の凹み、動脈が拍動する。『霊枢』は、三分刺入して七呼吸留める、灸三壮。

○頬車二穴、一名機関、一名曲牙。在－耳垂下三分。曲頬－端陥中、張口－取之。鍼経－刺入三分、灸三壮。銅人、得気－即瀉、不宜－留鍼。竇氏－鍼入一分、沿皮透－地倉穴。左病治右、右病治左。

○頬車二穴、別名は機関や曲牙。耳垂の下三分。下顎角の端の凹み、口を開けて取穴する。『霊枢』は、三分刺入、灸三壮。『銅人腧穴鍼灸図経』は、得気したら瀉法する、留鍼は悪い。竇漢卿は、鍼を一分刺入し、地倉穴に沿皮刺で透す。左側の病を右側の穴位で治し、右側の病を左側の穴位で治す。

○下関二穴、在ｰ客主人下、耳前動脈、下空下廉、合口有空、開口即閉。足陽明、少陽之会。鍼経ｰ刺入三分、留七呼、灸三壮。銅人云、得気即瀉、不得久留鍼、耳中有乾擿ｰ不可灸。

○下関二穴、客主人（上関）の下で、耳前の浅側頭動脈の下にある凹みの下縁、口を閉じると凹みができ、口を開けると凹みが閉じる。足の陽明経と少陽経が交わる。『霊枢』は、三分刺入して七呼吸留める、灸三壮。『銅人腧穴鍼灸図経』は、得気したら瀉法する、長らく留鍼できない、耳の中に乾いた耳垢（みみあか）があれば施灸できない。

＊擿だが、原文では糙。『素問』気穴論の王冰の注により改めた。『甲乙経』では乾適抵、『外台秘要』では「乾底耳聤有膿」とある。

○頭維二穴、在ｰ額角、入ｰ髪際。挟ｰ本神一寸半、挟ｰ神庭四寸五分。足少陽、陽維之会。鍼経ｰ刺入五分。禁ｰ不可灸。竇氏、鍼入一分、沿皮ｰ向下一寸半。

○頭維二穴、額角で髪際を入る。本神を挟んで一寸半、神庭を挟んで四寸五分。足少陽経と陽維脈が交わる。『霊枢』は、五分刺入。施灸はいけない。竇漢卿は、一分刺入し、下に向けて一寸半ほど沿皮刺（えんぴし）する。

○人迎二穴、一名-天五会。在頸大脈-動応手、挟結喉-両傍一寸五分、以候-五臓気。鍼経-禁灸。刺入四分、禁-過深、不幸-殺人。

○人迎二穴、別名を天五会（てんごえ）。頸で、頸動脈の拍動が手に触れ、甲状軟骨を挟んで両傍ら一寸五分、ここで五臓の気を調べる。『霊枢』は、灸はいけない。刺入四分、深く刺しすぎるといけない、不幸にも人を殺す。

○水突二穴、一名-水門。在-頸大筋前、直-人迎下、気舎上、挟喉嚨-傍一寸五分。鍼経-刺入三分、灸三壮。

○水突二穴、別名を水門（すいもん）。頸で胸鎖乳突筋の前、人迎の直下、気舎の上、気管を挟んで傍ら一寸五分。『霊枢』は、三分刺入、灸三壮。

○気舎二穴、在-頸、直-人迎下、挟-天突陥中一寸五分。鍼経-刺入三分、灸五壮。

○気舎二穴、頸で、人迎の直下、天突にある凹（へこ）みを挟んで一寸五分。『霊枢』は、三分刺入、灸五壮。

○缺盆二穴、一名-天蓋。在肩上-横骨陥中、挟天突-両傍各四寸。鍼経-刺入三分、留七呼。禁-不可太深、太深-則気泄、令人-逆息欬喘。灸三壮。

○欠盆二穴、別名を天蓋（てんがい）。肩の上で、鎖骨にある凹み、天突を挟んで両傍ら四寸ずつ。『霊枢』は、三分刺入して七呼吸留める。深すぎる刺鍼は悪い、刺入が深すぎれば気が漏れて咳させる。灸三壮。

○気戸二穴、在ｰ巨骨下、兪府両傍ｰ各二寸陥者中、挟任脈ｰ両傍各四寸、仰而取之。鍼経ｰ刺入四分、灸五壮。

○気戸二穴、巨骨下で、兪府を挟んだ両傍ら二寸ずつにある凹み、任脈を挟んで両傍ら四寸ずつ、上を向いて取穴する。『霊枢』は、四分刺入、灸五壮。

○庫房二穴、在ｰ気戸下一寸六分陥者中、挟任脈ｰ両傍各四寸、仰而取之。鍼経ｰ刺入四分、灸五壮。

○庫房二穴、気戸の下一寸六分にある凹（へこ）み、任脈を挟んで両傍ら四寸ずつ、上を向いて取穴する。『霊枢』は、四分刺入、灸五壮。

○屋翳二穴、在ｰ庫房下一寸六分、挟任脈ｰ両傍各四寸、仰而取之。鍼経ｰ刺入四分、灸五壮。

○屋翳二穴、庫房の下一寸六分、任脈を挟んで両傍ら四寸ずつ、上を向いて取穴する。『霊枢』は、四分刺入、灸五壮。

○膺窓二穴、在ー屋翳下一寸六分、挟任脈ー両傍各四寸。鍼経ー刺入四分、灸五壮。

○膺窓二穴、屋翳下の一寸六分、任脈を挟んで両傍ら四寸ずつ。『霊枢』は、四分刺入、灸五壮。

○乳中二穴、当ー乳頭。禁ー不可刺灸。刺灸之、不幸ー生蝕瘡。瘡中有膿血ー清汁者可治、有息肉ー若蝕瘡者死。

○乳中二穴、乳頭である。鍼灸を禁じる。鍼灸すれば不幸にもデキモノとなる。オデキの中に膿血や漿液があれば治せるが、ポリープとなってオデキを蝕（むしば）めば死ぬ。

○乳根二穴、在ー乳下一寸六分陥中、挟任脈ー両傍各四寸、仰而取之。鍼経ー刺入四分、灸五壮。竇氏、鍼入一分、沿皮ー向外一寸半、灸二七壮。

○乳根二穴、乳の下一寸六分にある凹み、任脈を挟んで両傍ら四寸ずつ、上を向いて取穴する。『霊枢』は、四分刺入、灸五壮。竇漢卿は、一分刺入し、外へ向けて一寸半ほど沿皮（えんぴし）刺する、灸なら二から七壮。

○不容二穴、在ー幽門傍各一寸五分、挟任脈ー両傍各二寸五分、直ー四肋間。鍼経ー刺入五分、灸五壮。

○不容二穴、幽門の傍ら一寸五分ずつ、任脈を挟んで両傍ら二寸五分ずつ、乳中穴から下に四番目の肋間と水平。『霊枢』は、五分刺入、灸五壮。

○承満二穴、在‐不容下一寸、挟任脈‐両傍各二寸五分。鍼経‐刺入八分、灸五壮。

○承満二穴、不容の下一寸、任脈を挟んで両傍ら二寸五分ずつ。『霊枢』は、八分刺入、灸五壮。

○梁門二穴、在‐承満下一寸、挟任脈‐両傍各二寸五分。鍼経‐刺入八分、灸五壮。

○梁門二穴、承満の下一寸、任脈を挟んで両傍ら二寸五分ずつ。『霊枢』は、八分刺入、灸五壮。

○関門二穴、在‐梁門下、太乙上、各一寸、穴‐少外沿。鍼経‐刺入八分、灸五壮。

○関門二穴、梁門の下、太乙の上、それぞれ一寸ずつ、穴位は少し外側。『霊枢』は、八分刺入、灸五壮。

＊「穴少外沿」は紛れ込んだ句と思われる。

○太乙二穴、在‐関門下一寸、挟任脈‐両傍各二寸五分。鍼経‐刺入八分、灸五壮。

○太乙二穴、関門の下一寸、任脈を挟んで両傍ら二寸五分ずつ。『霊枢』は、八分刺入、灸五壮。

○滑肉門二穴、在－太乙下一寸、挟任脈－両傍各二寸五分。鍼経－刺入八分、灸五壮。

○滑肉門二穴、太乙の下一寸、任脈を挟んで両傍ら二寸五分ずつ。『霊枢』は、八分刺入、灸五壮。

○天枢二穴、一名－長谿、一名－穀門。去－肓兪一寸五分、挟臍－両傍各二寸、大腸募也。鍼経－刺入五分、留七呼、灸五壮。竇氏－鍼入二寸半、灸五十壮。

○天枢二穴、別名は長渓（ちょうけい）や穀門（こくもん）。肓兪から一寸五分離れ、臍を挟んで両傍ら二寸ずつ、大腸の募穴である。『霊枢』は、五分刺入して七呼吸留める、灸五壮。竇漢卿は、二寸半刺入、灸五十壮。

○外陵二穴、在－天枢下一寸、挟任脈－両傍各二寸。鍼経－刺入八分、灸五壮。竇氏－鍼入二寸半、灸二七壮。

○外陵二穴、天枢の下一寸、任脈を挟んで両傍ら二寸ずつ。『霊枢』は、八分刺入、灸五壮。竇漢卿は、二寸半刺入、灸なら二から七壮。

○大巨二穴、一名－腋門。在－外陵下一寸、挟任脈－両傍各二寸。鍼経－刺入八分、灸五壮。

○大巨二穴、別名を腋門（えきもん）。外陵の下一寸、任脈を挟んで両傍ら二寸ずつ。『霊枢』は、八分刺入、灸五壮。

○水道二穴、在ー大巨下三寸、挟任脈ー両傍各二寸。鍼経ー刺入三分半、灸五壮。一方、刺入二寸五分。

○水道二穴、大巨の下三寸、任脈を挟んで両傍ら二寸ずつ。『霊枢』は、三分半刺入、灸五壮。一説には、二寸五分刺入。

＊『甲乙経』では二寸五分。

○帰来二穴、一名ー谿穴。在ー水道穴下二寸、挟任脈ー両傍各二寸。鍼経ー刺入八分、灸五壮。竇氏、鍼入二寸五分、或一寸五分、灸二七壮。

○帰来二穴、別名を渓穴（けいけつ）。水道穴の下二寸、任脈を挟んで両傍ら二寸ずつ。『霊枢』は、八分刺入、灸五壮。竇漢卿は、二寸五分、または一寸五分刺入、灸なら二から七壮。

＊帰来の位置は『甲乙経』、『聚英』、『資生経』は水道下二寸。『外台』は水道下五寸、『逢源』は水道下一寸と異なる。

○気衝二穴、一名ー気街。在ー帰来下、鼠鼷上一寸、当ー横骨両端、挟任脈ー両傍各二寸、動脈ー応手。鍼経ー刺入三分、留七呼、灸三壮。灸之不幸、使人ー不得息。明堂云、気至即瀉。

○気衝二穴、別名を気街（きがい）。帰来の下、鼡径部（そけいぶ）の上一寸、恥骨の両端、任脈を挟んで両傍ら二寸ずつ、動脈が拍動する。『霊枢』は、三分刺入して七呼吸留める、灸三壮。施灸すると、不幸にも息ができなくなる。『明堂経（めいどう）』は「得気したら直ちに瀉法する」という。

○自-気戸至乳根、去中行-各四寸。自-不容至滑肉門、去中行-各三寸。自-天枢至気衝、去中行-各二寸。

気戸から乳根までは、前正中線から四寸ずつを行く。不容から滑肉門までは、前正中線から三寸ずつを行く。天枢から気衝までは、前正中線から二寸ずつを行く。

○髀関二穴、在膝上-伏兎後、交分中。鍼経-刺入六分、灸三壮。

○髀関二穴、膝の上で、伏兎の近位、肉の交わる分かれ目（縫工筋と大腿筋膜張筋）の中。『霊枢』は、六分刺入、灸三壮。

○伏兎二穴、在-膝上六寸、起肉間、正跪坐而取之。鍼経-刺入五分、禁-不可灸。癰疽-死地有九、伏兎居一。

○伏兎二穴、膝の上六寸、大腿直筋が膨らむ部位、正坐して取穴する。『霊枢』は、五分刺入、施灸はいけない。デキモノができると死ぬ部位が九つあるが、その一つが伏兎である。

＊オデキが治りにくいのは、胸（井疽）、膺（甘疽）、股脛（股脛疽）、尻（鋭疽）、大腿内側（赤施）、膝（疵癰）、足

上下（四淫）、足傍ら（厲癰）、足趾（脱疽）。

○陰市二穴、又名-陰鼎。在-膝蓋上三寸。垂手、中指点到処-是穴。一方、拝而取之。鍼経-刺入三分、留七呼、禁-不可灸。竇氏-鍼入五分、灸五十壮。

○陰市二穴、別名を陰鼎（いんてい）。膝蓋骨から上に三寸。手を垂らし、中指の先が達する部位が穴位である。一説には、お辞儀の姿勢で取穴する。『霊枢』は、三分刺入して七呼吸留める、施灸はいけない。竇漢卿は、鍼を五分入れる、灸五十壮。

○梁丘二穴、時名-鶴頂穴。在膝蓋上-両筋間陥中、去-膝蓋二寸。足陽明郄。鍼経-刺入三分、灸三壮。竇氏-鍼入五分、灸二七壮。一方云、宜-三棱鍼出血。

○梁丘二穴、鶴頂穴（かくちょうけつ）と呼ばれた時代もある。膝蓋骨の上で、大腿直筋と外側広筋の間にある凹（へこ）み、膝蓋骨から二寸離れる。足陽明経の郄穴。『霊枢』は、三分刺入、灸三壮。竇漢卿は五分刺入、灸なら二から七壮。一説には、三棱鍼で出血させると良いという。

○犢鼻二穴、在-膝蓋骨下、骭骨-上、挟解-大筋中、形如-牛鼻、故名。鍼経-刺入六分、灸三壮。

○犢鼻二穴、膝蓋骨の下、脛骨の上、膝関節を挟む膝蓋靭帯の中央、形が子牛の鼻のようで、この名がある。『霊枢』は、六分刺入、灸三壮。

○三里二穴、土也。在-膝下三寸、大脛骨外廉-両筋間、挙足-取之、以虎口-当膝端、中指尽処-是穴。一方、以手-極重按之、則趺上動脈止矣。又云、犢鼻下三寸。足陽明脈所-入、為合。鍼経-刺入一寸、留十呼、灸三壮。人三十旬以後、宜灸三里。令気上衝、可無-失明之患。

○足三里二穴、土穴である。膝の下三寸、脛骨粗面の外縁で、二つの筋（前脛骨筋と長指伸筋）の間、足を挙げて取穴する。手の親指と人差指の水掻(みずか)きを膝の端に当てると、中指が尽きる部位が穴位である。また、手で非常に強く押さえると、足背の太衝脈が途絶える。また犢鼻の下三寸ともいう。足陽明経の入るところで、合穴。『霊枢』は、一寸刺入して十呼吸ほど留鍼(りゅうしん)、灸三壮。人は三十歳以上になれば、足三里に施灸すると良い。すると気の上衝による失明の恐れがない。

＊原文は「中指尽処是穴。一方、以手…」で消え、その後に解渓の「繫鞋帯処是穴、足陽明脈所行、為経。鍼経刺入五分、留五呼、灸三壮」という解渓の文が来て、足三里の出だしと、解渓の途中しか残っていない。三里から解渓が跳んでいるため『資生経』によって消失部分を埋め、解渓の文に加えた。そのため竇氏の法は記載しない。

○巨虚上廉二穴、一名-上巨虚。在-三里下三寸、挙足取之。足陽明胃、合手陽明大腸。鍼経-刺入八分、灸三壮。

○巨虚上廉二穴、別名を上巨虚。足三里の下三寸、足を挙げて取穴する。足陽明胃経と手陽明大腸経が合流する下合穴（しもごうけつ）。『霊枢』は、八分刺入、灸三壮。

○条口二穴、在-下廉上一寸、挙足取之。鍼経-刺入八分、灸三壮。

○条口二穴、足下廉（下巨虚）の上一寸、足を挙げて取穴する。『霊枢』は、八分刺入、灸三壮。

○巨虚下廉二穴、一名下巨虚。在-上廉下三寸、両筋骨罅中。蹲地-挙足取之。足陽明胃与小腸合。鍼経-刺入三分、灸三壮。

○巨虚下廉、別名を下巨虚。足上廉の下三寸、二つの筋骨の隙間。地面にうずくまり、足を挙げて取穴する。足陽明胃経と小腸が合流する下合穴。『霊枢』は、三分刺入、灸三壮。

○豊隆二穴、在-外踝上八寸。下胻外廉陥中。足陽明絡、別走太陰。鍼経-刺入三分、灸三壮。

○豊隆二穴、外踝の上八寸。脛の外縁にある凹み。足陽明経の絡穴で、絡脈が別れて足太陰経に走る。『霊枢』は、三分刺入、灸三壮。

○解谿二穴、火也。在－衝陽後一寸五分。足腕節縫－宛宛中、繋鞋帯処－是穴。足陽明脈所－行、為経。鍼経－刺入五分、留五呼、灸三壮。

○解渓二穴、火穴である。衝陽の近位一寸五分。足首で、足を背屈させると現れるシワの中、ワラジの紐（ひも）を結ぶところが穴位である。足陽明経が行くところで、経穴。『霊枢』は、五分刺入して五呼吸ほど留鍼（りゅうしん）、灸三壮。

○衝陽二穴、一名－会原。在－跗上五寸陥中、動脈応手。去－陥谷三寸。足陽明之所－過也、為原。鍼経－刺入三分、留十呼、灸三壮。竇氏－鍼入五分。

○衝陽二穴、別名を会原（えげん）。足背で、足趾から五寸上にある凹（へこ）み、動脈が拍動する。陥谷から三寸離れる。足陽明経の過ぎるところ、原穴。『霊枢』は、三分刺入して十呼吸ほど留鍼、灸三壮。竇漢卿は、鍼を五分刺入。

○陥谷二穴、木也。在－足大指次指外間、本節後－陥中、去－内庭穴二寸。足陽明脈所－注、為兪。鍼経－刺入五分、留七呼、灸三壮。

○陥谷二穴、木穴である。足の第二趾の外側、中足指節関節の近位にある凹み、内庭穴から二寸離れる。足陽明経の注ぐところで、兪穴。『霊枢』は、五分刺入して七呼吸留める、灸三壮。

○内庭二穴、水也。在-足大指次指外間陥中、両岐骨-後三分。足陽明脈所-溜、為滎。鍼経-刺入二分、留二十呼、灸三壮。竇氏-鍼入五分、灸七壮。仲景曰、傷寒-欲作再経者、鍼-足陽明、使-不伝則愈。此穴近之。

○内庭二穴、水穴である。足第二趾外側にある凹み、二股に分かれた骨（第二趾と第三趾）から近位に三分。足陽明経の溜まるところで、滎穴。『霊枢』は、二分刺入して二十呼吸留める、灸三壮。竇漢卿は、鍼を五分入れる、灸七壮。張仲景（ちょうちゅうけい）は「悪寒のする伝染病（風邪症状）で、さらに進行しそうであれば、足陽明に刺鍼して、他経に伝変（でんぺん）させなければ治る」という。この穴位が近い。

○厲兌二穴、金也。在-足大指次指之端、外側-向中指辺、去爪甲-如韮葉。足陽明脈所-出、為井。鍼経-刺入一分、留一呼、灸三壮。竇氏-鍼入一分、更沿皮-向後三分。

○厲兌二穴、金穴である。足第二趾の尖端外側で、第三趾に向かう辺（あた）り、爪からニラの葉一枚分の横幅ほど離れる。足陽明経の出るところで、井穴。『霊枢』は、一分刺入して一呼吸留める、灸三壮。竇漢卿は、鍼を一分刺入し、さらに近位へ向けて三分ほど沿皮（えんぴ）刺する。

◎陽明経穴法分寸歌

四十五穴-足陽明。頭維本神-寸五分。下関-耳前動脈是。頬車-耳下八分鍼。承泣-目下七分取。四白一寸－不可深。巨髎－孔傍八分定。地倉－挟吻四分迎。大迎－頷前一寸三。人迎－結傍各寸半。水突在－頸大筋前。気舎－直下挟天突。缺盆－横骨陥中親。気戸－兪府傍二寸。至乳六寸三四分。庫房屋翳膺窓－近。乳中正在－乳中心。次有乳根－出乳下。各一寸六－不相侵。穴挟－幽門二寸五。是曰－不容依法数。其下－承満至梁門。関門太乙－従頭挙。節次続排－滑肉門。各是一寸－為君語。天枢－挟臍二寸傍。外陵－枢下一寸当。一寸大巨－三水道。道下二寸－帰来将。気衝－曲骨傍二寸。衝下一寸－鼠鼷郷。髀関－兎後約紋中。伏兎－市上三寸強。梁丘二寸－膝上量。陰市－膝上三寸許。膝眼四穴－膝両傍。膝髕－骭上尋犢鼻。膝下三寸－三里場。里下三寸－名上廉。条口－上廉下二寸。条下一寸－下廉当。上踝八寸－分明詳。豊隆－下廉外一寸。解谿－衝陽上寸半。衝陽－陥上三寸長。陥谷－内庭後二寸。内庭－次指外間量。厲兌－大指次指端、去爪如韮－胃経蔵。

　四十五穴の足陽明。頭維と本神は一寸五分。下関は耳前の動脈である。頬車は耳の下八分に鍼。承泣は目の下七分を取る。四白は一寸、深刺しない。巨髎は鼻孔傍ら八分に定める。地倉は口角を挟んで四分を迎える。大迎は顎角の前一寸三分。人迎は甲状軟骨の傍ら一寸半ずつ。水突は頸の胸鎖乳突筋の前。気舎は直下で天突を挟む。欠盆は鎖骨にある凹(へこ)みが親(した)しい。気戸は兪府の傍ら二寸。乳までが六寸三～四分。庫房、屋翳、膺窓は近い。乳中は、ちょうど乳の中心。次には乳根が乳の下に出る。それぞれ一寸六分ずつ侵すなかれ。穴位は幽門を挟んで二寸五分。これは不容の基準値という。その下は承満から梁門まで。関門と太乙を頭から挙げる。それぞれ一列滑肉門。いずれも一寸と君がいう。天枢は臍を挟んで二寸傍ら。外陵は天枢の下一寸に当たる。一寸が大巨で三寸水道。水道の下二寸が帰来となる。気衝は曲骨の傍ら二寸。気衝の下一寸は髀径部の郷。髀関は伏兎の近位で筋溝中。伏兎は陰市の上三寸強。梁丘は膝の上二寸を量る。陰市は膝の上三寸ほど。膝眼四穴は、膝を挟んで両傍ら。膝蓋骨で脛骨の上に犢鼻を尋ねる。膝下三寸は足三里の場所。足三里の下三寸、名は上巨虚。条口は上巨虚の下二寸。条口の下一寸は下巨虚に当たる。外踝の上八寸が明確だ。豊隆は下巨虚の外側一寸。解渓は衝陽の上一寸半。衝陽は凹みの上三寸の長さ。陥谷は内庭の近位二寸。内庭は第二趾外間を量る。厲兌は第二趾の端、爪を去ることニラ葉ほど、胃経が納まる。

●足太陰脾経・十一

○脾足太陰之脈、起於大指之端、循指内側－白肉際、過－核骨後、上－内踝前廉、上－腨内、循－脛骨後、交出－厥陰之前、上－膝股内前廉、入腹－属脾絡胃、上膈、挟咽、連－舌本、散－舌下。其支者、復－従胃別、上膈、注－心中。

○足太陰脾経の脈は、第一趾の端に起こり、第一趾の内側で足底との境を行き、第一趾中足指節関節の近位を過ぎて、内踝の前縁へ上がり、腓腹筋の内側を上がり、脛骨の後ろに沿って、足厥陰経と交わり、その前に出、膝や大腿の内側前縁を上がり、腹に入って脾に属し、胃に絡まり、横隔膜を上がり、食道を挟んで、舌本(ぜっぽん)に繋がり、舌下(ぜっか)に散る。それから別れた支脈は、再び胃から別れて横隔膜を上がり、心中に注ぐ。

是動則病、舌本強、食則嘔、胃脘痛、腹脹、善噫、得後与気-則快然如衰、身体皆重。是主-脾所生病者、舌本痛、体-不能動揺、食不下、煩心、心下急痛、便溏、瘕泄、水閉、黄疸、不能臥、強立、股膝内腫厥、足大指不用。為此諸病、盛則瀉之、虚則補之、熱則疾之、寒則留之、陥下則灸之、不盛不虚-以経取之。盛者寸口-大三倍於人迎、虚者寸口-反小於人迎。

この経が動じた病は、舌根(ぜっこん)の強(こわ)ばり、食べると吐くけど何も出ない、胃痛、腹の膨隆、ゲップが多い、排便したりオナラが出るとスッキリして治まる、身体すべてが重い。次は本経が主治する脾に生まれた病である、舌根の痛み、身体が動かせない、食べ物が咽喉を通らない、心中煩悶、胃が引きつって痛む、水様便、下痢、尿が出ない、黄疸、眠れない、無理しないと立てない、股や膝の内側が腫れたり冷える、足第一趾が動かない。こうした病では、実なら瀉法、虚なら補法、熱なら速刺速抜、冷えなら留鍼、凹(へこ)んでいれば施灸、実でも虚でもなければ足太陰脾経を取る。実ならば寸口が人迎の脈より三倍大きく、虚ならば寸口脈が人迎より小さい。

脾重二斤三両、扁、広三寸、長五寸、有-散膏半斤。主-裹血、温-五臓。主-蔵栄。

脾は重さ二斤三両、平べったくて、幅三寸、長さ五寸、脂肪が細かく半斤ほど含まれる。血を包み、五臓を温める。主に栄血（えいけつ）を納める。

◎足太陰脾経所発二十一穴（左右共四十二穴）

○隠白二穴、木也。在-足大指端内側、去爪甲-如韮葉。足太陰脈所-出、為井。鍼経-刺入一分、留三呼、灸三壮。竇氏-鍼入一分、更沿皮-向後三分、灸七壮。

○隠白二穴、木穴である。第一趾の端で内側、爪からニラの葉一枚分の横幅ほど離れる。足太陰経の出るところで、井穴。『霊枢』は、一分刺入して三呼吸留める、灸三壮。竇漢卿は、鍼を一分刺入し、さらに近位へ向けて三分ほど沿皮（えんぴ）刺する、灸七壮。

○大都二穴、火也。在足大指本節後-内側陥中、赤白肉際。足太陰脈所-溜、為滎。鍼経-刺入三分、留七呼、灸一壮。若-本節痛腫者、三棱鍼-出血。

○大都二穴、火穴である。第一趾で指節間関節の近位、内側にある凹（へこ）み、足底と足背の皮膚の境い目。足太陰経の溜まるところで、滎穴。『霊枢』は、三分刺入して七呼吸留める、灸一壮。もし指節間関節が痛くなって腫れれば、三棱鍼で出血させる。

＊本節は中足指節関節だが、第一趾のみ指節間関節を指すことがあり、中足指節関節は核骨、あるいは然骨と呼ぶ。

○太白二穴、土也。在足大指内側‐核骨下陥者中。足太陰脈所‐注、為兪。鍼経‐刺入三分、留七呼、灸三壮。竇氏、鍼入五分、灸二七壮。

○太白二穴、土穴である。第一趾内側で、中足指節関節の下にある凹み。足太陰経の注ぐところで、兪穴。『霊枢』は、三分刺入して七呼吸留める、灸三壮。竇漢卿は、五分刺入する、灸なら二から七壮。

○公孫二穴、在足大指‐本節後、内側一寸。足太陰絡、別走‐陽明者。挙足取之。鍼経‐刺入四分、留十二呼、灸三壮。竇氏‐鍼入一寸、灸五壮。如‐本節紅腫者、宜‐出血。諸病宜下‐不下者、取‐此穴。公孫‐為八法之一、以其‐合衝脈、会‐陰維於心胸也。

○公孫二穴、足第一趾中足指節関節の近位で内側一寸。足太陰経の絡穴、絡脈が別れて足陽明経に走る。足を挙げて取穴する。『霊枢』は、四分刺入して十二呼吸留める、灸三壮。竇漢卿は、鍼を一寸刺入する、灸五壮。中足指節関節が赤く腫れていれば出血させるとよい。さまざまな病で、排便させると良いのに排便できなければ、この穴位を取る。公孫は八脈交会穴の一つで、衝脈と合流し、心胸部で陰維脈と交わる。

○商丘二穴、金也。在‐足内踝下、微前‐陥中。足太陰脈所‐行、為経。鍼経‐刺入三分、留七呼、灸三壮。竇氏、鍼入五分、灸七壮。

○商丘二穴、金穴である。足内踝の下で、少し前にある凹み。足太陰経が行くところで、経穴。『霊枢』は、三分刺入して七呼吸留める、灸三壮。竇漢卿は、五分刺入する、灸七壮。

○三陰交二穴、在‐足内踝上三寸、骨下‐陥中。足太陰、少陰、厥陰‐三脈之会。鍼経‐刺入三分、留七呼、灸三壮。竇氏、鍼入一寸半、直透‐絶骨穴、灸二七壮。伝曰、宋‐太子、出苑、逢‐妊婦。診曰‐女。徐文伯曰‐一男一女。太子‐性急、欲視。文伯‐瀉三陰交、補合谷、胎‐応鍼而下。果如‐文伯之診。後世、遂以二穴為‐妊婦禁。一方云、補‐三陰交、瀉‐合谷、則胎‐反安。

○三陰交二穴、足内踝の上三寸、脛骨の後ろにある凹み(へこみ)。足太陰経、足少陰経、足厥陰経の三脈が交わる。『霊枢』は、三分刺入して七呼吸留める、灸三壮。竇漢卿は、一寸半刺入し、真っ直ぐ絶骨穴まで透刺(とうし)する、灸なら二から七壮。言い伝えでは、宋(そう)の太子(たいし)が花園に出て、妊婦に出会った。脈を診て女と言った。徐文伯(じょぶんはく)も脈を診て、一男一女という。太子はせっかちだったので、確かめてみようとした。そこで文伯は、三陰交に瀉法、合谷へ補法すると、鍼に応じて胎児が下りた。はたして文伯の診断のとおりだった。それで後世では、三陰交と合谷を妊婦には禁じた。別の言い伝えでは、三陰交に補法、合谷へ瀉法すると、逆に胎児が安定するという。

○漏谷二穴、在－内踝上六寸、骨下－陥者中。足太陰絡。鍼経－刺入三分、留七呼、灸三壮。
○漏谷二穴、内踝の上六寸、脛骨の後ろにある凹み。足太陰経の絡脈。『霊枢』は、三分刺入して七呼吸留める、灸三壮。

○地機二穴、一名脾舎。在－膝内側、輔骨下－陥中。足太陰郄、別走－上一寸。空在－膝下五寸、伸足取之。鍼経－刺入三分、灸三壮。
○地機二穴、別名が脾舎（ひしゃ）。膝の内側で、脛骨の後ろにある凹み。足太陰経の郄穴、別れて上一寸に走る。穴位は膝の下五寸、足を伸ばして取穴する。『霊枢』は、三分刺入、灸三壮。

○陰陵泉二穴、水也。在－膝下内側、輔骨下一指陥中、屈足取之。足太陰脈所－入、為合。鍼経－刺入五分、留七呼、灸三壮。竇氏、鍼入二寸半、直透－陽陵泉、灸二－七壮。
○陰陵泉二穴、水穴である。膝下の内側で、脛骨の後ろ一横指にある凹み、足を背屈して取穴する。足太陰経の入るところで、合穴。『霊枢』は、五分刺入して七呼吸留める、灸三壮。竇漢卿は、二寸半刺入し、真っ直ぐ陽陵泉へ透刺（とうし）する、灸なら二から七壮。

○血海二穴、一名ｰ血郄、一名ｰ百虫窠。在ｰ膝上内廉、輔骨上二寸半、赤白肉際ｰ宛宛中。一方、以患人ｰ手、按ｰ膝蓋骨上、大指ｰ向内、餘四指ｰ向外、大指尽処ｰ是穴。鍼経ｰ刺入五分、灸五壮。竇氏、鍼入二寸半、灸三七壮。

○血海二穴、別名は血郄（けつげき）や百虫窠（ひゃくちゅうか）。膝の上で内縁、脛骨の上二寸半、表裏の際の凹み。一説には、患者の手を膝蓋骨の上に載せ、親指を内に向け、残りの四指を外に向けて、親指の尽きる部位が穴位である。『霊枢』は、五分刺入、灸五壮。竇漢卿は、二寸半刺入する、灸なら三から七壮。

○箕門二穴、在ｰ魚腹上、越ｰ両筋間、動脈応手。上ｰ血海六寸、下ｰ気衝五寸。足太陰内市。鍼経ｰ刺入三分、留六呼、灸三壮。一方、禁刺。

○箕門二穴、長内転筋の上、縫工筋を越えた間、動脈が拍動する。血海の上六寸、気衝の下五寸。足太陰経は陰市の内側。『霊枢』は、三分刺入して六呼吸留める、灸三壮。一説には、刺鍼してはならない。

＊「足太陰内市」だが、『千金』や『外台』は「陰市内」、『銅人』は「在陰股内経」、『聖済総録』や『資生経』は「陰股内」としている。『資生経』が妥当で、恐らく「足太陰内市」は『千金』や『外台』の写し間違い。

○衝門二穴、一名慈宮。上直‐両乳、去‐大横五寸、在‐府舎下、横骨両端‐約紋中、動脈‐応手、挟任脈‐両傍各四寸。足太陰、厥陰之会。鍼経‐刺入七分、灸五壮。

○衝門二穴、別名を慈宮(じきゅう)。上は両乳と垂直、大横から五寸離れる、府舎の下で、恥骨の両端にある鼡径溝(そけいこう)中、動脈が拍動する、任脈を挟んで両傍ら四寸ずつ。足太陰経と足厥陰経が交わる。『霊枢』は、七分刺入、灸五壮。

○府舎二穴、在‐腹結下三寸、上直‐両乳、挟任脈‐両傍各四寸。足太陰、陰維、厥陰之会。此脈‐上下入腹、絡胸‐結心肺、従‐脇至肩。此‐太陰郄、三陰、陽明支別。鍼経‐刺入七分、灸五壮。

○府舎二穴、腹結の下三寸、上は両乳と垂直、任脈を挟んで両傍ら四寸ずつ。足太陰経、陰維脈、足厥陰経が交わる。この脈は上下で腹に入り、胸に絡まって心と肺に結び、脇から肩に達する。これは足太陰経の郄穴で、足三陰経と足陽明経の分支である。『霊枢』は、七分刺入、灸五壮。

○腹結二穴、一名‐腹屈。在‐大横下一寸三分、上直‐両乳、挟任脈‐両傍各四寸。鍼経‐刺入七分、灸五壮。

○腹結二穴、別名を腹屈(ふっくつ)。大横の下一寸三分、上は両乳と垂直、任脈を挟んで両傍ら四寸ずつ。『霊枢』は、七分刺入、灸五壮。

○大横二穴、在‐腹哀下三寸、横直‐臍傍、大横‐紋中、上直‐両乳、挟任脈‐両傍各四寸。足太陰、陰維之会。鍼経‐刺入七分、灸五壮。

○大横二穴、腹哀の下三寸、臍の傍らと水平で、腹の大きなシワの中にある、上は両乳と垂直、任脈を挟んで両傍ら四寸ずつ。足太陰経と陰維脈が交わる。『霊枢』は、七分刺入、灸五壮。

○腹哀二穴、在‐日月下一寸五分、上直‐両乳、挟任脈‐両傍各四寸。足太陰、陰維之会。鍼経‐刺入七分、灸五壮。

○腹哀二穴、日月の下一寸五分、上は両乳と垂直、任脈を挟んで両傍ら四寸ずつ。足太陰経と陰維脈が交わる。『霊枢』は、七分刺入、灸五壮。

○食竇二穴、在‐天谿下一寸六分陥者中、挟任脈‐両傍各六寸、仰而取之。一云、直‐両乳、外傍‐開一寸半、挙臂取之。鍼経‐刺入四分、灸五壮。

○食竇二穴、天渓の下一寸六分にある凹み(へこ)、任脈を挟んで両傍ら六寸ずつ、上を向いて取穴する。一説には、両乳と水平で、外に傍ら一寸半開く、腕を挙げて取穴するという。『霊枢』は、四分刺入、灸五壮。

○天谿二穴、在－胸郷下一寸六分陥者中、挟任脈－両傍各六寸、仰而取之。鍼経－刺入四分、灸五壮。

○天渓二穴、胸郷の下一寸六分にある凹み、任脈を挟んで両傍ら六寸ずつ、上を向いて取穴する。

『霊枢』は、四分刺入、灸五壮。

○胸郷二穴、在－周栄下一寸六分陥者中、挟任脈－両傍各六寸、仰而取之。鍼経－刺入四分、灸五壮。

○胸郷二穴、周栄の下一寸六分にある凹み、任脈を挟んで両傍ら六寸ずつ、上を向いて取穴する。

『霊枢』は、四分刺入、灸五壮。

○周栄二穴、在－中府下一寸六分陥者中、挟任脈－両傍各六寸、仰而取之。鍼経－刺入四分、灸五壮。

○周栄二穴、中府の下一寸六分にある凹み、任脈を挟んで両傍ら六寸ずつ、上を向いて取穴する。

『霊枢』は、四分刺入、灸五壮。

○大包二穴、在－淵腋下三寸、直－腋下六寸。為－脾之大絡、布－胸脇中、出－九肋間及季脇端、別絡－諸陰、総統－陰陽、由脾－灌漑五臓。鍼経－刺入三分、灸三壮。

○大包二穴、淵腋の下三寸、腋の直下六寸。脾の大絡（たいらく）で、胸脇中に分布し、第九肋間と浮遊肋骨の端に出て、別れて各陰経に絡まり、陰陽経脈を管理し、ここから脾は五臓を灌漑（かんがい）する。『霊枢』は、三分刺入、灸三壮。

◎脾経穴法分寸歌

二十一穴－足太陰、大拇内側－隠白侵、大都－節後陥中取、太白－核骨後陥尋、公孫－節後一寸取、商丘－踝下微前真、踝上三寸三陰交、漏谷－踝上六寸親、膝下五寸－名地機、陰陵－内側膝輔際、血海分明－膝髕上、内廉－肉際二寸半、箕門－血海上六寸、筋間動脈－須詳諦、衝門五寸－大横下、三寸三分－尋府舎、腹結－横下寸三分、大横挟臍－非所詐、腹哀－寸半日月傍、直与食竇－相連亜、食竇天谿－又胸郷、周栄－各一寸六定、淵腋三寸下大包、九肋之間－当熟諳。

二十一穴の足太陰経、足第一趾の内側で隠白が侵す、大都は趾節間関節の近位にある凹（へこ）みを取る、太白は中足指節関節近位の凹みを尋ね、公孫は中足指節関節の近位一寸を取り、商丘は内踝の下で少し前が本当、内踝の上三寸は三陰交、漏谷は内踝の上六寸が親、膝下五寸の名は地機、陰陵泉は膝内側で脛骨の際、血海は膝蓋骨の上にある分かれ目、内側肉際の上二寸半、箕門は血海の上六寸、筋肉間の動脈を調べる、衝門は大横の下五寸、大横下三寸三分に府舎を尋ね、腹結は大横の下一寸三分、大横は臍を挟んだところ嘘じゃない、腹哀は日月の傍ら一寸半、食竇と垂直に繋がるより少し前、食竇と天渓、また胸郷、周栄それぞれ一寸六分に定め、淵腋の三寸下が大包、六肋骨間と暗唱する。

＊原文の「九肋之間」は「六肋之間」の間違い。六の離れた部分が繋がって九に見える。

●手少陰心経・十二

○心手少陰之脈、起於ー心中、出属ー心系、下膈ー絡小腸。其支者、従ー心系、上挟ー咽、繋ー目系。其直者、復従ー心系、却上ー肺、下出ー腋下、下循ー臑内後廉、行ー太陰心主之後、下ー肘内、循ー臂内後廉、抵掌後ー兌骨之端、入ー掌内後廉、循ー小指之内、出其端。

○手少陰心経の脈は、心中（しんちゅう）に起こり、それから心系（しんけい）に出て属し、横隔膜を下がって小腸に絡まる。それから別れた支脈は、心系から食道を挟んで上がり、視神経に繋がる。その直行する脈は、再び心系から肺へ上がり、下がって腋の下に出、上腕の屈側で尺側に沿って下り、手太陰肺経と厥陰心包経の尺側を行き、肘の屈側を下がり、前腕屈側の尺側縁に沿って、手掌の近位にある豆状骨の端に触れ、手掌で尺側縁に入り、小指の屈側を通って、その端に出る。

是動則病、嗌乾、心痛、渇而欲飲、是為臂厥。是主-心所生病者、目黄、脇痛、臑臂内後廉-痛厥、掌中熱痛。為此諸病、盛則瀉之、虚則補之、熱則疾之、寒則留之、陥下則灸之、不盛不虚-以経取之。盛者-寸口大二倍於人迎、虚者-寸口反小於人迎也。

この経が動じた病は、咽喉の乾いた痛み、心痛、咽喉が渇いて水を飲みたがる、これは臂厥（ひけつ）である。次は心経が主治するところに生まれた病である、目の黄変、脇痛、上肢屈側の尺側縁の痛みと冷え、手掌中の熱痛。こうした病では、実なら瀉法、虚なら補法、熱なら速刺速抜、冷えなら留鍼、凹んでいれば施灸、実でも虚でもなければ手少陰心経を取る。実ならば寸口が人迎の二倍大きく脈打ち、虚ならば寸口が人迎の脈より小さい。

*『霊枢』経脈の内容だが原文に「陥下則灸」が落ちていたので加えた。

心重十二両、中有-七孔三毛、盛-精汁三合、主-蔵神。

心は重さ十二両、内部に七つの孔と三本の毛があり、水穀の精微の血を三合容（い）れ、精神を宿す。

◎手少陰心経所発九穴（左右共一十八穴）

○極泉二穴、在-腋下筋間、聚毛中、動脈-入胸。鍼経-刺入三分、灸五壮。

○極泉二穴、腋下で、肩甲下筋と大胸筋の間、腋毛（わきげ）の中、動脈が胸へ入る。『霊枢』は、三分刺入、灸五壮。

○青霊二穴、在-肘上三寸、伸肘-挙臂取之。灸七壮、不宜-用鍼。

○青霊二穴、肘の上三寸、肘を伸ばし、腕を挙げて取穴する。灸七壮、鍼をすると悪い。

○少海二穴、一名-曲節。水也。在-肘内廉節後、去-肘内大骨端五分陥中、動脈-応手。屈肘-向頭取之。在-肘骨大筋内。手少陰脈所-入、為合。鍼経-刺入五分、灸三壮。

○少海二穴、別名を曲節(きょくせつ)。水穴である。肘の屈側で関節の尺側、肘の屈側で内側上顆の端を五分離れた部位にある凹(へこ)み、動脈が拍動する。肘を曲げ、手を頭に向けて取穴する。肘の骨で上腕筋の内側。手少陰経の入るところで、合穴。『霊枢』は、五分刺入、灸三壮。

○霊道二穴、金也。去-腕骨後一寸五分。手少陰脈所-行、為経。鍼経-刺入三分、灸三壮。竇氏、鍼入二分、沿皮-向後一寸半。灸七壮。

○霊道二穴、金穴である。手根骨から近位に一寸五分離れる。手少陰経が行くところで、経穴。『霊枢』は三分刺入、灸三壮。竇漢卿(とうかんきょう)は二分刺入し、肘へ向けて一寸半ほど沿皮(えんぴ)刺する。灸七壮。

○通里二穴、在ㆍ手内側、腕骨後一寸。手少陰絡、別走ㆍ太陽者。鍼経ㆍ刺入三分、灸三壮。
○通里二穴、手屈側で手根骨から近位に一寸。手少陰経の絡穴、絡脈が別れて手太陽経に走る。『霊枢』は、三分刺入、灸三壮。

○陰郄二穴、手少陰郄也。在ㆍ手掌後、前直ㆍ小指、去ㆍ腕五分動脈中。鍼経ㆍ刺入三分、灸三壮。竇氏、鍼入五分、灸五壮。
○陰郄二穴、手少陰経の郄穴である。手掌の近位、末梢の小指と垂直、手首から五分離れた動脈中。『霊枢』は、三分刺入、灸三壮。竇漢卿は、五分刺入、灸五壮。

○神門二穴、土也。一名ㆍ兌衝、一名ㆍ中都。在ㆍ小指掌後、兌骨端ㆍ陥者中。手少陰脈所ㆍ注、為兪。鍼経ㆍ刺入三分、灸三壮。竇氏ㆍ鍼入二分、沿皮ㆍ向後一寸。
○神門二穴、土穴である。別名は兌衝（だしょう）や中都。小指で手掌の近位、豆状骨の端にある凹み。手少陰経の注ぐところで、兪穴。『霊枢』は、三分刺入、灸三壮。竇漢卿は、鍼を二分刺入し、肘へ向けて一寸沿皮（えんぴ）刺する。

○少府二穴、火也。在－手小指、本節後－両指中間陥中、直－労宮。手少陰脈所－溜也、為滎。鍼経－刺入三分、灸三壮。

○少府二穴、火穴である。手小指で中手指節関節の近位、薬指と小指の中間にある凹み、労宮と水平。手少陰経の溜まるところで、滎穴。『霊枢』は、三分刺入、灸三壮。

○少衝二穴、一名－経始、木也。在－手小指内側、去爪甲－如韮葉。手少陰脈所－出、為井。鍼経－刺入一分、灸一壮。竇氏－鍼入一分、更沿皮－向後三分。

○少衝二穴、別名を経始、木穴である。手小指の橈側で、爪からニラの葉一枚分の横幅ほど離れる。手少陰経の出るところで、井穴。『霊枢』は、一分刺入、灸一壮。竇漢卿は、鍼を一分刺入し、さらに手首へ向けて三分ほど沿皮刺する。

◎**心経穴法分寸歌**

少陰九穴－始極泉、臂内腋下－両筋間、青霊－肘節上三寸、少海－肘後五分端、霊道－腕後一寸半、通里－腕後一寸占、陰郄－腕後五分是、神門－掌後兌骨端、少府－衝下労宮対、少衝－小指内側霊。

少陰九穴は始めが極泉、上肢屈側の腋下で両筋の間、青霊は肘節の上三寸、少海は肘の近位で五分端、霊道は手首の近位一寸半、通里は手首の近位一寸を占め、陰郄は手首の近位五分となり、神門は手掌の近位で豆状骨の端、少府は少衝より近位で労宮と水平、少衝は小指の橈側が霊妙。

●手太陽小腸経・十三

小腸手太陽之脈、起於－小指之端、循－手外側、上腕、出－踝中、直上循－臂骨下廉、出肘内側－両筋之間、上循－臑外後廉、出－肩解、繞－肩胛、交－肩上、入缺盆－絡心、循－咽、下膈、抵胃、属－小腸。其支者、従－缺盆、循頸－上頬、至－目鋭眥、却入－耳中。其支者、別－頬、上䪼、抵鼻、至－目内眥、斜絡於－顴。

手太陽小腸経は、小指の端に起こり、手の尺側を通って手首に上がり、尺骨茎状突起の中に出、尺骨の尺側に沿って直上し、肘の屈側で尺側手根伸筋と尺側手根屈筋の間に出、上腕伸側の尺側縁に沿って上がり、上腕骨と肩峰の間に出、肩甲骨を巡り、肩の上の大椎で左右の脈が交差して、欠盆に入って心に絡まり、食道に沿って横隔膜を下がり、胃に触れ、小腸に属す。それから別れた支脈は、欠盆から頸を行き頬へ上がり、目尻へ達し、カーブして耳中に入る。それから別れた支脈は、頬で別れて目の下で出っ張った骨に上がり、鼻に触れて目頭に達し、頬に斜めに絡まる。

是動則病、嗌痛、頷腫、不可以顧、肩似抜、臑似折。是主ｌ液所牛病者、耳聾、目黄、頬腫、頸頷肩臑肘臂ｌ外後廉痛。為此諸病、盛則瀉之、虚則補之、熱則疾之、寒則留之、陥下則灸之、不盛不虚ｌ以経取之。盛者ｌ人迎大二倍於寸口、虚者ｌ人迎反小於寸口也。

この経が動じた病は、咽喉の痛み、顎の腫れ、首が回らない、肩が抜けるようだ、上腕が折れるようだ。次は本経が主治する液のところに生まれた病である、難聴、目の黄変、頬の腫れ、頸、顎、肩、上腕、肘、前腕伸側の尺側縁の痛み。こうした病では、実なら瀉法、虚なら補法、熱なら速刺速抜、冷えなら留鍼、凹(へこ)んでいれば施灸、実でも虚でもなければ手太陽小腸経を取る。実ならば人迎脈の拍動が寸口より二倍大きく(つまり寸口の三倍)、虚ならば人迎脈が寸口脈より小さい。

小腸ｌ重二斤十四両、長三丈二尺、広二寸半、径八分ｌ分之少半。左迴、疊積十六曲。容穀二斗四升、水六升三合ｌ合之大半。

小腸は重さ二斤十四両、長さ三丈二尺、幅二寸半、直径八分と三分の一分。左に回って十六曲に折りたたまれて積み上げられている。穀を二斗四升、水を六升三合と三分の二合容(い)れる。

◎手太陽小腸経所発一十九穴(左右共三十八穴)

○少沢二穴、一名ｌ小吉、金也。在ｌ手小指外側端、去爪甲ｌ如韮葉。手太陽脈所ｌ出、為井。鍼経-刺入一分、留三呼、灸一壮。竇氏-鍼入一分、更沿皮-向後三分。

○少沢二穴、別名が小吉(しょうきち)、金穴である。手小指の尺側端、爪からニラの葉一枚分の横幅ほど離れる。手太陽経の出るところで、井穴。『霊枢』は、一分刺入して三呼吸留める、灸一壮。竇漢卿は、鍼を一分刺入し、さらに近位へ向けて三分ほど沿皮刺(えんぴし)する。

○前谷二穴、水也。在-手小指外側、本節前-次節後、横紋陥中、握手取之。手太陽脈所-溜、為滎。鍼経-刺入一分、留三呼、灸三壮。竇氏-鍼入二分。

○前谷二穴、水穴である。手小指の尺側、中手指節関節の遠位、近位指節間関節の近位で、シワにある凹み、拳を握って取穴する。手太陽経の溜まるところで、滎穴。『霊枢』は、一分刺入して三呼吸留める、灸三壮。竇漢卿は、鍼を二分刺入。

○後谿二穴、木也。在-手小指外側、本節後一寸、大横紋-尖上陥中、捏拳取之。手太陽脈所-注、為兪。鍼経-刺入二分、留二呼、灸一壮。竇氏-鍼入五分、灸二七壮。後谿-為八法之一、以其合-督脈、而会-陽蹻、於-内眥与頸也。

○後渓二穴、木穴である。手小指の尺側で、中手指節関節から近位一寸、大きなシワの尖端上にある凹(へこ)み、拳を握って取穴する。手太陽経の注ぐところで、兪穴。『霊枢』は、二分刺入して二呼吸留める、灸一壮。竇漢卿は、鍼を五分入れる、灸なら二から七壮。後渓は、八脈交会穴の一つで、督脈と合流し、目頭と頸で陽蹻脈と交わる。

○腕骨二穴、在-手外側、腕前-起骨縫中、必-転手向内、腕骨中-分為二、乃下鍼。手太陽脈所-過、為原。虚実-皆抜之。鍼経-刺入二分、留三呼、灸三壮。竇氏-鍼入三分、或透-神門穴、灸二七壮。

○腕骨二穴、手の尺側、手首の遠位で中手骨の始まる隙間中、必ず手のひらを内に向けて回し、腕骨の中が二つに分かれた部位に刺鍼する。手太陽経の過ぎるところで、原穴。虚実に関わらず刺鍼する。『霊枢』は、二分刺入して三呼吸留める、灸三壮。竇漢卿は、鍼を三分刺入する、または神門穴へ透刺（とうし）、灸なら二から七壮。

○陽谷二穴、火也。在-手外側腕中、兌骨下二分陥者中。手太陽脈所-行、為経。鍼経-刺入二分、留二呼、灸三壮。竇氏-鍼入三分、灸七壮。

○陽谷二穴、火穴である。手尺側の手首中、豆状骨から伸側二分にある凹み。手太陽経が行くところで経穴。『霊枢』は、二分刺入して二呼吸留める、灸三壮。竇漢卿は、鍼を三分刺入する、灸七壮。

○養老二穴、手太陽郄。在-手踝上一空、腕後一寸陥中。鍼経-刺入三分、灸三壮。

○養老二穴、手太陽経の郄穴。尺骨茎状突起の上に一穴あり、それは手首の近位一寸にある凹み。『霊枢』は、三分刺入、灸三壮。

○支正二穴、在-手腕後五寸。手太陽絡、別走-少陰者。鍼経-刺入三分、留七呼、灸三壮。竇氏-鍼入一分、沿皮-向前一寸半。一方、以-腕骨肘節為両端、居中-是穴、当-臂之中、故曰支正。

○支正二穴、手首から近位に五寸。手太陽経の絡穴、絡脈が別れて手少陰経に走る。『霊枢』は、三分刺入して七呼吸留める、灸三壮。竇漢卿は、鍼を一分刺入し、手首に向けて一寸半沿皮(えんぴし)刺する。一説には、腕骨と肘関節を両端とし、その中点が穴位であり、前腕の中点だから支正という。

○小海二穴、土也。在-肘内大骨外、大筋内、去-肘端五分陥中。屈手-叉腰取之。手太陽脈所-入、為合。鍼経-刺入二分、留七呼、灸七壮。竇氏-鍼入五分、灸二七壮。

○小海二穴、土穴である。肘の屈側で内側上顆の伸側、尺側手根屈筋の橈側で、肘尖から五分離れた凹み。肘を曲げ、腰に手を当てて取穴する。手太陽経の入るところで、合穴。『霊枢』は、二分刺入して七呼吸ほど留鍼する、灸七壮。竇漢卿は、鍼を五分入れる、灸なら二から七壮。

＊「屈手叉腰」とは、ラジオ体操の手を腰に当てる姿勢。

○肩貞二穴、在肩‐曲胛下、両骨解間、肩髃後陥中。鍼経‐刺入八分、灸三壮。竇氏‐鍼入一寸半、灸二七壮。

○肩貞二穴、肩で、肩甲骨が上腕と繋がってカーブするところの下、肩甲骨と上腕骨の間、肩髃の後ろにある凹（へこ）み。『霊枢』は、八分刺入、灸三壮。竇漢卿は、一寸半刺入する、灸なら二から七壮。

○臑兪二穴、在‐肩髎後、大骨下、胛上廉‐陥者中。手太陽、陽維、蹻脈之会。挙臂取之。鍼経‐刺入八分、灸三壮。

○臑兪二穴、肩髎の後ろ、肩峰の下、肩甲骨の上縁にある凹み。手太陽経、陽維脈、陽蹻脈が交わる。腕を挙げて取穴する。『霊枢』は、八分刺入、灸三壮。

○天宗二穴、在‐秉風後、大骨下‐陥者中。鍼経‐刺入五分、留六呼、灸三壮。

○天宗二穴、秉風の後ろ、肩甲棘の下にある凹み。『霊枢』は、五分刺入して六呼吸ほど留鍼する、灸三壮。

○秉風二穴、挟‐天髎、在外‐肩上、小髃骨後、挙臂有空。手陽明太陽、手足少陽之会。挙臂取之。鍼経‐刺入五分、灸五壮。

○秉風二穴、天髎を挟んで、天髎より外側の肩の上、烏口突起の後ろ側、腕を挙げると凹む。手陽明経と手太陽経、手足の少陽経が交わる。腕を挙げて取穴する。『霊枢』は、五分刺入、灸五壮。

＊小髃は『釈骨』に「小髃、肩前微起者」とあり、烏口突起と思われる。

○曲垣二穴、在ー肩中央、曲胛ー陥者中、按之ー動脈応手。鍼経ー刺入八分或九分、灸十壮。

○曲垣二穴、肩中央で、肩甲棘のカーブにある凹み、押すと動脈が拍動する。『霊枢』は、八分、または九分刺入、灸十壮。

○肩外兪二穴、在ー肩胛上廉、去脊三寸陥者中。鍼経ー刺入六分、灸三壮。

○肩外兪二穴、肩甲骨の上縁、棘突起から三寸にある凹み。『霊枢』は、六分刺入、灸三壮。

○肩中兪二穴、在ー肩胛内廉、去脊二寸陥者中。鍼経ー刺入三分、留七呼、灸三壮。

○肩中兪二穴、肩甲骨内縁で、棘突起から二寸にある凹み。『霊枢』は、三分刺入して七呼吸留める、灸三壮。

○天窓二穴、一名窓籠。在-頸大筋前、曲頬下、扶突穴後、動脈応手-陥中。鍼経-刺入六分、灸三壮。竇氏-鍼入三分、灸七壮。

○天窓二穴、別名を窓籠（そうろう）。頸で僧帽筋の前、下顎角の下、扶突穴の後ろ、動脈が拍動する凹み。『霊枢』は、六分刺入、灸三壮。竇漢卿は、鍼を三分刺入する、灸七壮。

○天容二穴、在-耳下、曲頬後。鍼経-刺入三分、灸三壮。

○天容二穴、耳の下で、下顎角の後ろ。『霊枢』は、三分刺入、灸三壮。

○顴髎二穴、一名-兌骨。在面-頄骨下廉、陥者中。手少陽、太陽之会。鍼経-刺入三分。禁-不宜灸。

○顴髎二穴、別名を兌骨（だこつ）。顔面で、頬骨の下縁にある凹み。手少陽経と手太陽経が交わる。『霊枢』は、三分刺入。灸は悪いので禁ずる。

○聴宮二穴、在耳中-珠子、大如-赤小豆、是穴。手足少陽、手太陽之会。謂之聴宮者、宮闈之名、言-在内也。居-耳輪之内、故名-宮。鍼経-刺入三分、灸三壮。竇氏-鍼入一分、軽弾-出血。禁灸。

○聴宮二穴、大きさが赤小豆（あかあずき）ほどの耳珠（じじゅ）が穴位である。手足の少陽経と手太陽経が交わる。聴宮とは大奥の名であり、内にあることをいう。耳輪の内にあるので宮と呼ぶ。『霊枢』は、三分刺入、灸三壮。竇漢卿は、鍼を一分刺入し、軽く鍼柄を弾いて出血させる。灸はいけない。

◎小腸経穴法分寸歌

小腸少沢－小指端、前谷－外側節前論、節後陥中－後谿是、掌尽外側－腕骨存、腕中骨下－陽谷討、腕上一寸名－養老、支正－腕後量五寸、小海－肘端五分好、肩貞－在肩曲胛下、臑兪－胛上挟肩髎、天宗－大骨下陥中、秉風－髎後挙有空、曲垣－肩中曲胛陥、肩外－去脊三寸中、肩中二寸－大椎傍、天窓－頬下動脈詳、天容－耳下曲頬後、顴髎－面頬兌端量、聴宮－耳前如赤豆、一十九穴手太陽。

小腸経は少沢で小指の端、前谷は尺側で中手指節関節の前に論じ、中手指節関節の近位の凹みは後渓である、手掌が尽きる尺側に腕骨があり、手首の骨の下が陽谷と検討、手首の上一寸は名が養老、支正は手首から肘に五寸量る、小海は肘の端五分が良く、肩貞は肩甲骨が曲がる下、臑兪は肩甲骨の上で肩を挟む、天宗は肩甲棘の下にある凹み、秉風は肩髎の後ろで手を挙げると凹む、曲垣は肩の中で肩甲骨のカーブした凹み、肩外兪は棘突起から三寸の中、肩中兪は大椎の傍ら二寸離れて、天窓は顎角の下で動脈を調べる、天容は耳の下で顎角の後ろ、顴髎は顔面で頬の出っぱった端を量る、聴宮は耳の前で赤小豆のよう、十九穴が手の太陽。

●足太陽膀胱経・十四

膀胱足太陽之脈、起於目内眥、上額、交ｌ巓上。其支者、従巓ｌ至耳上角。其直者、従巓ｌ入絡脳、還出ｌ別下項、循ｌ肩髆内、挟脊、抵ｌ腰中、入循ｌ膂、絡腎、属膀胱。其支者、従ｌ腰中、下挟脊、貫臀、下ｌ膕中。其支者、従髆内ｌ左右別、下貫胛、挟ｌ脊内、過ｌ髀枢、循ｌ髀外、従ｌ後廉、下合ｌ膕中、以下貫ｌ腨内、出ｌ外踝之後、循ｌ京骨、至ｌ小指外側端。

足太陽膀胱経の脈は、目頭に起こり、額を上がって頭頂で左右の脈が交わる。それから別れた支脈は、頭頂から耳の上角に至る。その真っ直ぐな脈は、頭頂から内部へ入って脳に絡まり、カーブして別れて後頸部に下がって出、肩甲骨の内側を行き、背骨を挟んで腰中に触れ、脊柱起立筋に入って、腎に絡まり膀胱に属す。それから別れた支脈は、腰中から背骨を挟んで下がり、臀部を貫いて膝窩中に下がる。それから別れた支脈は、肩甲骨内側から左右に行き、別れて肩甲骨を貫いて下がり、背骨内側の脈を挟んで股関節を過ぎ、大腿外側を行き、大腿後縁から膝窩に下がって前に書いた脈と合流し、腓腹筋の内側を貫いて下がり、外踝の後ろに出て、京骨を通り、足第五趾の外側端に至る。

是動則病、衝ｌ頭痛、目似脱、項如抜、脊痛、腰似折、髀ｌ不可以曲、膕ｌ如結、腨ｌ如裂、是為踝厥。是主ｌ筋所生病者、痔、瘧、狂、癲疾、頭顖項痛、目黄、涙出、鼽衄、項背腰尻膕腨脚ｌ皆痛、小指不用。為此諸病、盛則瀉之、虚則補之、熱則疾之、寒則留之、陥下則灸之、不盛不虚ｌ以経取之。盛者ｌ人迎大二倍於寸口、虚者ｌ人迎反小於寸口也。

この経が動じた病は、頭頂痛、目が脱けるようだ、頸が抜けるようだ、背骨の痛み、腰が折れるようだ、股関節が曲がらない、膝窩のシコリ、フクラハギが裂けるようだ、これは踝厥(かけつ)である。次は本経が主治する筋に生まれた病である、痔(ぢ)、マラリア症状、発狂、癲癇(てんかん)、頭や頸項部の痛み、目の黄変、涙が出る、鼻水や鼻血、後頸部、背、腰、尻、膝窩、腓腹筋、脚がすべて痛い、第五趾が動かない。こうした病では、実なら瀉法、虚なら補法、熱なら速刺速抜、冷えなら留鍼、凹(へこ)んでいれば施灸、実でも虚でもなければ足太陽膀胱経を取る。実ならば人迎脈の拍動が寸口より二倍大きく（つまり三倍ある）、虚ならば人迎脈が寸口脈より小さい。

膀胱重九両二銖、縦広九寸、盛溺九升九合。

膀胱は重さ九両二銖(しゅ)、縦幅と横幅が九寸、尿を九升九合容れる。

◎足太陽膀胱経所発六十三穴（左右共一百二十六穴）

○睛明二穴、一名-涙孔。在-目内眥。手足太陽、足陽明之会。鍼経-刺入六分、留六呼、灸三壮。一方、刺入一分半。竇氏-鍼入一寸、禁灸。東垣曰、刺太陽-睛明出血、則目愈明。蓋此経-多血少気、故-目翳、赤痛-従内眥起者、刺之-以宣瀉太陽之熱。

○睛明二穴、別名を涙孔。目頭にある。手足の太陽経と足陽明経が交わる。『霊枢』は、六分刺入して六呼吸留める、灸三壮。一説には、一分半刺入。竇漢卿は、鍼を一寸刺入する、灸はいけない。李東垣は「太陽の睛明を刺して出血させれば、視野が明るくなる。この経は多血少気の経なので、翼状片や結膜炎が目頭から始まるものに刺せば、太陽の熱を瀉すのに良い（治るという意味）」という。

○攅竹二穴、一名-光明、一名-始光、一名-員柱、一名-夜光。在-両眉尖陥中。鍼経-刺入三分、留六呼、灸三壮。竇氏-鍼入一分、沿皮-透魚腰穴。

○攅竹二穴、別名は光明や始光、そして員柱と夜光。両眉頭にある凹み。『霊枢』は、三分刺入して六呼吸留める、灸三壮。竇漢卿は、鍼を一分刺入し、沿皮刺で魚腰穴（眉中央）まで透刺する。

○曲差二穴、一名-鼻衝。挟神庭-両傍各開一寸五分、在-髪際、正頭取之。鍼経-刺入三分、灸三壮。竇氏-鍼入一分、沿皮向外-透臨泣穴、灸七壮。

○曲差二穴、別名が鼻衝(びしょう)。神庭を挟んで両傍ら一寸五分ずつ、髪際にあり、頭をまっ直ぐにして取穴する。『霊枢』は、三分刺入、灸三壮。竇漢卿は、鍼を一分刺入し、頭臨泣穴に向けて外へ沿皮刺で透刺する、灸七壮。

○五処二穴、在-上星穴両傍各開一寸五分、上-曲差一寸。鍼経-刺入三分、禁-不可灸。銅人-灸三壮。明堂-灸五壮。竇氏-鍼入一分、沿皮向外-透目窓穴、灸七壮。又宜-三棱鍼出血。
○五処二穴、上星穴の両傍ら一寸五分ずつ、曲差の上一寸。『霊枢』は、三分刺入、施灸はいけない。『銅人腧穴鍼灸図経(どうじんゆけつしんきゅうずきょう)』は、灸三壮。『明堂経(めいどう)』は、灸五壮。竇漢卿は、鍼を一分刺入し、外に向け目窓穴に沿皮刺で透刺する、灸七壮。また三棱鍼で出血させても良い。

○承光二穴、在-五処後一寸五分、挟督脈-両傍亦各一寸五分。鍼経-刺入三分、禁-不可灸。
○承光二穴、五処の後ろ一寸五分、督脈を挟んで両傍ら、やはり一寸五分ずつ。『霊枢』は、三分刺入、施灸はいけない。
○通天二穴、一名天臼。在-承光後一寸五分、挟督脈両傍亦各一寸五分。鍼経-刺入三分、留七呼、灸三壮。

○通天二穴、別名を天臼（てんきゅう）。承光の後ろ一寸五分、督脈を挟んで両傍ら、やはり一寸五分ずつ。『霊枢』は、三分刺入して七呼吸留める、灸三壮。

＊天臼の別名だが、『甲乙』や『外台』は天白。『鍼灸経穴図考』は天臼。『銅人』は天伯。

○絡却二穴、一名‐強陽、一名‐脳蓋。在‐通天後一寸五分、挟督脈‐両傍亦一寸五分。鍼経‐刺入三分、留五呼、灸三壮。

○絡却二穴、別名は強陽（きょうよう）や脳蓋（のうがい）。通天の後ろ一寸五分、督脈を挟んで両傍ら、やはり一寸五分。『霊枢』は、三分刺入して五呼吸ほど留鍼、灸三壮。

○玉枕二穴、在‐絡却後一寸五分、挟脳戸‐傍各一寸三分、起肉‐枕骨上、入‐髪際三寸。鍼経‐刺入三分、留三呼、灸三壮。

○玉枕二穴、絡却の後ろ一寸五分、脳戸を挟んで傍ら一寸三分ずつ、僧帽筋の始まる外後頭隆起の上、髪際を三寸入る。『霊枢』は、三分刺入して三呼吸留める、灸三壮。

○天柱二穴、在‐挟項後、髪際、大筋外廉‐陥者中。甲乙経‐刺入三分、留六呼、灸三壮。銅人云、得気即瀉。竇氏‐鍼入二寸半、左右相透、灸二七壮。

○天柱二穴、後頸部を挟む後髪際、僧帽筋の外縁にある凹み。『鍼灸甲乙経』は、三分刺入して六呼吸ほど留鍼する、灸三壮。『銅人腧穴鍼灸図経』は、得気したら瀉法する。竇漢卿は、左右の天柱を互いに二寸半透刺する、灸なら二から七壮。

○大杼二穴、在項後-第一椎下、両傍各開一寸五分-陷者中、正坐取之。督脈別絡、手足太陽之会。鍼経-刺入五分、留七呼、灸七壮。竇氏-鍼入一分、沿皮-向外一寸半、灸七七壮。

○大杼二穴、後頸部の後ろで、第一胸椎の下から両傍ら一寸五分ずつ外側にある凹み、正坐させて取穴する。督脈の絡脈で、手足の太陽経が交わる。『霊枢』は、五分刺入して七呼吸留める、灸七壮。竇漢卿は、鍼を一分刺入し、外に向けて一寸半ほど沿皮刺する、灸七×七壮。

＊初心者は、斜刺になるので外に向けないほうがよい。ここから脾兪まで外には向けない。○七×七壮は、七壮を七日続けること。

○風門二穴、一名-熱府。在背部-第二椎下、両傍各開一寸五分-陷者中、正坐取之。督脈、足太陽之会。鍼経-刺入五分、留五呼、灸三壮。竇氏-鍼入一分、沿皮-向外一寸半、灸五十壮。

○風門二穴、別名を熱府。背部で、第二胸椎の下の両傍ら一寸五分ずつ外側にある凹み、正坐させて取穴する。督脈と足太陽経が交わる。『霊枢』は、五分刺入して五呼吸ほど留鍼、灸三壮。竇漢卿は、鍼を一分刺入し、外に向けて一寸半ほど沿皮刺する、灸五十壮。

○肺兪二穴、在-第三椎下、両傍各開一寸五分-陥中。鍼経、刺入三分、留七呼、灸三壮。竇氏、鍼入一分、沿皮-向外一寸半、灸五十壮。

○肺兪二穴、第三胸椎の下の両傍ら一寸五分ずつ外側にある凹み。『霊枢』は、三分刺入して七呼吸留める、灸三壮。竇漢卿は、鍼を一分刺入し、外に向けて一寸半ほど沿皮刺する、灸五十壮。

○心包兪二穴、在-第四椎下、両傍各開一寸五分-陥中、正坐取之。鍼経-刺灸缺。銅人云-鍼三分、灸七壮。竇氏-鍼入一分、沿皮-向外一寸半、灸七壮。

○心包兪二穴、第四胸椎の下の両傍ら一寸五分ずつ外側にある凹み、正坐させて取穴する。『霊枢』は、鍼灸の記載がない。『銅人腧穴鍼灸図経』は、鍼三分、灸七壮。竇漢卿は、鍼を一分刺入し、外に向けて一寸半ほど沿皮刺する、灸七壮。

○心兪二穴、在-第五椎下、両傍-各開一寸五分。鍼経-刺入三分、留七呼、得気即瀉。禁-不可灸。竇氏-鍼入一分、沿皮-向外一寸半、灸七壮。

○心兪二穴、第五胸椎の下の両傍ら一寸五分ずつ外側。『霊枢』は、三分刺入して七呼吸留め、得気したら瀉法する。施灸はいけない。竇漢卿は、鍼を一分刺入し、外に向けて一寸半ほど沿皮刺する、灸七壮。

○膈兪二穴、即‐崔知悌患門穴。在‐第七椎下、両傍‐各開一寸五分。血之所会。鍼経‐刺入三分、留七呼、灸三壮。竇氏‐鍼入一分、沿皮‐向外一寸半、灸七壮。

○膈兪二穴、これは崔知悌（さいちてい）の患門（かんもん）穴である。第七胸椎の下の両傍ら一寸五分ずつ外側。血の集まる所で血会（けつえ）。『霊枢』は、三分刺入して七呼吸留める、灸三壮。竇漢卿は、鍼を一分刺入し、外に向けて一寸半ほど沿皮刺する、灸七壮。

＊崔知悌は唐代の医者。『骨蒸病灸方』を書いた。骨蒸病は結核なので、結核の灸方。膏肓の灸より治りが良い。

○肝兪二穴、在‐第九椎下、両傍‐各開一寸五分。鍼経‐刺入三分、留七呼、灸三壮。竇氏‐鍼入一分、沿皮‐向外一寸半、灸二七壮。

○肝兪二穴、第九胸椎の下の両傍ら一寸五分ずつ外側。『霊枢』は、三分刺入して七呼吸留める、灸三壮。竇漢卿は、鍼を一分刺入し、外に向けて一寸半ほど沿皮刺する、灸なら二から七壮。

○胆兪二穴、在-第十椎下、両傍-各開一寸五分。更-広五分、即-崔知悌四花傍二穴也。鍼経-刺入五分、灸三壮。竇氏-鍼入一分、沿皮-向外一寸半。

○胆兪二穴、第十胸椎の下の両傍ら一寸五分ずつ外側。さらに外側五分は、崔知悌の四花穴（しかけつ）の傍ら二穴である。『霊枢』は、五分刺入、灸三壮。竇漢卿は、鍼を一分刺入し、外に向けて一寸半ほど沿皮刺する。

○脾兪二穴、在-第十一椎下、両傍-各開一寸五分。鍼経-刺入三分、留七呼、灸三壮。竇氏-鍼入一分、沿皮-向外一寸半、灸五十壮。

○脾兪二穴、第十一胸椎の下の両傍ら一寸五分ずつ外側。『霊枢』は、三分刺入して七呼吸留める、灸三壮。竇漢卿は、鍼を一分刺入し、外に向けて一寸半ほど沿皮（えんぴし）刺する、灸五十壮。

○胃兪二穴、在-第十二椎下、両傍-各開一寸五分。鍼経-刺入三分、留七呼、灸三壮。竇氏-鍼入一分、沿皮-向外一寸半、灸二七壮。一方、随年為壮。

○胃兪二穴、第十二胸椎の下の両傍ら一寸五分ずつ外側。『霊枢』は、三分刺入して七呼吸留める、灸三壮。竇漢卿は、鍼を一分刺入し、外に向けて一寸半ほど沿皮刺する、灸なら二から七壮。一説には、年齢の数だけ施灸する。

○三焦兪二穴、在ｰ第十三椎下、両傍ｰ各開一寸五分。鍼経ｰ刺入五分、灸三壮。竇氏ｰ鍼入一分、沿皮ｰ向外一寸半。禁灸。
○三焦兪二穴、第一腰椎の下の両傍ら一寸五分ずつ外側。『霊枢』は、五分刺入、灸三壮。竇漢卿は、鍼を一分刺入し、外に向けて一寸半ほど沿皮刺する。灸はいけない。

○腎兪二穴、在ｰ第十四椎下、両傍ｰ各開一寸五分。鍼経ｰ刺入三分、留七呼、灸三壮。竇氏ｰ鍼入一分、沿皮ｰ向外一寸半、灸五十壮至百壮。一方云、植杖ｰ度之、与臍平是穴。
○腎兪二穴、第二腰椎の下の両傍ら一寸五分ずつ外側。『霊枢』は、三分刺入して七呼吸留める、灸三壮。竇漢卿は、鍼を一分刺入し、外に向けて一寸半ほど沿皮刺する、灸なら五十壮から百壮。一説には、棒を地面に挿して、臍と同じ高さを測れば穴位である。

○大腸兪二穴、在ｰ第十六椎下、両傍ｰ各開一寸五分、伏而取之。鍼経ｰ刺入三分、留六呼、灸三壮。竇氏ｰ鍼入一分、沿皮ｰ向外一寸半、灸三七壮。
○大腸兪二穴、第四腰椎の下の両傍ら一寸五分ずつ外側、うつ伏せで取穴する。『霊枢』は、三分刺入して六呼吸留める、灸三壮。竇漢卿は、鍼を一分刺入し、外に向けて一寸半ほど沿皮刺する、灸なら三から七壮。

○小腸兪二穴、在-第十八椎下、両傍-各開一寸五分、伏而取之。鍼経-刺入三分、留六呼、灸三壮。竇氏-鍼入一分、沿皮-向外一寸半、灸三七壮。

○小腸兪二穴、第一正中仙骨稜の下の両傍ら一寸五分ずつ外側、うつ伏せで取穴する。『霊枢』は、三分刺入して六呼吸留める、灸三壮。竇漢卿は、鍼を一分刺入し、外に向けて一寸半ほど沿皮刺（えんぴし）する、灸なら三から七壮。

○膀胱兪二穴、在-第十九椎下、両傍-各開一寸五分、伏而取之。鍼経-刺入三分、留六呼、灸三壮。竇氏-鍼入一分、沿皮-向外一寸半、灸三七壮。

○膀胱兪二穴、第二正中仙骨稜の下の両傍ら一寸五分ずつ外側、うつ伏せで取穴する。『霊枢』は、三分刺入して六呼吸留める、灸三壮。竇漢卿は、鍼を一分刺入し、外に向けて一寸半ほど沿皮刺（えんぴし）する、灸なら三から七壮。

○中膂兪二穴、在-第二十椎下、両傍-各開一寸五分、挟-脊胂而起、伏而取之。鍼経-刺入三分、留六呼、灸三壮。

○中膂兪二穴、第三正中仙骨稜の下の両傍ら一寸五分ずつ外側、背骨を挟んで起立筋が起きる、うつ伏せで取穴する。『霊枢』は、三分刺入して六呼吸留める、灸三壮。

○白環兪二穴、在-第二十一椎下、両傍-各開一寸五分。取法、挺身-伏地、以両手-支額、縦息、令-皮膚倶緩、乃取-其穴。鍼経-刺入八分、得気-即瀉、瀉訖-多補之。禁-不宜灸。竇氏-鍼入一寸半、灸三七壮。

○白環兪二穴、第四正中仙骨稜の下の両傍ら一寸五分ずつ外側。取穴法は、地面に真っ直ぐになって伏せ、両手で額を支え、呼吸を緩めて、皮膚も弛緩させ、そして取穴する。『霊枢』は、八分刺入して得気したら瀉法し、瀉法が終わったら補法を多くする。灸は悪いので禁ずる。竇漢卿は、一寸半刺入する、灸なら三から七壮。

○上髎二穴、在-腰髁骨下一寸、第一空、挟脊-陥中。足太陽、少陽之絡。鍼経-刺入三分、留七呼、灸三壮。

○上髎二穴、仙骨の上関節突起から下一寸、第一後仙骨孔、正中仙骨稜を挟む凹み。足太陽経と足少陽経の絡穴。『霊枢』は、三分刺入して七呼吸留める、灸三壮。

○次髎二穴、在-腰髁骨第二空、挟脊-陥中。鍼経-刺入三分、留七呼、灸三壮。

○次髎二穴、仙骨の第二後仙骨孔、正中仙骨稜を挟む凹み。『霊枢』は、三分刺入して七呼吸留める、灸三壮。

○中髎二穴、在‐腰髁骨第三空、挟脊‐陥中。鍼経‐刺入三分、留十呼、灸三壮。
○中髎二穴、仙骨の第三後仙骨孔、正中仙骨稜を挟む凹(へこ)み。『霊枢』は、三分刺入して十呼吸ほど留鍼(りゅうしん)、灸三壮。
○下髎二穴、在‐腰髁骨第四空、挟脊‐陥中。足太陽、少陽、厥陰‐所結。鍼経‐刺入三分、留十呼、灸三壮。
○下髎二穴、仙骨の第四後仙骨孔、正中仙骨稜を挟む凹み。足の太陽経と少陽経、厥陰経が結ぶところ。『霊枢』は、三分刺入して十呼吸ほど留鍼、灸三壮。
○会陽二穴、一名利機。在‐陰尻骨両傍、去‐長強一分。鍼経‐刺入八分、灸五壮。
○会陽二穴、別名を利機(りき)。尾骨(びこつ)の両側で、長強から一分離れる。『霊枢』は、八分刺入、灸五壮。
○附分二穴、在‐第二椎下、附‐胛内廉、去脊両傍‐各開三寸。手足太陽之会。正坐‐取之。鍼経‐刺入八分、灸五壮。
○附分二穴、第二胸椎の下、肩甲骨の内縁に付着する、背骨の棘突起から両傍らに三寸ずつ離れる。手足の太陽経が交わる。正坐させて取穴する。『霊枢』は、八分刺入、灸五壮。

＊原文は「附項内廉」だが、『鍼灸経穴図考』では「項当作胛」としている。胛は胛の誤りと思う。胛は起立筋、胛は肩甲骨。「附項内廉」の誤りは『銅人腧穴鍼灸図経』から引きずっている。

○魄戸二穴、在ㇾ第三椎下、両傍ㇾ各開三寸、上直ㇾ附分、正坐取之。鍼経ㇾ刺入三分、灸三壮。竇氏ㇾ鍼入一分、沿皮ㇾ向外一寸半、灸三七壮。一方云、得気即瀉、又宜ㇾ久留鍼。

○魄戸二穴、第三胸椎の下から両傍らに三寸ずつ離れる、上の附分と垂直、正坐させて取穴する。『霊枢』は、三分刺入、灸三壮。竇漢卿は、鍼を一分刺入し、外に向けて一寸半ほど沿皮（えんぴし）刺する、灸なら三から七壮。一説には、得気したら瀉法する、また長らく留鍼（りゅうしん）するとよいという。

＊これも魄門まで、外に向けて沿皮刺は、初心者は斜刺するので、やらないほうがよい。また刺鍼自体も危い。

○膏肓二穴、在ㇾ四椎下、微帯ㇾ五椎骨上、両傍ㇾ各開三寸、正坐ㇾ開肩取之。禁ㇾ不宜鍼。灸三七壮至百壮。鍼経ㇾ未有此穴。唐真人ㇾ孫思邈、始指而論之。無所ㇾ不療、一切ㇾ痰飲、虚損、労瘵、伝尸、骨蒸、癰疽、発背ㇾ並治之。竇文貞云、若ㇾ鍼此穴、洩ㇾ人五臓真気。是在ㇾ所忌。昔、和緩、不救ㇾ晋侯之疾、以ㇾ其病、在ㇾ膏之下、肓之上、鍼砭湯液ㇾ皆所不及、即此穴也。一方云、灸ㇾ膏肓二穴、宜取臍下ㇾ気海、丹田、関元、中極。四穴中ㇾ灸一穴、以応之。又灸ㇾ足三里、引ㇾ火気下行、方為尽善。又曰、人言二十以下、不宜ㇾ灸膏肓、恐致ㇾ虚火上炎。又多不鍼ㇾ瀉三里。是不経師授而妄作也。

○膏肓二穴、第四胸椎の下で、少し第五胸椎の上、そこから両傍らに三寸ずつ離れる、正坐し、肩を開いて取穴する。鍼は悪いので禁じる。灸は三から七壮、百壮になったら終え。まだ『霊枢』には、この穴位がない。唐代の真人である孫思邈が、始めて指摘して論じた。すべての痰飲（体内で代謝されない水液）、衰弱、慢性の結核、伝染力の強い結核、体内が蒸されるような慢性結核による内熱、オデキ、背中のオデキなども治療でき、治せないものがない。竇文貞（竇漢卿）は「ここに鍼をすると、人の五臓の真気が漏れるので悪い」という。ここに鍼をしてはいけない。昔、和と緩が晋侯の病を救えなかったのは、病が膏の下で、肓の上にいたからで、鍼でも瀉血でも湯液でも、いずれも及ばなかったのが、この穴位である。一説には、膏肓二穴に施灸するとき、臍下の気海、丹田（石門）、関元、中極の四穴のうち一穴を取って併用すると良いという。また足三里に施灸すると、火気を引いて下行させるので万全となるという。また、人が二十歳以下ならば、膏肓に施灸しないほうがよい、虚火が上炎する恐れがあるともいう。また足三里に鍼で瀉法することは少ないという。これらは師匠に伝授されたものではないのでデタラメである。

○神堂二穴、在二第五椎下、両傍一各開三寸陥者中。鍼経一刺入三分、灸五壮。

○神堂二穴、第五胸椎の下から両傍らに三寸ずつ離れた凹み。『霊枢』は、三分刺入、灸五壮。

○譩譆二穴、在‐肩膊内廉、第六椎下、両傍‐各開三寸、正坐取之。令病人、呼‐噫嘻、其動応手。鍼経‐刺入六分、留七呼、灸五壮。一方云、多灸‐益善。

○譩譆二穴、肩甲骨内縁で、第六胸椎の下から両傍らに三寸ずつ離れる、正坐させて取穴する。患者に「そこそこ」と叫ばせると、その動きが手に応える。『霊枢』は、六分刺入して七呼吸ほど留鍼（りゅうしん）する、灸五壮。一説には、多く施灸すると良いという。

○膈関二穴、在‐第七椎下、両傍‐各開三寸陥者中、正坐開肩‐取之。鍼経‐刺入五分、灸三壮。

○膈関二穴、第七胸椎の下から両傍らに三寸ずつ離れた凹み、正坐して抱擁（ほうよう）するように腕を交差させて肩甲骨を開き、取穴する。『霊枢』は、五分刺入、灸三壮。

○魂門二穴、在‐第九椎下、両傍‐各開三寸、正坐取之。鍼経‐刺入五分、灸五壮。竇氏、鍼入一分、沿皮‐向外一寸半、灸二七壮。

○魂門二穴、第九胸椎の下から両傍らに三寸ずつ離れる、正坐させて取穴する。『霊枢』は、五分刺入、灸五壮。竇漢卿は、一分刺入し、外へ向けて一寸半ほど沿皮（えんぴし）刺、灸なら二から七壮。

○陽綱二穴、在-第十椎下、両傍-各開三寸陥中、正坐開肩-取之。鍼経-刺入五分、灸三壮。

○陽綱二穴、第十胸椎の下から両傍ら三寸ずつにある凹み、正坐して抱擁するように腕を交差させて肩甲骨を開き、取穴する。『霊枢』は、五分刺入、灸三壮。

○意舎二穴、在-第十一椎下、両傍-各開三寸陥中。鍼経-刺入五分、灸三壮。銅人、灸五十壮至百壮。

○意舎二穴、第十一胸椎の下から両傍ら三寸ずつにある凹み。『霊枢』は、五分刺入、灸三壮。『銅人腧穴鍼灸図経』は、灸五十壮から百壮。

○胃倉二穴、在-第十二椎下、両傍-各開三寸陥中。鍼経-刺入五分、灸三壮。一方、灸五十壮。

○胃倉二穴、第十二胸椎の下から両傍ら三寸ずつにある凹み。『霊枢』は、五分刺入、灸三壮。一説には、灸五十壮。

○肓門二穴、在-第十三椎下、両傍-各開三寸陥中。平巨闕。鍼経-刺入五分、灸三壮。

○肓門二穴、第一腰椎の下から両傍ら三寸ずつにある凹み。巨闕と水平。『霊枢』は、五分刺入、灸三壮。

*『甲乙経』や『資生経』は「与鳩尾相直」

○志室二穴、在－第十四椎下、両傍－各開三寸陥者中、正坐取之。鍼経－刺入五分、灸三壮。

○志室二穴、第二腰椎の下から両傍ら三寸ずつにある凹み、正坐させて取穴する。『霊枢』は、五分刺入、灸三壮。

○胞肓二穴、在－第十九椎下、両傍－各三寸陥者中、伏而取之。鍼経－刺入五分、灸三壮。

○胞肓二穴、第二正中仙骨稜の下から両傍ら三寸ずつにある凹み、うつ伏せで取穴する。『霊枢』は、五分刺入、灸三壮。

○秩辺二穴、在－第二十椎下、両傍－各三寸陥者中、伏而取之。鍼経－刺入五分、灸三壮。

○秩辺二穴、第三正中仙骨稜の下から両傍ら三寸ずつにある凹み、うつ伏せで取穴する。『霊枢』は、五分刺入、灸三壮。

○承扶二穴、一名肉郄、一名陰闕、一名皮部。在－尻臀下、股陰上、約紋中。鍼経－刺入二寸、留七呼、灸三壮。

○承扶二穴、別名は肉郄（にくげき）や陰關（いんけつ）、皮部（ひぶ）。尻の下、大腿後面の上、臀溝（でんこう）中。『霊枢』は、二寸刺入して七呼吸留鍼する、灸三壮。

○殷門二穴、在ㇾ肉郄下六寸。鍼経ㇾ刺入五分、留七呼、灸三壮。

○殷門二穴、承扶の下六寸。『霊枢』は、五分刺入して七呼吸留める、灸三壮。

○浮郄二穴、在ㇾ委陽上一寸、屈膝而展ㇾ得之。鍼経ㇾ刺入五分、灸三壮。

○浮郄二穴、委陽の上一寸、膝を曲げ、伸ばすと得られる。『霊枢』は、五分刺入、灸三壮。

○委陽二穴、在ㇾ承扶下六寸、与ㇾ殷門並、屈伸取之。出於ㇾ膕中外廉、両筋間、太陽之前、少陽之後。足太陽之別絡也。為ㇾ三焦下輔兪。鍼経ㇾ刺入七分、留五呼、灸三壮。

○委陽二穴、承扶の下六寸、殷門と並び、膝を屈伸して取穴する。膝窩の外縁に出、腓腹筋外側頭と大腿二頭筋の間、足太陽経である委中の外、足少陽経の後ろ。足太陽経の絡脈である。三焦の下合穴。『霊枢』は、七分刺入して五呼吸ほど留鍼する、灸三壮。

＊「与殷門並」は「与委中並」の誤り。○「屈伸取之」とは、膝を曲げて取穴し、膝を伸ばして刺鍼する意味。

○委中二穴、一名血郄、土也。在－膝後、約紋中央、両筋之間、動脈是穴、伏臥取之。足太陽脈所－入、為合。鍼経－刺入五分、留七呼、灸三壮。竇氏、鍼入二寸五分。禁灸。四畔紫脈上－宜鋒鍼出血、大経－不宜出血。

○委中二穴、別名を血郄（けつげき）、土穴である。膝の後ろで膝窩横紋の中央、腓腹筋の内側頭と外側頭の間、動脈のある部位が穴位で、伏せて取穴する。足太陽経の入るところで、合穴。『霊枢』は、五分刺入して七呼吸留める、灸三壮。竇漢卿は、二寸五分刺入する。灸はいけない。膝窩で紫になった静脈の上を鋒鍼（ほうしん）で出血させると良い。膝窩動脈から出血させると悪い。

○合陽二穴、在－膝後、約紋中央－下二寸半、是穴。鍼経－刺入六分、灸五壮。竇氏、鍼入二寸半、灸二七壮。

○合陽二穴、膝の後ろで、膝窩横紋中央の下二寸半が穴位である。『霊枢』は、六分刺入、灸五壮。竇漢卿は、二寸半刺入する、灸なら二から七壮。

○承筋二穴、一名腨腸。在－腨中央陥中。鍼経、禁－不可刺、灸三壮。

○承筋二穴、別名を腨腸（せんちょう）。腓腹筋中央にある凹み。『霊枢』は、刺鍼してはいけない、灸三壮。

○承山二穴、一名肉柱、一名魚腰。在－足兌、腨腸下、分肉間－陥中。伏臥、用－両足大指堅挺、乃取之。鍼経－刺入七分、灸三壯。明堂云、得気即瀉、速出鍼。灸－不及鍼。竇氏、鍼入二寸半、灸三七壯。

○承山二穴、別名は肉柱（にくちゅう）や魚腰（ぎょよう）。足で盛り上がった腓腹筋の下、内外側頭の間にある凹み。伏臥位で、両足の第一趾を真っ直ぐ伸ばして取穴する。『霊枢』は、七分刺入、灸三壯。『明堂経（めいどう）』は、得気したら瀉法し、速抜する。灸は鍼に及ばないという。竇漢卿は、二寸半刺入する、灸なら三から七壯。

＊原文の「用両足大指堅挺」は「用両足大指竪挺」の誤り。

○飛揚二穴、一名厥陽。在－足外踝上七寸。足太陽絡、別走－少陰者。鍼経－刺入六分、留七呼、灸三壯。

○飛揚二穴、別名を厥陽（けつよう）。足外踝の上七寸。足太陽経の絡穴、絡脈が別れて足少陰経に走る。『霊枢』は、六分刺入して七呼吸ほど留鍼（りゅうしん）する、灸三壯。

○付陽二穴、陽蹻之郄。在－足外踝上三寸、太陽前、少陽後、筋骨間。鍼経－刺入六分、留七呼、灸三壯。

○跗陽二穴、陽蹻脈の郄穴。足外踝の上三寸、足太陽経の前、足少陽経の後ろ、腓骨とアキレス腱の間。『霊枢』は、六分刺入して七呼吸ほど留鍼する、灸三壮。

○崑崙二穴、火也。在ｰ足外踝骨後、下五分、足跟骨ｰ上陥中、動脈応手。足太陽脈所ｰ行、為経。鍼経ｰ刺入五分、留十呼、灸三壮。竇氏、横透ｰ呂細穴、灸三七壮或五十壮。
○崑崙二穴、火穴である。足で外踝の後ろの下五分、踵骨の上にある凹み、動脈が拍動する。足太陽経が行くところで、経穴。『霊枢』は、五分刺入して十呼吸ほど留鍼、灸三壮。竇漢卿は、横の太渓穴まで透刺する、灸なら三から七壮、または五十壮。

○僕参二穴、一名安邪。陽蹻之本。在ｰ足後跟骨、下陥中。拱足取之。鍼経ｰ刺入五分、留十呼、灸七壮。
○僕参二穴、別名を安邪。陽蹻脈の本。足の後ろで踵骨の下にある凹み。あぐらをかいて取穴する。『霊枢』は、五分刺入して十呼吸ほど留鍼、灸七壮。

○申脈二穴、陽蹻所ｰ生也。在ｰ足外踝下五分陥中、容ｰ爪甲許。一方云、取ｰ外踝尖下二寸、赤白肉際。鍼経ｰ刺入三分、留六呼、灸三壮。竇氏、鍼入一寸、灸二七壮。申脈為八法之一、以其合ｰ

陽蹻、会‐督脈於内眥也。
○申脈二穴、陽蹻脈の生まれるところである。足外踝の下五分、爪が入るほどの凹み。一説には、外踝尖の下二寸で、足底と足背の皮膚の境い目を取るという。『霊枢』は、三分刺入して六呼吸留める、灸三壮。竇漢卿は、一寸刺入、灸なら二から七壮。申脈は八脈交会穴の一つで、陽蹻脈と合流し、督脈と目頭で交わる。

○金門二穴、一名関梁。在‐足外踝下陥中。足太陽郄、陽維別属也。鍼経‐刺入五分、灸三壮。
○金門二穴、別名を関梁（かんりょう）。足外踝の下にある凹（へこ）み。足太陽経の郄穴で、陽維脈から別れて属す。『霊枢』は、五分刺入、灸三壮。

○京骨二穴、在‐足外側、大骨下、赤白肉際‐陥中。按而得之。足太陽脈所‐過、為原。鍼経‐刺入三分、留七呼、灸三壮。竇氏、鍼入五分、灸七壮。一方、虚実皆抜之。
○京骨二穴、足外側で、第五中足骨粗面の下、足底と足背の皮膚の境い目にある凹み。押すと得られる。足太陽経の過ぎるところで、原穴。『霊枢』は、三分刺入して七呼吸留める、灸三壮。竇漢卿は、五分刺入する、灸七壮。一説には、虚実に関わらず使える。

○束骨二穴、木也。在-足小指外側、本節後-赤白肉際陥中。足太陽脈所-注、為兪。鍼経-刺入三分、留七呼、灸三壮。

○束骨二穴、木穴である。第五趾の外側で、中足指節関節の近位、足底と足背の皮膚の境い目にある凹み。足太陽経の注ぐところで、兪穴。『霊枢』は、三分刺入して七呼吸留める、灸三壮。

○通谷二穴、水也。在-足小指外側、本節前-陥中。足太陽脈所-溜、為滎。鍼経-刺入三分、留五呼、灸五壮。本節-紅腫、弾鍼出血。脚背紅腫、鋒鍼出血。一方云、五臓気-乱於頭、宜深取-通谷、束骨。此知-根結者也。

○通谷二穴、水穴である。第五趾の外側で、中足指節関節の遠位にある凹み。足太陽経の溜まるところで、滎穴。『霊枢』は、三分刺入して五呼吸ほど留鍼（りゅうしん）、灸五壮。中足指節関節が赤く腫れていれば、鍼の鍼柄を弾いて出血させる。足背が赤く腫れていれば、鋒鍼（ほうしん）で出血させる。一説には、五臓の気が頭で乱れたら、通谷と束骨に深刺するとよいという。これは根結（こんけつ）を知る者である。

○至陰二穴、金也。在-足小指外側、去-爪甲如韮葉。足太陽脈所-出、為井。鍼経-刺入一分、留五呼、灸五壮。竇氏、鍼入一分、沿皮-向後三分。

○至陰二穴、金穴である。第五趾の外側で、爪からニラの葉一枚分の横幅ほど離れる。足太陽経の出るところで、井穴。『霊枢』は、一分刺入して五呼吸ほど留鍼、灸五壮。竇漢卿は、一分刺入し、指節間関節に向けて三分ほど沿皮刺（えんぴし）する。

◎膀胱経穴法分寸歌

六十三穴膀胱経、目眥内角始－睛明、攅竹－眉端陥中是、曲差－寸五伴神庭、五処－挨排挟上星、承光－五処後寸半、通天－絡却一停匀、玉枕－横挟於脳戸、一寸三分相傍助、天柱－髪際大筋外、大杼－在項一椎下、挟脊－相去寸五分、第一大杼二風門、肺兪三椎心句四、心兪－五椎之下論、督兪膈兪－相梯級、第六第七次第立、第八下－穴無有、肝兪－相椎当第九、十椎胆兪－脾十一、十二椎下－胃兪取、三焦腎兪気海兪、十三十四十五－主、大腸関元兪－要量、十六十七椎－両傍、十八椎下－小腸兪、十九椎下尋－膀胱、中膂内兪－椎二十、白環二十一椎当、上髎次髎中与下、一空二空－挟腰胯、並同挟脊－四個髎、載在－鍼経人勿訝、会陽－在尾髎骨傍、相看督脈一分詳、第二椎下外－附分、挟脊相去－古法云、先除脊－後量三寸、不爾－灸之能傷筋、魄戸三椎－膏肓四、四椎微多－五椎上、虚損灸之－精神旺、第五椎下索－神堂、第六－譩譆穴最強、膈関第七－魂門九、陽綱意舎－依次数、胃倉肓門－屈指弾、椎看十二与十三、志室次之－胞十九、秩辺二十椎下詳、承扶－臀下紋中央、殷門－承扶下六寸、浮郄一寸上－委陽、委陽－却与委中並、膕中外廉－両筋郷、委中－膝膕約紋裏、此下三寸尋－合陽、承筋－腨腸中央是、承山－腨下分肉陥、飛揚－外踝上七寸、跗陽－踝上三寸量、金門－正在外踝下、崑崙－踝後跟骨上、僕参－跟骨後陥是、申脈－分明踝下容、京骨－外側大骨下、束骨－本節後陥中、通谷－本節前陥索、至陰－小指外側当。

六十三穴の膀胱経、目頭の睛明から始まり、攅竹は眉頭（まゆがしら）にある凹（へこ）み、曲差は神庭の横一寸五分、五処は上星を挟んで配列、承光は五処の後ろ一寸半、通天と絡却も一律に停まる、玉枕は脳戸を挟んだ横、一寸三分それぞれ傍ら、天柱は髪際で僧帽筋の外、大杼は後頸部で第一胸椎の下、背骨を挟んで一寸五分ずつ離れる、第一胸椎は大杼で第二胸椎が風門、肺兪は第三胸椎で心包は第四、心兪は第五胸椎の下と論じ、督兪と膈兪は梯子段（はしごだん）、第六と第七に立つ、第八胸椎下に穴は無し、肝兪は第九胸椎、第十胸椎は胆兪、脾は第十一、第十二胸椎の下に胃兪を取り、三焦兪と腎兪、気海兪は、第一第二第三腰椎、大腸兪と関元兪は量らねば、第四と第五腰椎を挟んで両傍ら、第一正中仙骨稜の下が小腸兪、第二正中仙骨稜の下に膀胱兪を尋ね、中膂兪は第三正中仙骨稜、白環兪は第四正中仙骨稜が当り、上髎次髎と中髎また下髎、一空と二空で挟む腰股、並ぶは同じく仙骨稜を挟んで四個の穴、『霊枢』に記載と疑うな、会陽は尾骨の両傍ら、互いに督脈の一分に詳しい、第二胸椎の下で外側は附分、背骨を挟んで離れると古法はいう、背骨を除いた後ろ三寸、そうしなければ灸が筋を傷つける、魄戸は第三胸椎で膏肓は四、第四胸椎で第五胸椎の少し上、衰弱には灸で精神旺盛、第五胸椎の下に神堂を探し、第六は譩譆穴が最強、膈関は第七で魂門九、陽綱と意舎は順次数える、胃倉と肓門は指を曲げて弾く、脊椎は第十二胸椎と第一腰椎、志室は次で胞肓は第二正中仙骨稜、秩辺は第三正中仙骨稜の下に詳く、承扶は臀下の横紋中央、殷門は承扶の下六寸、浮郄は委陽の上一寸、委陽は委中と並び、膝窩外縁で両筋が郄、委中は膝窩横紋の裏、この下三寸に合陽を尋ね、承筋は腓腹筋の中央である、承山は腓腹筋の下で肉の分かれた凹み、飛揚は外踝の上七寸、跗陽は外踝の上三寸に量る、金門は外踝の真下、崑崙は外踝の後ろで踵骨の上、僕参は踵骨の後ろの凹み、申脈は外踝の下で指を容れる、京骨は外側で中足骨粗面の下、束骨は中足指節関節の近位にある凹み、通谷は中足指節関節の遠位の凹みを探し、至陰は第五趾の外側が当たる。

＊原文「会陽在尾髎骨」は「会陽在尾骶骨」の誤字。原文「委陽却与殷門並」は「委陽却与委中並」の誤り。

●足少陰腎経・十五

腎足少陰之脈、起於ー小指之下、邪走ー足心、出於ー然谷之下、循ー内踝之後、別入ー跟中、以上貫ー腨内、出ー膕内廉、上ー股内後廉、貫脊ー属腎絡膀胱。其直者、従腎ー上貫肝膈、入ー肺中、循ー喉嚨、挟ー舌本。其支者、従肺出ー絡心、注ー胸中。

足少陰腎経の脈は、第五趾の下に起こり、斜めに足心へ走り、然谷の下に出、内踝の後ろを通って、別れて踵骨の中に入り、腓腹筋の内側を貫いて上がり、膝窩の内縁に出、大腿内側後縁を上がり、背骨を貫いて腎に属し膀胱へ絡まる。その直行する脈は、腎から上って肝と横隔膜を貫き、肺中へ入り、気管を通って、舌根を挟む。それから別れた支脈は、肺から出て心に絡まり、胸中に注ぐ。

是動則病、飢不欲食、面如漆紫、欬唾則有血、喝喝而喘、坐而欲起-目䀮䀮如無所見、心如懸-若飢状。気不足-則善恐、心惕惕-如人将捕之、是為-骨厥。是主-腎所生病者、口熱、舌乾、咽腫、上気、嗌乾及痛、煩心、心痛、黄疸、腸澼、脊-股内後廉痛、痿厥、嗜臥、足下熱而痛。為此諸病、盛則瀉之、虚則補之、熱則疾之、寒則留之、陥下則灸之、不盛不虚-以経取之。灸則-強食生肉、緩帯-披髪、拽杖重履而歩。盛者-寸口大二倍於人迎、虚者-寸口反小於人迎也。

この経が動じた病は、空腹でも食べたくない、顔が漆（うるし）のように紫、咳すると血を唾する、ゼイゼイ喘ぐ、坐って立ち上がろうとすると目がクラクラして視野がぼやける、胃袋が空腹時のようにぶら下がった感じ。気が不足すれば恐がりやすく、人が捕まえにでも来るようにビクビクするが、これが骨厥（こっけつ）である。次は本経が主治する腎に生まれた病である、口の中が熱い、舌が乾く、咽喉の腫れ、ゼイゼイする、咽喉の乾燥と痛み、心中煩悶、心痛、黄疸、下痢、背骨や大腿の内側後縁の痛み、下肢に力が入らず冷える、眠りたがる、足底が熱っぽくて痛む。こうした病では、実なら瀉法、虚なら補法、熱なら速刺速抜、冷えなら留鍼（りゅうしん）、凹（へこ）んでいれば施灸、実でも虚でもなければ足少陰腎経を取る。施灸したら何度も食べて肉を付け、帯を緩めて髪を解（と）き、杖（つえ）をついてゆっくり歩く。実ならば寸口が人迎の二倍大きく（三倍）、虚ならば寸口が人迎の脈より小さい。

腎有二枚、重一斤二両。主蔵志。

腎は二枚あり、重さ一斤二両。志を蔵する。

◎足少陰腎経所発二十七穴（左右共五十四穴）

○湧泉二穴、木也。一名地衝。在-足心陥中。屈足蜷指-宛宛内、跪取之。一方云、蜷足-第三縫中、与-大指本節平等。一方、用綫於中指-量至後跟尽処、折中是穴。足少陰脈所-出、為井。鍼経-刺入三分、留三呼、灸三壮。銅人云、無令出血。明堂云、灸不及鍼。此各有見。竇氏、鍼入一分、沿皮-向透後三分。

○湧泉二穴、木穴である。別名を地衝。足底にある凹み。足を底屈させ、足指を巻いて凹む部位、ひざまづいて取穴する。一説には足の第三趾を底屈させたシワの中、第一趾の中足指節関節と水平ともいう。一説には、糸で第三趾先端からカカトまで量り、その中点が穴位ともいう。足少陰経の出るところで、井穴。『霊枢』は、三分刺入して三呼吸留める、灸三壮。『銅人腧穴鍼灸図経』は、出血させてはいけないという。『明堂経』は、灸は鍼に及ばないという。それぞれ見解がある。竇漢卿は、一分刺入し、カカトへ向けて三分ほど沿皮刺する。

○然谷二穴、火也。一名龍淵。在-足内踝前、起-大骨下陥中。足少陰脈所-溜、為滎。太陰、蹻脈之郄。鍼経-刺入三分、留三呼、灸三壮。竇氏、鍼入五分、灸二七壮。甲乙云、刺之多見血、使人-立飢欲食。

○然谷二穴、火穴である。別名を龍淵。内踝の前で、舟状骨粗面の下にある凹み。足少陰経の溜まるところで、滎穴。足太陰経で陰蹻脈の郄穴。『霊枢』は、三分刺入して三呼吸留める、灸三壮。竇漢卿は、五分刺入する、灸なら二から七壮。『鍼灸甲乙経』は、刺して多く出血させると、すぐに空腹となって食べたくなるという。

○太谿二穴、土也。一名呂細。在-足内踝後、跟骨上、動脈陥中。足少陰脈所-注、為兪。鍼経-刺入三分、留七呼、灸三壮。竇氏、鍼透-崑崙穴、灸五十壮。東垣曰、治痿-宜導湿熱、不令-湿土剋腎水。其穴在-太谿。

○太渓二穴、土穴である。別名を呂細。内踝の後ろで、踵骨の上、動脈のある凹み。足少陰経の注ぐところで、兪穴。『霊枢』は、三分刺入して七呼吸留める、灸三壮。竇漢卿は、鍼で崑崙穴まで透刺する、灸五十壮。李東垣は、足の力が入らないものを治すには、湿熱を尿として排出させ、湿土の脾が腎水を剋さないようにするが、その穴位が太渓であるという。

○照海二穴、陰蹻脈所ｰ生。在ｰ足内踝骨下一寸、赤白肉際。鍼経ｰ刺入四分、留六呼、灸三壮。竇氏、鍼入五分、灸三七壮。照海為ｰ八法之一、以其合ｰ陰蹻、任脈於ｰ喉嚨也。

○照海二穴、陰蹻脈の生まれるところ。内踝の下一寸、足底と足背の皮膚の境い目。『霊枢』は、四分刺入して六呼吸留める、灸三壮。竇漢卿は、五分刺入する、灸なら三から七壮。照海は八脈交会穴の一つで陰蹻脈と合流し、任脈と気管で一緒になる。

○大鍾二穴、在ｰ足後跟、衝中。足少陰絡、別走ｰ太陽者。鍼経ｰ刺入二分、留七呼、灸三壮。竇氏、鍼入三分、灸七壮。

○大鍾二穴、カカトの後ろで踵骨に突き当たるところ。足少陰経の絡穴で、絡脈が別れて足太陽経に走る。『霊枢』は、二分刺入して七呼吸ほど留鍼する、灸三壮。竇漢卿は、三分刺入、灸七壮。

○水泉二穴、足少陰郄。去ｰ太谿穴一寸、在ｰ足内踝下。鍼経ｰ刺入四分、灸三壮。

○水泉二穴、足少陰経の郄穴。太渓穴を一寸離れ、内踝の下。『霊枢』は、四分刺入、灸三壮。

○復溜二穴、一名昌陽、一名伏白。金也。在ｰ足内踝上二寸、筋骨ｰ陥中。足少陰脈所ｰ行、為経。鍼経ｰ刺入三分、留三呼、灸五壮。

○復溜二穴、別名は昌陽（しょうよう）や伏白（ふくはく）。金穴である。足内踝の上二寸、筋骨にある凹（へこ）み。足少陰経が行くところで、経穴。『霊枢』は、三分刺入して三呼吸留める、灸五壮。

○交信二穴、在－足内踝上二寸、少陰前、太陰後、筋骨間、居－復溜之後、二穴相平。前傍骨是－復溜、後傍筋是－交信、二穴止－隔一筋。為－陰蹻之郄。鍼経－刺入四分、灸三壮。

○交信二穴、内踝の上二寸、足少陰経の前で、足太陰経の後ろ、筋骨間で、復溜の後ろ、復溜と交信は同じ高さで並ぶ。前で骨の傍らが復溜、後ろで筋の傍らが交信、両穴は一筋（いっきん）を隔てて止まる。陰蹻脈の郄穴である。『霊枢』は、四分刺入、灸三壮。

○筑賓二穴、陰維之郄。在－足内踝上六寸、腨分中。鍼経－刺入三分、灸五壮。

○筑賓二穴、陰維脈の郄穴。内踝の上六寸で、腓腹筋内側頭とヒラメ筋の分かれ目。『霊枢』は、三分刺入、灸五壮。

○陰谷二穴、水也。在－膝内輔骨後、大筋下、小筋上、按之動脈応手。屈膝取之、縫尖是穴。足少陰脈所－入、為合。鍼経－刺入四分、灸三壮。竇氏、鍼入五分、灸二七壮。

○陰谷二穴、水穴である。膝内側で脛骨の後ろ、半膜様筋の後ろで、半腱様筋の前、押すと動脈が拍動する。膝を曲げて取穴し、膝窩横紋の先端が穴位である。足少陰経の入るところで、合穴。『霊枢』は、四分刺入、灸三壮。竇漢卿は、五分刺入する、灸なら二から七壮。

○横骨二穴、一名下極。在‐腹部、大赫下一寸、肓兪下五寸。鍼経云、挟任脈両傍‐各五分。衝脈、足少陰之会。鍼経‐刺入一寸、灸五壮。

○横骨二穴、別名を下極（げきょく）。腹部で大赫の下一寸、肓兪の下五寸。『霊枢』は、任脈を挟んで両傍ら五分ずつという。衝脈と足少陰経が交わる。『霊枢』は、一寸刺入、灸五壮。

○大赫二穴、一名陰維、一名陰関。在‐気穴下一寸、挟任脈両傍‐各五分。衝脈、足少陰之会。鍼経‐刺入一寸、灸五壮。

○大赫二穴、別名は陰維（いんい）や陰関（いんかん）。気穴の下一寸、任脈を挟んで両傍ら五分ずつ。衝脈と足少陰経が交わる。『霊枢』は、一寸刺入、灸五壮。

○気穴二穴、一名胞門、一名子戸。在‐四満下一寸、挟任脈‐各五分。衝脈、足少陰之会。鍼経‐刺入一寸、灸五壮。

○気穴二穴、別名は胞門（ほうもん）や子戸（しこ）。四満の下一寸、任脈を挟んで五分ずつ。衝脈と足少陰経が交わる。『霊枢』は、一寸刺入、灸五壮。

○四満二穴、一名髄府。在-中注下一寸、挟任脈-各五分。衝脈、足少陰之会。鍼経-刺入一寸、灸五壮。

○四満二穴、別名を髄府（ずいふ）。中注の下一寸、任脈を挟んで五分ずつ。衝脈と足少陰経が交わる。『霊枢』は、一寸刺入、灸五壮。

○中注二穴、在-肓兪下一寸、挟任脈-各五分。衝脈、足少陰之会。鍼経-刺入一寸、灸五壮。

○中注二穴、肓兪の下一寸、任脈を挟んで五分ずつ。衝脈と足少陰経が交わる。『霊枢』は、一寸刺入、灸五壮。

○肓兪二穴、在-商曲下一寸、直臍中両傍-各五分。衝脈、足少陰之会。鍼経-刺入一寸、灸五壮。

○肓兪二穴、商曲の下一寸、臍中を水平に挟んで両傍ら五分ずつ。衝脈と足少陰経が交わる。『霊枢』は、一寸刺入、灸五壮。

○商曲二穴、在石関下一寸、挟任脈各五分。衝脈、足少陰之会。鍼経刺入一寸、灸五壮。

○商曲二穴、石関の下一寸、任脈を挟んで五分ずつ。衝脈と足少陰経が交わる。『霊枢』は、一寸刺入、灸五壮。

○石関二穴、在陰都下一寸、挟任脈各五分。衝脈、足少陰之会。鍼経刺入一寸、灸五壮。

○石関二穴、陰都の下一寸、任脈を挟んで五分ずつ。衝脈と足少陰経が交わる。『霊枢』は、一寸刺入、灸五壮。

＊石関が原文では「食関」となっている。

○陰都二穴、一名食宮。在通谷下一寸、挟任脈両傍各五分。衝脈、足少陰之会。鍼経刺入一寸、灸五壮。

○陰都二穴、別名を食宮（しょっきゅう）。腹通谷の下一寸、任脈を挟んで両傍ら五分ずつ。衝脈と足少陰経が交わる。『霊枢』は、一寸刺入、灸五壮。

○通谷二穴、在幽門下一寸、挟任脈各五分。衝脈、足少陰之会。鍼経刺入五分、灸五壮。

○腹通谷二穴、幽門の下一寸、任脈を挟んで五分ずつ。衝脈と足少陰経が交わる。『霊枢』は、五分刺入、灸五壮。

○幽門二穴、一名上門。在-巨闕両傍-各五分陥中。衝脈、足少陰之会。鍼経-刺入五分、灸五壮。

○幽門二穴、別名を上門（じょうもん）。巨闕の両傍ら五分ずつの凹（へこ）み。衝脈と足少陰経が交わる。『霊枢』は、五分刺入、灸五壮。

◎自横骨至幽門十一穴。鍼経云、挟任脈両傍-各半寸。千金方云、幽門在-巨闕傍半寸、肓兪-直臍傍各五分、与鍼経符合。明堂穴法、王冰-素問注、去-中行一寸。資生経作-挟任脈両傍一寸五分。諸家不同如此。今従上古-鍼経、以五分為訓。

◎横骨から幽門までの十一穴。『霊枢』は、任脈を挟んで両傍ら半寸ずつという。『千金方（せんきんほう）』は、幽門は巨闕の傍ら半寸、肓兪は臍と水平な傍ら五分ずつといい、『霊枢』と一致している。『明堂経』の穴法や王冰（おうひょう）の『素問』の注では、前正中線から一寸を行くとある。『資生経（しせいけい）』は、任脈を挟んで両傍ら一寸五分とする。このように大御所（おおごしょ）たちは異なる。ここでは古くの『霊枢』に従って五分とする。

○歩廊二穴、在‒神封下一寸六分陥者中、挟任脈両傍‒各二寸。仰而取之。鍼経‒刺入四分、灸五壮。
○歩廊二穴、神封の下一寸六分にある凹み、任脈を挟んで両傍ら二寸ずつ。上を向いて取穴する。
『霊枢』は、四分刺入、灸五壮。

○神封二穴、在‒霊墟下一寸六分陥中、挟任脈両傍‒各二寸。仰而取之。鍼経‒刺入四分、灸五壮。
○神封二穴、霊墟の下一寸六分にある凹み、任脈を挟んで両傍ら二寸ずつ。上を向いて取穴する。
『霊枢』は、四分刺入、灸五壮。

○霊墟二穴、在‒神蔵下一寸六分陥中、挟任脈‒各二寸。仰而取之。鍼経‒刺入四分、灸五壮。
○霊墟二穴、神蔵の下一寸六分にある凹み、任脈を挟んで二寸ずつ。上を向いて取穴する。『霊枢』は、四分刺入、灸五壮。

○神蔵二穴、在‒彧中下一寸六分陥中、挟任脈‒各二寸。仰而取之。鍼経‒刺入四分、灸五壮。
○神蔵二穴、彧中の下一寸六分にある凹み、任脈を挟んで二寸ずつ。上を向いて取穴する。『霊枢』は、四分刺入、灸五壮。

○彧中二穴、在｜輸府下一寸六分陥中、挟任脈｜各二寸。仰而取之。鍼経｜刺入四分、灸五壮。竇氏｜鍼入一分、沿皮｜向外一寸半、灸二七壮。

○彧中二穴、兪府の下一寸六分にある凹み、任脈を挟んで二寸ずつ。上を向いて取穴する。『霊枢』は四分刺入、灸五壮。竇漢卿は、鍼を一分刺入し、外に向けて一寸半ほど沿皮(えんぴし)刺、灸なら二から七壮。

○輸府二穴、在｜巨骨下、去璇璣穴両傍｜各開二寸。仰而取之。鍼経｜刺入四分、灸五壮。竇氏｜鍼入一分、沿皮｜向外一寸半、灸二七壮。

○兪府二穴、巨骨の下、璇璣穴を挟んで両傍らに二寸ずつ離れる。上を向いて取穴する。『霊枢』は四分刺入、灸五壮。竇漢卿は、鍼を一分刺入し、外に向けて一寸半ほど沿皮刺、灸なら二から七壮。

◎腎経穴法分寸歌

湧泉｜屈足蜷指取、腎経起処｜須記此、然谷｜踝前大骨下、踝後跟上｜太谿主、後跟衝中尋｜大鍾、水泉｜谿下一寸許、照海｜踝下陰蹻生、踝上二寸｜復溜与、溜傍筋骨取｜交信、筑賓｜六寸之端取、陰谷｜膝内輔骨後、横骨｜有陥如仰月、大赫気穴四満｜処、中注肓兪｜正挟臍、毎穴一寸｜逐一数、商曲石関｜上陰都、通谷幽門一寸居、幽門寸半｜挟巨闕、此去｜中行各五分、歩廊神封過｜霊墟、神蔵彧中入｜兪府、各一寸六下差殊、欲知｜兪府君当問、璇璣之傍各二寸。

湧泉は足を底屈して足趾を巻いて取る、ここは腎経の起点と覚える、然谷は内踝の前で舟状骨粗面の下、内踝の後ろで踵骨の上が太渓、後ろで踵骨に衝き当たれば人鍾、水泉は太渓の下一寸ほど、照海は内踝の下で陰蹻脈が生まれ、内踝の上二寸は復溜、復溜の傍らで筋骨に交信を取る、筑賓は六寸の端を取り、陰谷は膝内側で脛骨の後ろ、横骨は下弦の月のように凹んだ部位、大赫と気穴に四満のところ、中注と肓兪は臍を挟む、各穴は一寸ずつで数える、商曲と石関の上は陰都、腹通谷と幽門も一寸ずつ、幽門は巨闕を一寸半挟む、これは前正中線から五分ずつを行く、歩廊と神封に霊墟を過ぎ、神蔵と彧中は兪府に入る、それぞれ一寸六分下と異なる、兪府を知ろうと君が聞けば、璇璣の傍ら二寸ずつ。

●心主手厥陰心包絡経・十六（手厥陰心包経）

手厥陰心包絡之脈、起於ｰ胸中、出属ｰ心包絡、下膈、歴絡ｰ三焦。其支者、循胸、出脇、下ｰ腋三寸、上ｰ抵腋下、循ｰ臑内、行ｰ太陰少陰之間、入ｰ肘中、下臂、行ｰ両筋之間、入掌中、循ｰ中指、出ｰ其端。其支者、別ｰ掌中、循ｰ小指次指、出ｰ其端。

手厥陰心包経の脈は、胸中に起こり、心包絡に出て属し、横隔膜を下がり、上から下へと三焦に絡まる。それから別れた支脈は、胸に沿って脇に出、脇で腋の下三寸から腋下に上がり、上腕屈側に沿って手太陰経と手少陰経の間を行き、肘の中に入って、前腕では長掌筋と橈側手根屈筋の間を行って手掌中に入り、中指を通って中指の端に出る。それから別れた支脈は、手掌中で別れて、薬指を通り、その端に出る。

是動則病、手心熱、臂肘攣急、腋腫、甚則ー胸脇支満、心中ー憺憺大動、面赤、目黄、喜笑ー不休。是主ー脈所生病者、煩心、心痛、掌中熱。為此諸病、盛則瀉之、虚則補之、熱則疾之、寒則留之、陥下則灸之、不盛不虚ー以経取之。盛者ー寸口大一倍於人迎、虚者ー寸口反小於人迎也。

この経が動じた病は、手掌が熱い、前腕や肘の引き攣(つ)り、腋の腫れ、ひどければ胸や脇が痞(つか)えて腫れぼったい、心臓がドキドキする、顔が赤い、目の黄変、よく笑って止まらない。次は本経が主治する脈に生まれた病である、心中煩悶、心痛、手掌が熱い。こうした病では、実なら瀉法、虚なら補法、熱なら速刺速抜、冷えなら留鍼(りゅうしん)、凹(へこ)んでいれば施灸、実でも虚でもなければ手厥陰心包経を取る。実ならば寸口脈が人迎の一倍強く（つまり二倍）、虚ならば寸口が人迎の脈より小さい。

心包絡、又名心主。心主乃無形之臓、故不及図。

心包絡は、心を主治するので心主とも呼ばれる。心主である心包は無形の臓だから図がない。

◎手厥陰心包絡脈所発九穴（左右共一十八穴。一名‐手心主脈）

○天池二穴、一名天会。在‐乳後一寸、腋下三寸、着脇。直掖‐撅肋間。手厥陰、足少陽之会。鍼経‐刺入七分、灸三壮。

○天池二穴、別名を天会（てんえ）。乳の後ろ一寸で、腋の下三寸、脇に付着する。腋と垂直で、肋骨が盛り上がった肋間。手厥陰経と足少陽経が交わる。『霊枢』は、七分刺入、灸三壮。

○天泉二穴、一名天温。在‐曲腋下、去腋‐居臑間二寸、挙臂取之。鍼経‐刺入六分、灸三壮。

○天泉二穴、別名を天温（てんおん）。腋がカーブする下で、腋を二寸離れた上腕二頭筋の短頭と長頭の間、腕を挙げて取穴する。『霊枢』は、六分刺入、灸三壮。

○曲沢二穴、水也。在‐手肘内廉、下陥中。屈肘、得之‐横紋両筋中間。用手拄腰、便於下鍼。手厥陰脈所‐入、為合。鍼経‐刺入五分、留七呼、灸二七壮。

○曲沢二穴、水穴である。肘の屈側で尺側にある凹（へこ）み。肘を曲げ、肘窩横紋で上腕筋と円回内筋の中間に得る。手を腰に当てて刺鍼する。手厥陰脈の入るところで、合穴。『霊枢』は、五分刺入して七呼吸留める、灸なら二から七壮。

○郄門二穴、手心主郄。在-掌後、去-腕五寸。鍼経-刺入三分、灸三壮。

○郄門二穴、手厥陰経の郄穴。手掌の近位で、手首から五寸離れる。『霊枢』は、三分刺入、灸三壮。

○間使二穴、金也。在-手掌後、横紋上三寸、両筋間陥中。手厥陰心主脈所-行、為経。鍼経-刺入六分、留七呼、灸三壮。竇氏、鍼透-支溝穴。

○間使二穴、金穴である。手掌の近位で手関節横紋から上に三寸、長掌筋腱と橈側手根屈筋腱の間にある凹み。手厥陰心包経が行くところで、経穴。『霊枢』は、六分刺入して七呼吸ほど留鍼する、灸三壮。竇漢卿は、鍼を支溝穴まで透刺（とうし）する。

○内関二穴、在-掌後、横紋上二寸、両筋間陥中。手心主絡、別走-少陽者、握拳取之。鍼経-刺入二分、灸五壮。竇氏、鍼透-外関穴。諸病、宜吐-不得吐者、取此。内関為-八法之一、以其合-陰維、而会-衝脈於心胸也。

○内関二穴、手掌の近位で手関節横紋から上に二寸、長掌筋腱と橈側手根屈筋腱の間にある凹み。手厥陰経の絡穴、絡脈が別れて手少陽経に走る。拳を握って取穴する。『霊枢』は、二分刺入、灸五壮。竇漢卿は、鍼を外関穴まで透刺する。さまざまな病で、吐かせると良いのに吐かなければ、内関を取る。内関は八脈交会穴の一つで、陰維脈と合流し、衝脈と心胸部で一緒になる。

○大陵二穴、土也。在ｰ手掌後、横紋ｰ両筋間陥中。手厥陰脈所ｰ注、為兪。鍼経ｰ刺入二分、留七呼、灸三壮。

○大陵二穴、土穴である。手掌の近位の手関節横紋で、長掌筋腱と橈側手根屈筋腱の間にある凹み。手厥陰経の注ぐところで、兪穴。『霊枢』は、二分刺入して七呼吸ほど留鍼する、灸三壮。

○労宮二穴、火也。一名五里。在ｰ掌中央、動脈中。屈ｰ無名指ｰ点到処是穴。手厥陰脈所ｰ溜、為滎。鍼経ｰ刺入三分、留五呼、灸三壮。明堂云、得気即瀉。又云、不可多灸、令人ｰ息肉日加。

○労宮二穴、火穴である。別名を五里。手掌中央の動脈中。薬指を曲げると、指先の達するところが穴位である。手厥陰経の溜まるところで、滎穴。『霊枢』は、三分刺入して五呼吸ほど留鍼、灸三壮。『明堂経』は、得気したら瀉法するという。また、多く施灸するな、ポリープができて、日に日に大きくなるという。

＊労宮の取穴法は三つある。『銅人』や『聖恵方』は「薬指を屈して、着くところが穴位」。『資生経』は「中指を屈して着くところ」。『十四経発揮』は「中指と薬指の着くところの中間」とする。

○中衝二穴、木也。在-手中指之端、去爪甲-如韮葉陥者中。手厥陰心主脈所-出、為井。鍼経-刺入一分、留三呼、灸一壮。竇氏、鍼入一分、更沿皮-向後三分、灸七壮。

○中衝二穴、木穴である。手中指の先端、爪からニラの葉一枚分の横幅ほど離れた凹み。手厥陰心包経の出るところで、井穴。『霊枢』は、一分刺入して三呼吸留める、灸一壮。竇漢卿は、鍼を一分刺入し、さらに近位へ向けて三分ほど沿皮刺（えんぴし）する、灸七壮。

◎心包絡経部穴分寸歌

包絡穴共一十八、乳後一寸-天池索、天泉-腋下二寸求、曲沢-中紋動脈覚、郄門-去腕上五寸、間使-掌後三寸逢、内関-去腕乃二寸、大陵-掌後両筋中、労宮-掌内屈指取、中指之末是-中衝。

心包経の穴位は全部で十八、乳の後ろ一寸に天池を探せ、天泉は腋の下二寸に求め、曲沢は肘窩横紋の動脈と覚え、郄門は手首の上五寸、間使は手掌の近位三寸で逢い、内関は手首から二寸離れる、大陵は手掌の近位で長掌筋腱と橈側手根屈筋腱の中、労宮は手掌の内側で指を屈して取り、中指の先が中衝。

●手少陽三焦経・十七

三焦者、喉嚨至膈為上焦、膈下至臍為中焦、臍下至曲骨為下焦。五臓六腑、皆三焦所貯、尽有形物也。前臓腑総図、皆其具耳。旧伝、三焦為無形之腑、恐不其然。謂之焦者、生物納之、皆成腐爛、故以為名。

三焦は、気管から横隔膜までを上焦、横隔膜から臍までを中焦、臍から恥骨までを下焦とする。五臓六腑は、すべて三焦に納まるので、結局は有形の物である。前に挙げた臓腑総図は、すべてが三焦である。『難経』は「三焦は無形の腑」といったが、そうではない。これを焦といったのは、食物を容れて、すべてを腐熟（消化）させるから焦と呼んだ。

三焦手少陽之脈、起於-小指次指之端、上出-両指之間、循-手表腕、出-臂外、両骨之間、上貫-肘、循-臑外、上肩、交出-足少陽之後、入-缺盆、布-膻中、散絡心包、下膈、歴属三焦。其支者、従膻中、上出-缺盆、上頸、繋耳後、直上-出耳上角、以屈下-頬至䪼。其支者、従耳後-入耳中、出走-耳前、過-客主人前、交頬、至目鋭眥。

手少陽三焦経の脈は、薬指の端に起こり、薬指と小指の間を上がって出、手背の手首を通って、前腕伸側で尺骨と橈骨の間に出て、肘を貫いて上がり、上腕伸側を通って肩に上がり、肩で足少陽経と交わって、その後ろに出、欠盆に入って膻中に広がり、心包に絡まって散り、横隔膜を下りて、次々と三焦（上焦、中焦、下焦）に属する。それから別れた支脈は、膻中から上がって欠盆に出、頸を上がり、耳の後ろに繋がって直上し、耳の上角に出て、そこからカーブして頬に下がり、眼下で盛り上がった頬骨に達する。それから別れた支脈は、耳の後ろから耳中に入り、耳の前に出て、客主人の前を過ぎ、頬で先ほどの脈と交わって目尻に達する。

是動則病、耳聾、渾渾焞焞、嗌腫、喉痹。是主‐気所生病者、汗出、目鋭眥痛、頬痛、耳後肩臑肘臂外‐皆痛、小指次指‐不用。為此諸病、盛則瀉之、虚則補之、熱則疾之、寒則留之、陥下則灸之、不盛不虚‐以経取之。盛者‐人迎大一倍於寸口、虚者‐人迎反小於寸口也。

この経が動じた病は、難聴、ジージーと鳴る耳鳴り、咽喉の腫れ、咽喉の痛み。次は本経が主治する気の部位に生まれた病である、汗が出る、目尻の痛み、頬の痛み、耳の後ろ、肩、上腕、肘、前腕の伸側が全て痛む、薬指が動かない。こうした病では、実なら瀉法、虚なら補法、熱なら速刺速抜、冷えなら留鍼（りゅうしん）、凹（へこ）んでいれば施灸、実でも虚でもなければ手少陽三焦経を取る。実ならば人迎の脈が寸口の一倍大きい（つまり二倍）、虚ならば人迎脈が寸口脈より小さい。

◎手少陽三焦経所発二十三穴（左右共四十六穴）

○関衝二穴、金也。在－手小指次指端、去爪甲角－如韮葉。手少陽脈所－出、為井。鍼経－刺入一分、留三呼、灸三壮。竇氏－鍼入一分、沿皮－向後三分。

○関衝二穴、金穴である。手で薬指の端、爪からニラの葉一枚分の横幅ほど離れる。手少陽経の出るところで、井穴。『霊枢』は、一分刺入して三呼吸留める、灸三壮。竇漢卿は、鍼を一分刺入し、指節間関節に向けて三分ほど沿皮刺する。

○液門二穴、水也。在－小指次指間、陥者中。手少陽脈所－溜、為滎。鍼経－刺入三分、灸三壮。

○液門二穴、水穴である。小指と薬指の間にある凹み。手少陽経の溜まるところで、滎穴。『霊枢』は、三分刺入、灸三壮。

○中渚二穴、木也。在－小指次指、本節後五分－陥者中。手少陽脈所－注、為俞。鍼経－刺入二分、留三呼、灸三壮。竇氏－鍼入一分、沿皮－向後一寸半。

○中渚二穴、木穴である。薬指で、中手指節関節の近位五分にある凹み。手少陽経の注ぐところで、兪穴。『霊枢』は、二分刺入して三呼吸留める、灸三壮。竇漢卿は、鍼を一分刺入し、手首に向けて一寸半ほど沿皮刺する。

○陽池二穴、一名別陽。在‐手表、腕上‐陥中。手少陽脈所‐過、為原。鍼経‐刺入二分、留三呼、灸五壮。一方、透‐大陵。虚実‐皆抜之。腫痛、宜‐弾鍼出血。

○陽池二穴、別名を別陽（べつよう）。手背で、手首にある凹み。手少陽経の過ぎるところで、原穴。『霊枢』は、二分刺入して三呼吸留める、灸五壮。一説には、大陵まで透刺（とうし）する。虚実に関わらず使える。腫痛では、鍼柄を弾いて出血させるとよい。

○外関二穴、在‐腕後二寸陥者中、正坐‐覆手取之。手少陽絡、別走心主者。鍼経‐刺入三分、留七呼、灸三壮。竇氏、鍼透‐内関穴。外関為‐八法之一、以其合‐陽維、而会‐帯脈也。

○外関二穴、手首より近位二寸にある凹み。正坐して手を伏せて取穴する。手少陽経の絡穴、絡脈が別れて心包経に走る。『霊枢』は、三分刺入して七呼吸留める、灸三壮。竇漢卿は、鍼を内関穴まで透刺する。外関は八脈交会穴の一つで、陽維脈と合流し、帯脈と一緒になる。

○支溝二穴、一名飛虎、火也。在‐手腕後三寸、両骨之間‐陥者中。手少陽脈所‐行、為経。鍼経‐刺入二分、留七呼、灸三壮。竇氏、鍼透‐間使穴。

○支溝二穴、別名を飛虎（ひこ）、火穴である。手首から肘よりに三寸、尺骨と橈骨の間にある凹み。手少陽経が行くところで、経穴。『霊枢』は、二分刺入して七呼吸ほど留鍼する、灸三壮。竇漢卿は、鍼を間使穴まで透刺（とうし）する。

○会宗二穴、手少陽郄。在－腕後三寸、如－外五分。鍼経－刺入三分、灸三壮。

○会宗二穴、手少陽経の郄穴。手首から肘よりに三寸、そして尺側に五分。『霊枢』は、三分刺入、灸三壮。

○三陽絡二穴、在－臂上、大交脈。支溝上一寸。鍼経－禁刺、灸七壮。

○三陽絡二穴、前腕の肘よりで血管が交わるところ。支溝の上一寸。『霊枢』は、刺鍼してはならない、灸七壮。

○四瀆二穴、在－肘前五寸外廉陥者中。鍼経－刺入六分、留七呼、灸五壮。

○四瀆二穴、肘から手首へ五寸で、伸側にある凹（へこ）み。『霊枢』は、六分刺入して七呼吸ほど留鍼する、灸五壮。

○天井二穴、土也。在－肘尖骨上後一寸、両筋間陥中。屈肘拱胸－取之。甄権、叉手－按膝取之。手少陽脈所－入、為合。鍼経－刺入一分、留七呼、灸三壮。竇氏－鍼入五分、灸二七壮。

〇天井二穴、土穴である。肘頭の近位一寸、上腕三頭筋の筋溝にある凹み。肘を曲げて胸の前で組んで取穴する。甄権は、手を交差させて膝に乗せ、取穴する。手少陽経の入るところで、合穴。『霊枢』は、一分刺入して七呼吸ほど留鍼する、灸三壮。竇漢卿は、鍼を五分入れる、灸なら二から七壮。

＊「叉手按膝取之」だが、『循経考穴編』には「叉手按腰取之」とある。そちらが妥当。

〇清冷淵二穴、在‐肘上二寸、伸肘挙臂‐取之。鍼経‐刺入三分、灸三壮。

〇清冷淵二穴、肘から体幹へ二寸、肘を伸ばし、腕を挙げて取穴する。『霊枢』は、三分刺入、灸三壮。

〇消濼二穴、在‐肩下、臂外、開腋斜肘‐分下。鍼経‐刺入六分、灸三壮。

〇消濼二穴、肩の下で、上腕の伸側、腋を開いて肘まで斜めに引いた線の中点より少し下。『霊枢』は、六分刺入、灸三壮。

〇臑会二穴、一名‐臑髎。在‐肩前廉、去‐肩端三寸。手陽明之絡。一云、少陽、陽維之会。鍼経‐刺入五分、灸五壮。

○臑会二穴、別名を臑髎（じゅりょう）。肩の前縁で、肩の端から三寸離れる。手陽明経の絡穴。一説には、手少陽経と陽維脈が交わる。『霊枢』は、五分刺入、灸五壮。

＊ここでは「少陽と陽維脈の交会穴」だが、『素問』気府論の王冰の注では「手陽明と少陽の交会穴」、『甲乙経』は「手陽明之絡」、『聚英』は「手少陽と陽維脈の交会穴」などと異なる。

○肩髎二穴、在-肩端、臑上、斜挙-臂取之。鍼経-刺入七分、灸三壮。

○肩髎二穴、肩の端で、上腕の上、斜めに腕を挙げて取穴する。『霊枢』は、七分刺入、灸三壮。

○天髎二穴、在-肩缺盆中、毖骨之間-陥者中。善鍼者、取缺盆上-突起肉上、鍼之。若誤-鍼陥処、傷人-五臓気、令人-欬逆喘。手少陽、陽維之会。鍼経-刺入八分、灸三壮。

○天髎二穴、肩で欠盆の中、肩甲骨上角との間にある凹（へこ）み。鍼の巧（うま）い者は、欠盆の上で隆起した肉の上（僧帽筋）に刺鍼する。誤って鍼が深く入れば、人の五臓気を傷つけ、激しく咳が出て喘ぐ。手少陽経と陽維脈が交わる。『霊枢』は、八分刺入、灸三壮。

○天牖二穴、在-頸大筋外、缺盆上、天容後、天柱前、完骨下、髪際上。鍼経-刺入一分、灸三壮。銅人-鍼一寸、留七呼、不宜補、不宜灸。明堂-鍼五分、得気即瀉、瀉尽-更留三呼、瀉三吸、不宜-補。

○天牖二穴、頸で胸鎖乳突筋の外縁、欠盆の上、天容の後ろ、天柱の前、完骨の下、髪際の上。『霊枢』は、一分刺入、灸三壮。『銅人腧穴鍼灸図経（どうじんゆけつしんきゅうずきょう）』は、鍼を一寸刺入して七呼吸留める、補法は悪く、灸も良くない。『明堂経（めいどうきょう）』は、鍼を五分刺入し、得気したら瀉法する、瀉法が終わったら、さらに三呼吸留め、三呼吸瀉法する、補法は悪い。

＊髪際上は髪際下の誤字。

○翳風二穴、在-耳後、尖角陥中。按之-引耳中。開口-得穴。諸方-先以銅銭二十文、令患人-咬之、尋-取穴。手足少陽之会。鍼経-刺入四分、灸三壮。

○翳風二穴、耳の後ろで、尖った角にある凹み。押すと耳中が引っ張られる。口を開けると穴位が得られる。各書物には、銅銭二十文を患者に咬（か）ませて穴位を探すとある。手足の少陽経が交わる。『霊枢』は、四分刺入、灸三壮。

○瘈脈二穴、一名資脈。在-耳本後、鶏足-青絡脈。鍼経-刺入一分、出血-如豆許、灸三壮。

○瘈脈二穴、別名を資脈（しみゃく）。耳の付け根でニワトリの足のように広がった青い静脈。『霊枢』は、一分刺入し、豆ほど出血させる、灸三壮。

○顱息二穴、在‐耳後、青絡中。鍼経‐刺入一分、出血‐如豆許、多則‐殺人。灸三壮。
○顱息二穴、耳の後ろで青い静脈中。『霊枢』は、一分刺入し、豆ほど出血させる、多く出すと死ぬという。灸三壮。

○角孫二穴、在‐耳上廓外間、髪際之下、開口有孔。手足少陽、手陽明之会。鍼経‐刺入二分、灸三壮。一云‐禁鍼。
○角孫二穴、耳の上で、耳介上端の側頭部、髪際の下、口を開くと凹む。手足の少陽経と手陽明経が交わる。『霊枢』は、二分刺入、灸三壮。一説には禁鍼。

○耳門二穴、在‐耳前起肉、当‐耳缺陥中。鍼経‐刺入三分、留三呼、灸三壮。
○耳門二穴、耳の前に起きる耳珠（じじゅ）で、珠間切痕（じゅかんせっこん）にある凹（へこ）み。『霊枢』は、三分刺入して三呼吸留める、灸三壮。

○和髎二穴、在‐耳前、鋭髪下、横脈応手。手足少陽、手太陽之会。鍼経‐刺入三分、灸三壮。
○和髎二穴、耳の前で、モミアゲの下、浅側頭動脈が触れる。手足の少陽経と手太陽経が交わる。『霊枢』は、三分刺入、灸三壮。

○絲竹空二穴、一名目髎。在‐眉後陥中。鍼経‐刺入三分、留三呼。禁‐不宜灸、灸之不幸、令人‐目小及盲。竇氏、治‐偏正頭風、沿皮‐向後一寸五分、透‐率谷穴。治‐眼目赤腫、沿皮‐向前一寸五分、透‐瞳子髎穴、宜‐弾鍼出血。

○糸竹空二穴、別名を目髎（もくりょう）。眉の後ろにある凹み。『霊枢』は、三分刺入して三呼吸留める。灸は悪いので禁ずる、施灸すれば不幸にも、目が小さくなって失明する。竇漢卿は、慢性の片頭痛や頭痛を治療し、後ろへ向けて一寸五分ほど沿皮（えんぴし）刺し、率谷穴に透刺（とうし）する。目が赤く腫れたら、前に向けて一寸五分沿皮刺して瞳子髎穴まで透刺し、鍼柄を弾いて出血させると良い。

＊「在‐眉後陥中」だが、原文は「在‐眉後、入髪際陥中」とある。

◎三焦経部穴分寸歌

三焦名指外‐関衝、小指次指間‐液門、中渚‐次指本節後、陽池‐表腕上陥中、腕上二寸‐外関絡、支溝‐腕上三寸約、会宗三寸空中求、消詳五分勿令錯、腕上四寸臂大脈、此是‐三陽絡穴宅、四瀆‐肘前五寸量、天井肘上一寸側、肘上二寸‐清冷淵、消濼‐臂外腋肘分、臑会‐肩端去三寸、肩髎‐肩端臑上斜、天髎‐盆上毖骨際、天牖‐傍頸後天容、翳風‐耳後尖角陥、瘈脈‐耳後鶏足青、顱息‐耳後青脈内、角孫‐耳角開口空、絲竹‐眉後陥中看、和髎‐耳前兌髪横、耳門‐耳前当耳缺、此穴禁灸‐分明説。

三焦は薬指の尺側で関衝、小指と薬指の間の液門、中渚は薬指で中手指節関節の近位、陽池は手背で手首の上にある凹み、手首の上二寸は外関が絡み、支溝は手首の上三寸ほど、会宗は三寸で空を求める、詳しくは五分で間違うなかれ、手首の上四寸が前腕の静脈、これは三陽絡穴が宅（たく）、四瀆は肘から下五寸を量り、天井は肘の上一寸の側、肘の上二寸が清冷淵、消濼は腕の伸側で腋と肘の等分点、臑会は肩端から三寸離れ、肩髎は肩端で上腕の斜め上、天髎は欠盆の上で肩甲骨上角の際、天牖は頸の傍らで天容の後ろ、翳風は耳の後ろで尖った角の凹み、瘈脈は耳の後ろで青い静脈が散る、顱息は耳の後ろで青い静脈内、角孫は耳の角（かど）で口を開くと凹む、糸竹空は眉の後ろにある凹みを看る、和髎は耳前でモミアゲの横、耳門は耳前で珠間切痕、この穴に灸はいけないとはっきりいう。

＊「腕上四寸臂大脈」の原文は「腕前四寸臂大脈」。「四瀆‐肘前五寸量」の原文は「四瀆‐腕前五寸量」。「肘上二寸清冷淵」の原文は「腕上二寸清冷淵」。

●足少陽胆経・十八

胆足少陽之脈、起於‐目鋭眥、上抵‐頭角、下‐耳後、循頸‐行手少陽之前、至肩上‐却交出手少陽之後、入‐缺盆。其支者、従耳後、入耳中、出走‐耳前、至‐目鋭眥後。其支者、別‐鋭眥、下‐大迎、合於手少陽、抵於頔、下加‐頬車、下頸、合‐缺盆、以下‐胸中、貫膈、絡肝、属胆、循‐脇裏、出-気衝、繞-毛際、横入-髀厭中。其直者、従缺盆-下腋、循胸-過季脇、下合-髀厭中、以下循-髀陽、出-膝外廉、下-外輔骨之前、直下抵-絶骨之端、下出-外踝之前、循-足跗上、入-小指次指之間。其支者、別-跗上、入-大指間、循大指-岐骨内、出-其端、還貫-爪甲、出-三毛。

足少陽胆経の脈は、目尻から起こり、コメカミで額角へ上がり、耳の後ろに下がり、頸では手少陽経の前を行き、肩の上に達して、手少陽経と交わって、その後ろに出、欠盆に入る。それから別れた支脈は、耳の後ろから耳の中に入り、耳の前に走って出て、目尻の後ろに達する。それから別れた支脈は、目尻で別れ、大迎を下がり、手少陽経と一緒になって、眼下で盛り上がった頬骨に触れ、頬車に下り、頸を下がって、前に述べた経と欠盆で合流し、胸中を下がって、横隔膜を貫いて肝に絡まり胆に属する、そして脇の裏を通って気衝に出、陰毛際を巡り、横に行って股関節中に入る。その直行する脈は、欠盆から腋へ下がり、胸を通って季脇部を過ぎ、下がって股関節の中で前述した脈と合流する、そして大腿外側を下がって、膝の外縁に出、腓骨の前を下がって、まっすぐ下がって絶骨の端に触れ、外踝の前を下がって出て、足背の上を通り、第五趾と第四趾の間へ入る。それから別れた支脈は、足背の上で別れて、第一趾の間に入り、第一趾と第二趾に分かれた骨の内側を巡って、その端に出、Uターンして爪を貫き、足の叢毛（そうもう）に出る。

是動則病、口苦、善‐太息、心脇痛‐不能転側、甚則‐面微有塵、体無‐膏沢、足‐反大熱、是為‐陽厥。是主‐骨所生病者、頭痛、頷痛、目鋭眥痛、缺盆中‐腫痛、腋下‐腫、馬刀‐挟癭、汗出、振寒、瘧、胸脇肋髀膝外至脛絶骨外踝前‐諸節皆痛、小指次指‐不用。為此諸病、盛則瀉之、虚則補之、熱則疾之、寒則留之、不盛不虚‐以経取之。盛者‐人迎大一倍於寸口、虚者‐人迎反小於寸口也。

この経が動じた病は、口が苦く感じる、溜息が多い、脇が痛くて身体が捻れない、ひどければ顔に少し塵が着いたようになり、身体にツヤがなく、ひどく足が熱っぽい、これは陽厥である。次は本経が主治する骨に生まれた病である、頭痛、顎の痛み、目尻の痛み、欠盆中の腫痛、腋下の腫れ、首や腋のリンパ結核、汗が出る、寒けがして振るえる、マラリア症状、胸や脇肋、大腿や膝の外側から脛や絶骨、外踝の前など、関節が全て痛む、第四趾の動かない。こうした病では、実なら瀉法、虚なら補法、熱なら速刺速抜、冷えなら留鍼、実でも虚でもなければ足少陽胆経を取る。実ならば人迎の脈が寸口の倍強い（つまり二倍）、虚ならば人迎脈が寸口脈より小さい。

胆在‐肝之短葉間、重三両三銖、盛‐精汁二合。

胆は肝の短葉の間にあり、重さ三両三銖、内部に精汁二合を容れる。

◎足少陽胆経所発四十四穴（左右共八十八穴）

○瞳子髎二穴、一名太陽、一名前関。在目外、去-眥五分、尖尽処是穴。手太陽、手足少陽之会。鍼経-刺入三分、灸三壮。竇氏-鍼入一分、沿皮-向上、透-魚腰穴。

○瞳子髎二穴、別名は太陽や前関。目尻の外側五分、目尻の尖端が穴位である。手太陽経と手足の少陽経が交わる。『霊枢』は、三分刺入、灸三壮。竇漢卿は、鍼を一分刺入し、上へ向けて魚腰穴まで沿皮刺で透刺する。

○聴会二穴、在-耳前陥中、上関穴下一寸、動脈応手、開口-得穴。鍼経-刺入四分、灸三壮。銅人、得気即瀉、不須-補。竇氏、横入四分。一方、口銜-尺、方可-下鍼。此為-直入四分設也。蓋銜尺有孔、便可下鍼故耳。

○聴会二穴、耳の前にある凹み、上関穴の下一寸、動脈が拍動する、口を開けると穴位が得られる。『霊枢』は、四分刺入、灸三壮。『銅人腧穴鍼灸図経』は、得気したら瀉法する、補法はしない。竇漢卿は、四分ほど横刺。一説には、口にモノサシを銜えさせてから刺鍼するという。この穴位は、四分直刺するために設けてある。この穴位はモノサシを銜えると凹むので、そこで刺鍼する。

○客主人二穴、一名上関。在ㇾ耳前上廉、起骨端。開口有孔ㇾ乃取之。手足少陽、陽明之会。鍼経ㇾ刺入三分、留七呼、灸三壮。刺ㇾ不宜深、太深ㇾ令人耳無聞。明堂、鍼一分、留之、得気即瀉。

○客主人二穴、別名を上関（じょうかん）。耳の前上縁で、頬骨弓の起きる端。口を開くと凹むので取穴する。手足の少陽経と陽明経が交わる。『霊枢』は、三分刺入して七呼吸留める、灸三壮。深く刺入すると悪く、深過ぎれば耳が聞こえなくなる。『明堂経（めいどう）』は、鍼を一分刺入して留鍼（りゅうしん）し、得気したら瀉法する。

○頷厭二穴、在ㇾ曲角下、顳顬上廉。顳顬者、脳有空之名。手足少陽、陽明之会。鍼経ㇾ刺入七分、留七呼、灸三壮。深刺ㇾ令人耳聾。

○頷厭二穴、コメカミ髪際の下で、側頭部の上縁。顳顬（しょうじゅ）とは、脳に空（くう）があるという名である。手足の少陽経と陽明経が交わる。『霊枢』は七分刺入して七呼吸留める、灸三壮。深刺すると難聴になる。

＊「顳顬者、脳有空之名」は、確かに顳顬は脳空の別名だが、ここでの顳顬はコメカミのこと。曲角だが、『素問』や『甲乙経』では曲周と呼ぶ。

○懸顱二穴、在ㇾ曲角、顳顬中。手足少陽、陽明之会。鍼経ㇾ刺入三分、留七呼、灸三壮。深刺ㇾ令人耳無聞。

○懸顱二穴、コメカミ髪際で側頭部の中部。手足の少陽経と陽明経が交わる。『霊枢』は、三分刺入して七呼吸留める、灸三壮。深刺すると耳が聞こえなくなる。

○懸釐二穴、在－曲角、顳顬下廉。手足少陽、陽明之会。鍼経－刺入三分、留七呼、灸三壮。

○懸釐二穴、コメカミ髪際で側頭部の下縁。手足の少陽経と陽明経が交わる。『霊枢』は、三分刺入して七呼吸留める、灸三壮。

○曲鬢二穴、一名曲髪。在－耳上、入髪際－曲隅陥者中。鼓頷－有空。足太陽、少陽之会。鍼経－刺入三分、灸三壮。

○曲鬢二穴、別名を曲髪（きょくはつ）。耳の上で、耳周囲のカーブで髪際を入った凹（へこ）み。顎をガチガチさせると凹む。足の太陽経と少陽経が交わる。『霊枢』は、三分刺入、灸三壮。

○率谷二穴、在－耳上、入－髪際一寸五分。嚼而取之。足太陽、少陽之会。鍼経－刺入四分、灸三壮。竇氏－鍼入一分、沿皮－向前、透－絲竹空穴。

○率谷二穴、耳の上で、髪際を一寸五分入った部位。咀嚼（そしゃく）させて取穴する。足の太陽経と少陽経が交わる。『霊枢』は、四分刺入、灸三壮。竇漢卿は、鍼を一分刺入し、前に向けて糸竹空穴に沿皮（えんぴ）刺で透刺（とうし）する。

＊原文は「足太陽少陽之会。嚼而取之」。順序を変えた。

○天衝二穴、在ㇾ耳上、入ㇾ髪際二寸、如前三分。足太陽、少陽之会。鍼経ㇾ刺入三分、灸三壮。

○天衝二穴、耳の上で、髪際を二寸入り、さらに前へ三分。足の太陽経と少陽経が交わる。『霊枢』は、三分刺入、灸三壮。

○浮白二穴、在ㇾ耳後、入ㇾ髪際一寸。足太陽、少陽之会。鍼経ㇾ刺入三分、灸三壮。

○浮白二穴、耳の後ろで、髪際を一寸入る。足の太陽経と少陽経が交わる。『霊枢』は、三分刺入、灸三壮。

○竅陰二穴、一名枕骨。在ㇾ完骨上、枕骨下、揺動有空。足太陽、手足ㇾ少陽之会。鍼経ㇾ刺入四分、灸五壮。難経曰、髄会ㇾ絶骨。非ㇾ懸鍾也、当作枕骨、乃此穴之謂。

○頭竅陰二穴、別名を枕骨（ちんこつ）。完骨の上、外後頭隆起の下、揺り動かすと凹（へこ）む。足太陽経と手足の少陽経が交わる。『霊枢』は、四分刺入、灸五壮。『難経』は、髄会絶骨（ずいえぜっこつ）という。これは懸鍾ではなく、頭竅陰とすべきであり、つまり当該穴をいう。

＊原文の「髄会ㇾ絶骨。非ㇾ懸鍾也、当作枕骨」だが、『難経集註』に「髄会絶骨、是骨名也。其穴、在外踝上四寸、

陽輔穴是也」とある。これによると絶骨は懸鍾ではなく、陽輔である。

○完骨二穴、在‐耳後、入‐髪際四分。足太陽、少陽之会。鍼経‐刺入二分、留七呼、灸七壮。明堂‐依年為壮。

○完骨二穴、耳の後ろで、髪際を四分入ったところ。足の太陽経と少陽経が交わる。『霊枢』は、二分刺入して七呼吸ほど留鍼する、灸七壮。『明堂経』は、年齢の数だけ施灸する。

○本神二穴、入‐髪際四分、在‐曲差傍一寸五分、挟神庭両傍‐各三寸。足少陽、陽維之会。鍼経‐刺入三分、灸三壮。

○本神二穴、髪際を四分入る、曲差の傍ら一寸五分、神庭を挟んで両傍ら三寸ずつ。足少陽経と陽維脈が交わる。『霊枢』は、三分刺入、灸三壮。

○陽白二穴、在‐眉上一寸、直‐瞳子。手足陽明、少陽、陽維之会。鍼経‐刺入三分、灸三壮。

○陽白二穴、眉の上一寸で、瞳孔と垂直。手足の陽明経、手足の少陽経、陽維脈が交わる。『霊枢』は、三分刺入、灸三壮。

○臨泣二穴、当ㇾ目上眥、直入ㇾ髪際五分陥中、正視取之。足太陽、少陽、陽維之会。鍼経ㇾ刺入三分、留七呼、灸五壮。

○頭臨泣二穴、目の上端の直上で、髪際を五分入ったところにある凹み、正視させて取穴する。足の太陽経と少陽経、陽維脈が交わる。『霊枢』は、三分刺入して七呼吸留める、灸五壮。

*原文は「足太陽少陽陽維之会。正視取之」。順序を変えた。

○目窓二穴、一名至営。在ㇾ臨泣後一寸。足少陽、陽維之会。鍼経ㇾ刺入三分、灸五壮。銅人云、三度刺之、目大明。

○目窓二穴、別名を至営。頭臨泣の後ろ一寸。足少陽経、陽維脈が交わる。『霊枢』は、三分刺入、灸五壮。『銅人腧穴鍼灸図経』は、三度刺せば、視野が明るくなるという。

○正営二穴、在ㇾ目窓後一寸。足少陽、陽維之会。鍼経ㇾ刺入三分、灸五壮。

○正営二穴、目窓の後ろ一寸。足少陽経と陽維脈が交わる。『霊枢』は、三分刺入、灸五壮。

○承霊二穴、在ㇾ正営後一寸五分。足少陽、陽維之会。鍼経ㇾ刺入三分、灸五壮。

○承霊二穴、正営の後ろ一寸五分。足少陽経と陽維脈が交わる。『霊枢』は、三分刺入、灸五壮。

〇脳空二穴、一名顳顬。在-承霊後一寸五分、挟玉枕骨-下陥者中。足少陽、陽維之会。鍼経-刺入四分、灸五壮。銅人云、得気即瀉。魏武、患-頭風、発即-心乱目眩、鍼脳空-立愈。

〇脳空二穴、別名を顳顬（しょうじゅ）。承霊の後ろ一寸五分、外後頭隆起を挟んだ下にある凹み（へこ）。足少陽経と陽維脈が交わる。『霊枢』は、四分刺入、灸五壮。『銅人腧穴鍼灸図経（どうじんゆけつしんきゅうずきょう）』は、得気したら瀉法する。魏（ぎ）の武帝（ぶてい）（曹操（そうそう））が慢性頭痛となった。発作が起きると心が乱れ、眩暈（めまい）がする。脳空に鍼すると直ちに治った。

〇風池二穴、在-脳空後、大筋上、髪際陥中、挟風府両傍-各開二寸、按之-引於耳中。足少陽、陽維之会。陽蹻之所-入也。鍼経-刺入三分、留三呼、灸三壮。一云、累灸百壮。明堂云、灸不及鍼。竇氏-鍼入七分、或-横鍼三寸半。

〇風池二穴、脳空の後ろで、僧帽筋の上、髪際にある凹み、風府を挟んで両傍ら二寸ずつ、押すと耳の中に響く。足少陽経と陽維脈が交わる。陽蹻脈の入るところ。『霊枢』は、三分刺入して三呼吸留める、灸三壮。一説には、灸を百壮まで続ける。『明堂経（めいどう）』は、灸は鍼に及ばないという。竇漢卿は、鍼を七分刺入するか、または鍼を横刺（おうし）で三寸半。

*横刺は、日本の横刺と異なる。日本の横刺は中国の平刺だが、中国の横刺は同じ高さに向けて刺入する意味。一般に中国での風池の横刺は、反対側の風池に向けて透刺する。

○肩井二穴、一名膊井。取法、肩上陥－是缺盆、其上一寸半－是柱骨。如取左穴、用本人－右手小指、按於左肩－柱骨尖上、平排三指、取－中指下、第一節中－是穴。取右穴－亦如是。足少陽、陽維之会。鍼経－刺入五分、灸三壮。竇氏－鍼入二寸半、灸二七壮。

○肩井二穴、別名を膊井（はくせい）。取穴法、肩の上の凹みが欠盆、その上一寸半が肩峰。左の穴位を取るならば、本人の右手小指で、左肩の肩峰上を押さえ、平らに三指を揃え、中指の下で遠位指節間関節のあたるところが穴位である。右穴も同じように取る。足少陽経と陽維脈が交わる。『霊枢』は、五分刺入、灸三壮。竇漢卿は、二寸半刺入、灸なら二から七壮。

＊柱骨は頸椎だが、肩峰のことも柱骨と呼ぶ。一般に肩峰は拄骨。

○淵腋二穴、一名泉液。在－腋下三寸宛宛中。挙臂取之。鍼経－刺入三分、禁－不可灸、灸之不幸－生腫蝕馬刀、内潰者死、寒熱馬瘍－可治。

○淵腋二穴、別名を泉液（せんえき）。腋の下三寸にある凹（へこ）み。腕を挙げて取穴する。『霊枢』は、三分刺入、施灸はいけない、灸をすると不幸にも腫れて腋のリンパ結核となり、内側に潰れれば死ぬが、悪寒発熱する腋下リンパ節のオデキなら治せる。

○輒筋二穴、在-腋下三寸、復-前行一寸、着-脇陥中。鍼経-刺入六分、灸三壮。

○輒筋二穴、腋の下三寸、さらに前一寸、脇にある凹み。『霊枢』は、六分刺入、灸三壮。

○日月二穴、一名神光、胆募也。在-期門穴下五分、挟任脈両傍-各四寸、平-蔽骨。足太陰、少陽之会。鍼経-刺入七分、灸五壮。竇氏-鍼入一分、沿皮-向外一寸半。

○日月二穴、別名を神光（しんこう）、胆の募穴である。期門穴の下五分、任脈を挟んで両傍ら四寸ずつ、剣状突起と水平。足太陰経と足少陽経が交わる。『霊枢』は、七分刺入、灸五壮。竇漢卿は、鍼を一分刺入し、外に向けて一寸半ほど沿皮（えんぴし）刺する。

○京門二穴、一名気兪、一名気府。腎之募也。在-監骨上、腰中、脇脊-季肋下一寸八分。鍼経-刺入三分、留七呼、灸三壮。竇氏-鍼入一分、沿皮-向外一寸半、灸七壮。

○京門二穴、別名は気兪（きゆ）や気府（きふ）。腎の募穴。腸骨稜の最高部の上で腰中にあり、脇の背側で浮遊肋骨の下一寸八分。『霊枢』は、三分刺入して七呼吸留める、灸三壮。竇漢卿は、鍼を一分刺入し、外に向けて一寸半ほど沿皮刺する、灸七壮。

＊監骨は、『素問』気府論の王冰の注に寛骨とある。そうすると原文の「在監骨下」は「在監骨上」としなければならない。だから『鍼灸経穴図考』の『兪穴折衷』の引用では「監骨下」を「監骨上」としている。

○帯脈二穴、在ㇾ季脇下一寸八分。足少陽、帯脈之会。鍼経ㇾ刺入六分、灸五壮。
○帯脈二穴、第十一肋骨の下一寸八分。足少陽経と帯脈が交わる。『霊枢』は、六分刺入、灸五壮。

○五枢二穴、在ㇾ帯脈下三寸、環跳上五寸。一曰、在ㇾ水道傍一寸五分、是挟ㇾ任脈両傍三寸五分也。足少陽、帯脈之会。鍼経ㇾ刺入一寸、灸五壮。竇氏ㇾ鍼入一寸半、灸二七壮。
○五枢二穴、帯脈の下三寸、環跳の上五寸。一説には、水道の傍ら一寸五分、これは任脈を挟んで両傍ら三寸五分である。足少陽経と帯脈が交わる。『霊枢』は、一寸刺入、灸五壮。竇漢卿は、一寸半刺入する、灸なら二から七壮。

○維道二穴、一名外枢。在ㇾ章門下五寸三分。足少陽、帯脈之会。鍼経ㇾ刺入八分、灸三壮。
○維道二穴、別名を外枢（がいすう）。章門の下五寸三分。足少陽経と帯脈が交わる。『霊枢』は、八分刺入、灸三壮。

○居髎二穴、在ㇾ章門下八寸三分、髂骨ㇾ上陥中、居ㇾ腹部、度于ㇾ環跳穴上一寸相平。足少陽、陽蹻之会。鍼経ㇾ刺入八分、灸三壮。
○居髎二穴、章門の下八寸三分、腸骨の上にある凹（へこ）み、腹部にあり、環跳穴の上一寸を量れば、それと水平。足少陽経と陽蹻脈が交わる。『霊枢』は、八分刺入、灸三壮。

○環跳二穴、一名髖骨、一名分中。在-髀枢中。側臥-屈上足、伸下足、以-左手按穴、右手-揺撼取之、穴在-陥中。足少陽、太陽之会。鍼経-刺入一寸、留二十呼、灸五十壮。竇氏-鍼入三寸半、已刺-不可揺、恐傷鍼。唐-仁寿宮、患-脚気、偏風。甄権、奉勅-鍼環跳、陽陵泉、陽輔、巨虚下廉、而能起行。環跳穴痛者、恐生-附骨疽。

○環跳二穴、別名は髖骨（かんこつ）や分中（ぶんちゅう）。股関節の中にある。側臥位で、上の足を曲げ、下の足を伸ばし、左手で穴位を押し、右手で揺り動かして取穴する、その凹みが穴位である。足少陽経と足太陽経が交わる。『霊枢』は、一寸刺入して二十呼吸留める、灸五十壮。竇漢卿は鍼を三寸半刺入し、刺した後は揺らさない。鍼を傷める恐れがある。唐（とう）の仁寿宮（じんじゅきゅう）は、脚気と脳卒中になった。甄権（けんけん）が王様の命令を受けて、環跳、陽陵泉、陽輔、下巨虚に刺鍼すると、起きて歩けるようになった。環跳穴が痛めば、恐らく附骨疽（ふこつそ）（大腿骨頭の結核）である。

○風市二穴、鍼経-無之、千金方-有風市。取法、在-膝上七寸、股外側-両筋間、垂手-中指点到処是穴。鍼入五分、灸五十壮。

○風市二穴、『霊枢』には記載がなく、『備急千金要方』（びきゅうせんきんようほう）に風市が記載されている。取穴法は、膝の上七寸、大腿外側で腸脛靭帯と外側広筋の間、手を垂らし、中指先端が到達する部位が穴位である。

鍼を五分入れる、灸五十壮。

○中瀆二穴、在-髀骨外、膝上五寸、分肉間陥中。鍼経-刺入五分、留七呼、灸五壮。
○中瀆二穴、大腿骨の外側、膝の上五寸で、腸脛靭帯と外側広筋の間にある凹み。『霊枢』は、五分刺入して七呼吸留める、灸五壮。

○陽関二穴、在-陽陵泉上三寸、犢鼻外-陥者中。鍼経-刺入五分、禁-不可灸。
○膝陽関二穴、陽陵泉の上三寸、犢鼻の外側にある凹み。『霊枢』は、五分刺入、施灸はいけない。

○陽陵泉二穴、土也。在-膝下一寸、胻外廉-陥者中。是為筋会。足少陽脈所-入、為合。鍼経-刺入六分、留十呼、灸三壮。竇氏-鍼入二寸半、横透-陰陵泉、得気即瀉、宜-久留鍼。
○陽陵泉二穴、土穴である。膝の下一寸、脛の外縁にある凹(へこ)み。筋会(きんえ)である。足少陽経の入るところで、合穴。『霊枢』は、六分刺入して十呼吸ほど留鍼(りゅうしん)、灸三壮。竇漢卿(とうかんきょう)は、二寸半刺入して横の陰陵泉に透刺(とうし)し、得気したら瀉法する、長いこと留鍼すると良い。

○陽交二穴、一名別陽、一名足髎。陽維之郄。在ㇾ足外踝上七寸、斜属三陽ㇾ分肉間。鍼経ㇾ刺入六分、留七呼、灸七壮。竇氏ㇾ鍼入二寸半、透ㇾ中都穴、灸二七壮。

○陽交二穴、別名は別陽や足髎。陽維脈の郄穴。外踝の上七寸で、斜めに三陽経の筋溝に属する。『霊枢』は、六分刺入して七呼吸ほど留鍼する、灸七壮。竇漢卿は、二寸半刺入するが、中都穴へ透刺する、灸なら二から七壮。

○外丘二穴、在ㇾ外踝上七寸、与ㇾ陽交平、差前一寸。足少陽郄。鍼経ㇾ刺入三分、灸三壮。

○外丘二穴、外踝の上七寸、陽交と水平、その前一寸。足少陽経の郄穴。『霊枢』は、三分刺入、灸三壮。

＊「差前一寸」の原文は「差後一寸」。

○光明二穴、在ㇾ足外踝上五寸陥中、足少陽絡、別走ㇾ厥陰者。鍼経ㇾ刺入六分、留七呼、灸五壮。竇氏ㇾ鍼入二寸半、透ㇾ蠡溝穴、灸七壮。

○光明二穴、外踝の上五寸にある凹み、足少陽経の絡穴で、絡脈が別れて足厥陰経に走る。『霊枢』は、六分刺入して七呼吸ほど留鍼する、灸五壮。竇漢卿は、二寸半刺入して、蠡溝穴まで透刺する、灸七壮。

○陽輔二穴、一名分肉、火也。在‐足外踝上四寸、輔骨前、絶骨端、如前三分、去‐丘墟七寸。足少陽脈所‐行、為経。鍼経‐刺入五分、留七呼、灸三壮。竇氏‐鍼入二寸半。

○陽輔二穴、別名が分肉（ぶんにく）、火穴である。外踝の上四寸で、腓骨の前、絶骨の端から前三分、丘墟から七寸離れる。足少陽経が行くところで、経穴。『霊枢』は、五分刺入して七呼吸留める、灸三壮。竇漢卿は、二寸半刺入する。

○懸鍾二穴、一名絶骨。在‐足外踝上三寸、動脈是穴。足三陽絡、按之‐陽明脈絶。鍼経‐刺入六分、留七呼、灸五壮。竇氏‐鍼入二寸半、灸三七壮。

○懸鍾二穴、別名が絶骨（ぜっこつ）。外踝の上三寸で、動脈が穴位である。足三陽経の絡穴で、強く押すと足陽明経の拍動が絶える。『霊枢』は、六分刺入して七呼吸ほど留鍼する、灸五壮。竇漢卿は、二寸半刺入、灸なら三から七壮。

○丘墟二穴、在‐足外廉踝下、如前三分陥中、去‐臨泣穴三寸。足少陽脈所‐過、為原。鍼経‐刺入五分、留七呼、灸三壮。虚実‐皆抜之。

○丘墟二穴、足の外縁で、外踝の下から前三分にある凹（へこ）み、足臨泣穴から三寸離れる。足少陽経の過ぎるところで、原穴。『霊枢』は、五分刺入して七呼吸留める、灸三壮。虚実に関わらず使える。

○臨泣二穴、木也。在-足小指次指、本節-外側後、筋骨縫-陥者中、去-侠谿一寸五分。足少陽脈之所-注也、為兪。鍼経-刺入二分、留五呼、灸三壮。竇氏-鍼入五分、出-血水、鍼随皮-過一寸。臨泣為八法之一、以其連-帯脈、行-目鋭、而会-陽蹻也。

○足臨泣二穴、木穴である。第四趾の中足指節関節外側の近位、短趾伸筋と第五中足骨の隙間にある凹み、侠渓から一寸五分離れる。足少陽経の注ぐところで、兪穴である。『霊枢』は、二分刺入して五呼吸ほど留鍼（りゅうしん）、灸三壮。竇漢卿は、鍼を五分入れて、血や漿液が出たら、鍼を皮下に沿わせて一寸ほど刺入。足臨泣は八脈交会穴の一つで帯脈に繋がり、目尻に行って陽蹻脈と一緒になる。

○地五会二穴、在-足小指次指、本節-後陥中、去-侠谿一寸。鍼経-刺入三分、禁-不可灸、灸之-令人痩、不出三年死。

○地五会二穴、第四趾の中足指節関節の近位にある凹み、侠渓から一寸離れる。『霊枢』は、三分刺入する。施灸はいけない、施灸すると痩せ、三年以内に死ぬ。

○侠谿二穴、水也。在-足小指次指、二岐骨間、本節-前陥中。足少陽脈之所-溜也、為滎。鍼経-刺入三分、留三呼、灸三壮。

○侠渓二穴、水穴である。第四趾で、二股に分かれた骨の間、中足指節関節の遠位にある凹み。足少陽経の溜まるところで、滎穴。『霊枢』は、三分刺入して三呼吸留める、灸三壮。

○竅陰二穴、金也。在足小指次指端、去爪甲如韮葉。足少陽脈之所出也、為井。鍼経刺入三分、留三呼、灸三壮。竇氏鍼入一分、沿皮向後三分。

○足竅陰二穴、金穴である。第四趾の端で、爪からニラの葉一枚分の横幅ほど離れる。足少陽経が出るところで、井穴。『霊枢』は、三分刺入して三呼吸留める、灸三壮。竇漢卿（とうかんきょう）は、鍼を一分刺入し、指節間関節に向けて三分ほど沿皮（えんぴ）刺する。

◎胆経穴法分寸歌

少陽瞳子髎目外、耳前陥中尋聴会、客主耳前開有空、懸顱曲角顳顬中、懸釐顳顬下廉揣、頷厭顳顬上廉看、曲鬢偃耳正尖上、率谷耳発寸半安、本神差傍一寸半、入髪際中四分是、陽白眉上一寸取、記真瞳子睛明貫、臨泣有穴当両目、直入髪際五分属、目窓正営各一寸、承霊営後寸五録、天衝耳上二寸居、浮白髪際一分殊、完骨耳後際四分、竅陰枕下動有空、脳空正挟玉枕骨、風池脳後髪際陥、肩井柱骨傍有空、淵腋腋下三寸中、輒筋淵前平半寸、日月期門下五分、京門脇脊監骨下、帯脈季脇寸八分、五枢帯下三寸断、維道章下五寸三、居髎章下八寸三、環跳髀枢宛宛中、両手着腿風市攻、中瀆膝上五寸逢、陽関陽陵上三寸、陽陵－膝側一寸下、陽交－外踝斜七寸、外丘－踝上七寸正、光明－外踝上五寸、陽輔－踝上又四寸、懸鍾－三寸動脈中、丘墟－踝前陥中出、臨泣－後侠谿寸半、五会－小指次指本、侠谿－小指岐骨間、竅陰－小指次指端。

足少陽経で瞳子髎は目の外、耳前にある凹（へこ）みに聴会を尋ね、客主人は耳の前で口を開くと凹む、懸顱はコメカミ髪際で側頭部の中点、懸釐はコメカミ髪際で側頭部の下縁を探る、頷厭はコメカミ髪際で側頭部の上縁を看る、曲鬢は側臥位で耳尖上、率谷は耳の上一寸半、本神は曲差の傍ら一寸半、髪際中を四分入る、陽白は眉の上一寸を取り、瞳孔を真っ直ぐにして眼睛を貫くと覚える、頭臨泣は両目と垂直で、髪際を五分入って属す、目窓と正営は一寸ずつ、承霊は正営の後ろ一寸五分と記録、天衝は耳の上二寸にある、浮白は髪際から一分のところ、完骨は耳の後ろで際四分、頭竅陰は外後頭隆起の下で動かせば凹む、脳空は外後頭隆起を挟む、風池は脳空の後ろで髪際の凹み、肩井は肩峰傍らの凹み、淵腋は腋下三寸の中、輒筋は淵腋の前で水平に半寸、日月は期門の下五分、京門は脇背で第十二肋骨の下、帯脈は季脇から一寸八分、五枢は帯脈の下三寸で断つ、維道は章門の下五寸三分、居髎は章門の下八寸三分、環跳は大転子の凹みの中、両手を腿に着けて風市を攻める、中瀆は膝の上五寸で逢う、膝陽関は陽陵泉の上三寸、陽陵泉は膝の外側一寸下、陽交は外踝から斜めに七寸、外丘は外踝の上七寸で垂直、光明は外踝の上五寸、陽輔は外踝の上やはり四寸、懸鍾は三寸動脈中、丘墟は外踝の前にある凹みに出、足臨泣の遠位一寸半が侠渓、地五会は第四趾の中足指節関節の近位、侠渓は第五趾と二股に分かれた骨間、足竅陰は第四趾の端。

＊「懸釐顳顬下廉揣」の原文は「懸釐脳空下廉揣」、また「頷厭顳顬上廉看」の原文も「頷厭脳空上廉看」。脳空の別名が顳顬といえども、ここの顳顬はコメカミを意味していて脳空ではない。「監骨下」は「監骨上」の間違い。

●足厥陰肝経・十九

肝足厥陰之脈、起於大指－叢毛之上、循－足跗上廉、去－内踝一寸、上－踝八寸、交出－太陰之後、上－膕内廉、循股陰－入毛中、環－陰器、抵－少腹、挟－胃、属肝、絡胆、上貫－膈、布－脇肋、循－喉嚨之後、上入－頏顙、連－目系、上出－額、与督脈－会於巓。其支者、従目系－下頬裏、環－唇内。其支者、復従－肝別、貫膈、上注－肺。

足厥陰肝経の脈は、第一趾で叢毛（そうもう）の上に起こり、足背の上縁に沿って、内踝を前に一寸離れ、内踝の上八寸で、足太陰経と交わって、その後ろに出、膝窩の内縁に上がり、大腿内側を通って陰毛中に入り、陰器を廻（まわ）って、下腹に触れ、胃を挟んで肝に属し、胆に絡まり、横隔膜を貫いて上がり、脇肋に広がり、気管の後ろを上がって声帯に入り、視神経に繋がって額に出、督脈と頭頂で会する。それから別れた支脈は、視神経から頬の裏に下がり、唇の内側を廻る。それから別れた支脈は、再び肝から別れて横隔膜を貫き、肺に上がって注ぐ（こうして再び肺経から循環が始まる）。

是動則病、腰痛-不可以俯仰、丈夫-㿉疝、婦人-少腹腫、甚則-嗌乾、面塵脱色。是主-肝所生病者、胸満、嘔逆、飧泄、狐疝、遺溺、閉癃。為此諸病、盛則瀉之、虚則補之、熱則疾之、寒則留之、陥下則灸之、不盛不虚-以経取之。盛者-寸口大一倍於人迎、虚者-寸口反小於人迎也。

この経が動じた病は、腰が痛くて前後に曲げられない、男は鼡径ヘルニア、女は下腹の腫れ、ひどければ咽喉の乾いた痛み、顔にホコリが着いたようで艶（つや）がない。次は本経が主治する肝に生まれた病である、胸部が腫れぼったい、吐くけど何も出ない、水様便、鼡径ヘルニア、尿漏れ、排尿障害。こうした病では、実なら瀉法、虚なら補法、熱なら速刺速抜、冷えなら留鍼（りゅうしん）、凹（へこ）んでいれば施灸、実でも虚でもなければ足厥陰肝経を取る。実ならば寸口脈が人迎の二倍強く、虚ならば寸口が人迎の脈より小さい。

肝重四斤四両、左三葉、右四葉、凡七葉、主蔵-魂。

肝は重さ四斤四両、左が三葉、右が四葉、ぜんぶで七葉、魂を蔵する。

◎足厥陰肝経所発一十三穴（左右共二十六穴）

○大敦二穴、木也。在-足大指端、直-甲後、去爪甲-如韮葉、及-三毛中。足厥陰脈之所-出也、為井。鍼経-刺入三分、留十呼、灸三壮。竇氏-鍼入一分、沿皮-向後三分、灸三七壮。

○大敦二穴、木穴である。第一趾の端で、爪と真っ直ぐな近位、爪から二ラの葉一枚分の横幅ほど離れ、そして叢毛の中。足厥陰経が出るところで、井穴。『霊枢』は、三分刺入して十呼吸ほど留鍼、灸三壮。竇漢卿は、鍼を一分刺入し、指節間関節に向けて三分ほど沿皮刺する、灸なら三から七壮。

○行間二穴、火也。在-足大指、岐骨間-動脈陥中。足厥陰脈之所-溜也、為滎。鍼経-刺入六分、留十呼、灸三壮。膝頭足跗-紅腫、並宜-出血、浮腫-宜出水。

○行間二穴、火穴である。第一趾で二股に分かれた骨の間、動脈にある凹み。足厥陰経の溜まるところ、滎穴。『霊枢』は、六分刺入して十呼吸ほど留鍼、灸三壮。膝頭や足背が、赤く腫れていれば出血させると良く、浮腫なら水を出すと良い。

○太衝二穴、土也。在-足大指、本節後-内間二寸陥中、動脈応手、或曰一寸五分陥中。足厥陰脈之所-注也、為俞。鍼経-刺入三分、留十呼、灸三壮。竇氏、鍼入五分。

○太衝二穴、土穴である。第一趾の中足指節関節の近位で、内側の間から二寸にある凹み、動脈が拍動する、または一寸五分にある凹みという。足厥陰経の注ぐところで、俞穴である。『霊枢』は、三分刺入して十呼吸ほど留鍼、灸三壮。竇漢卿は、五分刺入する。

○中封二穴、一名懸泉、金也。在-足内踝前一寸、筋裏陥中。仰足取之。足厥陰脈之所-行也、為経。鍼経-刺入四分、留七呼、灸三壮。

○中封二穴、別名を懸泉（けんせん）、金穴である。内踝の前一寸で、前脛骨筋腱の裏にある凹み。足を背屈して取穴する。足厥陰経の行くところで、経穴である。『霊枢』は、四分刺入して七呼吸留める、灸三壮。

○蠡溝二穴、一名交儀。足厥陰絡、別走-少陽者。在-足内踝上五寸。鍼経-刺入三分、留三呼、灸三壮。竇氏-鍼入二寸半、横透-光明穴、灸二七壮。

○蠡溝二穴、別名を交儀（こうぎ）。足厥陰経の絡穴で、絡脈が別れて足少陽経に走る。内踝の上五寸。『霊枢』は、三分刺入して三呼吸留める、灸三壮。竇漢卿（とうかんきょう）は、二寸半刺入するが、横の光明穴に透刺（とうし）する、灸なら二から七壮。

○中都二穴、足厥陰郄。在-内踝上七寸、胻中、与太陰相直。鍼経-刺入三分、留六呼、灸五壮。竇氏-鍼入二寸半、横透-陽交穴。

○中都二穴、足厥陰経の郄穴。内踝の上七寸で、脛の中央、足太陰経と平行。『霊枢』は、三分刺入して六呼吸留める、灸五壮。竇漢卿は、二寸半刺入して横の陽交穴に透刺する。

○膝関二穴、一名陰関。在ｰ膝蓋骨下、内側陥中、与ｰ犢鼻平、相去二寸。鍼経ｰ刺入四分、灸五壮。竇氏、横透ｰ陽関穴。

○膝関二穴、別名を陰関（いんかん）。膝蓋骨の下で、内側にある凹み、犢鼻と水平で、互いに二寸離れる。『霊枢』は、四分刺入、灸五壮。竇漢卿は、横の膝陽関穴に透刺する。

○曲泉二穴、水也。在ｰ膝内、輔骨下、大筋下、小筋上ｰ陥者中。屈膝、横紋尽処ｰ是穴。足厥陰脈之所ｰ入也、為合。鍼経ｰ刺入六分、留十呼、灸三壮。竇氏ｰ鍼入ｰ一寸半。

○曲泉二穴、水穴である。膝内側で脛骨の後ろ、半膜様筋の後ろで、半腱様筋の前にある凹（へこ）み。膝を曲げて、膝窩横紋内側端の尽きるところが穴位である。足厥陰経の入る部位で、合穴。『霊枢』は、六分刺入して十呼吸ほど留鍼（りゅうしん）、灸三壮。竇漢卿は、一寸半刺入する。

○陰包二穴、在ｰ膝上四寸、股内廉ｰ両筋間。足厥陰別絡、蜷足取之。膝内側、罅陥中ｰ是穴。鍼経ｰ刺入六分、灸三壮。

○陰包二穴、膝の上四寸、大腿内側で、縫工筋と薄筋の間。足厥陰経の絡脈。膝を曲げて取穴する。膝の内側にある凹（へこ）みが穴位である。『霊枢』は、六分刺入、灸三壮。

＊蜷足は足を底屈する意味だが、文意と合わないので「膝を曲げ」とした。

○五里二穴、在‐陰廉下一寸、去‐気衝三寸、陰股中動脈。鍼経‐刺入六分、灸五壮。竇氏、鍼入二寸五分。

○足五里二穴、陰廉の下一寸、気衝から三寸離れ、大腿内側で大腿動脈の拍動部。『霊枢』は、六分刺入、灸五壮。竇漢卿は、鍼を二寸五分刺入する。

＊原文には「去気衝三寸、陰股中動脈」が「去気衝三寸、去外廉二寸、陰股中動脈」とある。「去外廉二寸」は『甲乙経』になく、『外台秘要』で始めてある。不要と思って加えなかった。

○陰廉二穴、在‐羊矢下（羊矢者、膚中有核‐如羊矢也）、去‐気衝二寸、動脈中。鍼経‐刺入八分、灸三壮。

○陰廉二穴、羊矢（ようし）の下（羊矢とは、鼡径リンパ節が羊の糞のようである）、気衝から二寸離れた動脈中。『霊枢』は、八分刺入、灸三壮。

○章門二穴、脾之募也。一名長平、一名季脇、一名脇髎。在‐大横外、直‐季脇端、肘尽処‐是穴。挟下脘両傍‐各九寸。側臥、屈上足、伸下足、挙臂取之。足少陽、厥陰之会。鍼経‐刺入八分、留六呼、灸三壮。銅人‐累灸百壮。経曰、臓会章門。以其所、統‐五臓之気故也。

○章門二穴、脾の募穴。別名は長平（ちょうへい）や季脇（ききょう）、脇髎（きょうりょう）。大横の外側で、第十一肋骨尖端と垂直、手を垂らすと肘の当たるところが穴位である。下脘を挟んで両傍ら九寸ずつ。側臥位で、上の足を曲げ、下の足を伸ばし、腕を挙げて取穴する。足少陽経と足厥陰経が交わる。『霊枢』は、八分刺入して六呼吸ほど留鍼（りゅうしん）する、灸三壮。『銅人腧穴鍼灸図経（どうじんゆけつしんきゅうずきょう）』は、百壮まで灸を続ける。『難経』は、臓会（ぞうえ）が章門という。五臓の気を統括するからである。

○期門二穴、肝之募也。在ー乳下、第二肋端、挟ー不容穴傍一寸五分。足太陰、厥陰、陰維之会。挙臂取之。鍼経ー刺入四分、灸五壮。竇氏ー鍼入二分、沿皮ー向外一寸半。

○期門二穴、肝の募穴。乳から二つ下の肋骨の端、不容穴を挟んで傍ら一寸五分。足太陰経と足厥陰経、陰維脈が交わる。腕を挙げて取穴する。『霊枢』は、四分刺入、灸五壮。竇漢卿（とうかんきょう）は、鍼を二分刺入し、外に向けて一寸半ほど沿皮（えんぴ）刺する。

◎肝経穴法分寸歌

大敦ー拇指叢毛際、行間ー縫尖動脈処、太衝ー本節後二寸、中封ー内踝前一寸、蠡溝ー内踝上五寸、中都ー内踝上七寸、膝関ー犢平二寸所、曲泉ー屈膝横紋尽、陰包ー膝髕上四寸、在股内廉ー両筋間、五里ー気衝下三寸、陰廉穴ー在横紋胯、章門ー臍上二寸量、横在ー季脇看両傍、期門ー不容傍寸半、上直両乳ー二肋詳。

大敦は第一趾で叢毛（そうもう）の際、行間は足水掻（みずか）きで動脈部位、太衝は中足指節関節から近位に二寸、中封は内踝の前一寸、蠡溝は内踝の上五寸、中都は内踝の上七寸、膝関は犢鼻と水平な二寸、曲泉は膝を曲げた横紋の端、陰包は膝蓋骨の上四寸、大腿内側で両筋間、五里は気衝の下三寸、陰廉穴は鼡径溝の腿、章門は臍の上二寸、横は季脇を挟んで両傍ら、期門は不容の傍ら一寸半、上は両乳と垂直な乳頭から二肋骨下。

●督脈・二十

督之為言｜都也、行｜背部之中行、為｜諸陽之都綱、奇経八脈之一也。

督脈者、起於｜下極之兪、併於｜背裏、上至｜風府、入属於｜脳、上｜巓、循｜額、至｜鼻柱、経｜素髎、歴｜水溝、兌端、至｜齦交而終焉。為｜陽脈之海也。是病、脊強而厥。

督は都である、背部の中線を行き、すべての陽経の中心であり、奇経八脈の一つである。

督脈は、下極（げきょく）の兪である長強に起こり、背骨の裏を通って、風府へ上がり、脳に入って属し、頭頂に上がり、額を通って、鼻中隔に至り、素髎を経て、水溝、兌端を通過し、齦交に達して終わる。陽脈の海である。この病は、背骨の強ばりと冷えである。

◎督脈所発二十七穴

○長強一穴、一名-気之陰郄、一名-撅骨。伏而取之。督脈、別走-任脈者、在-脊骶端。足少陰、少陽所会。鍼経-刺入三分、留七呼、灸三壮。刺之大痛、無喜是穴。一方、灸三十壮、累灸至二百壮。

○長強一穴、別名は気之陰郄（きのいんげき）や撅骨（けっこつ）。うつ伏せで取穴する。督脈から絡脈が別れて任脈に走り、尾骨の端にある。足少陰経と足少陽経が交わる。『霊枢』は、三分刺入して七呼吸留める、灸三壮。刺鍼すると甚だ痛く、喜ばれないのが本穴である。一説には、灸三十壮、二百壮まで続ける。

○腰兪一穴、一名背解、一名髄空、一名腰柱、一名腰戸。在-二十一椎下間、患人-昂首伏地、縦-四体、乃取-其穴。鍼経-刺入二分、留七呼、灸五壮。一方、刺八分、灸七七壮。

○腰兪一穴、別名は背解（はいかい）や髄空（ずいくう）、そして腰柱（ようちゅう）に腰戸（ようこ）。第四正中仙骨稜の下、患者は頭をもたげて地面に伏せ、身体の力を抜いて取穴する。『霊枢』は、二分刺入して七呼吸留める、灸五壮。一説には、八分刺入、灸七×七壮（七壮を七日続ける）。

○陽関一穴、在-第十六椎下間、坐取之。鍼経-刺入五分、灸三壮。

○腰陽関一穴、第四腰椎棘突起の下、坐って取穴する。『霊枢』は、五分刺入、灸三壮。

○命門一穴、一名属累。在-第十四椎下間、伏而取之。鍼経-刺入五分、灸三壮。

○命門一穴、別名を属累（ぞくるい）。第二腰椎棘突起の下、うつ伏せで取穴する。『霊枢』は、五分刺入、灸三壮。

○懸枢一穴、在-第十三椎下間、伏取之。鍼経-刺入三分、灸三壮。

○懸枢一穴、第一腰椎棘突起の下、うつ伏せで取穴する。『霊枢』は、三分刺入、灸三壮。

○脊中一穴、一名神宗、一名脊兪。在-第十一椎下間、俛而取之。鍼経-刺入五分。禁-不可灸、灸-令人傴僂。

○脊中一穴、別名は神宗（しんそう）や脊兪（せきゆ）。第十一胸椎棘突起の下、前屈みで取穴する。『霊枢』は、五分刺入。施灸はいけない、灸すれば腰が曲がる。

○筋縮一穴、在-第九椎下間、俛而取之。鍼経-刺入五分、灸三壮。

○筋縮一穴、第九胸椎棘突起の下、前屈みで取穴する。『霊枢』は、五分刺入、灸三壮。

○至陽一穴、在-第七椎下間、俛而取之。鍼経-刺入五分、灸三壮。
○至陽一穴、第七胸椎棘突起の下、前屈みで取穴する。『霊枢』は、五分刺入、灸三壮。
○霊台一穴、在-第六椎下間。禁-不可灸、上古-無主治。
○霊台一穴、第六胸椎棘突起の下。施灸はいけない、古代には主治がなかった。
○神道一穴、在-第五椎下間、俛而取之。鍼経-刺入五分、留五呼、灸三壮。一方、灸七壮、累至百壮。
○神道一穴、第五胸椎棘突起の下、前屈みで取穴する。『霊枢』は、五分刺入して五呼吸ほど留鍼、灸三壮。一説には、灸七壮、百壮まで施灸する。
○身柱一穴、在-第三椎下間、俛而取之。鍼経、刺入五分、留五呼、灸三壮。一方、灸七七壮、止百壮。
○身柱一穴、第三胸椎棘突起の下、前屈みで取穴する。『霊枢』は、五分刺入して五呼吸ほど留鍼、灸三壮。一説には、灸七×七壮（七壮を七日続ける）、百壮になったら終える。

○陶道一穴、在‐第二椎下間、俛而取之。督脈、足太陽之会。鍼経‐刺入五分、留五呼、灸五壮。
○陶道一穴、第二胸椎棘突起の下、前屈みで取穴する。督脈と足太陽経が交わる。『霊枢』は、五分刺入して五呼吸ほど留鍼、灸五壮。

○大椎一穴、一名百労。在‐第一椎上陥者中。手足三陽、督脈之会。鍼経‐刺入五分、灸九壮。竇氏‐灸二七壮。
○大椎一穴、別名を百労（ひゃくろう）。第一胸椎の上にある凹（へこ）み。手足の三陽経と督脈が交わる。『霊枢』は、五分刺入、灸九壮。竇漢卿（とうかんきょう）は、灸を二から七壮すえる。
＊「在第一椎上陥者中」の原文は「在第一椎下陥者中」。下を上に訂正した。

○瘖門一穴、一名舌横、一名舌厭。在‐風府後五分、入‐髪際五分。項中央‐宛宛中。仰頭取之。督脈、陽維之会。入繋‐舌本。鍼経‐刺入四分、不可‐更深。不可灸、灸之‐令人唖。
○瘂門一穴、別名は舌横（ぜつおう）や舌厭（ぜつえん）。風府の下五分、髪際を五分入る。後頭部中央の凹み。頭を上げさせて取穴する。督脈と陽維脈が交わる。舌根（ぜっこん）に入って繋がる。『霊枢』は、四分刺入、それ以上深く刺せない。施灸できない、施灸すると声が出なくなる。

○風府一穴、一名舌本。在-項後、入-髪際一寸、大筋内-宛宛中、去-脳戸一寸五分。疾言-其肉立起、言休-其肉立下。督脈、陽維之会。鍼経-刺入四分、留三呼。禁-不可深、不可灸、逆之-令人瘖。

○風府一穴、別名を舌本(ぜっぽん)。後頭部の後ろで、髪際を一寸入った僧帽筋内側の凹(へこ)み、脳戸から一寸五分離れる。速く喋ると肉が起き、喋るのをやめれば肉が凹む。督脈と陽維脈が交わる。『霊枢』は、四分刺入して三呼吸留める。深く刺入できず、施灸できない、これに反すると喋れなくなる。

○脳戸一穴、一名匝風、一名合顱。在-枕骨上、強間下一寸五分。督脈、足太陽之会。鍼経-刺入三分、禁-不可深、深刺-中脳立死。禁-不可妄灸、妄灸-令人瘖。

○脳戸一穴、別名は匝風(そうふう)や合顱(ごうろ)。外後頭隆起の上、強間の下一寸五分。督脈と足太陽経が交わる。『霊枢』は、三分刺入する、深刺はいけない、深刺すれば脳に刺さって即死する。みだりに施灸してもいけない、みだりに施灸すると声が出なくなる。

○強間一穴、一名大羽。在後頂-後一寸五分。鍼経-刺入三分、灸五壮。

○強間一穴、別名を大羽(だいう)。後頂の後ろ一寸五分。『霊枢』は、三分刺入、灸五壮。

○後頂一穴、一名交衝。在‐百会後一寸五分。枕骨上‐是穴。鍼経‐刺入四分、灸五壮。

○後頂一穴、別名を交衝（こうしょう）。百会の後ろ一寸五分。外後頭隆起の上が、この穴位である。『霊枢』は、四分刺入、灸五壮。

○百会一穴、一名三陽五会、一名天満。在‐前頂後一寸五分、頂中央、直‐両耳尖、陥‐可容指。北谿‐陳氏曰、略退纖子、猶‐天之極星‐居北。一方、以草‐前後、斉‐髪際量、折当中‐是穴。手足三陽、督脈之会。鍼経‐刺入三分、灸三壮。竇氏‐鍼入二分、前病者‐沿皮向前一寸、後病者‐沿皮向後一寸、左右如法、灸七壮。

○百会一穴、別名は三陽五会（さんようごえ）や天満（てんまん）。前頂の後ろ一寸五分、頭頂の中央、両耳を立てた尖端と垂直、指が入るほどの凹（へこ）みがある。北渓（ほくけい）の陳氏は「中心より少しだけ後ろに下がる。北極星が北にあるようなものである」という。一説には、草の茎で前後を量り、どちらも髪際で揃えて、それを二等分した部位が穴位である。手足の三陽経と督脈が交わる。『霊枢』は、三分刺入、灸三壮。竇漢卿（とうかんきょう）は、鍼を二分刺入し、前部の病ならば前に向けて一寸ほど沿皮（えんぴ）刺し、後部の病ならば後ろへ向けて一寸ほど沿皮刺する。左右とも右が悪ければ右へ向け、左が悪ければ左へ向けて沿皮刺する。灸七壮。

○前頂一穴、在ㇾ顖会後一寸五分、骨間陥中。鍼経ㇾ刺入四分、灸五壮。
○前頂一穴、顖会の後ろ一寸五分、骨の間にある凹み。『霊枢』は、四分刺入、灸五壮。

○顖会一穴、在ㇾ上星後一寸、骨間陥中。鍼経ㇾ刺入四分、灸五壮。小児ㇾ八歳以下、顖会ㇾ未合、刺之ㇾ恐傷其骨、令人ㇾ夭。風熱ㇾ上攻、宜ㇾ出血。
○顖会一穴、上星の後ろ一寸、骨の間にある凹み。『霊枢』は、四分刺入、灸五壮。八歳以下の小児は、大泉門が閉じておらず、刺鍼すると骨を傷つけ、早死にさせる恐れがある。風熱が頭に上がったら出血させるとよい。

○上星一穴、在ㇾ顱上、直ㇾ鼻中央、入ㇾ髪際一寸陥中、可容ㇾ豆。一方、以掌後横紋ㇾ按於鼻尖、中指点到処ㇾ是穴。鍼経ㇾ刺入三分、留七呼、灸三壮。
○上星一穴、、鼻中央と垂直に上がった頭部、髪際を一寸入った豆が入るほどの凹(へこ)み。一説には、手関節横紋を鼻尖に当てると、中指先端の当たる部位が穴位である。『霊枢』は、三分刺入して七呼吸ほど留鍼(りゅうしん)する、灸三壮。

○神庭一穴、入-髪際五分、直鼻。督脈、足太陽、陽明之会。鍼経、禁-勿刺、令人-癲疾、目-失明。灸三壮。張子和-曰、目疼、目腫、翳膜、鍼-神庭、上星、顖会、前頂。翳者-可使立退、腫者-可使立消。此以-邪気作実而弗禁鍼也。

○神庭一穴、鼻の直上で、髪際を五分ほど入る。督脈と足太陽経、足陽明経が交わる。『霊枢』は、刺鍼してはならない、癲癇にさせ、失明する。灸三壮。張子和（ちょうしわ）は、目の痛み、目の腫れ、翼状片には、神庭、上星、顖会、前頂に刺鍼すれば、翼状片は直ちに退（ひ）き、腫れは直ちに消えるという。つまり邪気によって実したものは、鍼をしてもよいということである。

○素髎一穴、一名面王。在-鼻端。鍼経-刺入三分、禁灸。

○素髎一穴、別名を面王（めんおう）。鼻の端にある。『霊枢』は、三分刺入、灸はいけない。

○水溝一穴、一名人中。在-鼻柱下三分、口含水、凸珠-是穴。直-唇取之。督脈、手足陽明之会。鍼経-刺入三分、留七呼、灸三壮。

○水溝一穴、別名を人中（じんちゅう）。鼻中隔の下三分、口に水を含むと、盛り上がる部分が穴位である。唇の垂直を取穴する。督脈と手足の陽明経が交わる。『霊枢』は、三分刺入して七呼吸留鍼する、灸三壮。

＊「直唇取之。督脈、手足陽明之会」の原文は「督脈、手足陽明之会。直唇取之」。移動させた。

○兌端一穴、在ー唇上端。鍼経ー刺入三分、留六呼、灸三壮。

○兌端一穴、唇の上端。『霊枢』は、三分刺入して六呼吸ほど留鍼する、灸三壮。

○齦交一穴、在ー唇内、上歯齦ー縫中。督、任、足陽明之会。鍼経ー刺入三分、灸三壮。

○齦交一穴、唇の内側で、上歯槽の上唇小帯の中。督脈と任脈、足陽明経が交わる。『霊枢』は、三分刺入、灸三壮。

◎督脈経穴分寸歌（歌内増神聡四穴、亦太医所伝、累用神良。今並存之）（歌の中に神聡四穴を増した。太医が伝え、効果があるので加える）

齦交ー唇内齦縫間、兌端ー正在唇中央、水溝ー鼻下溝内索、素髎ー宜向鼻端詳、頭形ー北高南面下、先以ー前後髪際量、分為一尺有二寸、髪上五分ー神庭当、庭上五分ー上星位、顖会ー星上一寸強、上至ー前頂一寸半、寸半ー百会居中央、神聡ー百会四面取、各開一寸ー風癇主、後頂強間脳戸三、相去ー脳戸一寸五、後髪五分定ー瘂門、門上五分定ー風府、上有大椎ー下尾骶、分為二十有一椎、古来自有ー折量法、鍼経ー凛凛不可欺、九寸八分ー分之七、毎椎一寸四分一、上之七節ー如是推、中之七節ー依法量、一寸六分一厘強、毎椎一寸二分六、下之七節忒真詳、共長三尺少四厘、此是督脈ー脊中央、大椎ー第一節上是、節下便為ー陶道知、身柱ー第三椎節下、神道ー第五無足疑、霊台第六－至陽七、筋縮－第九椎下司、脊中－在脊十一椎、懸枢命門十三四、陽関十六椎下看、二十一椎－腰兪参、其下－長強伏地取、痔疾主治効不難。

齦交は唇の内で上唇小帯の間、兌端は唇の中央、水溝は鼻下の溝内を探す、素髎は鼻尖、頭の形は北が高くて南面が下、まず前後の髪際を量るが、それは一尺二寸ある、髪の上五分に神庭、神庭の上五分が上星、顖会は上星の上一寸強、顖会の上一寸半は前頂、一寸半の百会は中央、神聡は百会の四方を取る、それぞれ一寸開くが癲癇で手足を揺らすものを主治、後頂、強間、脳戸の三つ、脳戸まで一寸五分ずつ、後髪際から五分が瘂門、瘂門の上五分に風府、上は大椎で下が尾骨、これを二十一椎に分ける、古来から折量法があり、『霊枢』は厳しく騙さない、九寸八分七厘、各椎一寸四分一厘、上の七節は推すように、中の七節は法により量り、一寸六分一厘強、各椎一寸二分六厘、下の七節あまりに詳しい、全部で長さ三尺と四厘、これは督脈の背骨中央、大椎は第一胸椎の上、第一胸椎の下は陶道と知る、身柱は第三胸椎の下、神道は第五に疑いなし、霊台は第六、至陽は七、筋縮は第九胸椎の下、脊中は背骨の第十一胸椎、懸枢と命門は第一と第二腰椎、腰陽関は第四腰椎の下を看る、第四正中仙骨稜の下は腰兪が参り、その下の長強は地面に伏せて取り、痔の疾患を主治して効果あり。

●任脈・二十一

任之為言‐妊也、行‐腹部中行、為夫‐人生養之本、奇経八脈之一也。

任脈者、起於‐中極之下、以上‐毛際、循‐腹裏、上‐関元、至‐咽喉‐承漿、環‐唇上、至‐齦交、分繋‐目系、会‐承泣而終焉。為‐陰脈之海。

是病、其内若結、男子為‐七疝、女子為‐瘕聚。気盛則‐充膚熱肉、血盛則‐溢灌皮膚、生‐毫毛、婦人‐月事数下。衝任有虧、脈‐不栄於口唇、内宦以刑身、傷‐其衝任、故‐髭鬚併不生焉。

任は妊娠の意味であり、腹部の中線を行き、人の生を養う本(もと)で、奇経八脈の一つである。

任脈は、中極の下から起こり、陰毛の際に上がって、腹の裏に沿って関元へ上がり、咽喉の承漿に達して、唇を廻(まわ)って上がり、齦交に達したあと、別れて視神経に繋がり、承泣で足陽明胃経と交わって終わる。陰経脈の集まりである。

この経の病は、気が体内で結ばれると、男子なら鼡径ヘルニア、女子なら腹部のシコリとなる。気が盛んならば皮膚に充ちて肉が熱くなり、血が盛んならば皮膚に溢れて毫毛が生え、婦人なら月経が始まる。衝脈と任脈が損傷されると、任脈が口唇を栄養せず、睾丸を切り取られる刑に処せられた宦官(かんがん)は、衝脈と任脈が傷つくので口髭(くちひげ)、顎鬚(あごひげ)とも生えなくなる。

＊七疝は、五臓疝と狐疝、癩疝。書籍によって七疝の意味するものが異なる。

◎任脈所発二十四穴

〇会陰一穴、一名屏翳、一名海底。在-両陰之間。男人、取-陰嚢後、尽処中縫是穴。任、督、衝三脈所会。鍼経-刺入二寸、留三呼、灸三壮。

〇会陰一穴、別名は屏翳（へいえい）や海底（かいてい）。肛門と尿道の間。男は陰嚢（いんのう）の後ろで縫合線の中が穴位である。任脈、督脈、衝脈の三脈が交わる。『霊枢』は、二寸刺入して三呼吸留める、灸三壮。

〇曲骨一穴、在-臍下五寸、中極下一寸、横骨之上、毛際之中、動脈応手-是穴。任脈、足厥陰之会。鍼経-刺入一寸五分、留七呼、灸三壮。竇氏-鍼入一寸五分、灸三七壮。

〇曲骨一穴、臍の下五寸、中極の下一寸、恥骨の上、陰毛の際の中、動脈が拍動する部位が穴位である。任脈と足厥陰経が交わる。『霊枢』は、一寸五分刺入して七呼吸留める、灸三壮。竇漢卿（とうかんきょう）は、鍼を一寸五分刺入、灸なら三から七壮。

〇中極一穴、一名気原、一名玉泉。膀胱募也。在-臍下四寸。足三陰、任脈之会。鍼経-刺入二寸、留七呼、灸三壮。一方、灸五十壮、宜三灸之。

〇中極一穴、別名は気原（きげん）や玉泉（ぎょくせん）。膀胱の募穴である。臍の下四寸。足の三陰経と任脈が交わる。『霊枢』は、二寸刺入して七呼吸留める、灸三壮。一説には、灸五十壮、三回施灸すると良い。

○関元一穴、一名次門、一名下紀。在-臍下三寸、小腸募也。足三陰、任脈之会。鍼経-刺入二寸、留七呼、灸三壮。一方、灸五十壮、累百壮。

○関元一穴、別名は次門や下紀。臍の下三寸、小腸の募穴である。足の三陰経と任脈が交わる。『霊枢』は、二寸刺入して七呼吸留める、灸三壮。一説には、灸五十壮、百壮まですえる。

○石門一穴、一名利機、一名精露、一名丹田、一名命門。在-臍下二寸、三焦募也。鍼経-刺入五分、留十呼、灸三壮。一方、灸五十壮。女子-禁不可刺灸、令人-絶子。

○石門一穴、別名は利機や精露、丹田とか命門。臍の下二寸、三焦の募穴である。『霊枢』は、五分刺入して十呼吸ほど留鍼、灸三壮。一説には、灸五十壮。女子には刺鍼や灸をしてはいけない、不妊症になる。

○気海一穴、一名脖胦、一名下肓。在-臍下一寸五分。鍼経-刺入一寸三分、灸五壮。一方、灸五十壮、止百壮。是穴為-生気之原、諸虚不足、併宜-取之。

○気海一穴、別名は脖胦や下肓。臍の下一寸五分。『霊枢』は、一寸三分ほど刺入、灸五壮。一説には、灸五十壮、百壮になったら終える。この穴は、生気の原であり、さまざまな虚証や不足には、一緒に取穴すると良い。

○陰交一穴、一名横戸、一名少関。在-臍下一寸。当-膀胱上口。足三陰、衝、任之会。鍼経-刺入八分、灸五壮。竇氏-鍼入二寸五分、灸五十壮。

○陰交一穴、別名は横戸（おうこ）や少関（しょうかん）。臍の下一寸。膀胱の上口に当たる。足の三陰経と衝脈、任脈が交わる。『霊枢』は、八分刺入、灸五壮。竇漢卿（とうかんきょう）は、鍼を二寸五分刺入する、灸五十壮。

○神闕一穴、一名気舎、一名維会。在-臍中。禁-不可刺、刺之令人-悪瘍、遺矢者死-不治。灸一百壮。徐平仲-中風不甦、桃源簿、為灸-臍中百壮、始甦。

○神闕一穴、別名は気舎（きしゃ）や維会（いえ）。臍の中。刺鍼してはいけない、刺せば悪性のデキモノとなり、そこから便が出れば死ぬ、不治。灸は百壮。徐平仲（じょへいちゅう）が脳卒中になって生き返らず、桃源簿（とうげんぼ）が臍中に灸を百壮すえて、始めて蘇生（そせい）した。

○水分一穴、在-下脘下一寸、臍上一寸。鍼経-刺入一寸、灸五壮。竇氏-鍼入二寸、灸七七壮、止百壮。一方、水脹病-灸百壮、大良。禁鍼、鍼之-水出尽死矣。

○水分一穴、下脘の下一寸、臍の上一寸。『霊枢』は、一寸刺入、灸五壮。竇漢卿（とうかんきょう）は、鍼を二寸刺入、灸七×七壮（七壮を七日続ける）、百壮になったら終える。一説には、浮腫の病に、灸を百壮すえれば非常によい。鍼は禁止、鍼をすれば水が出尽くして死ぬ。

○下脘一穴、在-建里下一寸、臍上二寸。足太陰、任脈之会。鍼経-刺入一分、灸五壮。竇氏-鍼入二寸五分、灸五十壮。

○下脘一穴、建里の下一寸、臍の上二寸。足太陰経と任脈が交わる。『霊枢』は、一分刺入、灸五壮。竇漢卿は、鍼を二寸五分刺入する、灸五十壮。

○建里一穴、在-中脘下一寸、臍上三寸。鍼経-刺入五分、灸五壮。竇氏-鍼入二寸五分、灸五十壮。

○建里一穴、中脘の下一寸、臍の上三寸。『霊枢』は、五分刺入、灸五壮。竇漢卿は、鍼を二寸五分刺入する、灸五十壮。

○中脘一穴、一名太倉、一名上紀。胃之募也。居-膻中与臍之中、在-上脘下一寸、臍上四寸。手太陽、少陽、足陽明、任脈之会。又曰、腑会中脘。鍼経-刺入八分、灸七壮。竇氏-鍼入二寸五分、灸三七壮、止百壮。

○中脘一穴、別名は太倉（たいそう）や上紀（じょうき）。胃の募穴。膻中と臍の中間にあり、上脘の下一寸、臍の上四寸。手太陽経と手少陽経、足陽明経、そして任脈が交わる。また腑会（ふえ）の中脘という。『霊枢』は、八分刺入、灸七壮。竇漢卿は、鍼を二寸五分刺入、灸なら三から七壮、百壮になったら終える。

○上脘一穴、在-巨闕下一寸五分、去-蔽骨三寸、臍上五寸。手足陽明、任脈之会。鍼経-刺入八分、灸五壮。竇氏-鍼入二寸五分、灸五十壮。
○上脘一穴、巨闕の下一寸五分、剣状突起から三寸、臍の上五寸。手足の陽明経と任脈が交わる。『霊枢』は、八分刺入、灸五壮。竇漢卿は、鍼を二寸五分刺入する、灸五十壮。

○巨闕一穴、心之募也。在-鳩尾下一寸。鍼経-刺入六分、留七呼、灸五壮。竇氏-鍼入二寸五分、鍼頭-向下施。
○巨闕一穴、心の募穴。鳩尾の下一寸。『霊枢』は、六分刺入して七呼吸留める、灸五壮。竇漢卿は、鍼尖を下に向けて二寸五分刺入する。

○鳩尾一穴、一名尾翳、一名䯏骬。在-臆前、蔽骨下五分。任脈之別、膏肓之原也。鍼経-禁刺灸。一方、刺三分、灸三壮。竇氏-鍼入一寸五分、鍼頭-向下施、禁-不宜直入。人-無蔽骨者、従-岐骨際、下行一寸-是穴。非-高手、不能-下。
○鳩尾一穴、別名は尾翳（びえい）や䯏骬（かつう）。前胸部の前で、剣状突起の下五分。任脈の絡脈で、膏肓の原穴である。『霊枢』では、鍼灸してはならない。一説には、三分刺入、灸三壮。竇漢卿（とうかんきょう）は、鍼尖を下に向けて一寸五分刺入する、直刺を禁じる。剣状突起のない人は、二股に分かれた胸骨の下端から一寸下を穴位とする。上手でなければ刺鍼できない。

○中庭一穴、在-膻中穴下一寸六分陥中、仰而取之。鍼経-刺入三分、灸五壮。

○中庭一穴、膻中穴の下一寸六分にある凹み、頭を上げさせて取穴する。『霊枢』は、三分刺入、灸五壮。

○膻中一穴、在-玉堂下一寸六分陥中、居-両乳間、是為-気之所会。仰臥取之。鍼経-刺入三分、灸五壮。

○膻中一穴、玉堂の下一寸六分にある凹み、両乳の間にあり、気の集まる所で気会である。仰臥位で取穴する。『霊枢』は、三分刺入、灸五壮。

○玉堂一穴、一名玉英。在-紫宮下一寸六分陥中、仰頭取之。鍼経-刺入三分、灸三壮。

○玉堂一穴、別名を玉英。紫宮の下一寸六分にある凹み、頭を上げさせて取穴する。『霊枢』は、三分刺入、灸三壮。

○紫宮一穴、在ニ華蓋下一寸六分陥中、仰頭取之。鍼経ニ刺入三分、灸五壮。
○紫宮一穴、華蓋の下一寸六分にある凹み、頭を上げさせて取穴する。『霊枢』は、三分刺入、灸五壮。

○華蓋一穴、在ニ璇璣下一寸陥中、仰頭取之。鍼経ニ刺入三分、灸五壮。
○華蓋一穴、璇璣の下一寸にある凹み、頭を上げさせて取穴する。『霊枢』は、三分刺入、灸五壮。

○璇璣一穴、在ニ天突下一寸陥中、仰頭取之。鍼経ニ刺入三分、灸五壮。
○璇璣一穴、天突の下一寸にある凹み、頭を上げさせて取穴する。『霊枢』は、三分刺入、灸五壮。

○天突一穴、一名玉戸。在ニ頸、結喉下三寸、中央ニ宛宛中。陰維、任脈之会。仰頭取之。鍼経ニ刺入一寸、留七呼、灸三壮。鍼頭ニ宜向下施、所謂直下ニ是也。
○天突一穴、別名を玉戸（ぎょくこ）。頸で、甲状軟骨の下三寸、中央の凹み。陰維脈と任脈が交わる。頭を上げさせて取穴する。『霊枢』は、一寸刺入して七呼吸ほど留鍼する、灸三壮。鍼尖を下に向けて刺入すると良いが、それを直下という。

○廉泉一穴、一名本池。在-頷下、結喉-上、舌本-下。陰維、任脈之会。鍼経-刺入三分、留三呼、灸三壮。一方、刺入一寸、低鍼-取之。

○廉泉一穴、別名を本池（ほんち）。顎の下、甲状軟骨の上、舌根（ぜっこん）の下。陰維脈と任脈が交わる。『霊枢』は、三分刺入して三呼吸留める、灸三壮。別法では、上に向けて斜めに一寸刺入する。

○承漿一穴、一名懸漿。在-頤前、唇下-三分陥中。足陽明、任脈之会。合口-取之。鍼経-刺入三分、留六呼、灸三壮。

○承漿一穴、別名を懸漿（けんしょう）。顎の前で、唇の三分下にある凹（へこ）み。足陽明経と任脈が交わる。口を閉じて取穴する。『霊枢』は、三分刺入して六呼吸ほど留鍼する、灸三壮。

○霊枢本輸篇云、任脈、一次-足陽明人迎、二次-手陽明扶突、三次-手太陽天窓、四次-足少陽天容、五次-手少陽天牖、六次-足太陽天柱、七次-於督脈之風府。故七穴、皆主-暴瘖、喉痹、咽中-諸疾。

○『霊枢』本輸篇は前から「任脈、次の脈が足陽明経の人迎、その次が手陽明経の扶突、その次が手太陽経の天窓、その次が足少陽経の天容、その次が手少陽経の天牖、その次が足太陽経の天柱、その次が督脈の風府」という。この七穴は、いずれも急に声が出なくなったり、咽喉が痛くなったり、咽喉の様々な疾患を主治する。

◎任脈穴分寸歌

会陰ー正在両陰間、曲骨ー臍下毛際安、中極ー臍下四寸取、三寸関元二石門、気海ー臍下一寸半、陰交ー臍下一寸論、分明臍内号ー神闕、水分一寸臍上列、下脘建里中上脘、各穴一寸為君談、巨闕上脘一寸離、鳩尾ー蔽骨五分安、中庭ー膻中寸六分、膻中ー両乳中間看、玉堂紫宮至ー華蓋、相去各寸六分算、華蓋ー璣下一寸量、璇璣ー突下一寸当、天突ー結下宛宛中、廉泉ー頷下骨尖強、承漿ー地閣唇稜下、任脈二十四穴詳。

会陰は正に両陰（肛門と尿道）の間、曲骨は臍下の陰毛際、中極は臍下四寸を取る、三寸は関元、二寸石門、気海は臍下一寸半、陰交は臍下一寸、臍で分けるは神闕と呼ぶ、水分は臍の上一寸、下脘と建里に中上脘、それぞれ一寸ずつと君語る、巨闕と上脘は一寸離れ、鳩尾は剣状突起から五分に据える、中庭と膻中は一寸六分、膻中は両乳の中間を看る、玉堂と紫宮に華蓋、それぞれ互いに一寸六分離れる、華蓋は璇璣の下一寸を量り、璇璣は天突の下一寸、天突は喉仏下の凹(へこ)み、廉泉は顎の下で骨の出っ張り、承漿はオトガイで唇縁の下、これが任脈二十四穴。

＊「巨闕上脘一寸離」の原文は「巨闕上脘一寸半」。訂正した。

●衝脈・二十二

衝脈者、与任脈ー起於胞中、上循ー脊裏、為ー経絡之海。其浮於外者、循ー腹上行、会於ー咽喉、別而絡ー唇口。経又曰、衝脈者、起於ー会陰、併ー足少陰之経、挟ー臍上行、至ー胸中而散。其為病也、令人ー気逆而裏急。

衝脈は、任脈とともに子宮から起こり、背骨の裏に沿って上がり、経絡の海となる。その脈で体表にあるものは、腹に沿って上行し、咽喉で交わり、別れて口唇に絡まる。また『霊枢』は「衝脈は、会陰に起こり、足少陰経と一緒に行き、臍を挟んで上がり、胸中に達して散る」という。その病は、吐くけど何も出なくて腸が痙攣する。

◎鍼経衝脈所発一十二穴（左右中共二十四穴）

会陰（衝脈之会）、横骨、大赫、気穴、四満、中注、肓兪、商曲、石関、陰都、通谷、幽門（上十二穴、皆衝脈、足少陰之会）。

会陰（衝脈が交わる）、横骨、大赫、気穴、四満、中注、肓兪、商曲、石関、陰都、腹通谷、幽門（この十二穴は、いずれも衝脈と足少陰経が交わる）。

＊左右中共二十四穴とあるが、会陰は単穴なので二十三穴しかない。

◎衝脈経穴歌

衝脈所発十二穴、会陰横骨大赫ｰ列、気穴四満中注ｰ存、肓兪商曲石関ｰ接、陰都通谷及ｰ幽門、悉是ｰ少陰経裏穴。

衝脈の腧穴は十二穴、会陰、横骨、大赫と並び、気穴、四満、中注とあり、肓兪、商曲、石関が接し、陰都、腹通谷そして幽門、すべてが足少陰経と重なる穴。

●帯脈・二十三

帯脈者、起於ｰ季脇、迴身一周。其為病也、腰腹ｰ縦、溶溶如ｰ嚢水之状、若ｰ坐水中。

帯脈は、浮遊肋骨に起こり、身体を一周する。それによる病は、腰や腹が緩んで、氷嚢(ひょうのう)のように力が入らず、水中に坐っているように安定しない。

◎鍼経ｰ帯脈所発二穴

帯脈穴、維道（二穴与足少陽会）

帯脈、維道（両穴と足少陽経が交わる）

◎帯脈穴歌

此脈ㇾ環腰束一周、幾希犀玉ㇾ束人流、穴惟ㇾ帯脈与維道、足少陽経図ㇾ所収。

この脈は、腰を束ねて一周廻(まわ)り、いくつも珍しいサイ角の玉で人を束ねて流れるが、穴は帯脈と維道しかなく、足少陽経図に収められている。

●陽蹻脈・二十四

陽蹻者、起於ㇾ跟中、循ㇾ外踝上行、入ㇾ風池。其為病也、陰緩而陽急。以邪気ㇾ在陽経、故ㇾ陽脈緊急。陰不受邪、其脈ㇾ自舒緩也。陽蹻脈、本ㇾ太陽之別、合於太陽ㇾ其気上行、気併相還、則為ㇾ濡目。気不営ㇾ則目不合。

陽蹻脈は、踵骨から起こり、外踝に沿って上がり、風池に入る。それによる病は、屈側が緩んで伸側が引き攣る。邪気が陽経にあるので、陽脈が引き攣る。陰経は邪を受けないので、その脈はリラックスする。陽蹻脈は、足太陽経の絡脈で、足太陽経と一緒に気が上がり、そして気が一緒に循環して目を潤す。気が潤さなければ目が閉じない（眠れないこと）。

◎鍼経－陽蹻脈所発一十穴（左右共二十穴）

僕参（陽蹻之本）、申脈（陽蹻－所生也）、附陽（陽蹻之郄）、居髎（足少陽、陽蹻－会）、肩髃（手陽明、蹻脈－会）、巨骨（手陽明、蹻脈－会）、臑兪（手太陽、陽蹻－会）、地倉（手足陽明、陽蹻－会）、巨髎（足陽明、蹻脈－会）、承泣（足陽明、任脈、蹻脈－会）。

僕参（陽蹻脈の本）、申脈（陽蹻脈の生まれる所）、跗陽（陽蹻脈の郄穴）、居髎（足少陽経と陽蹻脈が交わる）、肩髃（手陽明経と陽蹻脈が交わる）、巨骨（手陽明経と陽蹻脈が交わる）、臑兪（手太陽経と陽蹻脈が交わる）、地倉（手足の陽明経と陽蹻脈が交わる）、巨髎（足陽明経と陽蹻脈が交わる）、承泣（足陽明経と任脈、陽蹻脈が交わる）。

◎陽蹻穴歌

陽蹻十穴、本－僕参、申脈附陽居髎－安、肩髃巨骨臑兪－並、地倉巨髎承泣－完。

陽蹻脈は十穴、本が僕参、申脈、跗陽、居髎と据える、肩髃、巨骨、臑兪と並び、地倉、巨髎、承泣で終わる。

●陰蹻脈・二十五

陰蹻脈者、亦起於ｰ跟中、循ｰ内踝、上行至ｰ喉嚨、交貫ｰ衝脈。為病ｰ陽緩而陰急。陰蹻脈者、足少陰之別、別於ｰ然谷之後、上ｰ内踝之上、直上循ｰ陰股、入ｰ陰、上循ｰ胸裏、入ｰ缺盆、上出ｰ人迎之前、入ｰ鼻、属ｰ目内眥、合於ｰ太陽。女子ｰ以為経、男子ｰ以為絡。

陰蹻脈も、踵(きびす)の中から起こり、内踝を巡って上がり、気管に達して衝脈を貫いて交わる。発病すると伸側が緩んで屈側が引き攣る。陰蹻脈は、足少陰経の絡脈であり、然谷の近位で別れて内踝の上に上がり、大腿内側を直上し、外生殖器に入り、上がって胸の裏を巡り、欠盆に入って上がり、人迎の前に出て、鼻に入り、目頭に属して足太陽経と合流する。女子は経脈とし、男子は絡脈とする。

◎鍼経ｰ陰蹻脈所発二穴（左右共四穴）

照海（陰蹻所生）、交信（陰蹻之郄）。

照海（陰蹻脈の生まれる所）、交信（陰蹻脈の郄穴）。

◎陰蹻穴歌

陰蹻脈ｰ起足跟中、循内踝ｰ上至喉嚨、穴惟ｰ照海与交信、少陰所発是其蹤。

陰蹻脈は踵(きびす)に起こり、内踝を上がって気管に達し、腧穴は照海と交信だけ、足少陰経の腧穴に従う。

●陽維脈・二十六

陽維者、起於-諸陽之会、維絡-諸陽。溢蓄-環流、灌漑-諸経者也。陽維、不能維-諸陽、則溶溶不能-自収持、其為病也-苦寒熱。

陽維脈は、陽経が交わる部位に起こり、各陽経を繋ぐ。陽経に溢れた気血を環流させ、各陽経を灌漑する。陽維脈が各陽経を繋がなければ、身体が溶けたようになって維持できず、それによる病は悪寒発熱に苦しむ。

◎鍼経-陽維脈所発一十三穴（左右二十四穴）

金門（陽維-所別属）、陽交（陽維-郄）、臑兪（手太陽、陽維、陽蹻-会）、天髎（手少陽、陽維-会）、肩井（足少陽、陽維-会）、陽白（足少陽、陽維-会）、本神（足少陽、陽維-会）、臨泣（足少陽、陽維-会）、正営（足少陽、陽維-会）、脳空（足少陽、陽維-会）、風池（足少陽、陽維-会）、風府（督脈、陽維-会）、瘂門（督脈、陽維-会）。

金門（陽維脈が別れ出て属す）、陽交（陽維脈の郄穴）、臑兪（手太陽経と陽維脈、陽蹻脈が交わる)、天髎(手少陽経と陽維脈が交わる)、肩井(足少陽経と陽維脈が交わる)、陽白(足少陽経と陽維脈が会する)、本神(足少陽経と陽維脈が交わる)、頭臨泣(足少陽経と陽維脈が交わる)、正営(足少陽経と陽維脈が交わる)、脳空(足少陽経と陽維脈が交わる)、風池(足少陽経と陽維脈が交わる)、風府(督脈と陽維脈が交わる)、瘂門(督脈と陽維脈が交わる)。

◎陽維穴歌

陽維経穴一十三、金門陽交臑兪ー安、天髎肩井与ー陽白、本神臨泣正営ー迨、脳空風池風府ー同、更有ー瘂門在其中。

陽維脈の経穴は十三穴、金門、陽交、臑兪と据え、天髎、肩井と陽白、本神、頭臨泣、正営に及ぶ、脳空、風池、風府と同じ、さらには瘂門が中にある。

●陰維脈・二十七

陰維者、起於ー諸陰之交、維絡ー諸陰、環流ー灌漑者也。陰維ー不能維諸陰、則ー悵然失志、其為病也、苦心痛。

陰維脈は、陰経が交わる部位に起こり、各陰経を繋ぎ、循環しながら流れて灌漑する。陰維脈が各陰経を繋がなければ、がっくりして希望をなくし、それによる病は、胃痛に苦しむ。

◎鍼経－陰維脈所発七穴（左右中共十二穴）

筑賓（陰維郄）、腹哀（足太陰）、大横（足太陰）、府舎（足太陰、厥陰）、期門（足太陰、厥陰）、天突（任脈）、廉泉（任脈）。

筑賓（陰維脈の郄穴）、腹哀（足太陰経と陰維脈の交点）、大横（足太陰経と陰維脈の交点）、府舎（足太陰経と足厥陰経、陰維脈の交点）、期門（足太陰経と足厥陰経、陰維脈の交点）、天突（任脈経と陰維脈の交点）、廉泉（任脈経と陰維脈の交点）。

◎陰維穴歌

陰維七穴有－筑賓、腹哀大横府舎－承、期門天突廉泉－序、載在鍼経－予所聞。

陰維脈の七穴は筑賓、腹哀、大横、府舎が承け、期門、天突、廉泉と並ぶと『霊枢』に載っていると私は聞いている。

＊これを見て分かるように、陽経と陽経の交点を会と呼び、陰経と陰経の交点を交と呼んで、両方を合わせて「交会穴」と呼んでいる。

●附‐鍼経不載諸家奇穴・二十八（付記。『霊枢』に記載がない各大家の奇穴二十八穴）

○十宣十穴、在‐手十指端上、是穴。宜‐三棱鍼出血。禁灸。治‐傷寒、不識尊卑、発痧等証。

○十宣（じゅっせん）十穴、手十指の尖端が穴位である。三棱鍼で出血させると良い。灸はいけない。悪寒のする伝染病、よいことと悪いことが分からない精神病、腹痛と下痢を伴う食中毒などを治す。

○手鬼眼二穴、在‐手大拇指端外側、去爪甲‐韮許。用綫縛定‐指、両大指‐縫内是穴。灸七壮。禁鍼。治‐五癇、呆痴、傷寒、発狂等証。

○手鬼眼（てきがん）二穴、手の親指先の橈側、爪の角をニラ葉ほど離れる。手のひらを合わせ、両親指を紐で縛り、親指の合わせ目が穴位である（鬼哭（きこく）のこと）。灸七壮。禁鍼。癲癇（てんかん）、鬱病（うつびょう）、悪寒のする伝染病、発狂などを治す。

○五虎四穴、在‐手第二指与第四指上、四穴倶是‐指背、第二節‐尖上、是穴。灸七壮。禁鍼。治‐手拘攣不開。

○五虎（ごこ）四穴（しけつ）、手の人差指と薬指の上、四穴とも手背で、基節骨の近位（中手指節関節）。拳を握って取穴する。灸七壮。鍼はしない。手が痙攣して開かないものを治す。

＊第二節は近位指節間関節だが、現在の穴位では中手指節関節が定位となっている。

○龍囦二穴、又名龍玄。在手側ー腕上、交叉紫脈上ー是穴。灸七壯。治ー牙歯疼痛、瀉。

○龍囦二穴、またの名を龍玄。手の橈側で手首の上、静脈が交叉する上が穴位である。灸七壮。歯の痛みに瀉法で治す。

＊前腕橈側で、手関節横紋から二寸。列欠の上五分の静脈。囦は淵の古い文字。

○小骨空二穴、在手小指ー第二節紋尖。灸七壯。禁鍼。治ー目羞明、怕風日、爛眼、迎風冷涙。

○小骨空二穴、手背で小指の基節骨の遠位（近位の指節間関節）。灸七壮。鍼はしない。羞明、風の吹く日を嫌う、眼瞼炎、風に当たると涙が出るものを治す。

○大骨空二穴、在ー手大拇指、本節側ー横紋尖。灸七壯。禁鍼。治ー目痛、失明、怕風、風沿爛眼、迎風下涙。

○大骨空二穴、手背の親指で、指節間関節の橈側、横紋の尖端。灸七壮。鍼はしない。目の痛み、失明、風を嫌う、眼瞼炎、風に当たると涙が出るものを治す。

○中魁二穴、在‐手中指、第一節尖。灸七壮。禁鍼。治‐翻胃吐食、眼疾、心疼痛。

○中魁二穴、手背の中指で、近位の指節間関節中央。灸七壮。鍼はしない。朝食で夕方に吐いて夕食で明け方吐く、眼病、胃痛を治す。

＊原文の「第一節尖」は「第二節尖」の誤り。二を一と印刷したのだろう。

○中都二穴、在‐手小指次指、本節‐陥中。鍼入一分、沿皮透‐陽池穴。治‐手背紅腫痛（瀉）、宜‐三棱鍼出血。

○中都二穴、手背の薬指で、中手指節関節の近位にある凹み。鍼を一分刺入し、陽池穴まで沿皮刺で透刺する。手背が赤く腫れて痛ければ瀉法、三棱鍼で出血させると良い。

＊「在手小指次指」の原文は「在手次指」。次指だけでは、人差指か薬指か分からないので加えた。中指との間。

○上都二穴、在‐手中指次指、岐骨間。鍼入一分、沿皮透‐陽池穴。治‐手臂紅腫生瘡。

○上都二穴、手背で、中指と人差指が二股に分かれた骨の間。鍼を一分刺入し、陽池穴まで沿皮刺で透刺する。手や前腕が赤く腫れてオデキができるものを治す。

＊「在手中指次指」の原文は「在手小指次指」。上都は、中指と人差指の間にあるので、小指を中指の誤字と考えて訂正した。「在手小指次指、岐骨間」では下都になる。下都の主治は上都と同じ。あるいは下都を上都と間違えたか。

本編の八邪八穴では正しく記載されている。

○二白四穴、在-手腕上四寸、一穴-在大筋内、一穴-在大筋外。鍼入五分、灸七壮。一法、用綫-量転脛間、除下、将-患人虎口量起、到-綫頭尽処、是穴。治-五種痔漏、便血。

○二白（にはく）四穴、前腕屈側で手首の上四寸、一穴は橈側手根屈筋の橈側、一穴は橈側手根屈筋の尺側にある。鍼を五分入れ、灸七壮。別の方法は、糸で脛の周りを測り、下を除き、患者の虎口から測り、その糸の先端が尽きるところが穴位である。五種類の痔や血便を治す。

＊「一法用綫量転脛間除下将患人虎口量起到綫頭尽処是穴」は、「量転脛間除下」が意味不明。

○膝眼四穴、在-膝蓋骨下、犢鼻穴-内外陥中。鍼入五分、灸七壮。治-膝紅腫疼痛、鶴膝風。

○膝眼（しつがん）四穴、膝蓋骨の下で、犢鼻穴の内側と外側にある凹（へこ）み。鍼を五分刺入、灸七壮。膝が赤く腫れて痛む、膝上下の筋肉が細くなって関節が腫れ、鶴の足のようになったものを治す。

＊『銅人』によると、犢鼻は外膝眼ではなく、膝蓋靱帯の中央にあった。

○肘尖二穴、在-手肘、大骨尖上-是穴。灸七壮。禁鍼。治-眼目疼痛、翳膜、冷涙、風沿眼爛。与-肩髃、併灸-治瘰癧。

○肘尖二穴、肘頭の先端が穴位である。灸七壮。鍼はしない。眼痛、目の翼状片、涙が出る、眼瞼炎を治す。肩髃と一緒に施灸すれば、リンパ結核を治す。

○金津一穴、在－舌底、在－左紫脈上、是穴。禁灸。宜用－三棱鍼出血。治－小児重舌、大人－乳蛾等症、出血妙。

○金津一穴、舌の裏で、左の舌静脈上が穴位である。灸はいけない。三棱鍼で出血させると良い。小児の舌下が腫れたり、大人の扁桃腺の腫れなどを治し、出血させると良い。

○玉液一穴、在－口舌底、右紫脈上－是穴。禁灸。宜用－三棱鍼出血。治－五痔、重舌、乳蛾等症。

○玉液一穴、舌の裏で、右の舌静脈上が穴位である。灸はいけない。三棱鍼で出血させると良い。五種類の小児の栄養不良、舌下の腫れ、扁桃腺の腫れなどを治す。

○海泉一穴、在－口舌底根、当中－紫脈上、是穴。宜－三棱鍼出血。禁灸。治－舌上諸病。鍼－不宜深。

○海泉一穴、舌小帯で、静脈の上が穴位である。三棱鍼で出血させると良い。灸はいけない。舌の様々な病を治す。深く刺してはいけない。

○内迎香二穴、在－鼻孔内。用箬葉－做一箬管、搐動出血、治－眼紅腫。一法、在－鼻柱、両傍－珠上陥中、是穴。鍼入二分。治－鼻息肉、不聞香臭。

○内迎香(うちげいこう)二穴、鼻孔の内側。チマキを作る笹(ささ)の葉を巻いて、笹管を一本作り、それを鼻の穴に突っ込んで揺り動かして出血させる。結膜炎を治す。一法、鼻中隔を挟んで両傍ら、鼻翼の上にある凹みが穴位である。鍼を二分刺入する。鼻茸(はなたけ)、匂いの分からないものを治す。

○癭兪二穴、在－廉泉穴下、近－結喉骨上、是穴。鍼入三分、灸七壮。治－癭等症。

○癭兪(えいゆ)二穴、廉泉穴の下で、甲状軟骨の上近くが穴位である。鍼を三分刺入、灸七壮。甲状腺腫などを治す。

○魚腰二穴、一名吊睛。在－両眉中間。鍼入一分、沿皮－向外、透－魚尾穴。禁灸。治－眼紅腫疼痛、瀉之良。

○魚腰(ぎょよう)二穴、別名を吊睛(ちょうせい)。眉の中点。鍼を一分刺入し、外に向けて魚尾(ぎょび)穴まで沿皮刺(えんぴし)で透刺(とうし)する。灸はいけない。結膜炎の痛みを治し、瀉法すると良い。

○子宮二穴、在－臍下四寸、中極穴両傍－各開三寸、是穴。鍼入二寸五分、灸三七壮。治－血崩、漏下、及男子、婦人－無子。

○子宮二穴、臍下四寸、中極穴を挟んで両傍ら三寸ずつ離れた部位が穴位である。鍼を二寸五分刺入、灸なら三から七壮。大量の不正出血、生理が続く、そして男女ともに不妊症を治す。

○関元二穴、在－曲骨穴微上、両傍－各開三寸、是穴。鍼入三寸、灸五十壮。治－乳痃、疝気、肚腹膨脹、偏墜、木腎、遺尿－先補後瀉。

○関元二穴、曲骨穴の少し上を挟んで両傍ら三寸ずつ離れた部位が穴位である。鍼を三寸刺入する、灸五十壮。乳房のシコリ、鼡径ヘルニア、腹部の膨脹、陰嚢ヘルニア、睾丸が腫れて痛みがない、遺尿を治し、補法した後で瀉法する。

○腋縫二穴、在－肩柱骨前、縫尖－是穴。鍼入五分、灸七壮。治－肩胛疼痛。

○腋縫(えきほう)二穴、肩峰の前で、腋窩横紋先端が穴位である。鍼を五分刺入、灸七壮。肩甲骨の痛みを治す。

○蘭門二穴、在－曲骨穴、両傍－各開二寸。鍼入一寸五分、灸三七壮。治－膀胱七疝之気。

○蘭門(らんもん)二穴、曲骨穴を挟んで両傍ら二寸ずつ離れた部位が穴位である。鍼を一寸五分刺入、灸なら三から七壮。七種類の疝径ヘルニアを治す。

＊七疝は、五臓疝と狐疝、癩疝。書籍によって七疝の意味するものが異なる。

○髖骨四穴、在‐膝上、梁丘穴両傍‐各開五分。鍼入五分、灸二七壮。治‐腰腿脚膝無力麻木、補多瀉少。膝蓋紅腫‐瀉之。又法、在‐梁丘穴、両傍一寸。

○髖骨（かんこつ）四穴、膝の上、梁丘穴を挟んで両傍ら五分ずつ離れた部位が穴位である。鍼を五分刺入、灸なら二から七壮。腰や腿、足や膝が無力で感覚がなければ、補法を多く、瀉法を少なくする。膝頭が赤く腫れていれば瀉法。一説には、梁丘穴を挟んで両傍ら一寸。

○独陰二穴、在‐足第二指、節下‐横紋縫中。灸二七壮。禁鍼。治‐難産、胎衣‐不下、偏墜、木腎。

○独陰（どくいん）二穴、足底の第二趾で、近位指節間関節の下、横紋中。灸を二から七壮。鍼はしない。難産、胎盤が出ない、陰嚢ヘルニア、睾丸が腫れて痛みがないものを治す。

○鬼哭四穴、在‐手足大指端、去‐爪甲外側。用縄‐縛定、取‐両指縫内、是穴。灸七壮。禁鍼。治‐傷寒、発狂、癇疾、痴呆。

○鬼哭四穴、手足の親指の端、爪の外側。紐で親指を縛り、手足の指の合わせ目が穴位である。灸七壮。鍼はしない。悪寒のする伝染病、発狂、癲癇、鬱病を治す。

○太陽二穴、在-頭額角、髪際下-紫脈上。用-三棱鍼出血。治-目疼。
○太陽二穴、額角で髪際の下、静脈の上。三棱鍼で出血させる。眼の痛みを治す。

○脳堂一穴、在-頭後、風府穴-上一寸五分、玉枕骨-下陥中。鍼入二分、灸三七壮。治-脳頂頭暈痛。
○脳堂一穴、頭の後ろ、風府穴の上一寸五分、外後頭隆起の下にある凹み。鍼を二分刺入する、灸なら三から七壮。頭頂の眩暈や痛みを治す。

○胛縫二穴、在-肩背、胛縫尖-尽処。直鍼入三分、灸三七壮。治-肩背髆臂痛、瀉。手足無力、補。
○胛縫二穴、肩背部で、肩甲骨の尖端が尽きる部位。鍼を三分直刺する、灸なら三から七壮。肩背部や上腕、前腕の痛みを治すには瀉法。手足の無力を治すには補法。

*現在の書籍では、肩甲骨の上角と下角の二穴。背中で肩甲骨との境目。両側で四穴ある。この文では「直鍼入三分」

だが、『鍼経図』では三寸、『医学綱目』では二寸半刺入とある。一般に外へ向けて一寸平刺する。直刺で三分は危険。

三寸や二寸半直刺できるのは、腋窩横紋の後端。

○鼻柱一穴、在ｰ鼻柱尖上。専治ｰ鼻上酒酔風、宜ｰ三棱鍼出血。

○鼻柱（びちゅう）一穴、鼻中隔尖端の上。鼻上の酒皶皮（しゅさび）だけを治し、三棱鍼で出血させると良い。

○耳尖二穴、在ｰ耳尖上。巻ｰ耳、取ｰ尖上、是穴。治ｰ眼生翳膜、用小艾炷ｰ灸五壮。

○耳尖（じせん）二穴、耳尖の上。耳を前に折り、耳の尖った上が穴位である。眼に翼状片ができたものを治し、小さな艾炷で灸五壮。

○聚泉一穴、在ｰ舌上、当ｰ舌中、吐出舌ｰ直縫陥中。用ｰ三棱鍼出血。治ｰ喘欬、久嗽ｰ不愈、舌苔、舌強。

○聚泉（じゅせん）一穴、舌面上で、舌の中央、舌を出し、舌正中溝にある凹（へこ）み。三棱鍼で出血させる。咳して喘ぐ、咳が長引いて治らない、舌苔が膨れる、舌が強（こわ）ばるものを治す。

○肩柱骨尖二穴、在-肩端、起骨-尖上。灸五壮。治-瘰癧、手-不能挙動。

○肩柱骨尖（けんちゅうこつせん）二穴、肩峰の端で、肩峰が始まる先端。灸五壮。頚部のリンパ結核、腕が挙がらないものを治す。

○内踝尖二穴、在-足内踝骨、尖上。灸五壮。治-下牙痛、足内廉-転筋。

○内踝尖（ないかせん）二穴、足で内踝骨の最高点。灸五壮。下歯痛、足底内縁の引き攣りを治す。

○外踝尖二穴、在-足外踝骨、尖上。灸七壮。治-足外廉転筋、脚気、寒熱。宜-三棱鍼出血。

○外踝尖（がいかせん）二穴、足で外踝骨の最高点。灸七壮。足底外縁の引き攣り、脚気、悪寒発熱を治す。三棱鍼で出血させると良い。

○囊底一穴、在-陰囊裏、十字紋中。用艾-如小豆大、灸七壮。治-外腎風瘡、小腸疝気家-一切症候。

○囊底（のうてい）一穴、陰嚢の裏で、十字になった陰嚢縫線の中。小豆大の艾炷で灸七壮。睾丸の疥癬、鼡径ヘルニアなど全部の症状を治す。

○印堂一穴、在-両眉、陥中。鍼入一分、灸五壮。治-小児驚風。

○印堂（いんどう）一穴、両眉の間にある凹み。鍼を一分刺入、灸五壮。小児のヒキツケを治す。

○八邪八穴、在-左右手十指、岐骨間-縫中。①其一、大都二穴、在-手大指次指、虎口-赤白肉際間、握拳-取之。鍼入一分、灸七壮。治-頭風、牙痛。②其二、上都二穴、在-手食指中指、本節-岐骨間縫中、握拳-取之。鍼入一分、灸五壮。治-手臂紅腫。③其三、中都二穴、在-手中指無名指、本節-岐骨間縫中、一名液門。鍼入一分、灸五壮。治-手臂紅腫。④其四、下都二穴、在-手無名指小指、本節-岐骨間縫中、一名中渚穴、中渚在-液門下五分。鍼入一分、灸五壮。治-手背紅腫。竇氏-鍼八邪穴、鍼入一分、更沿皮-向後一寸五分、宜出血。治-手膊紅腫、手上諸疾。

○八邪（はちじゃ）八穴、左右の手背十指で、二股に分かれた水掻（みずか）きの縫中。①その一、大都（だいと）二穴、手で、人差指と親指の間、手掌と手背の皮膚の境い目、拳を握って取穴する。鍼を一分刺入、灸七壮。慢性頭痛や歯痛を治す。②その二、上都（じょうと）二穴、人差指と中指の中手指節関節間の遠位で、二股に分かれた骨の間縫中、拳を握って取穴する。鍼を一分刺入、灸五壮。前腕が赤く腫れたものを治す。③その三、中都（ちゅうと）二穴、中指と薬指の中手指節関節間の遠位、二股に分かれた骨の間縫中、別名を液門。鍼を一分刺入、灸五壮。前腕が赤く腫れたものを治す。④その四、下都（げと）二穴、薬指と小指の中手指節関節間の遠位、二股に分かれた骨の間縫中、別名を中渚穴、中渚は液門の近位五分。鍼を一分刺入、灸五壮。

手背が赤く腫れたものを治す。竇漢卿(とうかんきょう)は、八邪穴の刺鍼で、鍼を一分刺入し、さらに手首へ向けて一寸五分ほど沿皮刺(えんぴし)する、出血させると良い。手や腕が赤く腫れたり、さまざまな手の疾患を治す。

○八風八穴、在ｰ足十指陥中。竇氏ｰ鍼直入五分、宜出血。治ｰ紅腫脚気。

○八風(はっぷう)八穴、足の十趾にある凹み。竇漢卿(とうかんきょう)は、鍼を五分ほど直刺し、出血させると良い。赤く腫れた脚気を治す。

＊八風は手の八邪に対応し、すべて足趾の間にある。

○天応穴、即千金方ｰ阿是穴。玉龍歌ｰ謂之、不定穴。但痛処、就於ｰ左右穴道上、臥鍼ｰ透痛処瀉之、経所謂ｰ以痛為腧是也。若ｰ青腫、酸疼、麻木不仁、寒痛等症、補、灸五七壮。紅光腫毒痛、宜ｰ三棱鍼出血。

○天応穴(てんおうけつ)、つまり『備急千金要方』の阿是穴(あぜけつ)である。玉龍歌は「不定穴(ふていけつ)」という。ただ痛む部位で、その左右の穴位の上に、痛む部位へ鍼を寝かせて透刺(とうし)して瀉法する。『霊枢』の「痛む部位を治療穴とする」とは、これである。もし、青く腫れてだるく痛む、知覚がなくて感覚がない、冷えて痛むなどの症状は、補法で灸を五から七壮。デキモノが赤く腫れて痛めば、三棱鍼で出血させると良い。

●睛中穴-主治内障・二十九（睛中穴は白内障を主治）

○龍木居士-金鍼撥転瞳人妙訣（龍木居士の金鍼を瞳孔で転がす妙訣）

睛中二穴、在-眼青、白珠縫中。法-以暑月、先用-布、搭-目外、以冷水-淋一刻。方-将三棱鍼、於目外角、離-黒珠一分許、刺入半分-取出。然後、用金鍼-鍼入数分深、自-上層転撥、向-瞳人、軽軽而下、斜挿定目角、即能-見物。一飯頃-出鍼、軽扶-偃臥、仍用-青布、搭-目外。再以-冷水、淋三日-夜止。初鍼、盤膝-正坐、将-箸一把、両手握-於胸前、寧心-正視、其穴-易得。治一切-内障、年久-不能視物、頃刻-光明、神秘穴也。

睛中二穴、眼の黒白の境い目にある。方法は、夏の盛り、まず布で目を覆い、冷水を二時間垂らす、冷えたら目尻で黒目から一分ほど離れた部位に三棱鍼を入れ、半分ほど刺入したら取り出す。そのあと捕虫網のような金属鍼を数分の深さに入れ、上部から瞳孔に向けてクルリと転がし、軽く下げ、斜めに挿して白い塊を取れば、すぐ見えるようになる。少ししたら鍼を出し、軽く支えて寝かせ、黒い布で目を覆う。さらに冷水を三日垂らし、夜は止める。鍼するときは、あぐらをかいて正坐し、箸を一握りほど両手で胸の前に握らせ、心を落ち着けて正視させれば、穴位が取りやすい。すべての白内障を治し、年老いて見えなくなった人が、すぐに見えるようになる神秘の穴である。

◯鍼‐内障秘訣歌

内障‐由来十八般、精医明哲‐用心看、分明一一知‐形色、知得行鍼‐自入玄、察他‐冷熱虚和実、多驚‐先服定心丸、弱翳細鍼‐粗撥老、鍼形‐不可一般般、病虚新瘥‐懐妊月、鍼後‐応知将息難、不風不雨‐兼吉日、清斎三日‐在鍼前、安心定坐‐存真気、医師‐全要静心田、有血‐莫驚須住手、裏封‐如旧勿頻看、若然頭痛不能忍、熱茶和服草烏煙、七日解封‐方視物、花生水動‐莫開言、還睛圓散‐堅心服、百日水輪‐澈九淵。

白内障の原因は十八種、詳しく調べて細かく見る、分類して一つ一つ形や色を知る、分かったら鍼をして黒目に入れる、その冷熱や虚実を観察し、患者が恐がれば先に定心丸を飲ませる、少しの塊なら太い鍼で払う、鍼の形は一般とは違う、病が虚していれば新たに治る懐妊の月、鍼の後は休むのが難しいと分かる、風でもなく雨でもない吉日、鍼する前に三日ほど生臭い食事を断つ、心を落ち着けて坐って真気を残し、医師は心の底から安静にし、血が出ても驚ろいて手を止めるなかれ、珍しい骨董品を頻繁に見ないように、手術が終わったあとは包帯し、もし耐え難い頭痛があれば、熱い茶と草烏煙を飲む、七日目に包帯を解いて始めて見える、花は生き生き水は動くことというまでなく、瞳の色は元通りになって心服し、百日は瞳孔が九淵のように透き通る。

＊草烏煙とは『世医得効方』の草烏散で、麻酔作用がある。

○鍼内障要歌

内障ー金鍼鍼了時、医師ー治法要精微、綿包黒ー如豆毬子、眼上安排ー慢熨之、頭辺鎮枕ー須平穏、仰臥三朝ー莫厭遅、封後ー或然微有痛、脳風牽動ー莫狐疑、或鍼或烙ー依前法、痛極ー仍将火熨宜、塩白梅ー含止咽吐、大小便ー起与扶持、高声叫喚ー私人欲、驚動ー睛輪見雪飛、三七ー不須湯洗面、鍼痕ー湿著痛微微、五辛酒麺周年慎、出戸昇堂ー緩歩移、双眸ー瞭瞭光明日、狂吝嗔ー予泄聖機。

白内障の鍼治療が終わったら、医師の治療法は細かくする、綿で黒豆のような眼球を包み、ゆっくり眼の上を暖める、頭は枕に安定させて載せ、仰臥すること三つの朝だが遅いと嫌うなかれ、包帯したあと少し痛む、頭痛して痙攣しても狐じゃない、鍼や火鍼を使ってみる、ひどい痛みは温湿布、梅干を口に含めば嘔吐が止まる、大小便で起きるときは支え、声高に叫んで貰う、白い斑点が眼睛にあれば、二十一日の間は洗顔しない、鍼痕が湿って少し痛む、ニンニクやニラネギなど五辛と酒や小麦を一年断ち、外に出る時ゆっくり歩く、二つの眼に光が戻る、秘密の方法を私が漏らしたことで、ケチが怒り狂う。

＊こうした白内障治療だが、虹彩部分を切って鍼を瞳孔に入れ、アイスクリームを掬う丸型のスプーンのような鍼か、または捕虫網のような鍼を使って、固まった白い物を瞳孔から抜き取る。消毒しないので、感染して失明するリスクと成功が半々だったらしい。現在は眼内レンズがあるので、こうした白内障の鍼は禁じられている。その方法は『鍼

灸大成』に詳しい。練習では、羊の目玉を使うらしい。

鍼方神照集・終

鍼方六集巻之一　開蒙集

古歙鶴皋　呉崑述
海陽忍庵程標梓

叙曰、鍼方神矣。失-其伝者、未得-其旨也。余-討論鍼方、研窮-古今、読-標幽而後、神識-通貫、遂掲-八法五門、並-訓如下、署曰-開蒙集。

まえがきとして、鍼の方法は、すばらしい。その教えをなくし、その意味が分からなくなった。私は鍼の方法を考察し、古今の方法を窮め、『標幽賦』を読んだあと、すべてが理解でき、奇経八脈を使った八法と五兪穴が明かになった。その教訓は以下であり、それを開蒙集とする。

●竇太師-標幽賦・一（竇太師の『標幽賦』・※は呉崑の注釈）

宋北朝、竇傑、字漢卿、今広平府肥郷県人、為竇太師、謚文貞。善鍼、嘗作此賦。予嘉之、注為庭訓。標、榜也、猶表章也。鍼之為道、玄微淵奥、故曰幽。

※宋の北朝で、名は竇傑、あざなを漢卿、今でいう広平府の肥郷県人で、竇太師となり、戒名は文貞。鍼が巧く、この歌を作った。私が讃え、注を付けて家訓とする。標とは標榜で、著作のようなものである。鍼の道は、玄妙で奥深いため幽という。

○**拯救之法、妙用者鍼。**

上古ｌ神良之医、鍼為先務。末世ｌ失其伝、故ｌ莫知其妙。竇氏ｌ妙之、其所得者ｌ深矣。

○救済の法で、妙（たえ）なるは鍼。

※古代の名医は、まず鍼を使う。それが末世には失われ、そのすばらしさが分からない。それについて竇漢卿（とうかんきょう）は巧みであり、知識も深い。

○**察ｌ歳時於天道。**

歳有ｌ五運六気、時有ｌ主客加臨、皆ｌ当察之、以審ｌ病原。

○季節の自然を察する。

※年には五運六気があり、季節の主と客が加わるので、それを察して病の原因を調べる。

＊『素問』の六十五篇から七十四篇までが五運六気の内容。この部分を翻訳した書籍がなく、浅野周の『素問・現代語訳』のみに掲載されている。

○**定ｌ形気於予心**

形有ｌ厚薄肥痩堅脆、気有ｌ長短怯壮虚実、皆ｌ当定之於心、以施ｌ鍼治。

○体形と状態を自分の心に定める。

※体形には厚い薄い、肥えている痩せている、身体が硬いかふにゃふにゃしているかがあり、状態には筋肉が緩んでいるか萎縮してるか、弱っているか丈夫か、虚か実かがあり、すべて心に定めて鍼を施術する。

○春夏－痩而刺浅、秋冬－肥而刺深。

春夏－気浮於表、故云－痩。秋冬－気沈於裏、故云－肥。

○春夏と痩せた人は浅刺（せんし）、秋冬と太った人は深刺（しんし）する。

※『霊枢』によると、春夏は気が体表に浮いているから痩せているといい、秋冬は気が体内に沈んでいるから太っているという。

○不窮－経絡陰陽、多逢－刺禁。

知病－在経在絡、為陰為陽、則－万挙万当。不明－経絡陰陽、妄施－鍼治、則－虚実失宜、刺家－所禁。

○陰陽の経絡を知らなければ、刺してはいけない部位に刺すばかり。

※病が経にあるのか絡にあるのか、陰経にあるのか陽経にあるのか知っていれば、刺すところすべてが的（まと）を得る。経絡の陰陽を知らなければ、デタラメに鍼で施術し、虚実も調えられないので、鍼師

がやってはいけないことである。

○既論-臓腑虚実、須向-経尋。

知臓腑-何者為虚、何者為実、各有-所主経穴、宜尋-其邪由、而施-鍼治。

○臓腑の虚実を論じたら、病んだ経絡を尋ねる。

※臓腑の何が虚なのか、何が実なのかを知れば、それぞれを主治する経穴があり、その邪がどこから来たかを調べて鍼を施術する。

○原夫-起自中焦、水-初下漏、太陰-為始、至-厥陰而方終。穴出-雲門、抵-期門而最後。

此略言-穴起止。

○経脈を流れる気血は中焦から起こり、水時計が漏れ始めると手太陰肺経から始まって足厥陰肝経で終わる。穴位は雲門から出、期門に触れて終わる。

※これは、おおよその経穴の起止を述べている。

○正経十二、別絡-走三百餘支。正側偃伏、気穴-有六百餘候。

此略言-経穴之数。

○経脈は十二あり、それから別れる絡脈は三百あまり。正面、側面、背面と、腧穴は六百あまりある。
※これは、およその経穴の数を述べている。

○**手足三陽、手走頭而頭走足。手足三陰、足走腹而胸走手。**
手之三陽、従ー手走至頭。足之三陽、従ー頭走至足。手之三陰、従ー臓走至手。足之三陰、従ー足走入腹。
○手足の三陽経は、手から頭、頭から足に走る。手足の三陰経は、足から腹、胸から手に走る。
※手の三陽経は、手から頭。足の三陽経は、頭から足。手の三陰経は、臓から手。足の三陰経は、足から腹に入る。

○**要識ー迎随、須明ー逆順。**
手足三陰三陽、経絡ー伝注、周流ー不息。逆順ー不同、鍼法有ー迎随補瀉。要識ー鍼法迎随、須明ー経脈逆順。
○迎随を知るには、経脈の方向を明かにせねばならぬ。
※手足の三陰経と三陽経は、経絡が引き継がれて、休むことなく循環する。流れる方向が違うため、鍼法には迎随補瀉がある。鍼法の迎随では、経脈の流れる方向を明らかにせねばならない。

○況夫‐陰陽気血、多少為最。厥陰太陽、少気多血。太陰少陰、少血多気。而又‐気多血少者、少陽之分。気盛血多者、陽明之位。

多者易実、宜瀉其多。少者易虚、宜補其少。

○まずは陰陽経脈の気血の多少が最重要。厥陰経と太陽経は少気多血。太陰経と少陰経は少血多気。そして多気少血は少陽経。血気とも多くて盛んなのは陽明経。

※多ければ実しやすく、その多を瀉すと良い。少なければ虚しやすく、その少を補うと良い。

○先詳‐多少之宜、次察‐応至之気。軽滑慢而未来。沈渋緊而已至。既至也、量‐寒熱而留疾。未至也、拠‐虚実而補引。気之至者、若‐魚呑鈎餌之浮沈。気未至者、似‐閑処幽堂之深邃。気至速而効速、気至遅而不治。

留者、久留其鍼‐於孔穴也。疾者、疾出‐其鍼也。

○まず気血の多少の良し悪しを知り、次は鍼に応じて至る気を観察する。鍼が軽く滑って緩ければ、まだ気が至っていない。鍼が沈んで渋り、締め付けられているようならば、気が至っている。気が至ったら、寒熱に基づいて、留鍼（りゅうしん）するか速抜（そくばつ）する。気が至らなければ虚実に基づいて、鍼を入れたり出したりする。気が至っていれば、魚が釣り針（つばり）を呑みこんだように鍼が浮沈する。気が至らなければ、誰もいない閑散（かんさん）とした建物を深く進んでゆくように手応えがない。気が速く至れば速効性があり、なかなか気が至らねば治せない。

※留とは、久しく鍼を穴位に留めておくことである。疾とは、すぐに抜鍼することである。

○観夫－九鍼之法、毫鍼－最微、七星－上応、衆穴－主持。本形－金也、有－蠲邪扶正之道。短長－水也、有－決凝開滞之機。定刺－象木、或邪或正。口蔵－比火、進陽－補羸。循捫－可塞以象土。実応－五行而可知。

九鍼－鑱鍼、圓鍼、鍉鍼、鋒鍼、鈹鍼、圓利鍼、毫鍼、長鍼、大鍼也。毫鍼第七、取数於星、故云－応七星。

○九鍼の法を見ると、毫鍼が最も細く、空では北斗七星に対応し、すべての穴位を受け持つ。本体は金属であり、邪を除いて正を助ける。鍼体の長短は水であり、凝(こ)りを決壊させて滞りを開くシステムだ。刺法は木のように、斜めにしたり直刺する。鍼を口に含めば火のようで、陽を進めて激痩せを補う。経脈に沿って撫(な)でたり推したりするのは、土で塞ぐようである。だから鍼は五行すべてに対応していると分かる。

※九鍼には、鑱(ざん)鍼、圓(えん)鍼、鍉(てい)鍼、鋒(ほう)鍼、鈹(ひ)鍼、圓利(えんり)鍼、毫(ごう)鍼、長(ちょう)鍼、大(だい)鍼がある。毫鍼は七番目で、星に倣(なら)っているから北斗七星が応じるという。

○然是一寸六分、包含ｰ妙理。

一寸六分、毫鍼之度也。上応ｰ七星、備ｰ五行之象、是ｰ包含妙理。

○一寸六分の毫鍼とはいえ、そこには妙(たえ)なる道理を含む。

※一寸六分の毫鍼は、空の北斗七星に相応し、五行すべてを備えており、優れた道理がある。

○雖ｰ細擬於毫髪、用貫多岐。

毫鍼ｰ為質甚微、如下文ｰ平五臓、調六腑、遣八邪、開ｰ四関、所貫何多岐。

○髪の毛ほどの鍼ではあるが、使い方は多岐(たき)に及ぶ。

※毫鍼は細いけど、次の文のように五臓のバランスをとり、六腑を調え、八邪を追い出し、四関を開くので、さまざまな効用がある。

○可平ｰ五臓之寒熱、能調ｰ六腑之虚実。

補之、則寒者温。瀉之、則熱者涼。気至、則虚者実。気散、則実者虚。

○五臓の寒熱を平らげ、六腑の虚実を調えられる。

※補法なら悪寒を温める。瀉法で、発熱を涼しくする。鍼下に気が至れば、虚が実する。邪気が散れば、実が虚となる。

○拘攣閉塞、遣八邪而去矣。

手足拘攣、経隧-閉塞、八風之邪-所為也。宜用鍼-汗之、遣去-八風之邪。

○引き攣って閉塞すれば、八邪を追い出して去らせる。

※手足が引き攣り、経脈が塞がるのは、八風の邪の仕業（しわざ）である。鍼の汗法（かんぽう）を使って、八風の邪を追い出すと良い。

＊八風の邪は、八方向から吹く風。『霊枢』の終わり、九宮八風篇に記載されている。

○寒熱痹痛、開-四関而已之。

四関、乃十二経別走之絡、為-陰陽表裏、交通-隘塞之地。在於-四末、如-往来之関隘、故曰-四関。言-為寒為熱、為痹為痛、皆-四関閉塞所致。宜-開通四関而已之。

○悪寒発熱や痛みは、四関を開くと治る。

四関とは、十二経から別れる絡脈で、陰陽の表裏経を繋ぐ要害（ようがい）の場所である。手足の末端にあり、往来する関所（せきしょ）のようだから四関という。寒や熱、痺れや痛みは、いずれも四関が閉塞して起きている。四関を開通させればよく、それで治る。

○凡刺者、使₋本神、朝而後入。既刺也、使₋本神、定而気随。神₋不朝而勿刺、神₋已定而可施。

本神、主宰₋本経元神也。前云₋気至、此云₋神朝、旨哉言矣。難経₋所謂、知為鍼者₋信其左、乃本神₋朝穴也。自₋非神良、悪₋能道此。

○刺鍼では、意識を刺鍼部位に向かわせてから刺入する。刺鍼したあとは、精神を安定させれば、それに気も伴う。意識が向かわないのに刺すなかれ、精神が定まってから施術する。

※本神とは、本経を主宰する元神（げんしん）である。前に気至といったが、これは精神が集まるというのと同じ意味である。『難経』七十八難に、鍼を知るものは押手に注意するとあるが、これは意識が穴位に向かうからである。自分の精神が集中していなければ、どうして鍼ができようか。

○定脚処、取気血₋為主意。

立定₋主意。気病₋調気、血病₋取血。調気₋用迎随補瀉、取血則出₋凝結之血而已。蓋甚₋血不去、留之於₋経、則成病₋痹故也。

○原則を定めて、気血を取る考え。

※考えを立てて定める。気病なら気を調え、血病には血を取る。気を調えるには迎随補瀉、血を取るには凝結した血を出せばよい。瘀血（おけつ）がひどくて去らず、経に留まれば痛みの病になるからである。

○**下手処、認-水土是根基。**

水謂腎、土謂脾。腎水-不虧者、如-樹之有根。脾土-不敗者、如-室之有基。雖-枝葉披離、垣墻-頽敗、猶能-建立。假令-腎虧脾敗、是-無根基、不足-以施鍼治也。

○刺鍼する部位は、水土が根幹と知れ。

※水とは腎、土とは脾。腎水が虧損（きそん）していなければ樹木に根があるようなもの。脾土が敗（やぶ）れていなければ家に基礎があるようなもの。たとえ枝葉が離れようと、塀（へい）が壊れようと、まだ立っていられる。もし人の腎と脾が壊れていれば、それは根や基礎がないようなもので、鍼を施術しても治らないない。

○**天地人三才也、湧泉同璇璣、百会。**

湧泉二穴、在-足心、屈-足蜷指縫中、与-大指本節、平等-是穴、主持-三焦諸疾。史記、済北王-阿母、患-熱厥、倉公-刺足下、立愈、蓋-此穴也。璇璣一穴、在-天突下一寸陥中、主-胸膺諸疾。百会一穴、一名三陽五会、在-頂中央、用草-斉前後髪際量、折当中-是穴。手足三陽、督脈之会、主-諸陽病。史記、虢太子-尸厥、扁鵲-取三陽五会、有間、太子-蘇、蓋-此穴也。言此三穴、名曰三才、主-上、中、下-周身之疾。

○天地人の三才は、湧泉と同じく璇璣、百会。

※湧泉二穴は、足心で、足を底屈した縫線（ほうせん）中、第一趾の中足指節関節と水平なのが穴位であり、三焦の疾患を主治する。『史記（しき）』に、済北王（さいほくおう）の阿母（あぼ）が熱厥（ねっけつ）になり、倉公（そうこう）が足底を刺すと、たちどころに治ったとあるのが、この穴である。璇璣一穴は、天突穴の下一寸にある凹（へこ）み、胸部の疾患を主治する。百会一穴、別名を三陽五会（さんようごえ）、頭頂部の中央、草で前後の髪際を測り、その中点が穴である。手足の三陽経と督脈の交点で、さまざまな陽病を主治する。『史記』に、虢（かく）太子が仮死状態になり、扁鵲（へんじゃく）が三陽五会を取った。しばらくすると太子が蘇生（そせい）したというのが、この穴である。こうした三穴を三才と呼び、全身の上、中、下の疾患を主治する。

＊熱厥は『素問』に、熱邪が盛んで陰気不足とあり、手足や発熱して尿赤の症状がある。また熱中症も指す。

○上中下三部也、大包与天枢、地機。

大包二穴、直-腋下六寸、為-脾之大絡、布-胸脇、出-九肋及季脇端。別絡-諸陰、総統-陰陽、由-脾灌五臓。天枢二穴、挟-臍両傍各二寸、胃脈-所発、大腸-募也。地機二穴、足太陰-郄、穴在-膝下五寸。言此三穴、皆-脾胃所発、主-中宮気血、脾胃-諸疾。

○上中下の三部は、大包、天枢、地機である。

※大包二穴は、腋の直下六寸、脾の大絡で、胸脇に広がり、第九肋骨と浮遊肋骨の端に出る。別か

れて各陰経に絡まり、陰陽経脈を統括（とうかつ）し、ここから脾は五臓を灌漑する。天枢二穴は、臍を挟んで両傍ら二寸ずつ、胃経の腧穴で、大腸の募穴でもある。地機二穴は、足太陰経の郄穴、膝の下五寸に穴がある。この三穴は、いずれも脾胃の腧穴で、中焦の気血を管理し、脾胃の疾患を治す。

＊天地人の三才と、上中下の三部は、現在では天地人取穴とか三部取穴と呼ばれ、湧泉、璇璣、百会や、大包、天枢、地機に関わらず、遠位、中位、近位を取る取穴法となっている。また三才は、主に刺鍼する部位を上層、中層、下層と、刺鍼する深さを分ける方法にもなっている。

○陽蹻、陽維并督脈、主ㇾ肩背腿、在ㇾ表之病。陰蹻、陰維、任、衝、帯、去ㇾ心腹脇肋、在ㇾ裏之疑。

此論ㇾ八法孔穴、分主ㇾ表裏也。陽蹻ㇾ謂申脈、陽維ㇾ謂外関、督脈ㇾ謂後谿、陰蹻ㇾ謂照海、陰維謂内関、任ㇾ謂列缺、衝ㇾ謂公孫、帯ㇾ謂臨泣、此ㇾ八法孔穴也、為ㇾ鍼家一大法門、詳在ㇾ八法、注中ㇾ細論之。陽蹻、督脈ㇾ主表、陰蹻、陰維、任、衝ㇾ主裏。陽維、帯脈ㇾ主半表半裏者也。

○陽蹻脈と陽維脈は、督脈と共に、肩背や腿など表の病を主治する。陰蹻脈、陰維脈、任脈、衝脈、帯脈は、胃腹や脇肋など裏の病を去らせる。

※これは八法の孔穴（こうけつ）が表裏に分かれて主治することを論じている。陽蹻脈は申脈、陽維脈は外関、督脈は後渓、陰蹻脈は照海、陰維脈は内関、任脈は列欠、衝脈は公孫、帯脈は足臨泣、これが八法の孔穴であり、鍼師の原則だが、詳しくは八法の注で細かく論じている。陽蹻脈と督脈は表を主治し、

陰蹻脈、陰維脈、任脈、衝脈は裏を主治する。陽維脈と帯脈は半表半裏を主治する。

○二陵、二蹻、二交、以‐続而交五大。

二陵、謂‐陰陵泉、陽陵泉。二蹻、謂‐陰蹻、陽蹻。二交、謂‐三陽交、三陰交。取‐此六穴者、以之‐相続於足、而‐交乎五体也。

○二陵、二蹻、二交で、頭、両手両足の疾患を治す。

※二陵とは、陰陵泉と陽陵泉。二蹻とは、照海と申脈。二交とは、陽交と三陰交。この六穴を取れば、足で経脈が繋がり、頭、両手両足で交わる。

＊二交が、『大成』では陰交と陽交になっている。

○両間、両商、両井、相依而列‐両支。

両間、謂二間、三間。両商、謂‐少商、商陽。両井、謂‐天井、肩井。取‐此六穴者、以之‐相依而列於両手也。

○両間、両商、両井、相次ぎ並ぶ両手。

※両間とは、二間と三間。両商とは、少商と商陽。両井とは、天井と肩井。この六穴を取れば、次々と両手に並ぶ。

○足見－取穴之法、必有－分寸、先審－其意、以観－肉分。或－伸屈而得之、或－平直而安定。在－陽部筋骨之側、陥下為真。在－陰分郄膕之間、動脈相応。取五穴－用一穴而必端、取三経－使一経而可正。頭部与肩部－詳分、督脈与任脈－異定。

取穴之理、大率－詳此。

○取穴法には必ず分寸があり、まず意味を調べ、次に筋溝を見る。曲げたり伸ばして穴位を得たり、まっすぐにして定めたりする。陽経では筋骨の縁に腧穴があり、凹(へこ)む部位が正しい。陰経の腧穴は隙間、肘窩や膝窩などの間にあり、動脈が触れる。五穴を取って一穴を使えば必ず一つは正しく取れている。三経を取って一経を使えば必ず一つは正しい。頭部と肩部は詳しく分け、督脈と任脈では定め方が異なる。

※取穴の道理は、だいたいこのようである。

○明－標与本、論－刺深刺浅之宜。

病－有標有本、必明－何者為標、何者為本。急則－治其標、緩則－治其本。又－諸経気血、為病－不同、四時－肥瘠、浅深－亦異。病在気分－及形瘠者、宜－刺浅。病在陰分－及形肥者、宜－刺深。

○標と本を明確にし、深刺すべきか浅刺すべきかの良し悪しを論じる。

※病には標と本があり、何が標で、何が本かを明確にする。急性なら標である症状を治し、慢性なら本である原因を治す。また各経の気血、病の違い、季節や太り具合で刺鍼の深さも異なる。病が気

分（表層）にあったり痩せていれば浅刺が良い。病が陰分（深部）にあったり太っていれば深刺が良い。

○住痛移疼、取ﾚ相交相貫之径。

経脈ﾚ直行者、有ﾚ左右相交。絡脈ﾚ別走者、為ﾚ表裏相貫。鍼家ﾚ住痛移痛、取此ﾚ交貫孔穴而已。径路之小而捷者、指ﾚ絡脈而言。

○痛みを止めるには、交わったり貫いたりする穴位を取る。

※経脈には直行するもの、左右が交わるものがある。絡脈が別れて表裏経を繋げる。鍼師が痛みを止めるには、交わったり繋がったりする穴位を取ればよい。径路が小さくて速いものとは、絡脈のことである。

○豈不聞ﾚ臓腑病、而求門海兪募之微。

門、謂ﾚ五門、十二経之井滎兪経合也。謂之門者、以ﾚ本経之気、由之ﾚ出入也。海、謂ﾚ四海、髄海、気海、血海、水穀之海也。謂之海者、以其ﾚ涵蓄者大也。胃為ﾚ水穀之海、其輸ﾚ上在気街、下在ﾚ三里。衝脈為十二経之海、其輸ﾚ上在大杼、下出於ﾚ巨虚之上下廉。膻中為ﾚ気之海、其輸ﾚ上在於柱骨之上下、前在於ﾚ人迎。脳為ﾚ髄之海、其輸ﾚ上在於其蓋、下在ﾚ風府。兪為ﾚ肺兪、包絡兪、心兪、肝兪、胆兪、脾兪、胃兪、三焦兪、腎兪、大腸兪、小腸兪、膀胱兪。謂之‐兪者、臓腑之気‐於此転輸也。募、謂‐肺募中府、心募‐巨闕、肝募‐期門、脾募‐章門、腎募‐京門、胃募‐中脘、胆募‐日月、大腸募‐天枢、小腸募‐関元、三焦募‐石門、膀胱募‐中極。謂之募者、臓腑之気‐於此召募也。以上、門海兪募之微、凡‐臓腑病者、宜‐求之。

○どうして臓腑の病を聞かず、門海兪募の機微を求めるのか（臓腑の病変を分かってから門海兪募を探す）。

※門とは五門であり、十二経の井滎兪経合のこと。門とは、本経の気が、ここから出入りするからだ。海とは四海であり、髄海、気海、血海、水穀の海である。海とは、その蓄えるものが大きいから海と呼ぶ。胃は、水穀の海で、その腧穴は上が気衝、下が足三里である。衝脈は、十二経の海で、その腧穴は上が大杼、下は上下巨虚に出る。膻中は、気の海で、その腧穴は上が頸椎の上下、前は人迎である。脳は髄の海で、その腧穴は上が百会、下が風府である。兪とは、肺兪、厥陰兪、心兪、肝兪、胆兪、脾兪、胃兪、三焦兪、腎兪、大腸兪、小腸兪、膀胱兪である。背兪は、ここから臓腑の気が転送される。募とは、肺募が中府、心募が巨闕、肝募が期門、脾募が章門、腎募が京門、胃募が中脘、胆募が日月、大腸募が天枢、小腸募が関元、三焦募が石門、膀胱募が中極である。募とは、臓腑の気が募集される場所だ。以上が門海兪募の機微で、臓腑に病があれば、これを求めると良い。

○経絡-滞、而求-原別交会之道。

原者、謂十二経之原、三焦之気-所遊行者也。肺之原-太淵、包絡之原-大陵、肝之原-太衝、脾之原-太白、腎之原-太谿、心之原-兌骨（即-神門也）、胆之原-丘墟、胃之原-衝陽、三焦之原-陽池、膀胱之原-京骨、大腸之原-合谷、小腸之原-腕骨。五臓-無原、以-兪為原也。別、謂十二経-別走之絡、為-陰陽表裏、往来之関也。手太陰、別走-陽明者、為-列缺。手陽明、別走-太陰者、為-偏歴。手少陰、別走-太陽者、為-通里。手太陽、別走-少陰者、為-支正。手厥陰、別走-少陽者、為-内関。手少陽、別走-厥陰者、為-外関。足太陽、別走-少陰者、為-飛揚。足少陰、別走-太陽者、為-大鍾。足陽明、別走-太陰者、為-豊隆。足太陰、別走-陽明者、為-公孫、又為-漏谷。足少陽、別走-厥陰者、為-光明。足厥陰、別走-少陽者、為-蠡溝。交、謂-両脈交貫也、左右-相交、如-人中、承漿。前後-相交、如-陽交、陰交-是也。会者、謂二経、三経、四経、五経-共会於一穴也。今詳考之。

○経絡が滞れば、原穴や絡穴、交会穴を求める。

※原とは、十二経の原穴、三焦の気が出入りするところである。肺の原穴は太淵、心包絡の原穴は大陵、肝の原穴は太衝、脾の原穴は太白、腎の原穴は太渓、心の原穴は兌骨（神門である）、胆の原穴は丘墟、胃の原穴は衝陽、三焦の原穴は陽池、膀胱の原穴は京骨、大腸の原穴は合谷、小腸の原穴は腕骨。五臓には原穴がないので、兪穴を原穴の代わりとする。別とは、十二経から絡脈が別れ、陰

陽表裏の経絡を往来する関所（せきしょ）である。手太陰経から絡脈が別れて手陽明経へ行くところが列欠、手陽明経から絡脈が別れて手太陰経へ行くところが偏歴、手少陰経から絡脈が別れて手太陽経へ行くところが通里、手太陽経から絡脈が別れて手少陰経へ行くところが支正、手厥陰経から絡脈が別れて手少陽経へ行くところが内関、手少陽経から絡脈が別れて手厥陰経へ行くところが外関、足太陽経から絡脈が別れて足少陰経へ行くところが飛揚、足少陰経から絡脈が別れて足太陽経へ行くところが大鍾、足陽明経から絡脈が別れて足太陰経へ行くところが豊隆、足太陰経から絡脈が別れて足陽明経へ行くところが公孫と漏谷、足少陽経から絡脈が別れて足厥陰経へ行くところが光明、足厥陰経から絡脈が別れて足少陽経へ行くところが蠡溝である。交とは、二つの経脈が交わることで、人中や承漿のように左右の経脈が交わる。前後で交わるのは陽交や陰交などである。会とは、二経とか三経、四経、五経が、すべて一つの穴に集まる部位である。ここで詳しく考察する。

在-頭部者、神庭為-督脈、足太陽、少陽之会、禁-不可刺。本神為-足少陽、陽維之会。頭維亦為-足少陽、陽維之会、禁-不可灸。百会為-督脈、足太陽-所会。風府為-督脈、陽維之会。臨泣為-足太陽、少陽、陽維之会。目窓、正営、承霊、脳空、皆-足少陽、陽維之会。率谷、曲鬢、浮白、竅陰、完骨、皆-足太陽、少陽之会。風池為-足少陽、陽維之会。

※頭部では、神庭は督脈だが、足太陽経と足少陽経も交わり、刺鍼してはいけない。本神は、足少

陽経と陽維脈が交わる。頭維も、足少陽経と陽維脈が交わり、施灸はいけない。百会は督脈で、足太陽経と交わる。風府は、督脈と陽維脈が交わる。頭臨泣は、足太陽経と足少陽経、陽維脈が交わる。目窓、正営、承霊、脳空は、いずれも足少陽経と陽維脈が交わる。率谷、曲鬢、浮白、頭竅陰、完骨は、いずれも足太陽経と足少陽経が交わる。風池は、足少陽経と陽維脈が交わる。

在-面部者、頷厭為-手少陽、足陽明之会。懸釐為-手足少陽、陽明之会。陽白為-足少陽、陽維之会。睛明為-手足太陽、足陽明之会。瞳子髎為-手太陽、手足少陽之会。承泣為-陽蹻、任脈、足陽明之会。顴髎為-手少陽、太陽之会。迎香為-手足陽明之会。巨髎為-陽蹻、足陽明之会。水溝為-督脈、手足陽明之会。地倉為-陽蹻、手足陽明之会。承漿為-足陽明、任脈之会。

※顔面部では、頷厭で手少陽経と足陽明経が交わる。懸釐は、手足の少陽経と陽明経が交わる。陽白は、足少陽経と陽維脈が交わる。睛明は、手足の太陽経と足陽明経が交わる。瞳子髎は、手太陽経と手足の少陽経が交わる。承泣は、陽蹻脈と任脈、足陽明経が交わる。顴髎は、手少陽経と手太陽経が交わる。迎香は、手足の陽明経が交わる。巨髎は、陽蹻脈と足陽明経が交わる。水溝は、督脈と手足の陽明経が交わる。地倉は、陽蹻脈と手足の陽明経が交わる。承漿は、足陽明経と任脈が交わる。

＊原文は頷厭が会厭だが、会厭は頸部にある。だから頷厭の誤字。頷厭が手少陽と足陽明が交わるのは変。手足の少陽とすべき。

在耳部‐前後者、上関為‐手少陽、足陽明之会。下関為‐足陽明、少陽之会。禾髎、聴宮為‐手足少陽、手太陽之会。角孫為‐手足少陽、手陽明之会。翳風為‐手足少陽之会。〇在‐頸部者、廉泉為‐陰維、任脈之会。

※耳部の前後では、上関が手少陽経と足陽明経が交わる。下関は、足陽明経と足少陽経が交わる。禾髎と聴宮は、手足の少陽経と手太陽経が交わる。角孫は、手足の少陽経と手陽明経が交わる。翳風は、手足の少陽経が交わる。〇頸部では、廉泉で陰維脈と任脈が交わる。

在‐肩部者、肩井為‐足少陽、陽維之会。巨骨為‐手陽明、陽蹻之会。天髎為‐手少陽、陽維之会。肩髃為‐手陽明、陽蹻之会。臑兪為‐手太陽、陽維、陽蹻之会。秉風為‐手陽明、太陽、手足少陽之会。〇在‐胸部者、天突為‐陰維、任脈之会。〇在‐腋脇者、天池為‐手厥陰、足少陽之会。

※肩部では、肩井で足少陽経と陽維脈が交わる。巨骨は、手陽明経と陽蹻脈が交わる。天髎は、手少陽経と陽維脈が交わる。肩髃は、手陽明経と陽蹻脈が交わる。臑兪は、手太陽経と陽維脈と陽蹻脈が交わる。秉風は、手陽明経と手太陽経、手足の少陽経が交わる。〇前胸部では、天突で陰維脈と任脈が交わる。〇側胸部では、天池で手厥陰経と足少陽経が交わる。

在‐腹部者、上脘為‐任脈、足陽明、手太陽之会。中脘為‐手太陽、少陽、足陽明、任脈之会。下脘為｜足太陰、任脈之会。陰交為｜任脈、衝脈之会。関元、中極為｜足三陰、任脈之会。曲骨為｜足厥陰、任脈之会。会陰為｜任脈別絡、督脈、衝脈之会。幽門、通谷、陰都、石関、商曲、肓兪、中注、四満、気穴、大赫、横骨、皆｜衝脈、足少陰之会。期門為｜太陰、厥陰、陰維之会。日月為｜足太陰、少陽之会。腹哀、大横、皆｜足太陰、陰維之会。府舎為｜足太陰、陰維、厥陰之会。衝門為｜足太陰、厥陰之会。章門為｜足厥陰、少陽之会。維道為｜足少陽、帯脈之会。居髎為｜陽蹻、足少陽之会。

※腹部では、上脘で任脈と足陽明経、手太陽経が交わる。中脘は、手太陽経と手少陽経、足陽明経、任脈が交わる。下脘は、足太陰経と任脈が交わる。陰交は、任脈と衝脈が交わる。関元と中極は、足三陰経と任脈が交わる。曲骨は、足厥陰経と任脈が交わる。会陰は、任脈の絡脈と督脈、衝脈が交わる。幽門、腹通谷、陰都、石関、商曲、肓兪、中注、四満、気穴、大赫、横骨は、いずれも衝脈と足少陰経が交わる。期門は、足太陰経と足厥陰経と陰維脈が交わる。日月は、足太陰経と足少陽経が交わる。腹哀と大横は、いずれも足太陰経と陰維脈が交わる。府舎は、足太陰経と陰維脈、足厥陰経が交わる。衝門は、足太陰経と足厥陰経が交わる。章門は、足厥陰経と足少陽経が交わる。維道は、足少陽経と帯脈が交わる。居髎は、陽蹻脈と足少陽経が交わる。

在｜背部者、大椎為｜足太陽、督脈之会。大杼為｜手足太陽之会。風門為｜督脈、足太陽之会。附分為－手足太陽之会。〇在－手部者、手三陰、独－魚際、為－諸陰絡之会。手三陽、独－臂臑、為－手陽明絡之会。〇在－足部者、三陰交為－足太陰、少陰、厥陰之会。巨虚上廉為－足陽明与大腸合。巨虚下廉為－足陽明与小腸合。懸鍾為－足三陽絡。〇以上諸経－原、別、交、会之道、凡－経絡壅滞、不得－流通者、皆当－求也。

※背部では、大椎で足太陽経と督脈が交わる。大杼は、手足の太陽経が交わる。風門は、督脈と足太陽経が交わる。附分は、手足の太陽経が交わる。〇手部では、手三陰経で、魚際だけが各陰経の絡脈と交わる。手三陽経では、臂臑だけが手陽明経の絡脈と交わる。〇足部では、三陰交で足太陰経と足少陰経、足厥陰経が交わる。上巨虚は、足陽明経と大腸が合流する。下巨虚は、足陽明経と小腸が合流する。懸鍾は、足三陽経の絡脈。〇以上が各経の原穴、絡穴、交会穴である。経絡が滞って流れなければ、これを使う。

〇更窮－四根、三結、依－標本而刺、無－不痊。

諸経－根於四末、謂之－四根。結於－面部、胸部、腹部、謂之三結。先病者－為本、後病者－為標。既窮－根結標本、則－病邪之巣穴蹊径、皆在－目矣。治之－有不痊者乎。

〇さらに四根（しこん）と三結（さんけつ）を窮め、標本に基づいて刺鍼すれば治らぬことなし。

※各経脈は手足末端から始まるので、四根と呼ぶ。結は、経脈が顔面部、胸部、腹部で終わるの

で、三結と呼ぶ。先に発病したものが本、それによって発生した症状が標である。根結と標本を知っていれば、それが病邪の巣窟や通路であり、すべて見れば分かるので、治療すれば必ず治る。

○但用‐八法五門、分‐主客、而鍼‐無不効。

八法‐公孫、内関、臨泣、外関、後谿、申脈、列缺、照海、八穴之法。五門‐井、滎、兪、経、合‐五者、為‐経気所出入、若‐門戸焉、故曰‐五門。主客‐無定位、但当経‐孔穴謂之主、配合兼施‐孔穴謂之客。八法故有‐主客、五門有‐母子先後、亦‐主客也。例之‐湯液、類有‐君、臣、佐、使之制乎。嘗見一注云、八法者、循而捫之、切而散之、推而按之、弾而怒之、抓而下之、通而取之。動而伸之、推而納之。謂之八法。然此八句‐雖是経言、乃術之粗者。竇公‐所指八法、開‐鍼家一大法門、能統摂‐諸病、簡易‐精絶、豈若‐是之粗陋哉。噫、道之不明也‐久矣。

○ただ八脈交会穴と五兪穴を使い、主客を分ければ、鍼は必ず効く。

※八法とは、公孫、内関、足臨泣、外関、後渓、申脈、列欠、照海を使うのが八穴の法である。五門とは、井、滎、兪、経、合の五穴で、経気が経脈から入ってきたり出て行ったりする所で、扉のようだから五門という。主客に決まった立場はないが、主となる経の経穴を主と呼び、それに組み合わせる経穴を客とする。そのため八法には主と客があり、五門には母と子の後先があるが、それも主客である。湯液で例えれば、主役の君、脇役の臣、補佐の佐、使者の使の制度である。注を見ると、八

法は、経絡を撫でて探り、爪で強く押さえて衛気を散らし、経穴を推して按じ、弾いて怒張させ、爪を立てて爪に沿わせて鍼を刺入し、邪気を引き寄せて取る。鍼を動かして邪気を引き出し、押して正気（せいき）を入れる。それが八法である。この八句は、『難経』の言葉だが、鍼のあらましである。竇漢卿（とうかんきょう）の示した八法は、鍼師の基本方法であり、さまざまな病を統括し、簡単で精密、これほど優れたものはない。ああ、方法の分からないことが長かった。

＊主客配穴は、一般に原絡取穴とも呼ばれ、主になる経絡の原穴を取り、組み合わせるほうは表裏の絡穴を使う。ここでは一般の主客配穴とは違い、内関公孫のような取穴。

○八脈-始終連八会、本是-紀綱。

此復言-八法八穴、通於-奇経八脈、与之始終、是為-八会。本是-鍼家紀綱、諸経-病変、不能出-其範囲也。嘗見一注云、八会者、血会-膈兪、気会-膻中、脈会-太淵、筋会-陽陵泉、骨会-大杼、髄会-絶骨、臓会-章門、腑会-中脘、謂之八会。言似-是而実非、有何始終連属。悖甚悖甚。

○奇経八脈は八会穴と終始が繋がるが、これは原則である。

※八法の八会穴は奇経八脈に通じており、その始終が八会穴だと繰り返している。これは鍼師の原則であり、各経に病変があっても、その範囲に収まっている。『難経』の注を見ると、八会（はちえ）とは、血

会が膈兪、気会が膻中、脈会が太淵、筋会が陽陵泉、骨会が大杼、髄会が絶骨、臓会が章門、腑会が中脘、これが八会穴である。これが本当かどうか、その繋がりが何に始まり、どこで終わって何に属すのか。非常に根拠が薄い。

○十二経絡十二原、是為枢要。

言‐取十二経別走之絡、及十二経‐真気遊行之原、是為‐枢機要法、守約‐施博之道也。

○十二経絡の十二原穴が、やはり重要である。

※十二経から別れて走る絡穴、そして十二経の真気（しんき）が遊行（ゆうこう）する原穴、それが重要で、こうした原則を守るのが広く施術する方法である。

○一日刺‐六十六穴之法、方見‐幽微。

此‐子午流注孔穴法也。六陽経、皆有‐井、滎、兪、原、経、合、六六‐合三十六穴。六陰経‐無原、以兪‐代之、五六‐合三十穴、共成‐六十六穴。法以十干‐分主其日。甲日‐胆、乙日‐肝、丙日‐小腸、丁日‐心、戊日‐胃、己日‐脾、庚日‐大腸、辛日‐肺、壬日‐膀胱、癸日‐腎、三焦‐寄壬、包絡‐寄癸。陽日陽病‐取陽経、陰日陰病‐取陰経。各以所‐旺日時、取穴‐開鍼、次第‐相生、周而後已。方外謂之‐周天鍼法、盖以‐百刻而後已也。其理‐玄奥、故曰‐幽微。

○一日に六十六穴を取る方法で、ようやくかすかに見えてくる。

※これは子午流注（しごるちゅう）の取穴法である。六陽経は、すべてに井、滎、兪、原、経、合があり、六×六で、合わせて三十六穴。六陰経には、原穴がないため兪穴で代用し、五×六で、合わせて三十穴、陰経と陽経で六十六穴ある。取穴法は、天の十干（じゅっかん）を、その日で分けて、甲日が胆、乙日が肝、丙日が小腸、丁日が心、戊日が胃、己日が脾、庚日が大腸、辛日が肺、壬日が膀胱、癸日が腎、十干に余った三焦は壬へ、心包絡は癸へ寄生する。そして陽日に陽病は陽経を取り、陰日に陰病は陰経を取る。それぞれの臓腑が旺盛になる日時に取穴して刺鍼し、時間の経過とともに相生（そうせい）の順で一周したあと終わる。坊主は「周天鍼法」と呼び、一日の百刻で終わる。その原理は奥深いので、幽微（ゆうび）という。

○一時－取十二経之原、始知－要妙。

原者、三焦之気－所遊行者也。用鍼者、以－候気為要妙。候気之法、子時在－手少陰、原曰－神門。丑時在－手太陰、原曰－太淵。寅時在－手少陽、原曰－陽池。卯時在－手陽明、原曰－合谷。辰時在－手太陽、原曰－腕骨。巳時在－手厥陰、原曰－大陵。午時在－足少陰、原曰－太谿。未時在－足太陰、原曰－太白。申時在－足少陽、原曰－丘墟。酉時在－足陽明、原曰－衝陽。戌時在－足太陽、原曰－京骨。亥時在－足厥陰、原曰－太衝。気穴－広矣、独以－此為生気之原、按時－取刺、知－要妙乃爾。

○一時(いっとき)に、十二経の原穴を取り、初めてすばらしさが分かる。

※原穴は、三焦の気が来ては離れる部位である。鍼師は、気を探すのが巧(うま)い。候気(こうき)の方法だが、子(ね)の刻に手少陰経を気血が流れ、原穴が神門。丑の刻に手太陰経、原穴が太淵。寅の刻に手少陽経、原穴が陽池。卯(う)の刻に手陽明経、原穴が合谷。辰(たつ)の刻に手太陽経、原穴が腕骨。巳(み)の刻に手厥陰経、原穴が大陵。午(うま)の刻に足少陰経、原穴が太渓。未の刻に足太陰経、原穴が太白。申(さる)の刻に足少陽経、原穴が丘墟。酉の刻に足陽明経、原穴が衝陽。戌(いぬ)の刻に足太陽経、原穴が京骨。亥の刻に足厥陰経を流れて、原穴が太衝。腧穴は様々だが、原穴だけが生気の原なので、定刻に刺鍼すれば、そのすばらしさが分かる。

○原夫-補瀉之法、非-呼吸、而在-手指。

呼吸之法、古人-補瀉恒用之。補者-呼尽納鍼、候-吸引鍼。瀉者-吸尽納鍼、候-呼引鍼、此-呼吸道也。然、所以為-補瀉者、不在-呼吸之間、而在乎-手指、動、退、推、納也。

○補瀉の法は、呼吸でなくて手指にある。

※呼吸法は、古代の補瀉では常用されていた。補法は、呼気で鍼を入れ、吸気で鍼を出す。瀉法は、吸気で鍼を入れ、呼気で鍼を出す、それが呼吸の方法だ。しかしながら補瀉とは呼吸ではなく、手指を動かしたり、退(ひ)いたり、推したり、入れたりにある。

○速効之功、要ㇾ交正、而識ㇾ本経。

交正者、十二経別走、交会ㇾ正経之蹊径、絡脈是也。本経、受邪之経、鍼家ㇾ求此而刺之、功効ㇾ速矣。

○速効性は、交正と本経を知ることで得られる。

※交正とは、十二経から絡脈が別れて正経と交わる通路であり、絡脈のことである。本経とは、邪が入った経脈であり、鍼師がこれを探して刺せば、効果が速い。

○交経ㇾ繆刺、左有病而ㇾ右畔取。

交経者、刺法与経脈ㇾ左右相交也。経云、身有痛処ㇾ而経不病者、行ㇾ繆刺法。左病刺右、右病刺左、胸腹病ㇾ刺四肢、繆ㇾ其処也。所以然者、絡病而ㇾ経不病故也。

○交経繆刺は、左半身の病に右半身を取る。

※交経とは、刺鍼部位と経脈が左右で交差していることである。『霊枢』は、身体が痛くても経脈に異常がなければ繆刺（びゅうし）法するという。左の病に右を刺し、右の病に左を刺す、胸腹部の病に手足を刺す、病と違う部位を刺す。つまり絡脈の病で、経脈は発病していないからである。

○瀉絡-遠鍼、頭有病而-脚上鍼。

凡-繆刺之法、皆是-瀉絡。瀉絡者、遠病而鍼。如-頭有病、而脚上-鍼、乃-其道也。

○絡脈を瀉すには遠くに鍼し、頭の病なら足に鍼する。

※繆刺は、すべて絡脈を瀉す。絡穴を瀉すときは、病巣から離れた部位に刺鍼する。例えば病が頭にあれば足を刺すなどが、その方法である。

○巨刺与繆刺-各異。

巨刺、刺-大経也。痛在於左而-右脈病者、則-巨刺之。邪-客於経、左盛則-右病、右盛則-左病。亦有-移易、左痛未已而-右脈先病、如此者-必巨刺之、必中-其経、非-絡脈也。繆刺-解見上文。

○巨刺（こし）と繆刺（びゅうし）は、それぞれ異なる。

※巨刺は大経（だいけい）、つまり経脈を刺す。痛みが左にあって右の脈が病んでいれば巨刺する。邪が経脈に入り、左側が邪で盛なのに右に症状があり、右側が邪で盛なのに左に症状がある。また移動しやすいケースもあり、左の痛みが治まっていないのに右の経脈に病が現れる、こうしたケースは巨刺するが、必ず経に刺し、絡脈に刺すのではない。繆刺の解説は前文を見る。

○微鍼与分刺-相通。

微鍼者、刺-微邪之鍼方、不傷-大経者也。経曰、刺-微奈何。曰、按摩-勿釈、着鍼-勿斥、移気於-不足、神気乃得-復。又曰、我-将深之、適人-必革。精気-自伏。皆刺-微邪之鍼方也。九鍼之内、如-鑱鍼、鍉鍼、皆-此妙義。分刺者、刺-分肉之間、不犯-大経、恐傷-経気也。微鍼、亦不犯-大経、不傷-経気。二法-雖殊、義-相通也。

○微鍼と分刺は、相通じる。

※微鍼とは、微邪を刺す鍼法で、大経（だいけい）を傷つけない。『素問』調経論に「刺微とは何？　答え、按摩して放すなかれ、鍼して探ることなかれ、気を不足した場所に移せば、神気が回復する」とある。また「私は鍼を深く刺そう」と言って、しかし浅く刺す。すると精気が自然に深く入る。これらは微邪に対する刺鍼である。九鍼のうちで、鑱鍼（ざんしん）と鍉鍼（ていしん）は、この巧みな意義がある。分刺とは、分肉の間である筋溝を刺すもので、経脈を侵害して経気を傷つける恐れがない。微鍼も経脈を犯さず経気を傷付けない。二つの方法は異なるが、意味は同じである。

○観-部分、而知-経絡之虚実。

此下二句、以-脈言、脈之部分。両寸有餘、両尺不足、為-経満絡虚。両尺有餘、両寸不足、為-絡満経虚。蓋両寸為-手太陰之経、両尺為-手太陰之絡、故也。周身経絡-有餘不足、並準於此。

○部分を見て、経絡の虚実を知る。

※次の二句は、脈を言っており、脈の部分である。両手の寸が盛んで、両手の尺が不足ならば、経が満ちて絡が虚。両手の尺が盛んで、両手の寸が不足ならば、絡が満ちて経が虚。両手の寸は手太陰の経脈であり、両手の尺は手太陰の絡脈だからである。全身の経絡の虚実は、これを基準とする。

○**視浮沈、而辨ㇾ臓腑之寒温。**

脈来ㇾ浮大、為陽為温、為ㇾ病在腑。脈来ㇾ沈細、為陰為寒、為ㇾ病在臓。

○浮沈を見て、臓腑の寒温を分ける。

※脈が浮大ならば、陽であり温で、病は腑にある。脈が沈細ならば、陰であり寒で、病が臓にある。

○**且夫、先令ㇾ鍼耀、而慮ㇾ鍼損。次ㇾ蔵口内、而欲ㇾ鍼温。目ㇾ無外視、手如ㇾ握虎、心ㇾ無内慕、如待ㇾ貴人。**

言敬慎ㇾ鍼事如此。

○まず鍼を耀(かがや)かせ、錆(さび)てないか見る。次に鍼を口に含んで温める。鍼を刺したら、よそ見をせず、鍼は虎を握るごとく堅く、賓客(ひんきゃく)を待つように、心には何も考えない。

※このように鍼のことは慎重にする。

○左手‐重而切按、欲令‐気散。
欲令‐本経真気散去、不至‐傷損。
○左手の押手は重く圧し、衛気を散らす。
※本経の真気を圧迫して逃がせば、切皮で損傷することはない。

○右手‐軽而徐入、不痛之因。
穴中‐陰血不傷、故‐不痛。
○右手の刺手は軽く、ゆっくり刺入すれば痛くない。
※穴位の中の陰血を傷付けないので痛くない。

○空心恐怯、直立側而多暈。
空心恐怯、則‐神失其養。直立倚側、則体‐失所依、暈之由也。
○空腹や恐怖、直立や寄りかかりは、暈鍼（うんしん）する。
※患者が空腹だったり、鍼に対する恐怖があれば、精神が栄養されない。直立したり壁にもたれる

と、身体は拠所(よりどころ)をなくし、暈鍼する。

○背目 - 沈掐、坐臥平而 - 没昏。

背目則 - 神不驚、沈掐則 - 神内定、坐臥平則 - 四体所倚着、宜無 - 昏悶。

○背目(はいもく)で沈掐(ちんこう)、腰掛けたり横になれば、昏倒することもない。

※背目とは精神が驚かないこと。沈掐とは精神が安定していること。腰掛けたり横になれば身体に拠所ができ、昏倒することがない。

＊背目とは、恐らく鍼を見せないこと。

○推於十干十変、知 - 孔穴之開闔。論其 - 五行五臓、察 - 日時之興衰。

此以 - 日時干支五行、推 - 臓腑孔穴之開闔、乃 - 候気法也。

○日にちの十干(じゅっかん)と十変(じゅっぺん)を算出し、穴位の開闔(かいこう)を知る。五臓の五行を論じ、日時による臓腑の盛衰を知る。

※日時の干支(えと)や五行で、臓腑の穴位が開闔するときを算出するが、それが候気法(こうき)である。

＊十干は日にちの甲乙、十変は二時間ごとの推移。これは霊亀(れいき)八法で、相生が盛ん、相剋が衰退する時刻のこと。

○伏如-横弩、応若-発機。

気-未至而不応、則鍼-偃伏如横置之弩、扣之不発。気-至而応、則-迎随補瀉如発機焉、疾-莫如之矣。

○引き金をかけた弓のように伏し、反応があれば発射する。

※気が至らねば反応がないが、そのときは鍼を常に発射できる弓のようにして引き金をかけたまま発射しない。気が至れば反応し、引き金を引くように迎随補瀉すれば、疾病はなかったようになる。

○陰交陽別而定-血暈。

此-経刺法也。陰交、臍下一寸之陰交、足三陰、任、衝-所会。陽別、即-陽交、一名-別陽、足少陽所発、在-外踝上七寸、為-陽維之郄、斜属三陽-分肉間。言-二穴留鍼、則-任脈之虚陽不起、少陽上昇之気-帰原、故可以-定血暈。

○陰交と陽別で、メマイを落ち着かせる。

※これは経刺法（けいしほう）である。陰交は、臍下一寸の陰交で、足三陰経と任脈、衝脈が交わる。陽別とは陽交で、別名が別陽（べつよう）、足少陽経の経穴で、外踝の上七寸、陽維脈の郄穴で、分肉間を斜めに通って足三陽経に属す。両穴は留鍼（りゅうしん）するという。そうすれば任脈の虚陽が起こらず、足少陽経を上昇した気が原穴（丹田（たんでん））に帰るので、メマイが治まる。

＊血暈は産後の出血などによるメマイ。陰血が不足するので虚陽が頭に上り、メマイすると考えられていた。

○陰蹻陰維而下ー胎衣。

此ー絡刺法也。陰蹻ー謂照海、足少陰腎脈ー所発。陰維ー謂内関、手厥陰心主ー所発。経脈ー伝注、以次ー相及、足少陰注ー手厥陰、一定之序也。腎繫ー胞胎、刺ー照海、則ー胞胎之気瀉、而不固、刺ー内関則、所謂ー迎而奪之也。二穴、瀉ー其経気、故下ー胎衣。

○陰蹻と陽維は、胎盤を出す。

※これは絡脈に対する絡刺法（らくし）である。陰蹻とは照海で、足少陰腎経である。陰維は内関で、手厥陰心包経である。経脈の還流は次々に注がれて、足少陰経から手厥陰経へ注ぐというように、一定の順序がある。腎は胎児を繋げるので、照海を刺せば胎盤の気が瀉されて安定しなくなり、内関を刺せば迎えて奪うである。両穴で経気を瀉するので胎盤が下りる。

○痹厥偏枯、迎随俾ー経絡接続。

痹、厥、偏枯、乃ー風寒湿三者為邪、留於ー経絡、経絡ー不得接続、而ー成病也。用ー鍼者、察ー病属於何経、須迎而奪之ー以祛其邪、随而済之ー以補其正、則ー病去、而気血ー復矣。気血ー復其常、寧復有ー痹厥偏枯呼。

○痺れ、冷え、半身不随は、迎随で経絡を接続させる。

※痺れるような痛み、冷え、半身不随は、風寒湿の三邪が経絡に留まり、経絡が循環しなくなって発生した病である。鍼では、病が何経にあるかの観察し、迎えて奪うことによって邪を追い出し、従わせて助けることで正気を補い、病が去れば気血が正常に復旧する。気血が正常に回復すれば、痺れや冷え、半身不随も回復する。

○**崩漏帯下、温補使ｰ気血依帰。**

崩漏帯下、乃ｰ気血虚寒所致。法宜ｰ温鍼補之、使ｰ気血依帰、則ｰ崩漏帯下之疾、去矣。

○不正出血やオリモノは、気血を温補(おんぽ)して帰らせる。

※不正出血やオリモノは、気血の虚寒によって起きている。だから灸頭鍼で補法して気血を経脈に帰らせれば、不正出血やオリモノなどの疾患は消える。

○**静以ｰ久留、停鍼ｰ候之。**

鍼出速則ｰ病多反復。必ｰ久留其鍼、待ｰ病邪祛尽、経気ｰ平調、然後ｰ出鍼。此承ｰ上文而総結之也。

○静かに久しく鍼を留めて待つ。

※すぐに抜鍼すると、病が繰り返すことが多い。必ず久しく留鍼(りゅうしん)し、病邪が去りきるまで待ち、経気が平常に調ったあと鍼を出す。これは前の文を受けた結論である。

○必準者、取-照海、治-喉中之閉塞。

此-瀉絡、遠鍼之法也。照海、腎経-所発。腎脈、循-喉嚨、故主-喉中閉塞。

○原則では、照海を取って喉中の閉塞を治す。

※これは絡脈を瀉す遠道刺(えんどうし)の鍼である。照海は、腎経の腧穴だが、腎脈は気管を通るのから喉中の閉塞を主治する。

○端的処、用-大鍾、治-心内之呆痴。

大鍾、足少陰-絡、別走-太陽者。少陰腎脈、其支者-絡心、注-胸中。故主-心内呆痴。此亦-遠刺法也。

○正しく大鍾を使えば、ボケが治る。

※大鍾、足少陰経の絡穴、絡脈が別れて足太陽経に絡脈が走る。少陰腎脈、それから別れた支脈が心に絡まり、胸中に注ぐ。だから心因性のボケが治る。これも遠道刺である。

○大抵疼痛‐実瀉、痒麻‐虚補。

諸‐疼痛者、為‐邪気実、法宜‐瀉。諸‐痒麻者、為‐正気虚、法宜‐補。

○大概の痛みは実なので瀉法し、痒みや知覚麻痺は虚だから補法。

※痛みは邪気の実だから瀉法がよい。痒みや知覚がなければ正気の虚だから補法がよい。

○体重節痛而‐兪居、心下痞満而‐井主。

陽兪‐木、陰兪‐土。木主‐筋、筋根於‐節。土主‐肉、肉附於‐体。故‐体重節痛、而‐取之於兪。陽井‐金、陰井‐木。金為‐肺、肺病則‐賁鬱。木為‐肝、木病則‐不得条達。故‐心下痞満、而取之於‐井。二句義‐本難経。

○身体が重く、節々が痛ければ兪穴がある。上腹部の痞え（つかえ）は井穴が主治する。

※陽経の兪穴は木、陰経の兪穴は土。木は筋を支配し、筋は関節に付着する。土は肉を支配し、肉は身体に付着する。だから身体が重くて関節が痛ければ兪穴を取る。陽経の井穴は金、陰経の井穴は木。金は肺だが、肺が発病すると横隔膜が塞がる。木は肝だが、木が発病すると条達（じょうたつ）できない。それで心下部の胃が塞がれたような不快感には井穴を取る。この二つの句は『難経』のものである。

＊陽経の井穴は金、陰経の井穴は木だが、陽は夫で、陰は妻だから、夫の五行が妻の五行を剋す（強い）位置にある。

○胸脹咽痛、鍼-太衝而必除。

太衝、足厥陰肝脈所発、肝脈上貫-肝膈、布-脇肋、循-喉嚨之後、故主-胸脹咽痛。此-遠刺法也。

○胸が腫れぼったくて咽頭が痛ければ、太衝の鍼で必ず除かれる。

※太衝は、足厥陰肝経の腧穴だが、肝脈は上がって肝と横隔膜を貫き、脇肋に広がり、気管の後ろを通るので、胸の痞える感じや咽頭の痛みを主治する。これは遠道刺(えんどうし)である。

○脾冷胃疼、瀉-公孫而立愈。

公孫、足太陰脾脈-所発、別走-陽明者。其経-属脾絡胃、故主-脾痛胃疼。亦-遠刺法也。

○脾が冷えて胃が痛ければ、公孫を瀉すと直ちに治る。

※公孫は、足太陰脾経の腧穴で、絡脈が別れて足陽明経に走る。その経は脾に属して胃に絡まるので、脾痛や胃痛を主治する。これも遠道刺である。

○胸満腹痛、刺-内関。

内関、手厥陰心主脈-所発、別走-少陽者。其経-歴絡三焦、故主-胸満腹痛。亦-遠刺法也。

○胸が痞(つか)えて腹が痛めば、内関を刺す。

※内関は、手厥陰心包経の腧穴で、絡脈が別れて手少陽経に走る。その経は次々と三焦に絡まるので、胸部の腫れぼったさや腹痛を主治する。やはり遠道刺（えんどうし）である。

○脇疼肋痛、鍼－飛虎。

飛虎、支溝也。以－虎口交叉、中指－飛到処是穴、故曰－飛虎。手少陽脈気－所発、少陽－行於身側、其経－歴属三焦、故主－脇疼肋痛。亦－遠刺法也。

○脇痛や肋痛は、飛虎（ひこ）の鍼。

※飛虎とは支溝である。両手の親指と人差指の分かれ目（虎口（ここう））をつき合わせ、中指の達する部位なので飛虎という。手少陽経の腧穴だが、手少陽経は身体の側面を通り、その経は次々と三焦に属するので、脇肋部の痛みを主治する。やはり遠道刺である。

○筋攣骨痛、而補－魂門。

魂門、足太陽経－所発、肝之部也。肝主－筋、肝病、而－筋攣骨痛者、宜－取之。此－巨刺法也。

○筋痙攣で骨が痛めば、魂門に補法。

※魂門は、足太陽経の腧穴で、肝の部である。肝は筋を支配し、肝が発病すると筋が痙攣して骨が痛む、そのとき取ると良い。これは巨刺（こし）である。

○体熱労嗽、而泄-魄戸。

魄戸、足太陽経-所発、肺之部也。肺主-気、肺病、而-体熱労嗽者、宜-取之。亦-巨刺法也。

○発熱して慢性の咳があれば、魄戸を瀉す。

※魄戸は、足太陽経の腧穴で、肺の部である。肺は気を支配し、肺が発病して身体が熱っぽく、慢性的に咳をすれば取ると良い。これも巨刺である。

○頭風頭痛、刺-申脈与金門。

刺-申脈与金門、言刺-申脈与金門之分也。二穴-相近、皆-足太陽脈所発。足太陽之脈、起-目内眥、上-額、交-巓、従-巓至耳上角。其-直行者、入絡-脳、還-出、別下-項。故主-頭風痛。此亦-瀉絡、遠鍼之法也。

○急性や慢性の頭痛には、申脈と金門を刺す。

※申脈と金門を刺すとは、申脈と金門の部分を刺すことである。二つの穴位は近く、いずれも足太陽経の腧穴である。足太陽の経脈は、目頭から起こり、額に上がって頭頂で左右が交わり、頭頂から耳の上角に達する。その直行する脈は、脳に入って絡まり、廻(まわ)って後頸部に降りて出て別れる。それで急性や慢性の頭痛を主治する。これも絡脈を瀉す遠道刺である。

*「刺申脈与金門」の原文は「刺申脈于金門」。

○眼痒眼疼、瀉-光明与地五。

光明、地五会、皆-足少陽所発。光明、為-足少陽絡、別走-厥陰者。少陽之脈、起於-目鋭眥、故主-眼疼。亦-瀉絡、遠鍼之法。

○眼の痒みや痛みには、光明と地五会へ瀉法。

※光明と地五会は、いずれも足少陽経の腧穴である。光明は足少陽経の絡穴、絡脈が別れて足厥陰経に走る。足少陽の脈は目尻に起こるので、目の痛みを主治する。これも絡脈を瀉す遠道刺（えんどうし）である。

○瀉-陰郄、止-盗汗、治-小児骨蒸。

陰郄、手少陰-郄也。心血-不足、則-陽偏勝、而生-内熱、令-大人盗汗、小児-骨蒸、故瀉-陰郄、以去-内熱、内熱-除、則-盗汗骨蒸、去矣。亦-瀉絡、遠鍼之旨。

○陰郄を瀉して寝汗を止め、小児の内熱（ないねつ）を治す。

※陰郄は、手少陰経の郄穴である。心血不足では、陽が偏勝（へんしょう）して内熱（虚熱）となり、大人なら寝汗、小児なら体内が蒸されるような内熱となるので、陰郄を瀉して内熱を取るが、内熱が除かれれば寝汗や体内が蒸されるような虚熱もなくなる。これも絡脈を瀉す遠道刺である。

○**刺ｰ偏歴、利ｰ小便、医ｰ大人水蠱。**

偏歴、手陽明絡、別走ｰ太陰者。其経ｰ属於大腸、大腸之間為ｰ闌門、主ｰ泌別清濁、故刺ｰ偏歴、則ｰ大腸気化、而ｰ闌門通、小便利、而ｰ水蠱、愈矣。亦ｰ瀉絡、遠鍼法也。

○偏歴を刺して小便を出し、大人の腹水を治す。

※偏歴は、手陽明経の絡穴で、絡脈が別れて手太陰経に走る。その経は大腸に属すが、大小腸の間は虫垂部分で、そこでは清濁を分けて水分を濾過（ろか）するため、偏歴を刺せば大腸が気化して虫垂部分が通じ、小便が出るので腹水が治る。これも絡脈を瀉す遠道刺である。

○**中風ｰ環跳而宜刺。**

環跳、足少陽脈気ｰ所発。少陽ｰ為木為風、故刺ｰ中風者、宜ｰ取之。此ｰ巨刺法也。

○脳卒中には環跳を刺すと良い。

※環跳は、足少陽経の腧穴である。少陽は木であり風なので、脳血管障害に取穴して刺すとよい。これは巨刺である。

○**虚損、天枢而可ｰ取。**

天枢、足陽明脈気ｰ所発。陽明ｰ居中、土也、万物之母。五臓百骸、莫不受ｰ其気、而母之。故ｰ

虚損者、宜取－天枢。刺而灼之－可也。

○衰弱には天枢が取れる。

※天枢は、足陽明経の腧穴である。足陽明の胃は身体の中央に位置し、土であり、万物の母である。五臓と百骸（全身の骨）は、その気を受けて運営しているので、母である。だから衰弱していれば天枢を取ると良い。刺してから施灸しても良い。

○由是－午前卯後、太陽生而疾温。

午前－卯後、三陽－生旺之時。用－鍼者、乗時－取気而推納之、則－疾温矣。

○午前は卯のあとから、太陽が生まれて直ちに温まる。

※午前は午前七時のあとから三陽が生まれて旺盛になる。鍼師は、その時刻に乗じて得気させ、鍼を押して深部に納めれば速く温まる。

＊昔は子が夜中の十一時から一時、一時から三時が丑、三時から五時が寅、五時から七時が卯。二時間区切りだった。

○離左－酉南、月魄－虧而速冷。

離左－酉南、三陽気－減之際。用－鍼者、乗時－迎瀉而動退焉、則－速冷矣。此以－陰道右旋推之也。

○日が左から離れて酉南は、月が欠けて急速に冷える。

※南に向かうと日が左から離れ、五時以降になると、三陽の気が減り始める。鍼師は、その時刻に乗じて迎えて瀉法し、鍼を動かして引き上げれば、患部は急速に冷える。これは陰道が右に回って推すからだ。

＊昔は午（うま）が日中の十一時から一時、一時から三時が未、三時から五時が申、五時から七時が酉。二時間区切りだった。『素問』によると、昼間は人が南面し、左手から日が昇って右手に沈むから陰の道は右になる。夜間は北極星が中心。

○循捫弾怒、留吸母而堅長。

以指-循環於孔穴之上、謂之-循。即而-摩之、謂之-捫。以指-重搏孔穴、謂之-弾。孔穴-赤起、謂之-怒。静置-其鍼、謂之-留。患人-気入、謂之-吸。生-我経穴、謂之-母。肉-着於鍼、謂之-堅。閏息而永、謂之-長。言用-循、捫、弾、怒、留、吸、母-諸法、皆所以-補虚、虚得其補、則-肉堅而息長矣。

○循、捫（もん）、弾、怒のあと、母は吸気で留め、堅く長い。

※指を使って穴位の上を撫（な）でることを循という。穴位を按摩することを捫という。指で強く穴位を弾（はじ）くことを弾という。穴位が赤くなって怒張することを怒という。静かに鍼を放置することを留という。患者が吸気することを吸という。我を生む経穴を母という。肉が鍼に絡みつくことを堅という。

閏息（じゅんそく）とは呼吸が長いことで、長という。循、捫、弾、怒、留、吸は、母の諸法で、これによって虚を補うが、虚が補われれば、肉が堅固になって呼吸が長くなる。

○爪下‐伸提、疾呼子而虚短。

以‐甲、掐‐取孔穴、謂之爪。鍼‐随而入、謂之下。引出‐豆許、謂之伸。鍼起‐肉随、謂之提。急出‐其鍼、謂之疾。患人‐呵気、謂之呼。所生‐経穴、謂之子。肉‐不着鍼、謂之虚。声微‐気劣、謂之短。言用‐爪、下、伸、提、疾、呼、子‐諸法、皆所以‐瀉実、実‐得其瀉、則‐経虚而息短矣。

○爪下（そうか）で伸提（しんてい）、子（こ）は呼気で速く引き上げ、虚で短い。

※爪（つめ）で穴位を押すことを爪（そう）という。鍼尖を爪の甲に沿わせて滑らし、切皮することを下という。鍼を豆ほど引き上げることを伸という。鍼を引き上げ、それに伴って肉も着いてくることを提という。すばやく鍼を抜くことを疾という。患者の呼気を呼という。自分の五行が生んだ経穴を子という。肉が鍼を締めつけないことを虚という。声が微弱で呼吸が弱いものを短という。爪、下、伸、提、疾、呼、子（こ）の諸法は、これによって実を瀉し、実が瀉されれば、経が虚して呼吸が短くなる。

＊伸提とは速く引き上げて緩慢に入れる提挿。疾呼子とは、徐疾補瀉、呼吸補瀉、母子補瀉の瀉法。

○動退ｰ空歇、迎奪右而瀉涼。

揺動ｰ其鍼、謂之動。引鍼ｰ少出、謂之退。不捫ｰ鍼痏、謂之空。不復ｰ用鍼、謂之歇。先邪ｰ取穴、謂之迎。大瀉ｰ其邪、謂之奪。右旋ｰ其鍼、謂之右。以上ｰ諸法、皆所以ｰ瀉実、而令ｰ熱者涼也。

○動退空歇（くうけつ）、右転で迎えて奪えば瀉して冷える。

※その鍼を揺動することを動という。鍼を少し引き出すことを退という。鍼孔を押さえないことを空という。再び鍼を使わないことを歇という。鍼尖を邪に向けて取穴することを迎という。その邪を大きく瀉すことを奪という。鍼を右に回すことを右という。以上の諸法は、いずれも実を瀉して熱を涼しくさせる。

○推納ｰ進搓、随済左而補暖。

持鍼ｰ力入、謂之推。刺入ｰ穴分、謂之納。漸次ｰ入深、謂之進。撚転ｰ其鍼、謂之搓。後邪ｰ取穴、謂之随。引気ｰ益之、謂之済。左旋ｰ其鍼、謂之左。以上ｰ諸法、皆所以ｰ補虚、而令ｰ寒者暖也。

○推納進搓（さ）、左転で随（したが）って助ければ補で暖かい。

※鍼を持って力で入れることを推という。穴位に刺入することを納という。徐々に深く入れること

を進という。鍼を左右に回転させることを搓という。邪の後ろに鍼を沿わせる取穴を随という。気を引いて増やすことを済という。鍼を左に回すことを左という。以上の諸法は、いずれも虚を補って、冷えるものを暖かくさせる。

○**慎之、大凡ｰ危疾、色脈不順ｰ而莫鍼。**
病人ｰ色脈相生者吉。色脈ｰ相剋者凶、不可ｰ更施鍼治。
○慎重に、危険な疾患は、色と脈が一致しなければ鍼するな。
※病人の症状と脈が相生であれば吉。症状と脈が相剋ならば凶なので、鍼で治療してはならない。
＊治せる自信がない患者には施術するなということ。

○**寒熱風陰、飢飽酔労ｰ而切忌。**
寒熱風陰、天気之乖和也。飢飽酔労、人気之乖和也。如是者、皆ｰ不宜刺。
○寒熱風陰、飢飽酔労、それは絶対鍼するな。
※寒さや暑さ、風や雨は、天気の悪さである。空腹や満腹、酩酊や過労は、人の気の悪さである。これらが悪ければ、刺鍼してはいけない。

○望-不補、而晦-不瀉。弦-不奪、而朔-不済。

人身-営気、与太陰-同其盈虧。故当其-盈而補、是謂-重実、令人-絡有留血。当其-虧而瀉、是謂-重虚、令人-益困。

○望では補法せず、晦（みそか）で瀉法せず。弦で奪わず、朔（さく）で助けず。

※人身の営気は、月と一緒に満ち欠けしている。だから満月で補法すれば、それを重実（ちょうじつ）と呼び、絡脈に血が留まる。新月で瀉法すれば、それは重虚（ちょうきょ）であり、ますます弱らせる。

○精-其心、而窮-其法、無-灼艾、而壊-其肌。

脈証-為寒、為積、為気虚、胃弱者、宜-灼艾。為風、為火、為熱、為血虚者、不宜-灼艾。

○心をこめて方法を窮め、灸で肌を壊さないよう。

※脈証が、冷えやシコリ、気虚や胃弱ならば、灸が良い。風や火、熱、血虚ならば、灸は悪い。

○正-其理、而求-其原、免-投鍼、而失-其位。

病-有理有原、必正-其理、求-其原、何者-宜鍼経、何者-宜鍼絡。不然、投鍼-失位、無-益也。

○正しい理論で根源を求めれば、誤った鍼をすることなし。

※病には理由があり、原因がある。その理由を正し、その原因を探せば、どの経を刺したらよい

か、どの絡を刺したらよいか分かる。そうでないと間違った部位に鍼を刺し、やっても無駄である。

○避刺処而和-四支、四十有六。

中-心、中-肺、中-肝、中-脾、中-腎、中-膀胱、中-胆、中-膈、跗上、陰股、面中、客主人、脳戸、膝髕、郄中、膺中、気街、太淵-血、缺盆、乳房、乳中、雲門、臍中、少陰-血、鳩尾、神庭、顱息、左角、人迎、足下-中脈、石門、伏兎、会陰、脊髄、承筋、肘-内陥、然谷、横骨、青霊、五里、眶-上陥、面-承泣、三陽絡、関節-液出、腋脇-内陥、孕婦-三陰交。

○鍼を避ける部位は、体幹と手足で四十六ある。

※心、肺、肝、脾、腎、膀胱、胆、横隔膜などに刺したり、足背、大腿内側、顔面、客主人、脳戸、膝蓋骨、委中、中府、気衝、太淵からの出血、欠盆、乳房、乳中、雲門、臍中（神闕）、少陰経からの出血、鳩尾、神庭、顱息、左の額角（頭維）、人迎、足下（湧泉）で血管に刺す、石門、伏兎、会陰、脊髄、承筋、肘窩への深刺、然谷、横骨、青霊、五里、眼窩上を深刺、顔の承泣、三陽絡、関節を刺して漿液を出す、腋脇の深刺、妊婦の三陰交などは刺してはいけない。

＊原文は「避刺処」だが、他の書物では「避灸処」となっている。昔は直刺だったので、背兪穴に刺せなかった。

○禁灸処而除-六兪、三十有二。

頭維、承光、脳戸、下関、殷門、絲竹空、人迎、承泣、脊中、乳中、気街、白環兪、淵腋、経渠、鳩尾、四白、陽関、石門（女子禁）、天府、伏兎、瘈脈、瘂門、風府、地五会、素髎、睛明、迎香、禾髎、顴髎、心兪、気衝、陰市。

○禁灸の部位は、六兪を除いて三十二ある。

※頭維、承光、脳戸、下関、殷門、糸竹空、人迎、承泣、脊中、乳中、気衝、白環兪、淵腋、経渠、鳩尾、四白、陽関、石門（女子は禁灸）、天府、伏兎、瘈脈、瘂門、風府、地五会、素髎、睛明、迎香、禾髎、顴髎、心兪、気衝、陰市に施灸してはいけない。

*原文は「避灸処」だが、他の書物では「避刺処」となっている。

○抑又聞-高皇、抱疾-未瘥、李氏、刺-巨闕而得蘇。

高皇、金之高皇。李氏、今-不能考。巨闕、心之募也。主-五臓気相干、卒-心痛、尸厥。此-巨刺也。

○高皇（こうこう）が病気になって治らぬのを、李氏（りし）が巨闕を刺すと生き返ったと聞く。

※高皇とは、金朝（きんちょう）の高皇。李氏だが、現在では誰だか分からない。巨闕は、心の募穴。五臓気の乱れ、心臓発作、失神を主治する。これは巨刺（こし）である。

○太子-暴死為尸厥、越人、鍼-維会而得醒。

太子、虢太子。越人、盧医-秦越人也。史称、虢太子-病尸厥、扁鵲、為之刺-三陽五会、有間、太子甦、則-百会穴也。此云-維会、則非-百会。鍼経云、臍中、一名維会、謂-扁鵲、当時-取此穴耳。蓋-人之生、嘗以-此穴受母之気、刺家-能取此穴、調其-厥逆、使之-衝和、亦何嫌於-刺哉。臍中為是、古之神良、固未嘗以-禁刺膠鼓也。

○太子(たいし)が突然に仮死となり、秦越人(しんえつじん)が維会(いえ)に鍼すると目覚める。

※太子とは虢太子(かくたいし)。越人(えつじん)とは、山東省(さんとんしょう)の医者、秦越人(しんえつじん)である。歴史は、虢太子が仮死状態になり、扁鵲が太子の三陽五会(さんようごえ)に刺鍼すると、しばらくして太子が生き返ったが、それが百会穴であるという。この維会は、百会ではない。『霊枢』に「臍中、別名が維会」とある。扁鵲(へんじゃく)が当時に取ったのは神闕である。人は、この臍帯(さいたい)で母の気を受けて生まれ、鍼師は、この穴位で厥逆を調えて穏やかにするので、どうして刺すことを嫌うか。臍中は古くからの妙穴だが、刺鍼するなという常識に囚(とら)われるな。

＊厥逆は、①手足が冷たくなって、ひどければ失神するもの。②胸腹部の激痛で足が冷たくなる。③慢性頭痛。○臍に刺鍼するというのは、聞いたことがない。施灸の間違いだろう。

○肩井、曲池、甄権-刺臂痛而復射。

魯州刺史-庫狄嶔、患-風痹、甄権-取此二穴、刺之、立能-援弓引射。亦-経刺也。

○腕の痛みに甄権（けんけん）が、肩井と曲池へ鍼すると、再び弓矢が射えるようになった。

※山東省の長官であった庫狄嶔（こてききん）は、風痺（移動する痛み）となった。甄権が肩井と曲池に刺鍼すると、すぐに弓を挽（ひ）いて射ることができた。これも経刺である。

○懸鍾、環跳、華佗-刺躄足而立行。

懸鍾為絡刺、環跳為経刺、皆-足少陽経所発。足少陽為甲木、故主-風、能治-躄足。

○足の萎（な）えた人に、華佗（かだ）が懸鍾と環跳を刺すと、すぐに歩けた。

※懸鍾は絡刺、環跳は経刺だが、いずれも足少陽経の腧穴である。足少陽は甲木（こうぼく）（木の兄）なので、風を主治するため、足が萎（な）えたものを治療できる。

○秋夫、鍼-腰兪、而鬼免-沈痾。王纂、鍼-交兪、而-妖精立出。

毉-文従巫、以其-通於鬼神也。故-治鬼出妖、不為-幽妄。聖人-不語、術士-伝焉。余、煮-鍼方中、主以-五毒（五毒者、官桂、川烏、鬼臼、狼毒、自然銅也）。復用-真人手符、為-降魔駆妖計也。交兪、非-古穴、説者以為-人中、三陰交、近是。

○秋夫が腰兪に鍼し、奇妙な持病を免れる。王纂が交兪へ鍼すると妖精が直ちに出る。

※毉（醫）は、巫の文字で、鬼神に通じる。だから幽霊の憑依を治して妖怪を追い出せば、おかしなことをしなくなる。聖人は語らないが、術士は伝えている。私が鍼を煮る処方は、五毒（五毒とは、官桂、川烏、鬼臼、狼毒、自然銅である）を主とする。さらに真人の手印を切るが、降魔駆妖のためである。交兪は古穴ではなく、人中や三陰交などが近い。

＊精神病の場合は、こうしたマジナイのようなこともする。現在のヒステリー治療も同じ。

○刺-肝兪与命門、使-瞽士、視-秋毫之末。

肝兪、足太陽脈気-所発、肝気於此-転輸、故曰-肝兪。目為-肝之竅、故-刺之。命門、非-督之命門、亦非-任之命門。『霊枢』根結論-曰、命門者-目也。謂-睛明穴、此治-外障法也。治-内障者、宜刺-睛中穴。其法、候於暑月、先以涼水-沃之、以凝-其血。次用-三棱鍼開穴、継以-黄金毫鍼刺入、撥去-内障。五年十年-不見物者、立能-見物、復-明如旧。其刺、始於-龍木禅師、詳載-大蔵経中、神妙神妙者也。所以-必用涼水者、非水涼則-血不凝、能令-血貫瞳人、不能-復治矣。如-水涼之不足、為-患亦同。故於将-出鍼時、宜-更以涼水沃之。所以-必候暑月、非暑月-不足以勝涼水故也。識之慎之（刺睛中穴法、附前-神照集）。

○肝兪と命門を刺して、盲人に冬毛の先端を見させる。

※肝兪は、足太陽経の腧穴で、ここから肝気が輸送されるため肝兪という。目は肝の竅（あな）なので刺鍼する。命門は、督脈の命門ではなく、また任脈の命門でもない。『霊枢』根結に「命門とは目である」とある。つまり睛明穴であり、この穴位は外障（眼の表面）を治す。白内障を治すには睛中穴（せいちゅう）を刺す。その方法は、夏に冷水を眼にかけて、眼の血を凝血させる。次に三棱鍼で穴位を開き、続いて黄金の毫鍼を刺入して、瞳孔内の白い塊を取り去る。五年も十年も見えなかった人が、1回で以前のように見えるようなる。その方法を始めたのは龍木禅師（りゅうぼくぜんし）で、詳しくは『大蔵経（たいぞうきょう）』に記載されており、非常に優れた方法である。必ず冷水を使うが、冷たくなければ凝血せず、血が瞳孔を貫けば二度と治療できない。水の冷たさが足りなければ、治療するにも足りない。だから鍼を抜こうとしているとき、さらに冷水をかけると良い。それで必ず夏に施術するが、夏でなければ冷水に耐えられない。それを知って慎むべし。（睛中穴の刺法は、前の神照集で述べている）。

＊暑月は夏だが、暑いときに施術すると感染して失敗するらしい。ここでは夏でないと冷水に耐えられないとある。

○取-少陽与交別。俾-聾夫、聴-夏蚋之声。

取-少陽、取-其結於耳者、翳風-是也、為-手足少陽之会。交於手少陽者-為内関。別於手少陽者-為外関。交於足少陽者-為蠡溝。別於足少陽者-為光明。外関与内関-平等、光明与蠡溝-亦平等、皆一鍼可取二穴者也。手足少陽脈-皆入耳、故治-耳聾。此亦-瀉絡、遠鍼之法。

○少陽と交別（こうべつ）を取って、聾唖（ろうあ）者にブヨの羽音を聞かせる。

※少陽経を取るが、その経が耳に結んでいるのが翳風であり、翳風で手足の少陽経が交わる。手の少陽経と交わるのは内関である。手少陽経から別れるのが外関である。足少陽経と交わるのが蠡溝である。足少陽経から別れるのが光明である。外関と内関は水平であり、光明と蠡溝も水平なので、いずれも一鍼（ひとはり）で二穴に刺せる。手足の少陽経は、いずれも耳に入るので難聴を治せる。これも絡脈を瀉す遠道刺（えんどうし）である。

○嗟夫。去－聖愈遠、此道－漸墜。或－不得意而散其学、或－衒其能而犯禁忌。愚－庸志浅、難－契於玄言。至道－淵深、得之者－有幾。偶述斯言、不敢示－諸明達者焉。庶幾乎－童蒙之心啓。

○ああ、黄帝が遠い過去となり、鍼の道は徐々に地に落ちつつある。思うように行かず学問が散逸（さんいつ）し、あるいは間違って禁忌を犯してしまう。私は愚かな庶民で、志も浅く、奥深い言葉を説明するのが難しい。鍼灸の道は深淵（しんえん）で、幾人が得られるだろうか。こうした言葉を述べたのは、敢（あ）えて理解している達人に示したのではなく、何も知らない初心者の心を啓発するためである。

●八法鍼方-直訣八句・二

八法者、八穴之法。公孫、内関、臨泣、外関、後谿、申脈、列缺、照海-是也。以八穴交会-奇経八脈、而分-主乎表、主乎裏、主乎表裏之間也。仲景、妙於傷寒、以其有-六経之辨。予、今以-八法為妙者、以其分主-八脈、而該乎十二経也。創為-鍼家一大法門。求之古籍、不称-作者何人、或以為-少室異人所伝、理或然也。蓋在-竇氏之前、已有其教。毎下鍼-以四痏為主、皆-瀉絡、遠鍼之法、四面-攻討之兵也。刺家、但主-八法、随証加鍼、不過-五七孔穴、無難-去之疾矣。訓如後方。

※八法とは八穴の方法で、公孫、内関、足臨泣、外関、後渓、申脈、列欠、照海のことである。この八穴は奇経八脈と交会しており、体表を管理したり、体内を管理したり、半表半裏を管理する。張(ちょう)仲景(ちゅうけい)は、悪寒のする伝染病に優れているが、それは六経に弁別している。私は、ここで八法を優れたものとし、この八脈で十二経をまとめる。これは鍼師の一大方法を作ったものだ。古書を求め、作者と呼べないものは何人だろう、あるいは少室の異人が伝えたもので、理論はその通りである。竇漢卿(とうかんきょう)より前、その教えがすでにあった。いつも刺鍼するときは四穴を主とし、いずれも絡脈を瀉す遠道刺で、四面で攻撃する兵である。鍼師は、この八法を症状によって増減するが、五～七穴だけで簡単に疾病を治す。その教えが次である。

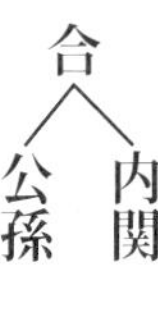

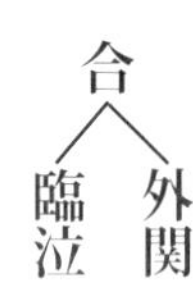

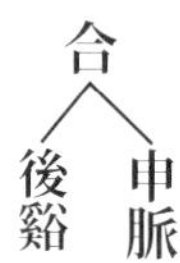

合
照海　列缺

訣曰

○公孫‐衝脈胃心胸、内関‐陰維会総同。

公孫二穴、在‐足大指内側、本節後一寸、白肉際、足太陰絡、別走‐陽明者。内関二穴、在‐手臂内、両筋之間、去‐掌後横紋二寸、手心主絡、別走‐少陽者。言‐公孫両穴、通乎‐奇経之衝脈。内関二穴、通乎‐奇経之陰維脈。衝脈起止‐併足少陰、循‐腹裏、従‐肺出、絡心、注‐胸中、故主‐胃与心胸諸疾。陰維者、維持‐腹内六陰之脈也。手心主之脈、起於‐胸中、出属‐心包絡、下膈、歴絡三焦、故亦主‐胃与心胸諸疾、而云‐会総同也。取此四穴、鍼気一行之後、三焦‐快然、疾去‐内和。例之湯液、則‐瀉心、涼膈、大小陥胸、調胃承気‐諸方之力也。

○公孫と衝脈は胃心胸、内関と陰維脈は会合して皆同じ。

公孫二穴、足第一趾内側で中足指節関節の近位一寸、足底との際にあり、足太陰経の絡穴で、絡脈が別れて足陽明経に走る。内関二穴、前腕屈側で長掌筋と総指屈筋の間、手掌後ろの手関節横紋から二寸、手厥陰経の絡穴、絡脈が別れて手少陽経に走る。公孫両穴は、奇経の衝脈に通じている。内関二穴は、奇経の陰維脈に通じている。衝脈の起止は足少陰経と同じで、腹の内部を通り、肺から出て心に絡まり、胸中に注ぐため、胃および心胸部の諸疾患を主治する。陰維脈は、腹内部の六陰脈を繋いでいる。手心包の脈は、胸中に起こり、心包絡に出て属し、横隔膜を下り、順次に三焦へ絡まり、胃と心胸部の諸疾患を主治するので、重なる部分がすべて同じという。この四穴を取れば、鍼の気が通った後、三焦がスッキリし、疾病が去って体内が調和する。漢方薬で例えれば、瀉心、涼膈、大小陥胸、調胃承気湯などの諸方剤の力に相当する。

○臨泣-胆経連帯脈、陽維目鋭-外関逢。

臨泣二穴、在-足小指次指、本節後-外側、筋骨縫-陥者中、足少陽胆経之-所注也。外関二穴、在-腕後二寸、両骨間-陥者中、手少陽絡、別走-手心主者。帯脈為-奇経之一、環身一周、若-束帯然、故名-帯脈。陽維為-奇経之一、維持-諸陽、抵-目外眥。四穴者、主-手足少陽、半表半裏-諸疾、鍼気一行之後、中外-皆和、栄衛-流暢。例之湯液、則-三化、双解、大小-柴胡、通聖、温胆-諸方之力也。

○足臨泣は胆経で帯脈と繋がり、陽維脈は目尻で外関と逢う。

足臨泣二穴は、足第四趾で中足指節関節の近位外側、筋骨の隙間にある凹みで、足少陽胆経が注ぐ部位である。外関二穴は、手首から肘へ二寸、橈骨尺骨間にある凹み、手少陽経の絡穴で、絡脈が別れて手厥陰経に走る。帯脈は奇経の一つで、身体を一周して帯のように束ねるため帯脈と呼ぶ。陽維脈は奇経の一つで、諸陽経を繋ぎ、目尻に触れる。四穴は手足の少陽経で半表半裏の諸疾患を主治し、鍼の気が通った後、内外とも調和し、栄衛がスムーズに流れる。漢方薬で例えれば、三化、双解、大小柴胡、通聖、温胆湯などの諸方剤の力に相当する。

○後谿‐督脈、内眥頸。申脈‐陽蹻、絡亦通。

後谿二穴、在‐手小指本節、後一寸、横紋尖上‐陥中。拳而取之、手太陽脈‐所注。申脈二穴、在‐足外踝、下‐陥中、容‐爪甲許。言‐後谿通乎督脈、申脈為‐陽蹻所生。四穴、主‐手足太陽二経諸疾、鍼気一行、大汗如注、則‐表邪尽去。例之湯液、則‐桂枝、麻黄、葛根、大小青龍‐諸方之旨也。

○後渓は督脈と目頭と頸、申脈は陽蹻脈と絡脈で通じる。

後渓二穴は、手小指の中手指節関節の近位一寸で、拳を握ったとき感情線の横紋尖端上にある凹み。拳を握って取穴し、手太陽経が注ぐ部位である。申脈二穴は、足の外踝下にある爪が入るほどの凹み。後渓が督脈に通じ、申脈は陽蹻脈が生まれる部位という。四穴は、手足の太陽経の諸疾患を主治し、鍼の気が通ると注ぐように大汗が出て、表邪が汗とともに追い出される。漢方薬で例えれば、桂枝、麻黄、葛根、大小青龍湯などの諸方剤の作用である。

○列缺、会-任行肺系。陰蹻-照海、膈喉嚨。

列缺二穴、去-腕一寸五分、両手-交叉、食指-点到処是穴、当-筋骨罅中、手太陰之絡、別走-陽明者。照海二穴、足少陰腎経-所発、在-足内踝骨下一寸、白肉際、陰蹻脈-所生。言-列缺二穴、会乎-任脈、而行於-肺系。照海二穴、為-陰蹻脈所生、少陰腎脈-所発、少陰腎脈-循喉嚨、繋-舌本。取此四穴、鍼気一行之後、肺膈-安和、喉嚨-清利。例之湯液、則二冬、二母、犀薄、甘桔-諸方之旨也。

○列欠は任脈と一緒になって気管を行き、陰蹻脈は照海で横隔膜と気管。

列欠二穴は、手首から一寸五分離れ、両手の虎口（ここう）を合わせて交叉させると、人差指の達する部位が穴位であり、筋骨の隙間にあって、手太陰経の絡穴、絡脈が別れて手陽明経に走る。照海二穴は、足少陰腎経の腧穴で、足で内踝骨の下一寸、足底との境い目、陰蹻脈の生まれる部位である。列欠二穴は、任脈と一緒になって気管を行くという。照海二穴は、陰蹻脈が生まれる部位で足少陰腎経の腧穴であるが、足少陰腎経は気管を通って舌根（ぜっこん）に繋がる。この四穴を取り、鍼の気が通った後、肺と横隔膜は安らかに調和して、気管がきれいになって通る。漢方薬で例えれば、二冬、二母、犀薄（さいぼ）、甘桔湯（かんきつとう）などの諸方剤の作用である。

以上八法、下鍼ー必以四穴為主、或ー補手而瀉足、或ー補足而瀉手、左右ー亦復如是、如ー兵之奇正相生、或以ー正為奇、或以ー奇為正、鍼之善物也。傍通集中ー揆八法四条、宜互玩。

以上の八法は、刺鍼では必ず四穴を主とし、手に補法して足に瀉法したり、足に補法して手に瀉法したり、左右とも同じ手法にしたり、兵を使うのに正攻法と奇襲があるように、正を奇としたり、奇を正としたり、臨機応変に鍼をする。傍通集の揆八法四条と照合すると良い。

●八法主治ー配合八条・三（八法の主治を組み合わせた八条）

○公孫二穴ー主治二十七証、必取ー内関二穴配合。

九種心痛、痰膈涎悶、臍腹痛脹、脇肋疼痛、産後血迷、気膈ー食不下、泄瀉ー不止、痃気ー疼痛、裏急後重、傷寒ー結胸、水膈ー酒痰、満悶ー嘔吐、腹脇ー脹痛、腸風ー下血、脱肛ー不収、気膈、食膈ー不下、食積ー疼痛、癖気、食癖、酒癖、児枕痛ー血塊、腹鳴、血刺痛、小児ー瀉、瀉ー腹痛、胸中ー刺痛、瘧疾、心痛。

○公孫二穴が主治する二十七証、必ず内関を取って二穴を組み合わせる。

九種の心痛、食道の横隔膜部に痰涎が凝集して不快、臍周囲の痛みと膨満、脇肋部の痛み、出産時の失神、怒りで噴門部が塞がれて食欲がないうえ食べ物が咽喉を通らない、下痢が止まらない、腹の紐状のシコリが痛い、腸が痙攣して下腹が重い、悪寒のする伝染病が胸腹部で結んで痞える感じがして痛む、飲酒により横隔膜部に痰が溜まり胃が不調になる、気持ちが悪くて嘔吐、腹や脇が腫れぼったく痛む、切れ痔の出血、脱肛が引っ込まない、怒りで横隔膜部が塞がれて食欲がない、食べ物が滞積して咽を通らない、飲食物が滞積して痛む、両脇のシコリ、右脇のシコリ、過度な飲酒による脇肋部のシコリ、血母塊や児枕の別名を持つ産後の腹痛、腹痛、腹鳴（腹がゴロゴロ鳴る）、瘀血による刺痛、小児の下痢、下痢して腹痛する、胸の刺痛、マラリア症状、心痛。

＊九種心痛は、胸や上腹部の痛みで、『備急千金要方』によると虫心痛、注心痛、風心痛、悸心痛、食心痛、飲心痛、冷心痛、熱心痛、去来心痛。〇結胸は、邪気が胸腹で結び、腫れぼったくて痛む病気。上腹部の脹満、痛くて触らせない、頭から汗、発熱、便の乾燥などの症状がある。

〇内関二穴‐主治二十五証、必取‐公孫二穴配合。

中満‐不快、傷寒‐結胸、心胸‐痞満、吐逆‐不定、胸満、痰膈、腹痛、泄瀉‐滑腸、酒痰‐膈痛、米穀‐不化、横竪‐痃気、小児‐脱肛、九種‐心痛、肋脇痛、腸鳴、婦人‐血刺痛、積塊痛、男子‐酒癖、噎膈‐心下痞痛、気膈‐食不下、腹脇脹痛、腸風下血、傷寒、裏急重後、食膈‐食不下、痎瘧寒熱。

〇内関二穴が主治する二十五証、必ず公孫を取って二穴を組み合わせる。

上腹部の膨満感で不快、悪寒のする伝染病で邪が胸腹部で結んで痞える感じがして痛む、心胸部が痞えて張る、いつ嘔吐するか分からない、胸部が腫れぼったい、噴門部に痰涎が凝集して不快、腹痛、激しい下痢、飲酒により胃が不調になって噴門部分が痛む、消化不良、腹部の横や縦の紐状のシコリ、小児の脱肛、九種心痛、肋脇痛、腸鳴、婦人の瘀血による刺痛、子宮筋腫の痛み、男子の過度な飲酒による脇肋部のシコリ、食道閉塞による心下部の痞えた痛み、怒りで噴門部が塞がれて食欲がないうえ食べ物が咽喉を通らない、腹や脇の痞えた痛み、切れ痔による下血、悪寒する伝染病、腹が不快で便意が逼迫して肛門が落ちたように重い、食物が滞積して咽を通らない、マラリア症状による悪寒発熱。

＊結胸は、邪気が胸腹で結び、腫れぼったくて痛む病気。上腹部の脹満、痛くて触らせない、頭から汗、発熱、便の乾燥がある。〇九種心痛は、『備急千金要方』によると虫心痛、注心痛、風心痛、悸心痛、食心痛、飲心痛、冷心痛、熱心痛、去来心痛。〇「噎膈心下痞満」の原文は「二膈心下痞満」。二膈などないので訂正した。

〇臨泣二穴‐主治二十五証、必取‐外関二穴配合。

足趺‐腫痛、手足‐麻、手指‐顫掉、赤眼‐冷涙、咽喉‐腫痛、手足‐攣急、脇肋痛、牙歯‐痛、手足‐発熱、解利‐傷寒、腿胯痛、脚膝‐腫痛、四肢‐不遂、頭風‐腫、頭頂‐腫、浮風‐搔痒、身体‐腫、身体‐麻、頭目‐眩暈、筋攣‐骨痛、頬腮痛、雷頭風、眼目‐腫痛、中風‐手足不挙、耳聾。

○足臨泣二穴が主治する二十五証、必ず外関を取って二穴を組み合わせる。
足背の腫痛、手足の知覚がない、手指の振るえ、結膜炎で涙が出る、咽喉の腫痛、手足の引き攣り、脇肋部の痛み、歯痛、手足の発熱、だるくて悪寒のする伝染病、大腿の痛み、脚や膝の腫痛、手足が動かない、慢性頭痛で腫れぼったい、頭頂部が腫れぼったい、ジンマシン、身体の浮腫、身体の知覚がない、頭目のめまい、筋が引き攣って骨が痛む、頬や顎の痛み、頭が鳴るような頭痛、目の腫痛、脳血管障害で手足が動かない、難聴。

○外関二穴 - 主治二十七証、必取 - 臨泣二穴配合。
肢節 - 腫痛、臂膊 - 冷痛、鼻衄、手足 - 発熱、眉棱中 - 痛、指節痛 - 不能屈伸、手足 - 疼痛、産後 - 悪風、傷寒 - 自汗、頭風、四肢 - 不遂、筋骨 - 疼痛、迎風 - 涙出、赤目 - 疼痛、腰背 - 腫痛、眼腫、傷寒 - 表熱、手足 - 麻痛無力、破傷風、手臂痛、頭風、掉眩痛、頭項痛、盗汗、目翳 - 隠渋、産後 - 身痛、腰胯痛、雷頭風。

○外関二穴が主治する二十七証、必ず足臨泣を取って二穴を組み合わせる。
手足の関節の腫痛、上肢が冷えて痛む、鼻血、手足の発熱、眉の痛み、指の関節が痛くて曲げ伸ばしできない、手足の痛み、産後の寒け、悪寒のする伝染病で汗が出る、慢性頭痛、手足が動かない、筋骨の痛み、風に当たると涙が出る、結膜炎の痛み、腰背部の腫痛、眼の腫れ、悪寒のする伝染病による発熱、手足の知覚がなくて力が入らない、破傷風、手や前腕の痛み、慢性頭痛、めまいして痛む、頭や後頸部の痛み、寝汗、翼状片でショボショボ痛む、産後の身体の痛み、腰腿痛、頭が鳴るような慢性頭痛。

○後谿二穴－主治二十四証、必取－申脈二穴配合。

手足－攣急、手足－顫掉、頭風痛、傷寒－不解、盗汗－不止、中風－不語、牙歯痛、癲癇－吐沫、腰背－強痛、筋骨痛、咽喉－閉塞、頬腮－腫痛、傷寒－項強痛、膝脛－腫痛、手足－麻、眼－赤腫、傷寒－頭痛、表－汗不出、衝風－涙下、破傷風－搐、産後－汗出悪風、喉痹、脚膝腿痛、手麻痺。

○後渓二穴が主治する二十四証、必ず申脈を取って二穴を組み合わせる。

手足の引き攣り、手足の振るえ、慢性頭痛、悪寒のする伝染病が治らない、寝汗が止まらない、脳血管障害で喋れない、歯痛、テンカンで沫を吹く、腰背部が強ばって痛む、筋骨の痛み、アデノイド、頬や顎の腫痛、悪寒のする伝染病で後頸部が強ばって痛む、膝や脛の腫痛、手足の知覚がない、結膜炎で腫れる、悪寒のする伝染病による頭痛、表邪で汗が出ない、風に当たると涙が出る、破傷風で痙攣する、産後に汗が出て悪風する、咽喉の痛み、足や膝や腿の痛み、手の麻痺。

○申脈二穴‐主治二十五証、必取‐後谿二穴配合。

腰背‐強痛、肢節‐痛、手足‐不遂、傷寒‐頭痛、身体‐腫満、頭面‐自汗、癲癇、目赤‐腫痛、傷風‐自汗、頭風‐痒痛、眉棱痛、雷頭風、手臂痛、臂冷、産後‐自汗、鼻衄、破傷風、肢節‐腫痛、腿膝‐腫痛、耳聾、手足麻、吹妳、洗頭風、手足攣、産後‐悪風。

○申脈二穴が主治する二十五証、必ず後渓を取って二穴を組み合わせる。

腰背が強ばって痛む、手足の関節痛、手足の不随、悪寒のする伝染病による頭痛、身体の浮腫、頭や顔から汗が出る、癲癇（てんかん）、結膜炎による腫痛、風邪で汗が出る、慢性頭痛で痛痒い、眉の痛み、頭が鳴るような慢性頭痛、手や前腕の痛み、前腕の冷え、産後に汗が出る、鼻血、破傷風、手足の関節の腫痛、腿や膝の腫痛、難聴、手足の知覚がない、乳腺炎、頭を洗うと慢性頭痛が起きる、手足の痙攣、産後の悪風（おふう）。

○列缺二穴‐主治三十一証、必取‐照海二穴配合。

寒痛‐泄瀉、咽喉‐腫痛、婦人血積‐敗血痛、牙歯‐腫痛、小腸気‐撮痛、死胎‐胎衣不下、脇癖痛、吐唾‐膿血、欬嗽‐寒痰、痃気、食噎‐不下、臍腹撮痛、心腹痛、腸鳴‐下痢、痔痒‐漏血、心痛‐温痢、産後‐腰痛、産後‐発狂、産後‐不語、米穀‐不化、男子‐酒癖、乳癰腫痛、婦人‐血塊、温病‐不瘥、吐逆‐不止、小便‐下血、小便‐不通、大便‐閉塞、大便‐下血、胃腸‐痛病、諸積ー為患。

○列欠二穴が主治する三十一証、必ず照海を取って二穴を組み合わせる。

腹が冷えて痛んで下痢、咽喉の腫痛、子宮筋腫が痛む、歯の腫痛、鼡径（そけい）ヘルニアのつまむような痛み、死産して胎盤（たいばん）が出ない、脇のシコリが痛む、唾して膿血を吐く、咳して透明な痰が出る、腹の紐（ひも）状のシコリ、噴門が詰まって食が降りない、臍周囲のつまむような痛み、上腹部の痛み、腸鳴して下痢、痔が痒くて血が出る、上腹部が痛くて臭い下痢する、産後の腰痛、産後に狂う、産後に喋（しゃべ）れない、消化不良、男子の過度な飲酒による脇肋部のシコリ、乳腺炎による腫痛、子宮筋腫、発熱性伝染病が治らない、嘔吐が止まらない、血尿、排尿できない、排便できない、排便すると下血する、胃腸の痛む病気、さまざまな腹中のシコリによる患い。

○照海二穴ー主治二十七証、必取ー列缺二穴配合。

喉嚨ー閉塞、小便ー冷痛、小便ー淋渋不通、膀胱気ー痛、婦人ー血暈、胎衣ー不下、臍腹痛、小腹ー脹満、反胃ー吐食不納、腸澼ー下血、酒澼、中満ー不快、泄瀉、食ー不化、腸鳴ー下痢腹痛、難産、婦人ー血塊、児枕痛、嘔吐、酒積、痃気、気塊、食澼、気膈、食労黄、足ー熱厥、大便ー不通。

○照海二穴が主治する二十七証、必ず列欠を取って二穴を組み合わせる。

気管の閉塞、排尿すると冷たく痛む、尿が出にくく通じない、前立腺肥大で痛む、婦人のメマイ、胎盤が出ない、臍周囲の痛み、下腹の膨隆、朝食で夕方吐いて夕食で明け方に吐いて食事を吐いて胃に入らない、下痢して下血する、過度な飲酒による脇肋部のシコリ、上腹部の膨満感で不快、下痢、消化不良、腸鳴して下痢して腹痛する、難産、婦人の子宮筋腫、産後の腹痛、嘔吐、過度な飲酒による腹のシコリ、臍近くにある腹内の紐（ひも）状のシコリ、腸内のガスの塊、飲食の停滞、怒りで噴門が塞がれて食欲がない、脾虚による脾積、足底が熱い、便秘。

＊酒積とは、過度な飲酒で水飲が腹に集まり、シコリとなったもの。○食労黄は、食労疳黄、黄胖とも呼ばれ、皮膚がくすんだ黄色、顔や足の浮腫、口淡口苦、足がだるくて切迫呼吸、腹脹泄瀉、弦虚脈などの症状がある。○熱厥は『素問』に、熱邪が盛んで陰気不足とあり、手足の熱や身熱と尿赤の症状がある。また熱中症も指す。

○右法、先刺-主証之穴、随病-左右上下、所在-取之、仍-循捫導引、按法-祛除。如病-未已、必求-配合孔穴、兼施-処治、須要-停鍼、待-気上下相接、快然-無所苦、而後-出鍼。

○右法は、先に主証の穴を刺し、病によって左右上下の反応点を取穴するが、やはり撫（な）でたり押さえたりして導引（どういん）し、按法（あんぽう）で邪を除く。それでも治らねば、必ず組み合わせの八脈交会穴を求めて一緒に刺鍼し、鍼を停めて経脈の上下で気が繋がるのを待ち、心地よくなって苦痛がなくなれば抜鍼する。

●十二経－井滎兪経合一覧図・五

陰臓	肺	腎	肝	心	脾	包絡	
井（木）	少商	湧泉	大敦	少衝	隠白	中衝	所出（出るところ）
滎（火）	魚際	然谷	行間	少府	大都	労宮	所流（流れるところ）
兪（土）	太淵	太谿	太衝	神門	太白	大陵	所注（注ぐところ）
経（金）	経渠	復溜	中封	霊道	商丘	間使	所行（行くところ）
合（水）	尺沢	陰谷	曲泉	少海	陰陵泉	曲沢	所入（入るところ）
陽腑	大腸	膀胱	胆	小腸	胃	三焦	
井（金）	商陽	至陰	竅陰	少沢	厲兌	関衝	所出（出るところ）
滎（水）	二間	通谷	侠谿	前谷	内庭	液門	所流（流れるところ）
兪（木）	三間	束骨	臨泣	後谿	陥谷	中渚	所注（注ぐところ）
原	合谷	京骨	丘墟	腕骨	衝陽	陽池	所過（過ぎるところ）
経（火）	陽谿	崑崙	陽輔	陽谷	解谿	支溝	所行（行くところ）
合（土）	曲池	委中	陽陵泉	小海	三里	天井	所入（入るところ）

●五門-鍼方説・四（五門の鍼法の説）

五門者、十二経-井滎兪経合也。臓腑之気-由之開闔、若-門戸焉、故曰-五門。以十二経-分主日時、六十六穴-周而復始、循環-無已、故-錯挙其義、謂之-子午流注。当其時-謂之開、非其時-謂之闔。陽病用-陽日陽時、陰病用-陰日陰時、又有-五行相生之義。因其功-行一昼夜而始備。又謂之-大周天鍼法。以之祛邪、無邪-不去。以之調気、無気-不調。実隆-古之鍼方也。今以其-成法、述之如下。

　五門（ごもん）とは、十二経の井滎兪経合である。臓腑の気は、五兪穴に入って来たり、出て行ったりするが、そのようすは扉が開閉するのに似ているので五門という。十二経に気血が流れる日時は、陰経の五兪穴と陽経の原穴を合わせた六兪穴で、合計六十六穴を一周して始めに戻り、循環して終わらないため、陰陽の時刻を代表させて「子午流注（しごるちゅう）」と呼ぶ。その経に気血の流れて来る時刻を「開」と呼び、気血が流れていない時刻を「闔（こう）」と呼ぶ。陽病では陽日の陽時、陰病では陰日の陰時に刺鍼するが、それも五行相生の意味である。気血は、経絡の中を一昼夜循行すると始めに戻って備える。これを「大周天の鍼法」と呼ぶ。これによって邪を追い出せば、必ず邪が出てゆく。これによって気を調えれば、必ず気が調う。実は古代に盛んだった鍼法である。その方法を以下に述べる。

●六十六穴－日時主治・六（六十六穴の日時における主治）

○胆主甲日

甲戌時－竅陰（井－胆）↓丙子時－前谷（滎－小腸）↓戊寅時－陥谷（兪－胃）並過本原－丘墟↓庚辰時－陽谿（経－大腸）↓壬午時－委中（合－膀胱）↓甲申時－気合三焦液門（水）。

○胆の陽木は、甲日に盛ん

甲戌時に竅陰（胆経の井穴）↓丙子時に前谷（小腸経の滎穴）↓戊寅時に陥谷（胃経の兪穴）一緒に胆経の原穴の丘墟を過ぎる↓庚辰時に陽渓（大腸経の兪穴）↓壬午時に委中（膀胱経の合穴）↓甲申時に気が三焦の液門で合流する（水穴）。

○肝主乙日

乙酉時－大敦（井－肝）↓丁亥時－少府（滎－心）↓己丑時－太白（兪－脾）過－太衝↓辛卯時－経渠（経－肺）↓癸巳時－陰谷（合－腎）↓乙未時－血納包絡労宮（火）。

○肝の陰木は、乙日に盛ん
乙酉時に大敦（肝経の井穴）↓丁亥時に少府（心経の滎穴）↓己丑時に太白（脾経の兪穴）太衝を過ぎる↓辛卯時に経渠（肺経の経穴）↓癸巳時に陰谷（腎経の合穴）↓乙未時に血が心包絡の労宮に納まる（火穴）。

○小腸主丙日
丙申時‐少沢（井‐小腸）↓戊戌時‐内庭（滎‐胃）↓庚子時‐三間（兪‐大腸）過本原‐腕骨↓壬寅時‐崑崙（経‐膀胱）↓甲辰時‐陽陵泉（合‐胆）↓丙午時‐気納三焦中渚（水）。
○小腸の陽火は、丙日に盛ん
丙申時に少沢（小腸経の井穴）↓戊戌時に内庭（胃経の滎穴）↓庚子時に三間（大腸経の兪穴）小腸経の原穴の腕骨を過ぎる↓壬寅時に崑崙（膀胱経の経穴）↓甲辰時に陽陵泉（胆経の合穴）↓丙午時に気が三焦の中渚に納まる（水穴）。

○心主丁日
丁未時‐少衝（井‐心）↓己酉時‐大都（滎‐脾）↓辛亥時‐太淵（兪‐肺）過‐神門↓癸丑時‐復溜（経‐腎）↓乙卯時‐曲泉（合‐肝）↓丁巳時‐血納包絡大陵（土）。

○心の陰火は、丁日に盛ん
丁未時に少衝（心経の井穴）↓己酉時に大都（脾経の滎穴）↓辛亥時に太淵（肺経の兪穴）神門を過ぎる↓癸丑時に復溜（腎経の経穴）↓乙卯時に曲泉（肝経の合穴）↓丁巳時に血が心包絡の大陵に納まる（土穴）。

○胃主戊日
戊午時－厲兌（井－胃）↓庚申時－二間（滎－大腸）↓壬戌時－束骨（兪－膀胱）過本原－衝陽↓甲子時－陽輔（経－胆）↓丙寅時－小海（合－小腸）↓戊辰時－気納三焦支溝（火）。
○胃の陽土は、戊日に盛ん
戊午時に厲兌（胃経の井穴）↓庚申時に二間（大腸経の滎穴）↓壬戌時に束骨（膀胱経の兪穴）胃経の原穴の衝陽を過ぎる↓甲子時に陽輔（胆経の経穴）↓丙寅時に小海（小腸経の合穴）↓戊辰時に気が三焦の支溝に納まる（火穴）。

○脾主己日
己巳時－隠白（井－脾）↓辛未時－魚際（滎－肺）↓癸酉時－太谿（兪－腎）過－太白↓乙亥時－中封（経－肝）↓丁丑時－少海（合－心）↓己卯時－血納包絡間使（金）。

○脾の陰土は、己日に盛ん
己巳時に隠白（脾経の井穴）↓辛未時に魚際（肺経の滎穴）↓癸酉時に太渓（腎経の兪穴）太白を過ぎる↓乙亥時に中封（肝経の経穴）↓丁丑時に少海（心経の合穴）↓己卯時に血が心包絡の間使に納まる（金穴）。

○大腸主庚日
庚辰時－商陽（井－大腸）↓壬午時－通谷（滎－膀胱）↓甲申時－臨泣（兪－胆）過本原－合谷↓丙戌時－陽谷（経－小腸）↓戊子時－三里（合－胃）↓庚寅時－気納三焦天井（土）。

○大腸の陽金は、庚日に盛ん
庚辰時に商陽（大腸経の井穴）↓壬午時に通谷（膀胱経の滎穴）↓甲申時に足臨泣（胆経の兪穴）大腸経の原穴の合谷を過ぎる↓丙戌時に陽谷（小腸経の経穴）↓戊子時に足三里（胃経の合穴）↓庚寅時に気が三焦の天井に納まる（土穴）。

○肺主辛日
辛卯時－少商（井－肺）↓癸巳時－然谷（滎－腎）↓乙未時－太衝（兪－肝）過－太淵↓丁酉時－霊道（経－心）↓己亥時－陰陵泉（合－脾）↓辛丑時－血納包絡曲沢（水）。

○肺の陰金は、辛日に盛ん

辛卯時に少商（肺経の井穴）↓癸巳時に然谷（腎経の滎穴）↓乙未時に太衝（肝経の兪穴）太淵を過ぎる↓丁酉時に霊道（心経の経穴）↓己亥時に陰陵泉（脾経の合穴）↓辛丑時に血が心包絡の曲沢に納まる（水穴）。

○膀胱主壬日

壬寅時－至陰（井－膀胱）↓甲辰時－侠谿（滎－胆）↓丙午時－後谿（兪－小腸）過本原－京骨↓戊申時－解谿（経－胃）↓庚戌時－曲池（合－大腸）↓壬子時－気納三焦関衝（金）。

○膀胱の陽水は、壬日に盛ん

壬寅時に至陰（膀胱経の井穴）↓甲辰時に侠渓（胆経の滎穴）↓丙午時に後渓（小腸経の兪穴）膀胱経の原穴の京骨を過ぎる↓戊申時に解渓（胃経の経穴）↓庚戌時に曲池（大腸経の合穴）↓壬子時に気が三焦の関衝に納まる（金穴）。

○腎主癸日

癸丑時－湧泉（井－腎）↓乙卯時－行間（滎－肝）↓丁巳時－神門（兪－心）過－太谿↓己未時－商丘（経－脾）↓辛酉時－尺沢（合－肺）↓癸亥時－血納包絡中衝（木）。

○腎の陰水は、癸日に盛ん
癸丑時に湧泉（腎経の井穴）↓乙卯時に行間（肝経の滎穴）↓丁巳時に神門（心経の兪穴）太渓を過ぎる↓己未時に商丘（脾経の経穴）↓辛酉時に尺沢（肺経の合穴）↓癸亥時に血が心包絡の中衝に納まる（木穴）。

○右-子午流注開闔之法、乃-治神之方也。神治而気血-随之矣。蓋自-霊枢本輪、已発-其端、古今-知者鮮矣。惟竇公-独擅其術、用以治神、然不能無説焉。既曰-六十甲子、循環-治時、奈何内缺-甲午、甲寅、庚午、壬辰、壬申、丙辰、乙丑、乙巳、辛巳、丁卯、癸未、癸卯。豈此十二時中、栄衛之気、不行耶。又-壬寅、壬午、庚辰、丙午、甲辰、甲申、乙未、乙卯、辛卯、丁巳、癸巳、癸丑、皆主両穴、豈一時之中-両穴併開耶。言及於此、非所以攻-昔人之瑕、実所以伝-昔人之神。又賦云-六十六穴、今但得-六十五穴、而缺-陽池一穴、無所-安置。豈陽池-独外於子午耶。語曰、民-可使由之、不可使知之。前言-治神之方、亦-妄泄爾。

○右が子午流注開闔（しごるちゅうかいこう）の法であり、精神を治める方法である。精神が治まれば、気血も精神に従う。これは『霊枢』本輪篇に端を発するが、昔から現在まで知る人は少ない。ただ竇漢卿（とうかんきょう）だけが、この術に優れており、これで精神を治めていることはいうまでもない。六十の甲子（こうし）が循環して時を治めていれば、欠けている甲午、甲寅、庚午、壬辰、壬申、丙辰、乙丑、乙巳、辛巳、丁卯、癸未、癸卯は、どうするのか？　この十二時刻には「栄衛の気」が流れないのか？　また壬寅、壬午、庚辰、丙午、甲辰、甲申、乙未、乙卯、辛卯、丁巳、癸巳、癸丑は、いずれも二つの穴位を流れることになるが、どうして同じ時刻に二つの穴が同時に開くのか？　それをいって、昔の人の落ち度を攻めるのではなく、実は昔の人の精神を伝えているのである。また歌賦は六十六穴といっているが、今は六十五穴だけあり、陽池一穴が欠けていて、どこにも配置されていない。どうして陽池だけ子午の外にあるのか？「民は、これに従う。分からせるのではない」という。前に述べるのは治神の方法だが、これを妄りに喋るなということだ。

●難経 - 五門主治・七（『難経』の五門の主治）

経言 - 所出為井、所流為滎、所注為兪、所行為経、所入為合。井主 - 心下満、滎主 - 身熱、兪主 - 体重節痛、経主 - 喘欬寒熱、合主 - 逆気而泄。此五臓六腑 - 井、滎、兪、経、合 - 主病也。今演 - 其方如左。

『難経』は、出るところを井、流れるところを滎、注ぐところを兪、行くところを経、入るところを合という。そして井穴は心下満を主治、滎穴は発熱を主治、兪穴は身体が重くて節々が痛むものを主治、経穴は咳して喘ぐ悪寒発熱を主治、合穴は吐くけど何も出なくて便が漏れるものを主治するという。これは五臓六腑の井、滎、兪、経、合が主治する病である。方法を以下に述べる。

○假令－得弦脈、病人－善潔、面青、善怒、此－胆病也。若－心下満、当刺－竅陰（井）、身熱－刺侠谿（滎）、体重節痛－刺臨泣（兪）、喘欬寒熱－刺陽輔（経）、逆気而泄－刺陽陵泉（合）、又総取－丘墟（原）。

○弦脈で、病人がきれい好きで顔が青く、怒りっぽければ、それは胆病である。そして心下満なら足竅陰（井）を刺し、身熱なら侠渓（滎穴）を刺し、体重節痛なら足臨泣（兪穴）を刺し、咳して喘いで悪寒発熱するなら陽輔（経穴）を刺し、吐き気して便が漏れれば陽陵泉（合穴）を刺し、すべてに丘墟（原穴）を取る。

○得－弦脈、病人－淋溲、便難、転筋、四肢－満閉、臍左－有動気、此－肝病也。若－心下満、当刺－大敦（井）、身熱－刺行間（滎）、体重節痛－刺太衝（兪）、喘欬寒熱－刺中封（経）、逆気而泄－刺曲泉（合）。

○弦脈で、病人の尿や便が出にくく、筋肉が引き攣り、手足が腫れぼったく、臍の左側に動気があれば、肝病である。そして心下満なら大敦（井穴）を刺し、身熱なら行間（滎穴）を刺し、体重節痛なら太衝（兪穴）を刺し、咳して喘ぐ悪寒発熱なら中封（経穴）を刺し、吐き気して便が漏れれば曲泉（合穴）を刺す。

▽得ｰ浮洪脈、病人ｰ面赤、口乾、喜笑、此ｰ小腸病也。若ｰ心下満、刺ｰ少沢（井）、身熱ｰ刺前谷（滎）、体重節痛ｰ刺後谿（俞）、喘欬寒熱ｰ刺陽谷（経）、逆気而泄ｰ刺小海（合）、又総刺ｰ腕骨。

▽浮洪脈で、病人の顔が赤い、口の乾燥、よく笑うなどなら小腸病である。そして心下満なら少沢（井穴）を刺し、身熱なら前谷（滎穴）を刺し、体重節痛なら後渓（兪穴）を刺し、咳して喘ぐ悪寒発熱なら陽谷（経穴）を刺し、吐き気して便が漏れれば小海（合穴）を刺し、すべてに腕骨を刺す。

▽得ｰ浮洪脈、病人ｰ煩心、心痛、掌中熱而啘、臍上ｰ有動気、此ｰ心病也。若ｰ心下満、刺ｰ少衝（井）、身熱ｰ刺少府（滎）、体重節痛ｰ刺神門（俞）、喘欬寒熱ｰ刺霊道（経）、逆気而泄ｰ刺少海（合）。

▽浮洪脈で、病人が心中煩悶し、心痛、掌中が熱っぽくて吐くけど何も出ず、臍の上の上腹部に動気があれば心病である。そして心下満なら少衝（井穴）を刺し、身熱なら少府（滎穴）を刺し、体重節痛なら神門（兪穴）を刺し、咳して喘ぐ悪寒発熱なら霊道（経穴）を刺し、吐き気して便が漏れれば少海（合穴）を刺す。

▽得－浮緩脈、病人－面黄、善噫、善思、善沫、此胃病也。若－心下満、刺－厲兌（井）、身熱－刺内庭（滎）、体重節痛－刺陥谷（兪）、喘欬寒熱－刺解谿（経）、逆気而泄－刺三里（合）、又総刺－衝陽（原）。

▽浮緩脈で、病人の顔が黄色く、ゲップが多い、よく考え込み、よく唾を吐けば胃病である。そして心下満なら厲兌（井穴）を刺し、身熱なら内庭（滎穴）を刺し、体重節痛なら陥谷（兪穴）を刺し、咳して喘ぐ悪寒発熱なら解渓（経穴）を刺し、吐き気して便が漏れれば足三里（合穴）を刺し、すべてに衝陽（原穴）を刺す。

＊原文の「善味」は「善沫」に訂正した。

▽得－浮緩脈、病人－腹脹満、食不消、体重節痛、怠惰、嗜臥、四肢－不収、当臍有－動気、按之牢－若痛、此－脾病也。若－心下満、刺－隠白（井）、身熱－刺大都（滎）、体重節痛－刺太白（兪）、喘欬寒熱－刺商丘（経）、逆気而泄－刺陰陵泉（合）。

▽浮緩脈で、病人の腹が膨満し、胃がもたれ、身体が重くて節々が痛み、怠惰（たいだ）で眠りたがり、手足が動かず、臍に動気があって、押さえると硬くて痛ければ脾病である。そして心下満なら隠白（井穴）を刺し、身熱なら大都（滎穴）を刺し、体重節痛なら太白（兪穴）を刺し、咳して喘ぐ悪寒発熱なら商丘（経穴）を刺し、吐き気して便が漏れれば陰陵泉（合穴）を刺す。

▽得－浮脈、病人－面白、善嚏、悲愁－不楽、欲哭、此－大腸病也。若－心下満、刺－商陽（井）、身熱－刺二間（滎）、体重節痛－刺三間（兪）、喘欬寒熱－刺陽谿（経）、逆気而泄－刺曲池（合）、又総刺－合谷（原）。

▽浮脈で、病人の顔が白く、くしゃみが多く、悲しんで鬱っぽく、泣くことが多ければ大腸病である。そして心下満なら商陽（井穴）を刺し、身熱なら二間（滎穴）を刺し、体重節痛なら三間（兪穴）を刺し、咳して喘ぐ悪寒発熱なら陽渓（経穴）を刺し、吐き気して便が漏れれば曲池（合穴）を刺し、すべてに合谷（原穴）を刺す。

▽得－浮脈、病人－喘嗽、洒淅寒熱、臍右有－動気、按之牢－若痛、此－肺病也。若－心下満、刺－少商（井）、身熱－刺魚際（滎）、体重節痛－刺太淵（兪）、喘欬寒熱－刺経渠（経）、逆気而泄－刺尺沢（合）。

▽浮脈で、病人が喘いで咳し、ゾクゾクと悪寒発熱して、臍の右に動気があって押さえると硬くて痛ければ肺病である。そして心下満なら少商（井穴）を刺し、身熱なら魚際（滎穴）を刺し、体重節痛なら太淵（兪穴）を刺し、咳して喘ぐ悪寒発熱なら経渠（経穴）を刺し、吐き気して便が漏れれば尺沢（合穴）を刺す。

△得－沈遅脈、病人－面黒、善－恐欠、此－膀胱病也。若－心下満、刺－至陰（井）、身熱－刺通谷（滎）、体重節痛－刺束骨（兪）、喘欬寒熱－刺崑崙（経）、逆気而泄－刺委中（合）、又総刺－京骨（原）。

△沈遅脈で、病人の顔が黒く、恐がりやすくてアクビが多ければ膀胱病である。そして心下満なら至陰（井穴）を刺し、身熱なら足通谷（滎穴）を刺し、体重節痛なら束骨（兪穴）を刺し、咳して喘ぐ悪寒発熱なら崑崙（経穴）を刺し、吐き気して便が漏れれば委中（合穴）を刺し、すべてに京骨（原穴）を刺す。

△得－沈遅脈、病人－逆気、小腹－急痛、泄如下重、足脛－寒而逆、此－腎病也。若－心下満、刺－湧泉（井）、身熱－刺然谷（滎）、体重節痛－刺太谿（兪）、喘欬寒熱－刺復溜（経）、逆気而泄－刺陰谷（合）。

△沈遅脈で、病人が吐くけど何も出ず、下腹が引き攣って痛み、下腹が重くて便が漏れ、足や脛から冷えが上がれば腎病である。そして心下満なら湧泉（井穴）を刺し、身熱なら然谷（滎穴）を刺し、体重節痛なら太渓（兪穴）を刺し、咳して喘ぐ悪寒発熱なら復溜（経穴）を刺し、吐き気して便が漏れれば陰谷（合穴）を刺す。

◎得－洪大脈、病人－渾渾焞焞、耳聾、咽痹、汗出、此－三焦病也。若－心下満、刺－関衝（井）、身熱－刺液門（滎）、体重節痛－刺中渚（兪）、喘欬寒熱－刺支溝（経）、逆気而泄－刺天井（合）、又総刺－陽池（原）。

◎洪大脈で、病人がホンホンと耳鳴りし、難聴、咽喉の痛み、汗が出れば三焦病である。そして心下満なら関衝（井穴）を刺し、身熱なら液門（滎穴）を刺し、体重節痛なら中渚（兪穴）を刺し、咳して喘ぐ悪寒発熱なら支溝（経穴）を刺し、吐き気して便が漏れれば天井（合穴）を刺し、すべてに陽池（原穴）を刺す。

◎得－洪大脈、病人－面赤、目黄、腋腫、胸脇支満、手心熱、心中動、此－心包絡病也。若－心下満、刺－中衝（井）、身熱－刺労宮（滎）、体重節痛－刺大陵（兪）、喘欬寒熱－刺間使（経）、逆気而泄－刺曲沢（合）。

◎洪大脈で、病人の顔が赤くて目が黄変し、腋が腫れ、胸脇が痞（つか）えて腫れぼったく、手掌が熱い、心中の動悸があれば心包絡の病である。そして心下満なら中衝（井穴）を刺し、身熱なら労宮（滎穴）を刺し、体重節痛なら大陵（兪穴）を刺し、咳して喘ぐ悪寒発熱なら間使（経穴）を刺し、吐き気して便が漏れれば曲沢（合穴）を刺す。

以上－五門主治、古鍼方也。蓋以－陽井金、陰井木、所以主治－心下満者、金病則－賁鬱、木病則－不得条達、故令－心下満也。陽滎－水、陰滎－火、水病則－陰虧、火病則－益熾、故令－身熱。陽兪－木、陰兪－土、木主－筋、筋－根於節、土主－肉、肉－附於体、故令－体重節痛。陽経－金、陰経－金、火乗於金則－病喘嗽、金火－相戦、金勝則－寒、火勝則－熱、故主－喘嗽寒熱。陽合－土、陰合－水、水敗則－火失其制、而作－気逆。土敗則－水失其防、而作－洞泄、故主－気逆而泄。此五門－主治之義也。

以上が五門の主治で、古い鍼法である。陽経の井穴を金、陰経の井穴を木としているので、心下満の主治は、金が病めば噴門が鬱滞し、木が病めば条達できないので、心下満となる。陽経の滎穴は水、陰経の滎穴は火、水が病めば陰が虧損し、火が病めば燃え上がるため身体が熱い。陽経の兪穴は木、陰経の兪穴は土、木は筋を管理し、筋は関節に繋がる、土は肉を管理し、肉は身体に付着する、だから体重節痛である。陽経の経穴は火、陰経の経穴は金、火が金を虐げれば肺の喘ぎや咳となる、金と火が戦い、金が勝てば寒け、火が勝てば発熱するので、喘ぎと咳、そして悪寒発熱となる。陽経の合穴は土、陰経の合穴は水、水が敗れれば火が制御されず胃気が上逆する。土が敗れれば水は防がれず、激しい下痢となるから吐き気がして便が漏れる。これが五門の主治する意味なのだ。

●十二経為病ｰ補母瀉子、成法・八（『霊枢』の十二経の病で、補母瀉子の方法）

○肺ｰ手太陰為病、肺脹、膨膨而喘欬、缺盆ｰ中痛、甚則ｰ交両手而瞀、是為ｰ臂厥。所生病、欬嗽、喘喝、煩心、胸満、臑臂ｰ内前廉痛、掌中熱。気有餘則ｰ肩背痛、汗出、中風、小便ｰ数而欠、寸口ｰ大三倍於人迎。虚則ｰ肩背痛寒、少気ｰ不足以息、溺色ｰ変、卒遺矢ｰ無度、寸口ｰ反小於人迎也。補ｰ太淵（為経、為土、為母）、瀉ｰ尺沢（為合、為水、為子）。

○手太陰肺経の病は、肺が腫れぼったい、パンパンに膨らんで喘いで咳する、天突部の痛み、ひどければ両手で胸を押さえて目の前が暗くなる、それが臂厥（ひけつ）である。この経が主治する肺の所に生じた病は、咳、喘鳴、心中煩悶、胸部が腫れぼったい、上肢の屈側で橈側縁の痛み、手掌が熱い。邪気が実ならば肩背部の痛み、汗が出る、脳血管障害、頻尿やアクビ、寸口脈が人迎脈の三倍大きい。虚では肩背部が痛くて冷える、息と呼べないほどの微弱呼吸、尿の色が変わる、急に便が漏れる、寸口脈が人迎脈より小さい。太淵（経穴、土穴、母穴）に補法、尺沢（合穴、水穴、子穴）に瀉法。

○大腸ｰ手陽明為病、歯痛、頬腫。是主ｰ津所生病、目黄、口乾、鼽衄、喉痹、肩前臑ｰ痛、大指次指ｰ不用。気有餘則ｰ当脈所過者熱腫、人迎ｰ大三倍於寸口。虚則ｰ寒慄、人迎ｰ反小於寸口也。補ｰ曲池（為合、為土、為母）、瀉ｰ二間（為滎、為水、為子）。

○手陽明大腸経の病は、奥歯の痛み、頬の腫れ。この経が主治する津の所に生じた病は、目の黄変、口の乾燥、鼻水や鼻血、咽喉の痛み、肩前や上腕の痛み、人差指が動かない。邪気が実ならば、この経脈の通るところが熱く腫れ、人迎脈が寸口脈より三倍大きい。虚では寒けがして鳥肌が立つ、人迎脈が寸口脈より小さい。曲池（合穴、土穴、母穴）に補法、二間（滎穴、水穴、子穴）に瀉法。

○胃－足陽明為病、洒洒然－振寒、善伸－数欠、顔－黒、悪－人与火、聞－木声則惕然而驚、心動、欲－閉戸牖而処、甚則欲－登高而歌、棄衣而走、賁響－腹脹、是為－骭厥。是主－血所生病、狂、瘧、湿淫－汗出、鼽衄、口喎、唇胗、喉痹、大腹－水腫、膝臏－腫痛、循－胸、乳、気街、股、伏兎、胻外廉、足跗上－皆痛、中指－不用。気有餘則－身以前皆熱。其有餘於胃、則－消穀善飢、溺色－黄、人迎－大三倍於寸口。気不足則－身以前皆寒慄、胃中寒則－脹満、人迎－反小於寸口也。補－解谿（為経、為火、為母）、瀉－厲兌（為井、為金、為子）。

○足陽明胃経の病は、ゾクゾクと寒けがして振るえる、よく伸びして何度もアクビする、額が黒い、人と火を嫌う、樹木の擦れる音を聞いてもビクビクして驚き、心が動揺し、ドアや窓を閉じて閉じこもりたがり、ひどければ高い場所に上がって歌いたがり、衣服を脱ぎ捨てて走る、腹が鳴って腹が膨隆するが、これは骭厥（かんけつ）である。この経が主治する血の所に生じた病は、狂う、マラリア症状、湿邪が入って汗が出る、鼻水や鼻血、口が歪む、口唇ヘルペス、咽喉の痛み、上腹部の浮腫、膝蓋骨の腫痛、胸、乳、気衝、股、伏兎、脛外縁、足背が全て痛い、足の第三趾が動かない。邪気が実ならば身体の前全体が熱い。熱邪が胃にあれば、すぐ空腹になって食べる、尿が黄色、人迎脈が寸口脈より三倍大きい。正気が不足すれば身体の前全体に寒けがして鳥肌が立つ、胃中に寒邪が入れば胃が腫れぼったく、人迎脈が寸口脈より小さい。解渓（経穴、火穴、母穴）に補法、厲兌（井穴、金穴、子穴）に瀉法。

○脾－足太陰為病、舌本－強、食則嘔、胃脘痛、腹脹、善噫、得後出与気則－快然如衰、身体－皆重。是主－脾所生病、舌本痛、体－不能動揺、食－不下、煩心、心下－急痛、寒瘧、瘕、溏泄、水閉、黄疸、不能－臥、強立、膝股内－腫厥、足大指－不用。盛者、寸口－大三倍於人迎。虚者、寸口－小三倍於人迎也。補－大都（為滎、為火、為母）、瀉－商丘（為経、為金、為子）。

○足太陰脾経の病は、舌根（ぜっこん）の強（こわ）ばり、食べると吐く、胃痛、腹の膨隆、ゲップが多い、排便したりオナラするとスッキリして治まる、身体全体が重い。この経が主治する脾の所に生じた病は、舌根（ぜっこん）の痛み、身体が動かせない、食べ物が咽喉を通らない、心中煩悶、胃が引き攣って痛む、寒けから始まるマラリア症状、腹部の移動する塊、水様便が漏れる、尿が出ない、黄疸、眠れない、無理しないと立てない、膝や大腿内側の腫れや冷え、足の第一趾が動かない。実ならば寸口脈が人迎の脈より三倍大きく、虚ならば寸口脈が人迎脈の三倍小さい。大都（滎穴、火穴、母穴）に補法、商丘（経穴、金穴、子穴）に瀉法。

○心－手少陰為病、嗌乾、心痛、渇而欲飲、是為－臂厥。主－心所生病、目黄、脇痛、臑臂－内後廉痛厥、掌中熱。盛者、寸口－大再倍於人迎。虚者、寸口－反小於人迎也。補－少衝（為井、為木、為母）、瀉－神門（為兪、為土、為子）。

○手少陰心経の病は、咽喉のイガイガ、心痛、咽喉が渇いて水を飲みたがる、これは臂厥（ひけつ）である。この経が主治する心の所に生じた病は、目の黄変、脇痛、上肢の屈側で尺側縁の痛みや冷え、手掌が熱い。実ならば寸口脈が人迎脈より二倍大きく、虚ならば寸口脈が人迎の脈より小さい。少衝（井穴、木穴、母穴）に補法、神門（兪穴、土穴、子穴）に瀉法。

○小陽－手太陽為病、嗌痛、頷腫、不可－回顧、肩似抜、臑似折。是主－液所生病、耳聾、目黄、頬腫、頸頷肩臑臂－外後廉痛。盛者、人迎－大再倍於寸口。虚者、人迎－反小於寸口也。補－後谿（為兪、為木、為母）、瀉－小海（為合、為土、為子）。

○手太陽小腸経の病は、咽喉の痛み、顎の腫れ、寝違い、肩が抜けるようだ、上腕が折れるようだ。この経が主治する液の所に生じた病は、難聴、目の黄変、頬の腫れ、頸や顎、肩や上肢の伸側で尺側縁の痛み。実ならば、人迎脈が寸口脈より二倍大きく、虚ならば人迎脈が寸口脈より小さい。後渓（兪穴、木穴、母穴）に補法、小海（合穴、土穴、子穴）に瀉法。

○膀胱－足太陽為病、頭痛－似脱、項似抜、脊痛、腰似折、髀－不可以曲、膕如結、腨似裂、是為－踝厥。是主－筋所生病、痔、瘧、狂、癲、頭－顖頂痛、目黄、涙出、鼽衄、項背腰尻膕腨脚－皆痛、足小指－不用。盛者、人迎－大再倍於気口。虚者、人迎－反小於気口也。補－至陰（為井、為金、為母）、瀉－束骨（為兪、為木、為子）。

○足太陽膀胱経の病は、脱けるような頭痛、抜けるような後頸部の痛み、背骨の痛み、腰が折れるようだ、股関節が曲がらない、膝窩のシコリ、腓腹筋が裂けるようだ、これは踝厥（かけつ）である。この経が主治する筋の所に生じた病は、痔、マラリア症状、狂、鬱（うつ）、頭頂の痛み、目の黄変、涙が出る、鼻水や鼻血、後頸部や背、腰尻、膝窩、腓腹筋、下腿が全部痛い、足第五趾が動かない。実ならば人迎脈が寸口脈より二倍大きく、虚ならば人迎脈が寸口脈より小さい。至陰（井穴、金穴、母穴）に補法、束骨（兪穴、木穴、子穴）に瀉法。

○腎－足少陰為病、飢－不欲食、面－黒如炭色、欬唾則－有血、喝喝而喘、坐而欲起、目䀮䀮然如－無所見、心如－懸飢状。気不足則－善恐、心惕然如－人将捕之、是為－骨厥。是主－腎所生病、口熱－舌乾、咽腫－上気、嗌乾及痛、煩心、心痛、黄疸、腸澼、脊股－内後廉痛、痿厥、嗜臥、足下熱而痛。盛者、寸口－大再倍於人迎。虚者、寸口－反小於人迎也。補－復溜（為経、為金、為母）、瀉－湧泉（為井、為木、為子）。

○足少陰腎経の病は、空腹でも食べたくない、顔が炭の色のように黒い、咳すると血を唾する、ゼイゼイ喘ぐ、坐って立ち上がろうとすると視野がぼやけて何も見えなくなる、空腹のように胃がぶら下がった感じ。気が不足すれば恐がりやすくて、人が捕まえにでも来るかのように心臓がドキドキする、これは骨厥（こっけつ）である。この経が主治する腎の所に生じた病は、口の中が熱くて舌が乾く、咽喉が腫れてゼイゼイする、咽喉のイガイガと痛み、心中煩悶、心痛、黄疸、下痢、背骨や大腿内側後縁の痛み、下肢に力が入らず冷える、眠りたがる、足底が熱っぽくて痛む。実ならば寸口脈が人迎脈より二倍大きく、虚ならば寸口脈が人迎の脈より小さい。復溜（経穴、金穴、母穴）に補法、湧泉（井穴、木穴、子穴）に瀉法。

○心包絡－手厥陰為病、手心熱、臂肘－攣痛、腋腫、甚則－胸脇支満、心中－澹澹大動、面赤、目黄、善笑－不休。是主－心包絡所生病、煩心、心痛、掌中熱。盛者、寸口－大一倍於人迎。虚者、寸口－反小於人迎也。補－中衝（為井、為木、為母）、瀉－大陵（為兪、為土、為子）。

○手厥陰心包経の病は、手掌が熱い、前腕から肘の痙攣（けいれん）痛、腋の腫れ、ひどければ胸脇が痞（つか）えて腫れぼったく、心臓がドクドクする、顔が赤い、目の黄変、笑いが止まらない。この経が主治する心包絡の所に生じた病は、心中煩悶、心痛、手掌が熱い。実ならば寸口脈が人迎脈の倍強く、虚ならば寸口脈が人迎の脈より小さい。中衝（井穴、木穴、母穴）に補法、大陵（兪穴、土穴、子穴）に瀉法。

○三焦ｰ手少陽為病、耳聾、渾渾焞焞、咽腫、喉痹。是主ｰ気所生病、汗出、目鋭眥ｰ痛、頬痛、耳後、肩、臑、肘、臂外ｰ皆痛、小指次指ｰ不用。盛者、人迎ｰ大一倍於寸口。虚者、人迎ｰ反小於寸口也。補ｰ中渚（為兪、為木、為母）、瀉ｰ天井（為合、為土、為子）。

○手少陽三焦経の病は、難聴、ホンホンシュンシュンと鳴る耳鳴り、咽喉の腫れ、咽喉の痛み。この経が主治する気の所に生じた病は、汗が出る、目尻の痛み、頬の痛み、耳の後ろ、肩、上腕、肘、前腕の伸側が全部痛む、薬指が動かない。実ならば人迎の脈が寸口脈の倍強い、虚ならば人迎脈が寸口脈より小さい。中渚（兪穴、木穴、母穴）に補法、天井（合穴、土穴、子穴）に瀉法。

○胆ｰ足少陽為病、口苦、善ｰ太息、心脇痛ｰ不能転側、甚則ｰ面微有塵、体ｰ無膏沢、足外反熱、是為ｰ陽厥。是主ｰ骨所生病、頭角頷痛、缺盆中ｰ腫痛、腋下腫、馬刀ｰ挟癭、汗出、振寒、寒瘧、胸脇、肋、髀、膝外ｰ至脛、絶骨、外踝前及諸節ｰ皆痛、小指次指不用。盛者、人迎ｰ大一倍於寸口。虚者、人迎－反小於寸口也。補－侠谿（為滎、為水、為母）、瀉－陽輔（為経、為火、為子）。
○足少陽胆経の病は、口が苦く感じる、溜息が多い、心窩部や脇痛で身体が捻れない、ひどければ顔が塵で覆われたようで、身体にツヤがなく、足の外側が熱い、これは陽厥である。この経が主治する骨の所に生じた病は、頭角や顎の痛み、天突の腫痛、腋下の腫れ、首や腋のリンパ結核、汗が出る、寒けがして振るえる、寒けから始まるマラリア症状、胸脇、肋、股関節、膝の外側から脛、絶骨、外踝の前、そして各関節が全部痛い、第四趾が動かない。実ならば人迎の脈が寸口脈の倍強い。虚ならば人迎脈が寸口脈より小さい。侠渓（滎穴、水穴、母穴）に補法、陽輔（経穴、火穴、子穴）に瀉法。

＊「馬刀挟癭」の原文は「馬刀挟纓」。挟癭は頸のリンパ結核だが、纓は帽子の顎紐。癭は纓から来ている。

○肝－足厥陰為病、腰痛－不可俯仰、丈夫－㿗疝、婦人－小腹腫、甚則－嗌乾、面－塵脱色。是主－肝所生病、胸満、嘔逆、洞泄、狐疝、遺溺、癃閉。盛者、寸口－大一倍於人迎。虚者、寸口－反小於人迎也。補－曲泉（為合、為水、為母）、瀉－行間（為滎、為火、為子）。
○足厥陰肝経の病は、腰痛で前後に身体を曲げられない、男は㿗径ヘルニア、婦人は下腹部の腫れ、ひどければ咽喉のイガイガ、顔に埃が着いたようで顔色が悪い。この経が主治する肝の所に生じた病は、胸部が腫れぼったい、吐くけど何も出ない、激しい下痢、㿗径ヘルニア、尿漏れ、排尿障害。実ならば寸口脈が人迎脈の倍強い。虚ならば寸口脈が人迎の脈より小さい。曲泉（合穴、水穴、母穴）に補法、行間（滎穴、火穴、子穴）に瀉法。

鍼方ー開蒙集終

鍼方六集巻之三　尊経集

古歙鶴皐　呉崑述
海陽忍庵　程標梓

叙曰、道ㇾ不師古、雖善無徴而欲作、則垂訓尼父猶然難之。予憫ㇾ鍼失其伝、欲今世人精明鍼法、旦暮奉行必也、尸祝神蹤而後可。不然、師心自用、誰則従之。乃考古ㇾ昔鍼方如下、署曰ㇾ尊経集。

まえがきとして、私の方法が古代の原則を遵守したものでなければ、それが正しいとしても根拠がなく、それで他人を教育しようとしても、孔子ですら難しい。私は、鍼の教えが失われないよう、今の人が鍼に秀でて欲しいと日夜に渡って研鑽しているが、それには私が熟練していなければならない。そうでなければ、自分で勝手に原則を作っても誰が従うだろうか？　そこで昔の鍼法を以下のように発掘し、尊経集とした。

＊この部分は『難経』、そして『素問』と『霊枢』からの抜粋が集められている。

●『霊枢』九鍼・一（『霊枢』の九鍼十二原）

一曰ㇾ鑱鍼、長一寸六分、頭大ㇾ末鋭。令ㇾ無深入而陽気出。主ㇾ熱在頭身。故曰、病在ㇾ皮膚無常処者、取之鑱鍼於ㇾ病所、膚白ㇾ勿取。

一に鑱鍼、長さ一寸六分、鍼尖が大きくて先端が鋭い。深く刺入せず陽気を出す。頭や身体に熱があるものを主治する。それで病が皮膚の特定部位になければ、病巣部に鑱鍼を使うが、皮膚が赤く腫れておらず、白ければ使わないという。

二曰-圓鍼、長一寸六分、筒身-圓末、其鋒-如卵。以瀉-肉分之気、令-不傷肌肉、則-邪気得竭。故曰、病在-分肉間、取以-圓鍼。

二に圓鍼（えんしん）、長さ一寸六分、鍼体が筒のように円柱で、先端が卵のようである。肉分の気を瀉して肌（き）肉（にく）を傷つけず、邪気を消す。病が分肉間（筋溝）にあれば、圓鍼を取るという。

三曰-鍉鍼、長三寸五分、身大-末圓、如-黍米之鋭、令可以-按脈勿陥、以-致其気、使-邪独出。故曰、病在-脈、少気、当-補之以鍉鍼。鍼於井滎-分兪。

三に鍉鍼（ていしん）、長さ三寸五分、鍼体が大きくて先が丸く、キビ粒のような鋭さで、経脈を押すだけで刺入せず、気を至らせれば、邪気だけが出てゆく。だから病が脈にあって呼吸が弱ければ、鍉鍼で補法するという。経穴や兪穴に鍼をする。

四曰-鋒鍼、長一寸六分、筒其身而-鋒其末、刃-三隅、令可行-瀉熱出血。発泄-痼病。故曰、病在-五臓、固居者、取以-鋒鍼。瀉於井滎-分兪、取以-四時也。

四に鋒鍼（ほうしん）、長さ一寸六分、鍼体は筒のようで先端が鋒先（ほこさき）、三隅に刃があり、出血させて熱を瀉す。こじれた病を出すという。だから病が五臓に固く居座っていれば鋒鍼を使う。経穴や兪穴を瀉し、四季にあわせて取る。

五曰｜鈹鍼、広二分半、長四寸、末如｜剣鋒、可以取｜大膿。故曰、病為｜大膿血、取以｜鈹鍼。

五に鈹鍼（ひしん）、幅が二分半、長さ四寸、先端が剣（つるぎ）のように鋭く、大きい膿が取れる。それで大膿血の病には、鈹鍼で取るという。

六曰｜圓利鍼、長一寸六分、尖如牦、且圓｜且鋭、身中｜微大。以取｜癰腫暴痹。故曰、痹気｜暴発者、取以｜圓利鍼。

六に圓利鍼（えんりしん）、長さ一寸六分、先端が野牛の毛のようで、丸くて鋭く、鍼体の中間が少し大きい。デキモノや突然の痛みに圓利鍼を取る。だから突然の痛みに圓利鍼を取るという。

七曰｜毫鍼、長一寸六分、尖如｜蚊虻喙、静以｜徐往、微以｜久留、正気｜因之、令｜邪倶往、出鍼而養、以去｜痛痹、在｜絡也。故曰、病｜痹気、補而去之者、取之｜毫鍼。

七は毫鍼、長さ一寸六分、先端が蚊（か）やアブのクチバシのようで、静かに徐々に入れ、わずかな刺激で久しく留めると、それによって正気が回復し、真気と邪気ともに元に戻り、抜鍼して養生すれば痛痺が絡脈から去る。だから痺気（ひき）（痛み）の病を補法で消すには、毫鍼を取るという。

八曰-長鍼、長七寸、身-薄而鋒其末。取-虚風、内舎於骨解、腰脊、節腠之間、為-深邪遠痺者。故曰、病在-中者、取以-長鍼。

八に長鍼（ちょうしん）、長さ七寸、鍼体が薄くて先端が鋒（ほこさき）のよう。虚風が体内で、手足の関節や腰背の関節、皮膚の間に宿った深部の邪による痛みを取る。それで病が深部にあるものは長鍼を使うという。

九曰-大鍼、長四寸、其鋒-微圓、以瀉-機関、内外大気之不能-過関節者也。故曰、虚風淫邪、流溢於身、如-風水之状、不能-過於機関、大節者、取以-大鍼。

九に大鍼（だいしん）、長さ四寸、先端が少し丸く、内外の邪気が関節を通らないものに関節を瀉す。だから虚風や淫邪が全身に溢れて浮腫のようになり、関節を通らなくなったものに大鍼を使うという。

九鍼之宜、各有-所為、長短-大小、各有-所施。不得-其用、病-不能移。疾浅-鍼深、内傷-良肉、皮膚為-癰。疾深-鍼浅、病気-不瀉、反為-大膿。病小-鍼大、気瀉-太甚、後-必為害。病大-鍼小、大気-不瀉、亦為後-敗。

九鍼の形は、それぞれ使い道があり、鍼の長短と大小で、それぞれ適応症がある。それが適切でなければ、病が治らない。病が浅いのに深刺すれば、体内の良肉を傷付け、皮膚がオデキになる。病が深いのに浅刺すれば、病気が瀉されず、逆に大膿となる。病が微小なのに強力な鍼を使えば、気が大きく瀉されるから後で必ず害になる。病が大きいのに微小な鍼を使えば、大邪の気が瀉されないから後で進行する。

右－九鍼主治、霊枢之訓也。用之－各尽其妙、古今－何異焉。所云－毫鍼、又名－小鍼、取用－益多。猶－布帛菽粟、為－日用之所急也。其見於－素、難、鍼経－神妙之旨、並述－後方。

右の九鍼の主治は、『霊枢』の教えである。これらを使えば、それぞれ長所を尽くすが、それは現在も昔と同じである。毫鍼は小鍼とも呼ばれ、それを使うとメリットが多い。あたかも布や絹（きぬ）、豆類や粟（あわ）などが日用品として使われているようなものである。『素問』、『難経』、『霊枢』を見て、その優れた意味を後述する。

●候気・二（経気をうかがう『霊枢』衛気行）

経曰、謹－候気之所在、而刺之、是謂－逢時。病在－陽分者、必候－其気、加在於陽分－乃刺之。病在－陰分者、必候－其気、加在於陰分－乃刺之。

経(きょう)には「謹んで気の所在をうかがって刺す。これを逢時(ほうじ)という」とある。病が陽分にあれば、その気を必ずうかがって、その気が陽分に来た時に刺す。病が陰分にあれば、その気を必ずうかがって、陰分に来た時に刺す。

●見気・三（気を見る『難経』八十難）

左手‐見気来至、乃‐納鍼。鍼入、見‐気尽、乃‐出鍼。

左手の押手で、気が至るのを見て刺鍼する。鍼を入れ、邪気が尽きたのを見て抜鍼する。

●取気置気・四（気を取ると、気を捨てる『難経』七十六難）

当‐補之時、従‐衛取気。当‐瀉之時、従‐営置気。

補法では、衛から正気を取って補う。瀉法では、営から邪気を捨てる。

●不得気・五（得気しない『難経』七十八難）

不得‐気者、十死‐不治。

得気しなければ、十人治療して十人とも死ぬ。不治。

●定気・六（気の安定『霊枢』終始篇）

乗車－来者、臥而休之如－食頃、乃－刺之。歩行－来者、坐而休之如－行十里頃、乃－刺之。大驚大怒、必－定其気、乃－刺之。

車に乗って来れば、横になって三十分ぐらい休ませ、それから刺す。歩いて来たら、坐って一時間ぐらい休ませ、それから刺す。ひどく驚いたり、怒っていれば、それが治まってから刺す。

●受気・七（気を受ける『霊枢』終始篇）

陽－受気於四肢、陰－受気於五臓。故－瀉者迎之、補者随之。知迎－知随、気－可令和、和気之方、必通－陰陽。

陽経は手足から気を受けて始まり、陰経は五臓から気を受けて始まる。だから瀉法では気の流れを迎え撃ち、補法では流れに沿わせる。迎と随を知れば、気が和み、気が和む方法で、必ず陰陽の経脈が通じる。

●調気・八（気を調える『難経』七十二難）

知其－内外表裏、随其－陰陽而調之。故曰－調気之方、必先－陰陽。

その内外と表裏を知り、その陰陽にしたがって調える。だから「調気の方法は、まず陰陽にある」

という。

●邪気穀気・九（邪気と穀気『霊枢』終始篇）

邪気之来也ｌ緊而堅、穀気之来也ｌ徐而遅。

邪気が鍼下に来ると、鍼が締めつけられて堅くなる。穀気（こっき）が鍼下に来ると、鍼が緩々（ゆるゆる）して柔らかくなる。

●守形・十（形式を守る『霊枢』小鍼解篇）

粗ｌ守形者、粗工但ｌ守刺法、不問ｌ気血有餘不足、可補可瀉也。

粗守形とは、藪（やぶ）医者は刺法の形式だけを守り、気血の有余や不足を考えず、補法したり瀉法したりすることである。

●守神・十一（神を守る『霊枢』小鍼解篇）

上ｌ守神者、守ｌ人之気血有餘不足、可ｌ補瀉也。

上守神とは、名医は人体の気血の有余や不足を考慮して、補瀉することである。

●守関・十二（関を守る『霊枢』小鍼解篇）

粗－守関者、守－四肢、而不知－気血、邪正之往来也。

粗守関とは、藪医者は手足の五兪穴だけを守り、気血や邪正の往来を知らないことである。

●守機・十三（機を守る『霊枢』小鍼解篇）

上－守機者、知－守気也。知－気之虚実、用－鍼之疾徐。鍼－已得気、密意守之－勿失也。

上守機とは、得気を守ることを知ること。気の虚実を知って、鍼で徐疾する。鍼が得気したら、注意深く得気を守って失わないようにすることである。

●先後・治・十四（治療の後先『霊枢』五色篇）

病－生於内者、先治－其陰、後治－其陽。病－生於外者、先治－其陽、後治－其陰。

病が体内にあれば、先に陰の内部を治し、その後で陽部の体表を治す。病が体表にあれば、先に陽の体表を治し、後で陰の体内を治す。

●刺・其病之所従生・十五（その病が発生した部位を刺す『霊枢』終始篇）

病－生於頭者、頭重。生於手者、臂重。生於足者、足重。治－病者、刺－其病之所従生也。

病が頭にあれば頭が重い。手にあれば前腕が重い。足にあれば足が重い。病を治すには、その病が生まれた部位を刺す。

●陰深陽浅－以数調之・十六（陰は深刺、陽は浅刺、原則で調える『霊枢』陰陽清濁篇）

刺－陰者、深而留之。刺－陽者、浅而疾取之。清濁相干者、以数調之也。

深層の陰部を刺すときは、深刺して留鍼（りゅうしん）する。浅層の陽部を刺すときは、浅刺して速抜（そくばつ）する。清濁が乱れていれば、原則にしたがって調える。

●悶鍼・十七（刺鍼による悶絶『霊枢』経脈篇）

甚者－瀉之則悶。悶甚則－仆不能言。悶則－急坐之也。

ひどければ鍼で瀉法すると悶絶する。悶絶がひどければ倒れて喋れなくなる。悶絶したら、すぐに坐らせる。

●陰病－治陽、陽病－治陰・十八（陰病は陽を治し、陽病は陰を治す『素問』陰陽応象大論）

審－其陰陽、以別－柔剛。陰病－治陽、陽病－治陰。定－其血気、各守－其郷。血実者－宜決之、気虚者－宜掣引之。

その陰陽を調べ、剛柔を分ける。陰病は陽を治し、陽病は陰を治す。その血気が定まれば、それぞれが本来の場所に帰る。血が邪で実していれば出血させ、気虚ならば正気を引き寄せる。

●有急治有無攻・十九（強く治療することもあれば、攻めないこともある『霊枢』寿夭剛柔篇）

病ｰ有形而不痛者、陽之類也。無形而痛者、陽之類也。無形而痛者、其陽完而陰傷之也、急治ｰ其陰、無攻ｰ其陽。有形而不痛者、其陰完而陽傷之也、急治ｰ其陽、無攻ｰ其陰。

病に形があるが、痛みがなければ陽の部類である。形がなくて痛めば、陽の部類である。形がなくて痛めば、その陽は完全だが陰が傷ついているので、すぐに陰を治療し、陽を攻めることなかれ。形があるのに痛まねば、その陰は完全だが陽が傷ついているので、すぐに陽を治療し、陰を攻めることなかれ。

●導ｰ有餘、推ｰ不足・二十（有余は導き、不足は推す『霊枢』陰陽二十五人篇）

気ｰ有餘於上者、導而下之。気ｰ不足於上者、推而往之。

気が上半身で余っていれば、導いて下げる。気が上半身で不足していれば、推して往かせる。

●迎‐稽留・二十一（稽留を迎える『霊枢』陰陽二十五人篇）

其‐稽留而不至者、因而迎之。必‐明於経隧、乃能‐持之。

経気が滞留して至らなければ、そこで鍼して迎える。それには経脈を明らかにし、得気を維持する。

●出‐陳菀・二十二（古い瘀血を出す『霊枢』陰陽二十五人篇）

寒与熱争、導而行之。其菀陳血‐不結者、即而取之、出其‐瘀血。

寒と熱が争えば、それを導いて行かせる。古い血が固まっていなければ、すぐに取って瘀血を出す。

●迎随補瀉・二十三（迎随補瀉『霊枢』九鍼十二原篇）

迎而奪之、悪得‐無虚。随而済之、悪得‐無実。

迎えて奪えば、必ず虚になるので瀉。随って助ければ、必ず実となるので補。

●疾徐補瀉・二十四（徐疾補瀉『霊枢』九鍼十二原篇）

徐而疾‐則実、疾而徐‐則虚。

徐々に刺入して速く抜鍼すれば実となり補、速く刺入して徐々に抜鍼すると虚になるので瀉。

●母子補瀉・二十五（母子補瀉『難経』六十九難）

虚則補ｰ其母、実則瀉ｰ其子。

虚なら母を補い、実なら子を瀉す。

●動伸推納ｰ補瀉・二十六（動伸推納の補瀉『難経』七十八難）

動而伸之ｰ是謂瀉、推而納之ｰ是謂補。

鍼を動かして引き上げれば、邪が引き出されるので瀉である。推して入れれば、正気が推し入れられるので補という。

●導気同精以調ｰ乱気・二十七（導気と同精によって気の乱れを調える『霊枢』五乱篇）

徐入徐出、謂之導気。補瀉ｰ無形、謂之同精。是非ｰ有餘不足也、調ｰ乱気之相逆也。

ゆっくり刺入して、ゆっくり抜鍼するものを導気（どうき）という。補瀉の形式がなければ同精（どうせい）という。邪気の有余や正気の不足による疾病でなければ、気が逆乱したものなので、これを使って調える。

●陰深陽浅・二十八（陰は深刺、陽は浅刺『霊枢』終始篇）

病ｰ痛者陰也、痛而以手按之ｰ不得者陰也、深刺之。病在上者ｰ陽也、痒者陽也、浅刺之。

病が痛みならば陰だが、痛む部位を手で圧し、どこが痛むか分からないものが陰なので、そこを深刺する。病が上の表面にあれば陽だが、痒みは陽なので浅刺する。

●先陽後陰・二十九（先に陽、後で陰『霊枢』熱病篇）

病－先起於陽、後－入於陰者、先取－其陽、後取－其陰。必審－其気之浮沈而取之。

病が陽から起こり、後で陰に入れば、先に陽を取って、後で陰を取る。その気の浮沈を必ず調べてから取る。

●脈気－浅者、独出－其邪・三十（脈気が浅ければ、その邪だけを出す『霊枢』官鍼篇）

脈気之浅者、勿－軽下鍼。必－按絶其脈刺之、無令－精気出、独出－其邪気耳。

脈気が浅ければ、軽々しく鍼を刺すな。その脈を必ず押さえ、脈が消えてから刺し、精気を出すことなく、その邪気だけを出す。

●先－補虚、後－瀉実・三十一（まず虚を補い、それから実を瀉す『霊枢』終始篇）

陽実而陰虚、先補－其陰、後瀉－其陽而和之。陰実而陽虚、先補－其陽、後瀉－其陰而和之。

陽実陰虚ならば、その陰を補ってから陽を瀉せば和む。陰実陽虚ならば、その陽を補ってから陰を瀉せば和む。

●病、在-営、在-衛・三十二（病が営にあったり、衛にあったり『霊枢』寿夭剛柔篇）

寒熱-少気、血-上下出者、病-在営。気痛-時来時止、病-在衛。怫気-賁響、風寒-客於腸胃之中所生也。

悪寒発熱して微弱呼吸、血が上からも下からも出れば、病が営血にある。移動する痛みが起きたり治まったりすれば、病が衛気にある。気が塞がれて腹が鳴れば、風寒が胃腸の中に宿って発生したものである。

＊気痛は、三焦の気滞で起きる痛み。胸腹腰脇に起こる。風寒から始まる句は、紛れ込んだものと思われる。

●刺虚者-須其実、刺実者-須其虚・三十三（虚に刺せば必ず実とし、実を刺せば必ず虚にする『素問』宝命全形論篇）

刺-虚者、必-其気至而実為験。刺-実者、必-其邪散而虚為験。

虚に刺すときは、その正気を必ず至らせて実にすれば効果がある。実に刺すときは、その邪気を必ず散らして虚にすれば効果がある。

●刺実‐須其虚、刺虚‐須其実・三十四（実に刺して必ず虚とし、虚を刺せば必ず実にする『素問』鍼解篇）

刺実‐須其虚者、留鍼、陰気‐隆至、鍼下‐寒、乃去‐鍼也。刺虚‐須其実者、留鍼、陽気‐隆至、鍼下‐熱、乃去‐鍼也。

実に刺して必ず虚とするには、留鍼し、陰気が盛んになって鍼下が冷えたら抜鍼する。虚に刺して必ず実とするには、留鍼し、陽気が盛んになって鍼下が熱くなれば抜鍼する。

●刺営‐無傷衛、刺衛‐無傷営・三十五（営を刺すときは衛を傷付けず、衛を刺すときは営を傷付けない『難経』七十一難）

刺‐陽病者、臥‐鍼而刺之。刺‐陰病者、先以左手摂按所‐鍼栄兪之処、気散乃納鍼。是謂‐刺営無傷衛、刺衛‐無傷営也。

陽病に刺すときは、鍼を寝かせて刺す。陰病に刺すときは、左手で穴位を按圧し、衛気が散ってから鍼を入れる。それを「営を刺すときは衛を傷付けず、衛を刺すときは営を傷付けない」という。

●熱厥寒厥‐留鍼功異・三十六（熱厥と寒厥では、留鍼の効果が異なる『霊枢』終始篇）

刺‐熱厥者、留鍼‐反為寒。刺‐寒厥者、留鍼‐反為熱。

熱厥を刺すには、留鍼して冷やす。寒厥を刺すには、留鍼して温かくする。

＊熱厥は『素問』に、熱邪が盛んで陰気不足とあり、手足や身熱と尿赤の症状がある。また熱中症も指す。寒厥は『素問』に、陽気が下で衰えたものとあり、手足が冷たくなって、ひどければ失神する。

●外内-難易・三十七（外と内の難易度『霊枢』寿夭剛柔篇）

形-先病、而未入-臓者、刺之-半其日。臓-先病、而-形乃応者、刺之-倍其日。此-内外難易之応也。

身体から発病して、まだ臓に入っていなければ、刺鍼する日数は半分でよい。臓から発病して身体に症状が現われたものは、倍の刺鍼日数がかかる。これが内外の病の難易度である。

●疾之、留之・三十八（疾之と留之）

疾之、疾出-其鍼也。留之、久留-其鍼也。

疾之（しつこれ）とは、すぐに抜鍼することである。留之（りゅうこれ）とは、久しく鍼を留めることである。

●不盛不虚-以経取之・三十九（実でも虚でもなければ該当する経を取る『霊枢』経脈篇）

假令-肝受病、虚則補-其母、実則瀉-其子、是虚-宜補腎、実-宜瀉心也。若-不実不虚、是-正経自病、不中-他邪、則於-肝脈調之而已。是謂-以経取之。

もし肝が発病していれば、虚なら母を補い、実では子を瀉す。しかし実でも虚でもなければ、これは肝経自体が発病しており、ほかの経からの邪ではないので、肝脈を調えればよい。それを「以経取之（けいをとる）」という。

●間甚－刺法不同・四十（軽症と重症で、刺法（しほう）が異なる『霊枢』衛気失常篇）

病－間者浅之、甚者－深之。間者－少之、甚者－衆之。随－変而調氣。

軽症なら浅刺（せんし）、重症なら深刺（しんし）する。軽症なら数少なく刺鍼し、重症なら多く刺鍼する。情況に合わせて気を調える。

●専－深刺法・四十一（深刺するケース『素問』長刺節論篇）

諸病－専深者、刺－本臓、迫臓－刺背兪、以臓気－会於兪也。腹中－寒熱去而止。与－刺之要、発鍼而浅出血（要在－浅出血）。

さまざまな病で、深刺する必要があれば本臓に刺す（背兪に刺す。脾なら脾兪）ときである。臓に迫るとは背兪を刺すことだが、臓気が背兪で合流するからである。腹中の寒熱が消えたら終える。刺鍼のポイントは、鍼を刺して浅く出血させることである（ポイントは浅層からの出血）。

●二刺、一刺、深刺、間日刺・四十二（『霊枢』終始篇）

刺－熱厥者二陰一陽、刺－寒熱者二陽一陰。所謂二陰者、二刺－陰也。一陽者、一刺－陽也。久病者、邪気－入深、刺－此病者、深納而久留之、間日而復刺之。必先－調其左右、去－其血脈（要在－去其血脈）。

熱厥（ねっけつ）を刺すときは二陰一陽、悪寒発熱を刺すときは二陽一陰。二陰とは、陰経を二回刺すことである。一陽とは、陽経を一回刺すことである。長患いで邪気が深く入っていれば、その患者を刺すとき深く刺して留鍼（りゅうしん）し、二日に一回刺鍼する。まず左右を調えて身体の左右差をなくし、めだった細絡があれば血を出す（要は血脈をなくす）。

＊熱厥は『素問』に、熱邪が盛んで陰気不足とあり、手足や身熱と尿赤の症状がある。また熱中症も指す。

●上工－治未病、中工－治已病・四十三（名医は未病を治療し、凡庸な医者は発病してから治療する『難経』七十七難）

上工－治未病者、見－肝之病、則知－肝当伝之脾、故当－実脾気、無令得受－肝之邪、故曰－治未病焉。中工－治已病者、見－肝之病、不暁－相伝、但一心－治肝、故曰－治已病。

上工治未病とは、肝の病ならば、病が肝から脾に進行すると分かっているので、その前に脾気を充実させて肝の邪を受けないようにするが、それを「治未病」という。凡庸（ぼんよう）な医者は、肝の病ならば、それが脾に伝わると知らず、ただ一心に肝を治療するので「治已病」という。

●知為鍼者ｰ信其左、不知為鍼者ｰ信其右・四十四（鍼を知る者は左手を信じ、鍼を知らない者は右手を信じる『難経』七十八難）

当ｰ刺之時、**必先以**ｰ左手圧按所、鍼ｰ栄兪之処、弾而怒之、爪而下之、其気之来、如ｰ動脈之状。順鍼而刺之、得気。推而納之、是謂ｰ補。動而伸之、是謂ｰ瀉。是所取信者ｰ在左手也、是謂ｰ知鍼。假令ｰ弾而不怒、爪下之後、不見有ｰ動脈之状、刺之ｰ不得気、乃与ｰ男外女内。又ｰ不得気、**乃知**ｰ十死不治。是所ｰ信者在右手、是所ｰ悟之晩也、是謂ｰ不知鍼。

刺鍼では、まず左手で刺鍼部位を按圧し、弾いて怒張させ、爪で押し、気がやって来ると動脈のようになる。そのときに鍼を刺し、得気（とっき）させる。そして鍼を推して入れることが補という。そのとき動かして引き上げれば瀉という。これは左手で行うので、鍼を知るという。もし弾いても怒張しなければ、爪で押しても動脈のような状態にならず、刺しても得気しないので、そのときは男なら体表、女なら深部で得気させる。それでも得気しなければ、十人のうち十人が死に、不治だと分かる。これも右手を頼っているからで、患者が死んでから分かっても遅すぎるから「鍼を知らない」という。

●迎而奪之、安得無虚。随而済之、安得無実。虚之与実、若得若失、実之与虚-若有若無・四十五（迎えて奪えば必ず虚し、沿わせて助ければ必ず実となる。虚と実は、得た感じと失った感じで、実と虚は、あるような感じと無いような感じ『難経』七十九難）

然、迎而奪之者、瀉-其子也。随而済之者、補-其母也。假令-心病、瀉-手心主兪、是謂-迎而奪之也。補-手心主井、是謂-随而済之也。所謂-実之与虚者、濡牢之意也。気来-牢実者為得、濡虚者-為失、故曰-若得若失也。

迎えて奪うとは、子を瀉すこと。沿わせて助けるは、母を補うこと。もし心病なら、手厥陰心包経の兪穴を瀉せば、それが「迎而奪之（むかえてうばう）」である。手厥陰心包経の井穴を補えば、それが「随而済之（そわせてたすける）」である。「実と虚」は、柔らかいか硬いかの意味である。気が来て硬く実すれば得、柔らかければ虚で失、だから「若得若失」という。

●知迎、知随・四十六（迎と随を知る『難経』七十二難）

所謂-迎随者、知-栄衛之流行、経脈之往来也、随-其逆順而取之、故曰-迎随。

迎随（げいずい）とは、栄衛が流れる方向、つまり経脈の往来を知ることである。流れに逆らったり順じたりするので「迎随」と呼ぶ。

●**東方実－西方虚、瀉南方－補北方・四十七**（東方が実で、西方が虚ならば、南方を瀉して北方を補う『難経』七十五難）

然－金木水火土、当－更相平。東方－実、則知－肝実。西方－虚、則知－肺虚。瀉－南方火、補－北方水。火者－肝之子、水者－肝之母。子能令－母実、母能令－子虚。故－瀉火補水、欲令－金得平木也。経曰、不能治－其虚、何問－其餘、此之謂也。

金木水火土は、平衡状態であるべきだ。東方実なら、肝実と分かる。西方虚では、肺虚と分かる。それには南方の火を瀉して、北方の水を補う。火は肝の子であり、水は肝の母である。子は母を実にでき、母は子を虚とできる。だから火を瀉して水を補い、金に木を平らげさせる。『難経』の「虚を治せないのに、実を問うてどうなる」というのは、これである。

●**実実虚虚－為害・四十八**（実を実にし、虚を虚とするのは害になる『難経』八十一難）

假令－肺実肝虚、用鍼者－不補其肝、而反－重実其肺、是謂－実実虚虚、損不足－而益有餘、工之所－害也。

もし肺実肝虚なのに、鍼師が肝を補わず、ぎゃくに実している肺を補えば、それが「実を実にし、虚を虚とすることで、不足を損なって、有余に益すること」であり、医者のする害である。

●瀉実-鍼方・四十九（実を瀉す鍼方『素問』調経論篇）

血気-已併、病形-已成、陰陽-相傾、補瀉-奈何。然-瀉実者、気盛乃納鍼、鍼与気-倶納、以開-其門、如利-其戸、鍼与気-倶出、精気-不傷、邪気-乃下。外門-不閉、以出-其疾、揺大-其道、如利-其路。是謂-大瀉。必-切而出、大気-乃屈。

血と邪気が一緒になり、病が形成され、陰陽が傾けば、どう補瀉するのか？　それは、実を瀉すときは、気が盛んなときに鍼を刺入し、吸気と一緒に鍼を入れ、その鍼孔を開き、戸が通り抜けやすいようにして、鍼と邪気を一緒に外へ出し、精気を傷つけず、邪気を外に排出する。鍼孔を閉じず、その疾病を出すため鍼の道を揺らして大きくし、その通路を通りやすくする。それが「大瀉（だいしゃ）」である。抜鍼のときに鍼孔の周りを押さえて邪気を出せば、大邪（たいじゃ）の気は屈っする。

＊昔は血液の中に邪気が入り込んでいると考えていたため、邪の入った血を排出することが瀉法だとしていた。

●補虚-鍼方・五十（虚を補う鍼方『素問』調経論篇）

持鍼-勿置、以定-其意、候-呼納鍼、気出-鍼入、鍼孔-四塞、精-無従出。方-実而疾出鍼。気入-鍼出、熱-不得還、閉塞-其門、邪気-布散、精気-乃得存。動-無後時、近気-不失、遠気-乃来、是謂-追之。

鍼を持ったら直ちに刺入せず、その精神を安定させ、呼気のときに刺入し、呼気が出るとき鍼を入れ、鍼孔を四方から塞げば、精気が出ることはない。正気が実になったら直ちに鍼を抜く。吸気のときに鍼を出せば、鍼下に集まった熱が還ることはなく、鍼孔を閉じて塞げば、邪気が散って精気だけが残る。得気したあと正気が実してから抜鍼すれば、集まった正気は失われず、遠くから正気がやって来る。これを「追之」という。

●揺鍼・五十一（鍼を揺らす『素問』診要経終論篇）

刺腫－揺鍼、経刺－勿揺。

腫れに刺すときは鍼を揺らし、経脈に刺すときは揺らさない。

●三刺則－穀気至・五十二（三刺で穀気が至る『霊枢』終始篇）

刺在陽分則－陽邪出、刺在陰分則－陰邪出、三刺則－穀気至而止。所謂－穀気者、已－補而実、已－瀉而虚、故以知－穀気至也。又－邪気之来也－緊而堅。穀気之来－徐而和。是其別也。

陽分を刺せば陽邪が出、陰分を刺せば陰邪が出、三刺で深く刺して穀気が至れば終える。穀気は、補法して実となり、瀉法して虚となれば、穀気が至ったと分かる。また邪気が来れば、鍼下が締め付けられて堅くなる。穀気が来れば緩んで柔らかくなる。これが鑑別法である。

●瀉必用‐方、補必用‐圓・五十三（瀉では必ず方を使い、補では必ず圓を使う『素問』八正神明論篇）

瀉必用‐方者、以気‐方盛也、以月‐方満也、以日‐方温也、以身‐方定也、以息‐方吸而納鍼、乃復候其‐方吸転鍼、乃復候其‐方呼而徐引鍼、故曰‐瀉必用方、其気‐易行也。補必用‐圓、圓者‐行也、行者‐移也、刺必中‐其栄、復以‐吸排鍼也。故‐圓与方、非‐鍼也。故‐養神者、必知‐形之肥痩、営衛血気之盛衰。血気者、人之神、不可不‐謹養。

瀉では方（角）を使う、気が盛になったばかり、月が満ちたばかり、太陽が暖かくなったばかり、身体が安定したばかり、息を吸ったばかりのとき鍼を入れ、再び息を吸ったばかりのときに鍼を回し、今度は息を吐いたばかりのときに徐々に鍼を引くので「瀉必用方」といい、その気が流れやすい。補では圓（円）を使う、圓は行くであり、行くは移るである、刺鍼すれば栄に中て、再び吸気で鍼を抜く。つまり圓と方は、鍼の形ではない。だから精神を養うには、必ず体形の肥痩、営衛や血気の盛衰を知らねばならぬ。血気とは、人の精神だから、慎重に養わなければならない。

＊方には「たった今やったばかり」という意味がある。一般に方は四角で角があり、圓は円を表すが、その角の部分（頂点がある）と円（頂点がない）からの連想だろう。

●離合真邪‐補瀉鍼方・五十四（離合真邪の補瀉鍼方『素問』離合真邪論篇）

邪之‐入於脈也、如‐経水之得風也。経之動脈、其至也、亦時‐隴起、其至於‐寸口也、時大時小。大則－邪至、小則－平。其行－無常処、在陰在陽、不可為－度。卒然逢之、早遏－其路、吸則納鍼、無令－気忤、静以－久留、無令－邪布、吸則転鍼、以－得気為故、候呼－引鍼、呼尽－乃去、大気－皆出、故命曰－瀉。不足者、必先－捫而循之、切而散之、推而按之、弾而怒之、抓而下之。通而取之、外引－其門、以閉－其神。呼尽－納鍼、静以－久留、以気至為故、如－待所貴、不知－日暮。其気－已至、適而自護、候吸－引鍼、気－不得出。各在其処、推闔－其門、令－神気存、大気－留止、故命曰－補。

邪が経脈に入ると、脈は風が吹いた河川（かせん）のようになる。経の動脈は、邪が入ると湧き返り、その脈が橈骨動脈の寸口（すんこう）に至ると、大きくなったり小さくなったりする。大の時は邪が寸口に至っており、小の時は平常である。邪が行くところに原則はなく、陰にあったり陽にあったりとバラバラである。▽突然に邪と逢えば、その道を早く遮り、吸気で鍼を入れ、邪気に逆らわず、鍼を静かに久しく留め、邪気が分散しないようにし、吸気で鍼を回して得気させ、呼気で鍼を引き上げ、呼気が尽きたとき抜鍼すれば、大邪の気は全部出るが、それを瀉と呼ぶ。〇不足では、まず経絡を押さえたり撫（な）で、爪で押して正気を散らし、推して按（あん）じ、弾いて怒張させ、摘（つま）んで鍼を刺入する。経絡が通じたら鍼を取り、鍼孔を塞いで、真気を閉じ込める。呼気が尽きたら鍼を入れ、静かに久しく鍼を留め、気が至るまで賓客（ひんきゃく）を待つように、日が暮れることも気にせずに鍼を放置する。鍼に気が至ったら、適切な方法で得気がなくならないよう護（まも）り、吸気で鍼を引き上げ、真気が出ないようにする。それぞれの穴位で、鍼孔を押して閉じ、神気を温存させて大邪の気を止めるが、それを補と呼ぶ。

●去 - 濁血・五十五（濁血は消す『素問』離合真邪論篇）

邪之去絡 - 入於経也。舎於 - 血脈之中、其寒温 - 未相得、如 - 湧波之起、時来時去、故 - 不常在。方 - 其来也、必 - 按而止之、止而取之、去 - 其濁血。留之於経、久則為痹。

邪が絡脈から去って経脈に入る。そして邪が血脈の中に宿ると、まだ寒けも発熱もないのに、波が湧き起こるように、脈が来たり去ったり、普段の脈と変わる。邪がやって来た時、必ず按じて止め、止めたら取って、その濁血（だっけつ）を追い出す。邪の入った濁血を経に留めたままにすると、しばらくして痛みに変わる。

●刺 - 因於形・五十六（身体による刺鍼『霊枢』逆順肥痩篇）

皮厚 - 色黒者、深而留之、多益 - 其数。皮薄 - 色少者、浅而疾出 - 其鍼。

皮膚が厚くて色が黒ければ、深刺（しんし）して留め、刺鍼する本数も多くする。皮膚が薄くて色が白ければ、浅刺して速抜する。

●刺ｰ因於病・五十七（病による刺鍼『霊枢』経脈篇）

凡十二経之病、盛則瀉之、虚則補之、熱則疾之、寒則留之、陥下則灸之、不盛不虚ｰ以経取之。

十二経の病では、実なら瀉法、虚なら補法、熱なら速刺速抜、冷えなら留鍼、凹んでいれば施灸、実でも虚でもなければ該当する経を取る。

●刺ｰ因於脈・五十八（脈による刺鍼『霊枢』邪気臓腑病形篇）

諸脈ｰ急者多寒、刺ｰ急者、深納而久留之。緩者多熱、刺ｰ緩者、浅納而疾発鍼、以ｰ去其熱。大者ｰ多気少血、刺ｰ大者微瀉其気、無ｰ出其血。滑者ｰ陽気盛、微有熱、刺滑者ｰ疾発鍼而浅納之、以瀉ｰ其陽気而去其熱。渋者ｰ少血少気、微ｰ有寒、刺渋者ｰ必中其脈、随ｰ其逆順而久留之、必先ｰ按而循之、已ｰ発鍼、疾按ｰ其痏、無令ｰ其血出、以和其脈。諸小者、陰陽形気ｰ倶不足、勿ｰ取以鍼、而調以ｰ甘薬也。

○脈が引き攣れば寒が多い、引き攣ったものを刺すときは、深刺して久しく留める。○弛緩していれば熱が多い、弛緩したものに刺すときは、浅刺して速抜し、熱を取る。○脈が大なら多気少血だが、大脈（だいみゃく）を刺すときは気を少しだけ瀉し、出血させない。○滑脈（かつみゃく）なら陽気が盛んで、少し熱がある、滑脈に刺すときは速抜して浅刺し、その陽気を瀉して熱を去らせる。○渋（じゅう）脈なら少血少気で、少し寒がある、渋脈を刺すときは必ず脈に中て、経脈の流れに沿わせて刺入し、久しく留鍼（りゅうしん）する。まず刺鍼する経脈を押したり撫(な)でたりし、抜鍼したら直ちに鍼孔を押さえて出血させなければ、その脈が和む。〇さまざまな小(しょう)脈は、陰陽形気ともに不足しているので、鍼を使わず補薬で調える。

●刺 - 因於時・五十九（季節による刺鍼『難経』七十四難）

春刺井、夏刺滎、季夏 - 刺兪、秋刺経、冬刺合。然、春刺井者、邪在肝。夏刺滎者、邪在心。季夏刺兪者、邪在脾。秋刺経者、邪在肺。冬刺合者、邪在腎。

春は井穴を刺し、初夏は滎穴を刺し、盛夏は兪穴を刺し、秋は経穴を刺し、冬は合穴を刺す。春に井穴を刺すのは、邪が肝にあるからだ。初夏に滎穴を刺すのは、邪が心にあるからだ。盛夏に兪穴を刺すのは、邪が脾にあるからだ。秋に経穴を刺すのは、邪が肺にあるからだ。冬に合穴を刺すのは、邪が腎にあるからだ。

●上実下虚 - 鍼方・六十（上実下虚に対する鍼方『霊枢』刺節真邪篇）

一経 - 上実下虚而不通者、此必有 - 横絡盛、加於 - 大経、令之 - 不通。視而瀉之、通而決之、是謂 - 解結。

一経で、上半身が実で、下半身が虚して経脈が上下で通じなければ、体表から見える細い横絡が必ず充血して経脈に加わり、経脈を通じなくさせている。そうした細絡を見つけたら瀉し、通じさせて決壊させるが、それを「解結（かいけつ）」と呼ぶ。

●上寒下熱、上熱下寒－鍼方・六十一（上半身が冷えて下半身が熱い、上半身が熱くて下半身が冷えるケースの鍼方『霊枢』刺節真邪篇）

上寒下熱、先刺－其項太陽、久留之。已刺、則火熨－項与肩胛、令熱－上合乃止。所謂－推而上之者也。上熱下寒、視－其虚脈而陥下於経絡者、鍼而灸之、気下而止、所謂－引而下之者也。

上半身が冷えて下半身が熱ければ、後頸部の足太陽経脈に刺して久しく留鍼する。刺鍼したあと、後頸部と肩甲部をホットパックで温め、下半身の熱が上半身の熱と合流したら終える。これを「推して上」という。上半身が熱くて下半身が冷えれば、その虚している脈で凹（へこ）んでいる経絡を探し、鍼と施灸し、熱気が下がったら終える、これを「引いて下」という。

●五病－五取・六十二（五つの症状に五兪穴を取る『霊枢』順気一日分為四時篇）

病在－臓者取之井。病変於－色者取之滎。病－時間時盛者、取之兪。病変於音、経満而血者－取之経。病在－胃及以飲食不節得病者、取之合。

病が臓にあれば井穴を取る。病変が顔色にあれば滎穴を取る。病が治まったり激しくなったりを繰り返せば兪穴を取る。病変が声にあり、経が満ちて充血していれば経穴を取る。病が胃にあったり、不節制な飲食で起きていれば合穴を取る。

●五主・六十三（五兪穴の主治『難経』六十八難）

井主－心下満、滎主－身熱、兪主－体重節痛、経主－喘欬寒熱、合主－逆気而泄。義詳－開蒙集。五門主治－条下。

井穴は心下満を主治し、滎穴は身熱を主治し、兪穴は体重節痛を主治し、経穴は咳して喘ぐ悪寒発熱を主治し、合穴は吐くけど何も出なくて便が漏れるものを主治する。その意味は開蒙集で詳しく述べている。その五門の主治を箇条書きにしている。

●足陽明・六十四（『霊枢』経水篇）

足陽明－五臓六腑之海、其脈－大血多、気盛－熱壮。刺此者、不深－不散、不留－不瀉也。

足陽明は、五臓六腑の海であり、その脈は大きくて血も多く、気が盛んで熱も強い。その経を刺すときは、深く刺さなければ邪が散らず、留鍼しなければ瀉せない。

●刺留呼則度・六十五（刺鍼の深さと留鍼する時間『霊枢』経水篇）

刺陽明者、深六分、留十呼、古道也。其它－刺深五分、四分、三分、二分、一分。留七呼、五呼、四呼、三呼、二呼、一呼、皆以-気血多少、遠近為度。

　陽明経を刺すときは、六分の深さ、十呼吸ほど留鍼するのが、昔の方法である。そのほかの経では刺入深度が五分、四分、三分、二分、一分である。留鍼は、七呼吸、五呼吸、四呼吸、三呼吸、二呼吸、一呼吸である。いずれも気血の多少と経脈の深さに基づく。

●当刺-井者、以滎-瀉之・六十六（井穴を刺したいときは、滎穴を代わりに瀉す『難経』七十三難）

　諸井者-肌肉浅薄、不足-使也。然-諸井者母也、滎者-子也。実者-瀉其子、故当刺-井者、以滎-瀉之。

　井穴は、肉が薄くて刺せない。井は母であり、その子が滎である。実では子を瀉すので、井穴に刺して瀉法したければ、滎穴を代わりに瀉す。

●春夏-致一陰、秋冬-致一陽・六十七（春夏は一陰と一致させ、秋冬は一陽と一致させる『難経』七十難）

　春夏-温、必致一陰者、初下鍼、深而沈之、至腎肝之部-得気、引持之、陰也。秋冬寒、必致一陽者、初納鍼、浅而浮之、至心肺之部-得気、推納之、陽也。

　春夏は温かいので、必ず一陰と一致させるとは、切皮してから鍼を深く刺入して沈め、鍼尖を腎肝の深部まで至らせて得気させ、その陰気を持って引き上げるのが陰である。秋冬は寒いので、必ず一陽と一致させるとは、最初に刺鍼して、鍼を浅く浮かせ、心肺の浅層で得気させ、その陽気を推して入れることが陽である。

＊原文は「春夏温、必致一陰者、初下鍼、深而沈之、至腎肝之部得気、引持之、陽也。秋冬寒、必致一陽者、初納鍼、浅而浮之、至心肺之部・得気、推納之、陰也」だが、『難経』七十難には「春夏温、必致一陰者、初下鍼、沈之至腎肝之部、得気引持之陰也。秋冬寒、必致一陽者、初内鍼浅、而浮之至心肺之部、得気推内之陽也。是謂・春夏必致一陰、秋冬必致一陽」とあるので訂正した。

●下鍼之後、或-気先鍼行、或-気与鍼逢、或-鍼出而気独行、或-数刺乃知、或-発鍼気逆、或-数刺病益甚・六十八（鍼を刺すと、刺鍼した途端に重だるくなったり、しばらくすると重だるくなったり、抜鍼してから重だるくなったり、何度か刺鍼しないと重だるくならなかったり、抜鍼すると咳が出たり、何度も刺しているのに病が悪化したりする『霊枢』行鍼篇）

陽盛之人、其神-易動、其気-易往。言語-善疾、臓気-有餘、故-神動而気先鍼行。陽多陰少之人、多喜-数怒、陰陽之離合-難、故-其神不能先行。血気滑利、鍼入而気出-相逢也。陰盛之人、其神-難動、其気-難行。陽気-沈而内蔵、故-鍼已出、気乃随-其後而独行也。其-又甚者、多陰少陽、其気-沈而難往、故数刺乃知。其気逆、与其数刺-病益甚者、非-陰陽之気使然、此-粗工之所敗、工之所失也。

○陽が盛んなら、神経が過敏で、気が流れやすい。そうした人は早口で、臓気が有り余っているため、神経が鋭敏で、刺鍼した途端に重だるくなる。○陽が多くて陰が少なければ、喜びやすくて怒りっぽい、陰陽が離合しにくいので、神経が鈍感なため、すぐには重だるくならない。○血気が滑りやすければ、鍼が入れば気と出合うから、すぐに重だるくなる。○陰が盛んなら、神経が動きにくく、気が進みにくい。陽気が沈んで体内深くに潜んでいるので、鍼が出てから気だけが後を追って行くので、抜鍼してから重だるくなる。○さらに陰が盛んならば、陰が多くて陽が少なく、その気は沈んで流れにくいため、何度も刺さないと重だるさを感じない。○刺鍼して咳が出たり、刺鍼するほど悪化すれば、それは陰陽の気によるものではなく、下手な鍼師の失敗で、鍼師の責任である。

●**五臓已傷 - 鍼不可治・六十九**（五臓が傷ついてしまったら、鍼では治せない）

用 - 鍼者、観察 - 病人之態、以知 - 精神魂魄、存亡得失之意。五臓 - 已傷、鍼 - 不可治也。

鍼師は、病人の状態を観察し、意識や魂の存亡や得失を知る。五臓が傷ついてしまったら、鍼では治せない。

●**宜 - 甘薬・七十**（補薬がよいケース）

補陽則 - 陰竭、瀉陰則 - 陽脱、如是者 - 可将以甘薬。

陽を補えば陰が竭き、陰を瀉せば陽が脱ける、こうした場合は漢方の補薬を使うとよい。

●**臓腑有病－皆取其原・七十一**（臓腑に病があれば、原穴を取る『難経』六十六難）

臍下－腎間動気、人之生命也、十二経之根本也、故名曰－原。三焦者、原気之別使、主－通行三気、経歴於五臓六腑。原者、三焦之尊号也。故－所止輒為原。五臓六腑之有病者、皆取其原也。

臍下にある腎間の動気、つまり腹大動脈の拍動は、人の生命であり、十二経の根本なので、原と呼ぶ。三焦は原気の使者で、三焦で気を通行させて、五臓六腑に繋がる。原とは、三焦の尊称である。その止まる部位が原である。五臓六腑に病があれば、すべて原穴を取る。

＊これによると『難経』の原は、手足の原穴ではなく、丹田あたりを指している。これは『霊枢』とは異なる。

●**十二原－不同・七十二**（『難経』と『霊枢』の十二原穴に対する違い『霊枢』九鍼十二原篇）

鍼経－論十二原、与－難経不同。蓋以－太淵、大陵、太衝、太谿、太白－為五臓之原、二五合為一十。又膏之原－出於鳩尾、肓之原－出於脖胦、合為十二原、主治五臓六腑之有病者也。

『霊枢』の十二原論は、『難経』と異なる。それは太淵、大陵、太衝、太渓、太白を五臓の原穴とし、二×五の十穴である。そして膏の原は鳩尾に出て、肓の原は脖胦（気海）に出るので、合わせて十二原となり、この十二原穴で五臓六腑の病を主治する。

●六腑ｰ所合・七十三（六腑の下合穴『霊枢』邪気臓腑病形篇）

胃ｰ合於三里、大腸ｰ合於巨虚上廉、小腸ｰ合於巨虚下廉、三焦ｰ合於委陽、膀胱ｰ合於委中央、胆ｰ合於陽陵泉。六腑有病、取ｰ此六合。

胃の合穴は足三里、大腸の合穴は上巨虚、小腸の合穴は下巨虚、三焦の合穴は委陽、膀胱の合穴は委中、胆の合穴は陽陵泉。六腑の病には、この六合穴を取る。

●膺兪、背兪・七十四（膺兪と背兪）

膺兪ｰ中膺、背兪ｰ中背。謂ｰ鍼入之度也。

膺兪は前胸部にあり、背兪は背中にある。これは鍼を入れる原則である。

●五刺五応ｰ鍼方・七十五（五応に対する五刺の鍼方『霊枢』官鍼篇）

浅納而疾発鍼、無傷ｰ肌肉、如抜ｰ毛状、以取ｰ皮気、肺之応也。左右前後ｰ鍼之、中脈為故、以取ｰ経絡之血者、心之応也。左右ｰ鶏足、鍼於ｰ分肉之間者、脾之応也。直刺ｰ左右、尽ｰ筋上、以取ｰ筋痹、慎ｰ無出血、肝之応也。直入直出、深納之至骨、所以ｰ上下摩骨、以取ｰ骨痹、腎之応也。

浅く刺して速抜し、肌肉に刺さず、毛を抜くようにして皮気を取れば、肺に応ずる刺法である。左右前後に鍼するのは、脈に中てるためであり、経絡の血を取れば、心に応ずる刺法である。ニワトリの足のごとく、皮下脂肪の間で、鍼の方向を変えながら左右に抜き刺しすれば、脾に応ずる刺法である。直刺して、また左右を刺し、筋の付着部を刺して筋痹を取り、慎重に出血させなければ、肝に応ずる刺法である。まっすぐ入れて、まっすぐ抜き、深く骨まで刺入したら、鍼を上下させて骨を擦り、骨痹を取るのが、腎に応ずる刺法である。

●絡脈ｌ会者、皆ｌ見於外、刺ｌ甚血方・七十六（絡脈と経脈の合流点は、すべて外から見える。その血絡を刺す方法）

経脈者、常ｌ不可見、其虚実ｌ以気口知之。脈之見者、皆ｌ絡脈也。諸絡脈、皆不能経ｌ大節之間、必行ｌ絶道而出入、複ｌ合於皮中、其会ｌ皆見於外。故ｌ諸刺絡脈者、必刺ｌ其結上甚血者。雖ｌ無血結、急取之、以瀉ｌ其邪、出ｌ其血、留之ｌ発為痹。

経脈は、だいたい見ることができないので、その虚実を橈骨動脈の気口、つまり寸口脈で知る。脈で見えるのは、すべて絡脈である。各絡脈は、いずれも大きな関節の間を通過できないので、必ず絶道（別の通路）を通って出入りし、再び皮の中で合流するが、その合流点は外部から見える。それで絡脈を刺すときは、ひどく充血している細絡を必ず刺す。それほど血が固まっていなくとも、いそいで充血した部分を取り、その邪を瀉すため邪の入った血を出す。瘀血が留まると痛みになる。

●十五絡為病-鍼方・七十七（十五絡脈の病に対する鍼方『霊枢』経脈篇）

手太陰之別、名曰-列缺。起於腕上-分間、去-腕一寸五分。実則-兌骨掌熱。虚則-欠㰦（音掐、開口也）、小便-遺数。手少陰之別、名曰-通里。在-腕後一寸。実則-支膈。虚則-不能言。手心主之別、名曰-内関。去-腕二寸、出於-両筋之間。実則-心痛。虚則-煩心。手太陽之別、名曰-支正。上-腕五寸。実則-筋弛肘廃。虚則-痂疥。手陽明之別、名曰-偏歴。去-腕三寸。実則-齲歯、耳聾。虚則-歯寒、痹膈。手少陽之別、名曰-外関。去-腕二寸。実則-肘攣。虚則-不収。

○手太陰の絡脈は、列欠という。手首橈側の分肉間に起こり、手首から一寸五分離れる。実では豆状骨や手掌の熱。虚ではアクビ（音は掐、口を開くこと）、尿の失禁や頻尿。○手少陰の絡脈は、通里という。手首の近位一寸。実では胸郭の閉塞感。虚では喋れない。○手厥陰の絡脈は、内関という。手首から二寸離れ、長掌筋と総指屈筋の間に出る。実では心痛。虚では心中煩悶。○手太陽の絡脈は、支正という。手首の上五寸。実では筋が弛緩して肘が動かない。虚では疥癬。○手陽明の絡脈は、偏歴という。手首から三寸離れる。実では虫歯、難聴。虚では歯が冷える、食道閉塞。○手少陽の絡脈は、外関という。手首から二寸離れる。実では肘の痙攣。虚では弛緩して動かない。

足太陽之別、名曰-飛揚。去-外踝七寸。実則-窒鼻、頭背痛。虚則-鼽衄。足少陽之別、名曰-光明。去-外踝五寸。実則-厥。虚則-痿躄、坐-不能起。足陽明之別、名曰-豊隆。去-外踝八寸。気逆則－喉痹、卒瘖。実則－癲狂。虚則－足不収、脛枯。足太陰之別、名曰－公孫。去－本節後一寸。厥気上逆則－霍乱。実則－腸中切痛。虚則－鼓脹。足少陰之別、名曰－大鍾。当踝後－繞跟。気逆則－煩悶。実則－癃閉。虚則－腰痛。足厥陰之別、名曰－蠡溝。去－内踝上五寸。気逆則－睾腫、卒疝。実則－挺長熱。虚則－暴痒。

○足太陽の絡脈は、飛揚という。外踝から七寸。実では鼻詰まり、頭や背中の痛み。虚では鼻水や鼻血。○足少陽の絡脈は、光明という。外踝から五寸。実では手足が冷たくなる。虚では足の力がなくなって歩けない、坐ったら起きれない。○足陽明の絡脈は、豊隆という。外踝から八寸。咳すれば咽喉の痛み、急に声が出なくなる。実では鬱や躁状態。虚では足が弛緩して動かない、脛が細くなる。○足太陰の絡脈は、公孫という。中足指節関節の近位一寸。乱れた胃気が上に逆流すれば霍乱（コレラ。嘔吐して下痢する）。実では腸が切られるような痛み。虚では腹が膨れる。○足少陰の絡脈は、大鍾という。踝の後ろでカカトを巡る。気が上逆すれば煩悶。実では排尿障害。虚では腰痛。○足厥陰の絡脈は、蠡溝という。内踝の上五寸。気が上逆すれば、睾丸が腫れて突然に鼡径ヘルニアとなる。実では子宮脱。虚では陰部の激しい痒み。

任脈之別、名曰－尾翳。実則－腹皮痛。虚則－掻痒。督脈之別、名曰－長強。実則－脊強。虚則－頭重、高揺。脾之大絡、名曰－大包。出－淵腋下三寸。実則－一身尽痛。虚則－百脈皆縦。此脈－若羅絡之血者、皆取之。凡此十五絡者、実則ー必見、虚則ー必下。視之不見、求之上下。人経ー不同、絡脈ー異所別也。各取之於其所別。

〇任脈の絡脈は、鳩尾という。実では腹の皮が痛い。虚では腹の皮が痒い。〇督脈の絡脈は、長強という。実では背骨の強ばり。虚では頭が重い、めまい。〇脾の大絡は、大包という。淵腋の下三寸に出る。実では全身の痛み。虚では身体中の筋肉が緩む。この脈で網のような血絡があれば、すべて取る。〇この十五絡脈は、実なら必ず見え、虚では必ず陥没する。視（み）ても見えなければ、上下に手で触って探す。人によって経脈が異なり、絡脈の別れる部位も違う。それぞれ絡脈の別れる部位を取る。

●**刺ー寒熱方・七十八**（悪寒発熱に対する刺法『霊枢』経脈篇）

刺ー寒熱者、皆ー多血絡、**必**ー間日而取之、血尽乃止。

悪寒発熱の刺し方だが、これは細絡が浮き出て見えるので、それを一日おきに点刺し、血を出し尽くして終える。

●**絡気不足ー経気有余、経気不足ー絡気有余・七十九**（絡気が不足して経気が余る、経気が不足して絡気が余る『素問』通評虚実論篇）

絡気不足ー経気有余者、脈口ー熱満、而尺ー寒渋也、秋冬為逆、春夏為従、治主ー病者。経虚絡満者、尺-熱満、脈口-寒渋也、此春夏-死、秋冬-生。治法、絡満経虚、灸陰-刺陽。経満絡虚、刺陰-灸陽。

絡脈の気が不足して経脈の気が余っていれば、寸口（すんこう）脈は熱くて満ちているのに尺膚（しゃくふ）が冷たくてザラザラしている、秋冬なら逆証で難治、春夏では順証、主な病を治す。経が虚して絡が満ちていれば、尺膚が熱くて満ち、寸口脈は寒で渋る、これが春夏なら死に、秋冬では生きる。治療法は、絡が満ちて経が虚していれば、経脈に施灸して絡脈を刺す。経が満ちて絡が虚していれば、経脈を刺して絡脈に施灸する。

＊尺膚とは、前腕屈側で、手首から尺沢までの皮膚。最初の「治主病者」は、衍文（えんぶん）。

●調神-鍼方・八十（精神を調える鍼方『素問』調経論篇）

心-蔵神。神有餘則-笑不休、不足則-憂。有餘則瀉-其小絡之血、勿之-深斥、無中-其大経、神気乃平。不足則視-其虚絡、切而致之、刺而利之、無-出其血、無-瀉其気、以通-其経、神気乃平。刺微-奈何。曰、按摩-勿釈、着鍼-勿斥、移気於不足、神気乃-得復。

心は神を蔵する。神が余れば笑いが止まらず、不足すれば憂鬱（ゆううつ）になる。余っていれば、心経の細絡から血を出すが、深く刺して探ったりせず、その経脈にも中（あ）てなければ、神気は正常になる。不足していれば、心経の虚絡を探し、強く押して経気を至らせ、刺鍼して通じさせるが、その血を出さず、気も瀉さずに、経脈が通じるようにすれば神気は正常になる。△微邪を刺すには、どうするのか？
○それには按摩して放すなかれ、鍼を入れて探るなかれ、不足した部分に気を移せば、神気が回復する。

●調気‐鍼方・八十一（気を調える鍼方『素問』調経論篇）

肺‐蔵気。気有餘則‐喘欬上気、不足則‐息利少氣。有餘則瀉‐其経渠、無傷‐其経、無‐出其血、無‐瀉其気。不足則補‐其経渠、無‐出其氣。刺微‐奈何。曰、按摩‐勿釈、出鍼‐視之。曰、故‐将深之、適人必革、精気‐自伏、邪気散乱、氣泄‐腠理、真気乃相得。

肺は気を蔵する。邪気が余れば咳して喘いでゼイゼイし、不足すれば息は通るが呼吸が微弱になる。実なら経渠を瀉し、経脈を傷付けず、血も出さず、気も瀉さない。不足ならば経渠に補法し、気を出さない。△微邪を刺すには、どうするのか？　○それは按摩して放さず、鍼を出して患者に見せる。そして「これを深く刺そう」という。しかし人には浅く刺す。すると精気が自然と深く入り、邪気が体表に散乱して腠理の汗腺から排出され、真気が回復する。

＊経渠が『素問』では「経隧」。つまり経脈。そちらのほうが正しい。

●調血‐鍼方・八十二（血を調える鍼方『素問』調経論篇）

肝‐蔵血。血‐有餘則怒、不足則恐。有餘則‐刺其盛経、出‐其血。不足則‐視其虚、納鍼‐脈

中、久留之、血至–脈大、疾出–其鍼、無令–血泄。刺–留奈何。曰、視–其血絡、刺–出其血、無令–悪血得入於経、以成其疾。

肝は血を蔵する。血が余れば怒り、不足すれば恐れる。実ならば盛んになっている経を刺し、出血させる。不足していれば、その虚した経を探し、脈中に鍼を入れて久しく留め、血が至って脈が大きくなったら、すばやく抜鍼し、血を出さないようにする。△血が留まっているときは、どう刺すのか？　△充血した細絡を見つけ、刺して出血させ、悪血（あっけつ）が経脈に入らないようにして発病させない。

●調形‐鍼方・八十三（身体を調える鍼方『素問』調経論篇）

脾–主肉。形–有餘則腹脹、涇溲–不利。不足則–四肢不用。有餘則–瀉其陽経。不足則–補其陽絡。刺微–奈何。曰、取–分肉間、無中–其経、無傷–其絡、衛気–得復、邪気乃索。

脾は肉を支配する。身体が余っていれば腹が膨れ、大小便が出にくい。不足すれば手足が動かない。実ならば陽経を瀉す。不足していれば陽絡を補う。△微邪を刺すには、どうするのか？　◯分肉間を取り、その経脈には中てず、その絡脈を傷付けなければ、衛気が回復して邪気が消える。

●調志‐鍼方・八十四（志を調える鍼方『素問』調経論篇）

腎–蔵志。志–有餘則腹脹、飧泄。不足則–厥。有餘則瀉–然谷血者。不足則補–其復溜。刺未併

-奈何。曰、即-取之、無傷-其経。以去-其邪、乃能-立虚。

腎は志を蔵する。志が余れば、腹の膨隆、消化不良の下痢。不足すれば、手足が冷たくなる。余っていれば然谷の血を瀉す。不足していれば復溜を補う。△まだ邪が血に入っていなければ、どう刺す？　○直ちに取り、その経を傷付けないようにする。邪が去れば、すぐに邪が虚して消える。

●臓腑-脹論・八十五（臓腑の脹論『霊枢』脹論篇）

営衛-留止、寒気-逆上、真邪-相攻、両気-相搏、乃合為脹。

営衛が流れなくなり、寒気（かんき）が逆上して、真気と邪気が争い、二つの気が入り乱れて、一緒になって脹となる。

●脹家-鍼不陥肓、則気不行・八十六（脹では、鍼を肓まで入れねば、気が流れない『霊枢』脹論篇）

治-脹之方、無問-虚実、工在-疾瀉。近者一下、遠者三下。三刺-不下者、不中-気穴、則気-内閉。鍼-不陥肓、則-気不行。徒-中於肉、則-胃気乱。当瀉-不瀉、気故-不下、必更-其道、気下-乃止。必審-其脈、当瀉-則瀉、当補-則補、如-鼓応桴、悪有-不下者乎。

脹（ちょう）の治療法は、虚実を問わず、さっさと鍼師は瀉す。急性なら一回、慢性でも三回瀉す。三回瀉しても逆乱した気が下がらねば、気穴（腧穴）に中ってないので、邪気が体内に閉じこもったままである。鍼を肓（腹膜）まで入れてないから気が流れない。いたずらに表層の肉だけに中てれば胃気が乱れる。瀉すべきなのに瀉さなければ、気が下がらないので、そのときは必ず刺鍼の方法を変更し、気が下がったら終える。それには必ず脈を調べ、瀉すべきを瀉し、補うべきを補えば、太鼓がバチに応えるごとく、必ず上逆した気が下がる。

●刺頭痛‐方・八十七（頭痛の刺方『素問』長刺節論篇）

病在頭、頭‐疾痛。為鍼之、刺至骨、病已止、無傷‐骨肉及皮。皮者、道也。揚刺、入一傍四処、治‐寒熱。

病が頭にあれば、頭痛となる。それに鍼すれば、骨まで刺すと病が治まり、骨肉や皮を傷付けない。皮は、鍼を入れる通路である。揚刺は、一本を直刺して、その四方に入れ、悪寒発熱を治す。

＊「揚刺」だが、原文では「陰刺」。

●治欬‐鍼方・八十八（咳を治す鍼方『素問』咳論篇）

十二経‐皆有欬。治‐臓欬者、治‐其兪。治‐腑欬者、治‐其合。

十二経、いずれにも咳がある。臓咳（ぞうがい）を治すには、その背兪穴を治す。腑咳（ふがい）を治すには、その下合穴（しもごうけつ）を治す。

●瘧疾為四末束、乃取血者・八十九（マラリアは、手足に包帯を巻きつけて血を取る『素問』瘧論篇）

瘧之レ且発也、陰陽之且移也、必従レ四末始。陽レ已傷、陰レ従之、故先レ其時堅束其処、令レ邪気不得入、陰気レ不得出。審候レ見之在孫絡、盛堅而血者、皆取之。此レ真往而未得併者也。

マラリア症状の発作は、邪が陰部に出たり陽部に出たりと移るが、それは必ず手足の末端から始まる。陽気が邪によって傷ついていれば、それに伴って陰も傷ついている。だから発作の起きる前に、その部分を硬く縛って邪気を入れさせないようにすれば、陰気が出ない。そして充血している孫絡（細絡）を探し、その血をすべて取る。これは真気が邪気と遭遇する前の刺法である。

＊手足を縛る方法は、中国の北方でおこなわれていたが、現在はやらない。

●治痿レ鍼方・九十（手足が萎えるものを治す鍼方『素問』痿論篇）

痿病レ治之、各補レ其榮而通其兪、調レ其虚実、和レ其逆順、則筋脈骨レ各以其時受気、而病レ已矣。

手足が萎（な）えて動かない病を治すには、それぞれの榮穴に補法して兪穴を通じさせ、虚実を調えて、経脈を流れる血気の流れを正常にすれば、筋脈骨は気血が流れてきた時に気を受け取るので病が治る。

●痿厥為−四末束・九十一（下肢に力が入らず冷えれば、手足を拘束する『霊枢』雑病篇）

痿厥為−四末束、悶乃疾解之、日二。不仁者、十日而知、無休、病已、止。

手足に力が入らず冷えれば、手足に包帯を巻きつけて、苦しくなったら直ちに取ることを一日二回おこなう。感覚がなければ、これを十日もやれば感覚が現れる。これを休みなく続け、病が治ったら終える。

●八虚受病−発拘攣・九十二（八虚が病を受けて引き攣る『霊枢』邪客篇）

肺心有病、其気−留於両腋。肝有病、其気−留於両肘。脾有病、其気−留於両髀。腎有病、其気−留於両膕。凡此−八虚者、機関之室、真気之所過、血絡之所由、八邪悪血−因而得留、留則傷−筋骨、機関−不得屈伸、故−拘攣。

肺心が病めば、その邪気は両腋に留まる。肝が病めば、その邪気は両肘に留まる。脾が病めば、その邪気は両腿に留まる。腎が病めば、その邪気は両膝窩に留まる。この八虚は、大関節の部分で、真気が通り、血絡の部分なので、八邪の入った悪血（あっけつ）が大関節に留まれば、筋骨を傷つけて、関節を屈伸できなくするため引き攣る。

＊『霊枢』邪客篇では「肺心有病、其気留於両腋。肝有病、其気留於両肘」が「肺心有邪、其気留於両肘。肝有邪、其気留於両腋」となっている。

●痹聚臓腑‐鍼方・九十三（痹が臓腑に集まったケースの鍼方『素問』痹論篇）

五臓‐有兪、六腑‐有合、循‐脈之分、各有‐所発。各‐随其過、則病‐瘳也。

五臓には背兪穴があり、六腑には下合穴があり、経脈の循行部分に沿って、それぞれの臓腑が反応する部位がある。それぞれ臓腑の通る経脈を治療すれば病は治る。

＊兪を背兪穴ではなく、原穴とする意見もある。

●筋痹‐鍼方・九十四（筋痹に対する鍼方『素問』長刺節論篇）

病在筋、筋攣骨痛、不可以‐行、名故‐筋痹。刺‐筋上為故、刺‐分肉間、不可‐中骨也。筋炅‐病已、止。

病が筋にあれば、筋肉が痙攣して骨が痛み、行動できなくなるが、それが筋痹（きんぴ）である。引き攣った筋の上を刺すが、骨と筋肉の境い目を刺し、骨には中てない。筋肉が熱くなれば病が治るので終える。

●骨痹‐鍼方・九十五（骨痹に対する鍼方『素問』長刺節論篇）

病在骨、骨重‐不可挙、骨髄‐酸痛、寒気‐至、名曰‐骨痹。深刺、無傷‐脈肉為故、其道‐大分小分、骨熱病已、止。

病が骨にあれば、骨が重くて挙がらず、骨髄がだる痛くて冷えるが、それを骨痹（こつひ）と呼ぶ。深刺するが、脈や肉を傷つけないように大小の筋溝に刺して、骨が熱く感じたら病が治っているので終える。

●守筋守骨・九十六（筋を守り、骨を守る『霊枢』終始篇）

能屈－而不能伸者、病在筋。能伸－而不能屈者、病在骨。在筋－守筋、在骨－守骨。

曲げられるが伸ばせなければ、病が筋にある。伸ばせるが曲げられなければ、骨が病んでいる。病が筋にあれば筋を治療し、骨にあれば骨を治療する。

●恢筋・摩骨・九十七（恢筋と摩骨『霊枢』官鍼篇）

筋痹者－恢其筋、骨痹者－摩其骨。

筋痹（きんぴ）では、痛む筋の傍らに直刺し、鍼を上下させて前後に動かす。骨痹（こつひ）では、鍼を上下させて痛む骨を擦る。

●肌痹・鍼方・九十八（肌痹に対する鍼方『素問』長刺節論篇）

病在肌、肌膚－尽痛、名曰－肌痹。得之－傷於寒湿、刺－大分小分、多発－鍼而深之。諸分－尽熱、病已、止。無傷－筋骨。筋骨－傷、癰－発若変。

病が肌（はだ）にあり、肌膚（きはだ）が痛むものを肌痹（きひ）と呼ぶ。これは寒湿の邪に傷付けられたものだが、大小の筋溝に刺し、多く刺鍼して深く入れる。各筋溝の熱が尽きれば病が治まるので終える。筋骨を傷つけない。筋骨を傷つければ、オデキとなる。

●三痹・九十九（風寒湿痹『素問』痹論篇）

風、寒、湿、三気ー合而為痹。風気ー勝者為走痹。寒気ー勝者為痛痹。湿気ー勝者為着痹。

風、寒、湿の三邪気が一緒になって痹（ひ）を起こす。風気が多ければ痛みが動き回る走痹（そうひ）（行痹）。寒気が多ければ痛みの激しい痛痹。湿気が多ければ治りにくい着痹（ちゃくひ）になる。

●痹痛ー鍼有先後・一百（痛みでは刺鍼の順序がある『霊枢』周痹篇）

其痛ー従上下者、先刺ー其下以通之、後刺ー其上以脱之。其痛ー従下上者、先刺ー其上以通之、後刺ー其下以脱之。

痛みが上から下に移れば、まず下から刺して通じさせ、その後で上を刺して邪を脱く。痛みが下から上に移れば、まず上を刺して通じさせ、その後で下を刺して邪を脱く。

●三刺・一百一（三刺『霊枢』寿夭剛柔篇）

刺営者ー出血、刺衛者ー出気、刺寒痹者ー内熱。

営血を刺すときは出血させ、衛気を刺すとき出気させ、寒痹を刺すときは刺鍼部位を熱くさせる。

●寒痹、熱痹・一百二（寒痹と熱痹『素問』皮部論篇）

邪気－留於筋骨之間、寒多則－筋攣骨痛、熱多則－筋弛骨消、肉爍－䐃破、毛－直而敗。

邪気が筋骨の間に留まり、寒邪が多ければ筋が痙攣して骨が痛み、熱邪が多ければ筋肉が弛緩して骨が痩せ、肉が落ちて三角筋がなくなり、毛が枯れたようになって抜ける。

●痛止－鍼方・一百三（痛みを止める鍼方『霊枢』周痹篇）

痛－雖已止、必刺－其処、勿令－復起。

痛が止まっていても、必ず痛みが発生していた部位を刺して、痛みが再発しないようにする。

●久痹不去－出血・一百四（慢性の痛みが治らなければ出血させる『霊枢』寿夭剛柔篇）

久痹－不去身者、視－其血絡、尽去－其血。

慢性の痛みが治らねば、充血した細絡を見つけて、その血を出しつくす。

●経筋寒急-用燔鍼・一百五（経筋が冷えで引き攣れば、燔鍼を使う『霊枢』経筋篇）

随経而行、皆有-小筋、謂之経筋。経筋-為病、寒則-反折筋急、熱則-筋緩不収。陽急則-反折、陰急則-俛不伸。燔鍼者、治-寒急也。熱則-筋縦不収、無用-燔鍼。

経脈の行くところに随伴して、すべて細い筋肉があるが、それを経筋（けいきん）という。経筋の病は、寒邪では関節が曲がって筋肉が引き攣り、熱邪では筋肉が弛緩してだらんとする。体幹背面の経筋が引き攣れば反り返り、体幹腹面の経筋が引き攣れば前屈みになって身体を伸ばせない。燔鍼（はんしん）は、寒邪で引き攣ったものを治す。熱邪で筋肉が弛緩して動かなければ、燔鍼を使わない。

●燔鍼-劫刺・一百六（燔鍼は速刺速抜『霊枢』経筋篇）

燔鍼-劫刺、治-寒痹、腫痛攣急、反折転筋、前後-相引、不可-屈伸。以知為数、以痛為腧、此-病生於外者也。病-生於内者、治以-熨引飲薬。筋折-紐絶、発而数-甚者、死-不治。

燔鍼（はんしん）で速刺速抜し、寒痹による腫痛や引き攣り、角弓反張（かっきゅうはんちょう）やコムラガエリ、身体の前後が引っ張り合って屈伸できないものを治す。症状が治まるまでを刺鍼回数とし、痛む部位を刺鍼点とする、これは体表や手足など、外が発病している。体内が発病していれば、温熱療法や導引、薬物を飲む。筋肉が折れて腱が切れており、何度も発病して、その回数が非常に多ければ死ぬ、不治。

●**筋引筋縦・一百七**（筋肉が引き攣ったり、筋肉が弛緩したりするケース『霊枢』経筋篇）

傷於寒、則－筋引而陰縮入。傷於熱、則－筋緩而陰縦挺不収。傷於寒者、治在－燔鍼劫刺。傷於熱者、治在－行水、清－陰器。

寒邪に傷つけられると、筋肉が引き攣って陰嚢が縮んで体内に入る。熱邪に傷つけられると、筋肉が弛緩して膣（ちつ）が緩み、子宮脱になって収まらない。寒邪に傷ついていれば、燔鍼で速刺速抜する。熱邪に傷ついていれば、行水して陰部を清潔にする。

＊『霊枢』経筋篇では「清陰器」ではなく「清陰水」。

●**病在筋・一百八**（筋が病んでいるケース『素問』調経論篇）

病在筋、燔鍼劫刺－其下、及与－急者。

病が筋肉にあれば、その下と引き攣った部分を燔鍼で速刺速抜する。

●**病在骨・一百九**（骨が病んでいるケース『素問』調経論篇）

病在骨、焠鍼－薬熨。

病が骨にあれば、火鍼で刺して薬物で温湿布する。

●**病ｰ不知所痛・一百一十**（どこが痛むのか分からないケース『素問』調経論篇）

病ｰ不知所痛、両蹻為上。

どこが痛むのか分からなければ、陰陽蹻脈（申脈と照海）の上を刺す。

●**繆刺・一百一十一**（『素問』調経論篇と繆刺論篇）

身形ｰ有痛、九候ｰ莫病、則ｰ繆刺之。繆刺者、左病ｰ刺右、右病ｰ刺左。胸腹病ｰ刺四肢。繆ｰ其処也。所以然者、絡病而ｰ経不病故也。

身体が痛くて、三部九候の脈に異常がなければ繆刺（びゅうし）する。繆刺とは、左半身が痛ければ右半身に刺し、右半身が痛ければ左半身に刺す。胸腹部の痛みに手足を刺す。その場所ではない部分を刺すから繆刺である。つまり絡脈が発病しているが、経脈に病がないものである。

●**巨刺・一百一十二**（『素問』調経論篇）

病在於左而ｰ右脈病者、則ｰ巨刺之。巨刺者、刺ｰ大経也。

左半身が痛くて、右半身の脈に異常が現れていれば巨刺（こし）する。巨刺とは、経脈を刺すものである。

●微刺・一百一十三（『素問』調経論篇）
按摩ｰ勿釈、着鍼ｰ勿斥。曰、故ｰ将深之、適人ｰ必革。謂之微刺。微刺者、病邪ｰ微浅之刺也。

按摩して放さず、鍼を刺して深く探らない。しかし「これを深く刺す」といって、人には逆に浅く刺す。それを微刺（びし）という。微刺は、病邪が弱くて浅層にあるものを刺す。

●分刺・一百一十四（『霊枢』官鍼篇）
分刺者、刺ｰ分肉之間、不傷ｰ大経也。

分刺とは、脂肪層である分肉の間を刺して、経脈を傷付けない。

●鍼戒・一百一十五（鍼のいましめ）
下鍼ｰ貴遅、太急ｰ傷血。出鍼ｰ貴緩、太急ｰ傷気。

鍼の刺入速度は、ゆっくりが良く、速すぎると血が傷付く。抜鍼速度は、ゆっくりが良く、速すぎれば気が傷つく。

●救失鍼方・一百一十六（救おうとして失敗する鍼方『霊枢』九鍼十二原篇）
五臓之気ｰ已絶於内、用鍼者ｰ反実其外、是謂ｰ重竭。重竭ｰ必死、其死也ｰ静。治之者、輒反其気、取ㇾ腋与膺。五臓之気ㇾ已絶於外、用鍼者ㇾ反実其内、是謂ㇾ逆厥。逆厥ㇾ必死、其死也ㇾ躁。治之者、反取ㇾ四末刺之。

五臓の気が体内で絶えているのに、それに反して鍼師が体表や四肢を実にすると、それを重竭と呼ぶ。重竭では必ず死に、その死は静かである。治療者が気に反して、腋と胸を取ったからである。五臓の気が体表や四肢で絶えているのに、それに反して鍼師が体内を実にすると、それを逆厥と呼ぶ。逆厥では必ず死ぬが、死ぬ時もがく。治療者が気に反して手足に刺したからである。

●六経ㇾ気血不同・一百一十七（六経で気血は異なる『素問』血気形志篇と『霊枢』五音五味篇、『霊枢』九鍼篇）

陽明ㇾ多血多気、太陽ㇾ多血少気、少陽ㇾ多気少血、太陰ㇾ多血少気、厥陰ㇾ多血少気、少陰ㇾ多気少血。故、刺陽明ㇾ出血気、刺太陽ㇾ出血悪気、刺少陽ㇾ出気悪血、刺太陰ㇾ出血悪気、刺厥陰ㇾ出血悪気、刺少陰ㇾ出気悪血也。

陽明経は多血多気、太陽経は多血少気、少陽経は多気少血、太陰経は多血少気、厥陰経は多血少気、少陰経は多気少血。だから陽明経を刺すときは血気を出し、太陽経を刺すときは血を出して気は出さない、少陽経を刺すときは気を出して血は出さない、太陰経を刺すときは血を出して気は出さない、厥陰経を刺すときは血を出して気は出さない、少陰経を刺すときは気を出して血は出さない。

●鍼灸ー各有所宜・一百一十八（鍼と灸は、それぞれ使い道がある）

陽邪ー宜鍼、陰邪ー宜灸。風為陽邪、善行ー数変、施以ー鍼治、其功為ー易。寒湿ー陰邪、陥脈ー凝渋、必施ー艾火、其功乃ー全。

陽邪には鍼が良く、陰邪には灸が良い。風は陽邪で、進行が速くて症状も変化するので、鍼で治療すれば、効果が現れやすい。寒湿（かんしつ）は陰邪で、経脈が陥没して脈が凝滞（ぎょうたい）して渋るから、必ず施灸すれば、その効果は万全である。

●結絡ー堅緊、火之所治・一百一十九（絡脈が硬く締め付けていれば、施灸で治す『霊枢』官能篇）

陰陽ー皆虚、火ー自当之。鍼所ー不為、灸之ー為宜。結ー絡堅緊、火之所治。

陰陽ともに虚していれば、施灸して治療する。鍼が無効ならば、灸が良い。絡脈が硬く締め付けて結ばれていれば、灸が主治する。

●寒厥ー先熨後鍼・一百二十（寒厥では、ホットパックしたあと刺鍼する『霊枢』刺節真邪篇）

善行ー水者、不能ー往氷。善穿ー地者、不能ー鑿凍。善用ー鍼者、不能取ー四逆、血脈ー凝結、堅搏ー不往来、亦不可ー即柔。故ー行水者、必待ー天温氷釈。穿ー地者、必待ー凍解。人脈ー猶是。治ー厥者、必先熨火ー以調和其経、掌与腕、肘与脚、項与脊、以調ー其気、大道以ー通、血気ー乃行。

後視－其病脈、淖沢者－刺而平之。堅緊者－破而決之。気下乃止。

水の上を行くものは、水が氷ったら動けない。地に穴を掘るものは、地が凍てついたら穴が掘れない。鍼の巧い人は、手足が冷たい人に刺鍼しないが、血脈が凝結して固まり、血液が往来しなければ、やはり柔らかくならないからだ。だから水の上を行くものは、必ず天候が温かくなって氷が解けるのを待つ。穴を掘るものは、必ず地面が解けるのを待つ。人の脈も同じである。冷えを治そうとすれば、必ず先にホットパックして、その経を調和させ、手掌と腋、肘と脚、後頸部と背中を温めて、経脈の気を調え、経絡が通じるようになれば血気は流れる。その後で発病した脈を見て、脈が柔らかくて滑らかならば刺して回復させる。堅く張り詰めていれば鍼で破って血を出す。そして気が鍼下に至れば終える。

＊寒厥は『素問』に、陽気が下で衰えたものとあり、手足が冷たくなって、ひどければ失神する。

●火調鍼方・一百二十一（火で調える鍼方『霊枢』刺節真邪篇）

寒厥－在足、宗気－不下、脈中之血－凝而留止、弗之火調、鍼－弗能取。

寒厥(かんけつ)が足にあり、宗気(そうき)が下がらず、脈中の血が凝集して留まっていれば、火でなければ調わず、鍼では取れない。

●陥下-則灸・一百二十二（陥下していれば灸『霊枢』禁服篇）

陥下-則灸之。陥下者、血-結於中、中有-着血、血寒、故-宜灸。

凹（へこ）んでいれば施灸。経脈が凹んでいて、血が中で固まっていたり、中に血が着いており、血が冷えていれば、施灸が良い。

●火補火瀉・一百二十三（灸の補瀉『霊枢』背兪篇）

五臓兪在-背者、灸之則可、刺之則-不可。気盛則-瀉之、虚則-補之。以-火補之、毋-吹其火、須-自滅也。以-火瀉者、疾吹-其火、拊-其艾、須-其火滅也。

五臓兪で背中にあるものは、灸が良く、刺鍼は悪い。邪気が実ならば瀉し、正気の虚では補う。灸の補法は、灸火を吹かず、自然に消えるのを待つ。灸の瀉法は、灸の火を吹いて速く燃焼させ、その艾の周囲を手のひらで叩いて灸の痛みを和らげ、火が早く消えるようにする。

●灸-寒熱二十九穴・一百二十四（悪寒発熱の灸二十九穴『素問』骨空論篇）

灸-寒熱之法、先灸項-大椎、以-年為壮数、次灸-橛骨、以-年為壮数。視-背兪、陥者灸之、挙臂-肩上陥者灸之、両季脇之間-灸之、外踝上-絶骨之端灸之、足小指次指間-灸之、腨下-陥脈-灸之、外踝後-灸之、缺盆骨上-切之堅痛如筋者灸之、膺中-陥骨間灸之、掌束骨下-灸之、臍下-

関元三寸灸之、毛際−動脈灸之、膝下三寸−分間灸之、足陽明−跗上動脈灸之、巓上一灸之、凡当灸二十九処。傷食灸之、不已者、必視−其経之過於陽者、数刺−其兪而薬之。

悪寒発熱に施灸する法。まず後頸部の大椎に年齢の数だけ施灸、次に長強へ年齢の数だけ施灸。背兪の凹んだ部位を探して灸、上肢を挙げて肩上の凹みである肩髃に灸、両季脇の間の京門に灸、外踝の上で絶骨の端である陽輔へ灸、足で第四趾と第五趾の間にある侠渓へ灸、腓腹筋の下で凹んだ脈の承山へ灸、外踝の後ろの崑崙へ灸、欠盆の上を押さえると腱のように堅くなっていて痛ければ灸、前胸部で骨の間の凹みである天突へ灸、手根骨の近位である大陵に灸、臍下三寸の関元へ灸、陰毛際の動脈である気衝へ灸、膝下三寸の分肉間にある足三里へ灸、足陽明経の足背動脈である衝陽へ灸、頭上の百会に灸、これが悪寒発熱に対する二十九穴の灸である。食で脾胃が傷つけば施灸し、それで治らねば、その経脈で盛んな絡脈を見つけ、その腧穴を何度か刺して薬を飲む。

＊食傷は傷食とも呼び、消化できないもの。胃の痞え、臭いゲップ、食欲がなくて少食、悪心嘔吐、下痢などがあり、胃下垂症状と似ている。

●**灸瘡−不発・一百二十五**（灸瘡ができない『鍼灸資生経』）

欲令−灸発者、履−輴熨之、三日即発。

施灸して水疱にしたければ、靴底を熱してホットパックにすれば、三日で水疱となる。

●諸病在内‐取八会・一百二十六（さまざまな体内の病は、八会穴を取る『難経』四十五難）

腑会‐太倉、臓会‐季脇、筋会‐陽陵泉、髄会‐絶骨、血会‐膈兪、骨会‐大杼、脈会‐太淵、気会‐膻中。諸病‐在内者、取‐其会之気穴也（絶骨‐当作枕骨）。

腑会は太倉の中脘、臓会は季脇の章門、筋会は陽陵泉、髄会は絶骨、血会は膈兪、骨会は大杼、脈会は太淵、気会は膻中。さまざまな体内の病は、こうした八会穴を取る（絶骨は、枕骨である外後頭隆起とすべき）。

●熱病‐気穴・一百二十七（熱病に対する腧穴『素問』刺熱篇）

三椎下間‐主胸中熱、四椎下間‐主膈中熱、五椎下間‐主肝熱、六椎下間‐主脾熱、七椎下間‐主腎熱。

第三胸椎棘突起の下にある身柱は、胸中の熱を主治する。第四胸椎棘突起の下は、横隔膜の熱を主治する。第五胸椎棘突起の下にある神道は、肝の熱を主治する。第六胸椎棘突起の下にある霊台は、脾の熱を主治する。第七胸椎棘突起の下にある至陽は、腎の熱を主治する。

●熱病‐宜寒・一百二十八（熱病には寒が良い『素問』刺熱篇）

諸治‐熱病者、以飲之寒水‐乃刺之。必‐寒衣之、居止‐寒処、身寒而止也。

熱病の治療では、冷たい水を飲ませてから刺す。必ず薄着をさせ、寒い場所にいさせて、身体が冷えたら終える。

●待時・一百二十九（治る時を待つ『素問』刺熱篇）

栄ｌ未交。曰、今且得ｌ汗、待時ｌ而已。

顔色が死ぬ色でなければ、汗をかいて、臓が旺盛になる日を待てば治る。

●止汗・鍼方・一百三十（汗を止める鍼方『霊枢』寒熱病篇）

取陰而汗出甚者ｌ止之陽、取陽而汗出甚者ｌ止之陰。

陰経を取って激しく発汗すれば、陽経で止める。陽経を取って激しく発汗すれば、陰経で止める。

●又方・一百三十一（別の方『霊枢』熱病篇）

熱病、瀉之則ｌ熱去、補之則ｌ汗出。汗出ｌ太甚者、取内踝上ｌ横脈、以止之。

熱病は、瀉法すれば熱が下がり、補法すれば汗が出る。汗の出が激しければ、内踝の上にある三陰交を取って汗を止める。

●熱病五十九刺・一百三十二（熱病に対する五十九刺『素問』水熱穴論篇）

頭上五行、行五。中行五穴、上星、顖会、前頂、百会、後頂。次−両傍五穴、五処、承光、通天、絡却、玉枕。又次−両傍五穴、臨泣、目窓、正営、承霊、脳空、五五合−二十五穴者、以越−諸陽之熱逆也。大杼、風門、缺盆、膺兪、此八者、以瀉−胸中之熱也。気街、三里、巨虚上下廉、此八者、以瀉−胃中之熱也。雲門、髃骨、委中、髄空、此八者、以瀉−四肢之熱也。魄戸、神堂、魂門、意舎、志室、此十者、以瀉−五臓之熱也。凡此五十九穴者、皆−熱之左右也。

頭上の五行で、各行にある五穴。中央行の五穴は、上星、顖会、前頂、百会、後頂。次は、その両側を挟んで傍らの五穴、五処、承光、通天、絡却、玉枕。さらに次の行を挟んで両傍ら五穴、頭臨泣、目窓、正営、承霊、脳空、五×五で合わせて二十五穴、これで各陽経で上逆した熱邪を瀉す。大杼、風門、欠盆、中府、この八穴で胸中の熱邪を瀉す。気衝、足三里、上巨虚、下巨虚、この八穴で胃中の熱を瀉す。雲門、肩髃、委中、腰兪、この八穴で手足の熱邪を瀉す。魄戸、神堂、魂門、意舎、志室、この十穴で五臓の熱邪を瀉す。以上の五十九穴は、いずれも熱病を主治する穴位である。

●熱病・九不鍼・一百三十三（鍼してはいけない九つの熱病『霊枢』熱病篇）

一曰、汗不出、大顴−発赤者死。二曰、泄而腹満−甚者死。三曰、目−不明、熱−不已者死。四曰、老人−嬰児、熱而腹満者−死。五曰、汗−不出、嘔血者−死。六曰、舌本−爛、熱−不已者死。

七曰、欬而衄、汗出、出不到足者－死。八曰、髄熱者死。九曰、熱而痓者－死。痓、謂－腰反折、瘛瘲、歯齘－噤也。

一つ、汗が出ず、頬が赤くなっていれば死ぬ。二つ、便が出ても激しく腹部が膨満するものは死ぬ。三つ、目が見えず、熱が下がらなければ死ぬ。四つ、老人や乳児で、発熱して腹が膨満すれば死ぬ。五つ、汗が出ず、吐血すれば死ぬ。六つ、舌根が爛（ただ）れ、熱が下がらなければ死ぬ。七つ、咳して出血し、汗が出、その汗が足まで達しなければ死ぬ。八つ、骨髄から発熱していれば死ぬ。九つ、発熱して痙攣すれば死ぬ。以上の症状があれば刺鍼しても死ぬので、刺鍼してはならない。痙攣（けい）とは、腰を反り返らせ（角弓反張（かっきゅうはんちょう））、引き攣り、歯を食いしばることである。

●水兪五十七穴－灸之所宜・一百三十四（水腫治療の五十七穴は、施灸が良い『素問』水熱穴論篇）

少陰－主腎、腎－主水、腎者－胃之関、関門－不利、故－聚水而従其類、上下溢於皮膚、故為－胕腫。胕腫者、聚水而生病也。腎汗－逢於風、外－不得越於皮膚、客於－玄府、行於－皮裏、亦為－胕腫、主－此者五十七穴。尻上五行－中行五穴、長強、腰兪、命門、懸枢、脊中。次－両傍五穴、白環兪、中膂内兪、膀胱兪、小腸兪、大腸兪。又次－両傍五穴、秩辺、胞肓、志室、肓門、胃倉。五五合二十五穴、此、下焦－腎気之所輸也。伏兎上－各二行、少陰所－発者五穴、横骨、大赫、気穴、四満、中注。陽明所－発者五穴、気街、帰来、水道、大巨、外陵、左右－合二十穴、此－腎之街也。陰之結於踝上、各一行、行六、大鍾、照海、復溜、交信、筑賓、陰谷、左右合成十二穴、此腎脈之下行也、名曰太衝。凡五十七穴、積陰之所聚、水之所客、灸之宜也。

少陰は腎を支配し、腎は水を管理する。腎は胃の水門であり、水門が不調ならば、水が集まって水病の類となり、上半身や下半身の皮膚に水が溢れて浮腫となる。浮腫は、水が集まった病である。腎から汗が出て、それが風邪に遭遇すると、汗が皮膚から排出されないので、汗腺である玄府（げんぷ）に留まり、その水が皮膚の裏を流れて浮腫となるが、それを主治するのが五十七穴である。尻の上が五行、中線の五穴が、長強、腰兪、命門、懸枢、脊中。中線を挟んで両傍ら五穴、白環兪、中膂兪、膀胱兪、小腸兪、大腸兪。それを挟んで両傍ら五穴、秩辺、胞肓、志室、肓門、胃倉。五×五で合計二十五穴、これが下焦で腎気が及ぶ腧穴である。伏兎の上に各二行、足少陰経の腧穴が五穴、横骨、大赫、気穴、四満、中注。足陽明経の腧穴が五穴、気衝、帰来、水道、大巨、外陵。左右で合わせて二十穴。これが腎気の集まる部位である。陰経が内踝の上で繋がる部位が一行ずつ、各行六穴、大鍾、照海、復溜、交信、筑賓、陰谷、左右で合わせて十二穴、これが腎脈が下行する部分で、太衝と呼ぶ。この五十七穴は、陰が集まる部位であり、水が宿る場所なので、灸が良い。

●大風鍼方・一百三十五（ハンセン病に対する鍼方『素問』長刺節論篇）

病大風、骨節重、鬚眉墜。刺肌肉為故、汗出百日。刺骨髄、汗出百日、凡二百日、鬚眉ｰ生而止鍼。

ハンセン病は、節々が重くてヒゲや眉が脱ける。そこで汗が出るように肌肉を刺して百日。そのあと汗が出るように骨髄を刺して百日。合計二百日刺鍼して、ヒゲと眉が生えてきたら鍼を終える。

＊ここの大風（だいふう）は、鬚（ひげ）や眉が抜けるというので癩（らい）（ハンセン病）。「鬚眉ｰ生而止鍼」の原文は「鬚眉ｰ生而上鍼」。

●又方・一百三十六（別の方『霊枢』四時気篇）

数刺ｰ其腫上、已刺ｰ気至、以ｰ鋭鍼、鍼ｰ其処、按出ｰ其悪気、腫ｰ尽乃止。常食ｰ方食、無食他食。

その腫れた上を何度も刺し、刺して気が至れば、鋭い鍼を刺し、手で鍼孔を按圧して毒気（どくき）を出して、腫れが尽きたら終える。そのあとは処方された食事をして、ほかのものは食べない。

●食戒・一百三十七（食のいましめ『霊枢』九鍼篇）

病在筋、無食ｰ酸。病在気、無食ｰ辛。病在骨、無食ｰ鹹。病在血、無食ｰ苦。病在肉、無食ｰ甘。口嗜而欲食之、不可多也。

病が筋にあれば、酸っぱいものを食べない。病が気にあれば、辛いものを食べない。病が骨にあれば、塩辛いものを食べない。病が血にあれば、苦いものを食べない。病が肉にあれば、甘いものを食べない。食べたくなっても、多くは食べるな。

＊原文は「病在心、無食苦」だが「病在血、無食苦」と『霊枢』に基づいて改めた。

●天忌－勿犯・一百三十八（天の禁忌を犯すな）

凡刺、察－日之寒温、月之虚盛、四時－気之浮沈、参伍－相合而調之。勿犯－其寒、其虚、其沈也。

刺鍼では、その日の寒温、月の満ち欠け、四季による気の浮沈を調べ、それらを照合して調える。寒い日、新月、人気（じんき）が沈んでいるときに、刺鍼してはならない。

●六脱－不刺・一百三十九（六脱には刺すな『霊枢』決気篇）

精脱者－耳聾。気脱者－目不明。津脱者－腠理開、汗大泄。液脱者－骨痺、屈伸不利、色－夭、脳髄－消、胻－酸、耳－数鳴。血脱者－色白、夭然－不沢。脈脱者－其脈空虚。

精が脱ければ、難聴になる。気が脱ければ眼前が暗くなる。津が脱ければ汗腺の腠理が開いて、大汗をかく。液が脱ければ骨痺（こつひ）となって屈伸しにくく、顔色が悪くなって、脳髄が消えてクラクラし、脛がだるく、耳鳴りする。血が脱ければ、顔色が白くなり、顔色が悪くなって艶がない。脈が脱ければ、その脈が空虚になる。こうした六脱（ろくだつ）には、刺してはいけない。

●死生、可治、易治、難治、難已、益甚、不治・一百四十（死ぬか生きるか、治療できる、治りやすい、難治、治りにくい、ますます悪化する、不治『素問』玉機真蔵論篇）

形気ｰ有餘、脈気ｰ不足、死。脈気ｰ有餘、形気ｰ不足、生。形気ｰ相得、謂之ｰ可治。脈ｰ弱以滑、是ｰ有胃気、命曰ｰ易治。形気ｰ相失、謂之ｰ難治。色夭ｰ不沢、謂之ｰ難已。脈ｰ実以堅、謂之ｰ益甚。脈ｰ逆四時、謂之不治。

身体と機能が盛んでも、脈気が不足していれば死ぬ。脈気が強ければ、身体と機能が衰えていても生きる。身体と機能が釣り合っていれば治療できる。脈が弱くて滑ならば、胃気があるので、治りやすい。身体も機能も弱っていれば難治。顔色が悪くて艶がなければ、治りにくい。脈が実で堅ければ、ますます病が激しくなる。脈が季節と反していれば不治である。

●病脈相左・一百四十一（病と脈が一致しない『素問』玉機真蔵論篇）

病熱脈静、泄而脈大、脱血而脈実、病在ｰ中而脈実堅、病在ｰ外而脈不実堅。皆為難治。

発熱しているのに脈が静か、便が漏れるのに脈が大、失血しているのに脈が実、体内の病なのに脈が実で堅い、手足の病なのに脈が虚で軟らかい。これらは難治である。

●六経終‐不刺・一百四十二（六経が終了する時に、刺鍼してはならない『素問』診要経終論篇）

太陽終者、載眼‐反折、瘛瘲、其色‐黒、絶汗乃出、出則‐死矣。少陽終者、耳聾、百節‐皆縦、目環‐絶系、絶系一日半死、其死也、色‐先青、白乃死矣。陽明終者、口目‐動作、善驚‐妄言、色黄、其上下経盛、不仁則終矣。少陰終者、面黒、歯長而垢、腹脹‐閉、上下不通而終矣。太陰終者、腹脹‐閉、不得‐息、善噫、善嘔、嘔則逆、逆則面赤、不逆則‐上下不通、不通則‐面黒、皮毛‐焦而終矣。厥陰終者、中熱‐嗌乾、善溺、心煩、甚則‐舌巻、嚢上縮而終矣。

太陽脈が終わるときは、白目を剥いて身体を反り返らせ、痙攣し、顔色が黒くなり、末期の汗が出て、汗が出終わると死ぬ。少陽脈が終わるときは、耳が聞こえなくなり、身体中の関節が緩んで、正面を見据えて視神経が絶えるが、視神経が絶えて見えなくなると一日半で死ぬ、その死は、顔色が青くなり、白くなったら死ぬ。陽明脈が終わるときは、口と目を動かし、しょっちゅうひきつけて、うわ言をしゃべり、顔色が黄、陽明経の上下の脈が激しく打って、身体の感覚がなくなると死ぬ。少陰脈が終わるときは、顔が黒くなり、歯槽が痩せて歯が伸びたようになって歯垢が溜まり、腹が膨隆して便秘し、食べられず排便もできなくなると死ぬ。太陰脈が終わるときは、腹が膨隆して便秘し、息ができず、ゲップや吐き気ばかりし、吐き気すれば胃気が口に上がり、吐くけど何も出なければ顔が赤くなり、吐き気がしなくなれば食べられず排便もできなくなり、そうした状態になると顔が黒くなり、皮毛が焦げたように枯れて死ぬ。厥陰脈が終わるときは、中焦が熱くなって咽喉がイガイガして痛く、尿が多くて心窩部が不快となり、ひどければ舌が巻いて、睾丸が縮み上がって死ぬ。

●察‐魚際・一百四十三（魚際を観察する『霊枢』経脈篇）

手‐魚際之絡。多青、胃中‐寒也。多赤、胃中‐熱也。黒者、留久‐痹也。其‐有赤、有黒、有青者、寒熱気也。其‐青短者、少気也。

手の魚際の細絡である。細絡が青っぽければ、胃の中に寒邪がある。赤っぽければ、胃の中に熱邪がある。黒ければ、邪が久しく留まった痹（ひ）（痛み）である。赤や黒、青が混在すれば、寒熱の邪気が混じっている。青くて短かければ、微弱呼吸。

●望知・一百四十四（見て知る『霊枢』五色篇）

両眉之間、薄沢為風、衝濁為痹、在地為厥。赤色‐出於両顴、大如‐拇指者、病‐雖愈、必‐卒死。黒色‐出於顔、大如‐拇指、不病‐亦必卒死。五色‐青黒色為痛、黄赤為熱、白為寒。色沢為吉、色望為凶。五色並見為寒熱。

眉間を見て、その色が薄くて艶やかならば風邪であり、濃く濁っていれば痹（ひ）で痛み、下顎にあれば厥（けつ）の冷えである。両頬が赤く、赤い部分が親指ほどなら、病が良くなっても必ず突然死する。親指ほどの黒が額に出ていれば、病気じゃなくても必ず突然死する。五色で、青や黒ならば痛み、黄や赤ならば熱、白は寒。色に艶があれば良く、くすんでいれば悪い。五色とも見えれば悪寒発熱である。

●夭寿-当知・一百四十五（短命と長寿を知る『霊枢』五色篇と寿夭剛柔篇）

形充而皮膚緩者-寿、形充而皮膚急者-夭。形充而脈堅大者-順、形充而脈小弱者-気衰、気衰者-危。形充而顴不起者-骨小、骨小則夭。形充肉䐃堅而有分者-寿、形充而肉無分理不堅者-肉脆、肉脆則夭。此天之-立形定気、臨-病人、決死生者-所当知也。墻基卑、高-不及其地者、不満三十而死。其有因-加疾者、不及二十而死也。平人、気勝形者-寿。病而形肉-脱、気勝形者-死、形勝気者-危。

肉体が充実していて皮膚が緩やかならば長寿、肉体が充実していても皮膚が引き攣っていれば短命。肉体が充実していて脈が堅くて大きければ順で良く、肉体が充実していても脈が小さく弱ければ気が衰えており、気が衰ろえていれば危ない。肉体が充実していても頬骨が低ければ骨が小さく、骨が小さければ短命。肉体が充実していて三角筋が堅くて筋溝が分かれていれば長寿。肉体が充実していても筋肉の筋溝がなく、身体がブヨブヨと柔らかければ肉が脆く、肉が脆ければ短命。これは先天的な肉体と機能なので、病人に臨んだときに生死を決定するため、当然にして知っておかねばならない。顔の周囲が低く、高さが顎に及ばなければ、三十歳未満で死ぬ。それに病が加われば、二十歳までに死ぬ。正常人で、元気が肉体に勝っていれば長寿。病気で肉体が痩せ衰えても元気が勝っていれば死に、元気より肉体が勝っていれば危ない。

●面部主-臓腑支局・一百四十六（顔面部は臓腑が管理する支局である『霊枢』五色篇）

見於庭者、首面也。眉間-以上者、咽喉也。眉間-以中者、肺也。次-下者、心也。直下者、肝也。肝左者、胆也。下者、脾也。方上者、胃也。中央者、大腸也。挟傍者、腎也。当-腎者、臍也。面王-以上者、小腸也。面王-以下者、膀胱、字子-処也。顴者、肩也。後顴者、臂也。臂下者、手也。目内眥-上者、膺乳也。挟縄而上者、背也。循-牙車以下者、股也。中央者、膝也。膝下者、胻也。当-胻以下者、足也。巨分者、股裏也。巨屈者、膝髕也。此五臓六腑-支局之部也。五臓-五色之見者、皆-出其部。骨陥者-必不免於病也。其部-色乗襲者、病雖甚不死也。面-有内部、有外部。其色、従-外部、走-内部者、其病-従外走内。其色、従-内部、走-外部者、其病-従内走外。五色-上行者、病亦甚。五色-下行、如-雲霧之散者、病方已。諸色、兼黄者-生。諸色、失黄者-死。

庭とは、顔面である。眉間から上が咽喉である。眉間の中は肺である。眉間の下端は心である。その直下の鼻梁が肝である。肝の左が胆である。肝の下端になる鼻尖が脾である。鼻翼の上が胃である。頬の中央（頬の下）が大腸である。その傍らが腎である。腎の下が臍である。面王である鼻尖から上が小腸である。面王である鼻尖から下が膀胱と子宮である。頬骨が肩である。頬骨の後ろが前腕である。前腕の下が手である。目頭の上が胸と乳である。縄を挟む耳上が背である。頬車に沿った下が股である。顎の中央が膝である。膝の下が脛である。脛から下が足である。口元が股の裏である。下顎角が膝蓋骨である。これが五臓六腑の管理する支局である。五臓の五色は、こうした部位に現れる。こうした部分の骨が陥没していれば、必ず発病する。その部分の色に外邪が加わったものは、病が激しくとも死なない。顔には内部の五臓、外部の六腑がある。そこの色が、顔の外側から内側に走っていれば、その病は外の腑から内の臓へと向かっている。その色が内側から外側へ走っていれば、その病は内の臓から外の腑へと向かっている。五色が下から上に向かえば、病も激しくなる。五色が上から下に向かって雲のように霧消（むしょう）してしまえば、やっと病が治る。五色に黄色が混じれば生き、五色に黄色がなければ死ぬ。

＊この内容は分かりにくいが、『霊枢・現代語訳』の二四三頁に図がある。

●附-七伝者死、間-臓者生説・一百四十七（付記。七伝するものは死に、間に臓を挟んでいれば生きるという説『難経』五十三難）

難経-心病伝肺、肺病-伝肝、肝病-伝脾、脾病-伝腎、腎病-伝心。毎句-皆是七伝、以天干配-臓腑、次而推之、第七位是-勝己賊邪、故死。心伝-脾、脾伝-肺、肺伝-腎、腎伝-肝、肝伝-心、毎句-皆是間臓、亦以間一天干者為-母子也。母子有-相生之義、故云-間臓者生。自有-難経以来、伝注皆悖、今特発之。七伝者不治、間臓者-視気血而調之。

『難経』は、心の病は肺に伝わり、肺の病は肝に伝わり、肝の病は脾に伝わり、脾の病は腎に伝わり、腎の病は心に伝わる。こうした句は五臓すべてにあり、それを七伝と呼んで、天干（昔は月の一日が甲から始まるが、それが天干）と臓腑の組み合わせで次々と進んで行き、七番目は自分の臓の五行が勝つ五行の臓の賊邪、つまり剋している臓に賊邪を伝えるので死ぬ。心の病が脾に伝わり、脾から肺に伝わり、肺から腎に伝わり、腎から肝に伝わり、肝から心に伝われば、こうした句には全て間に臓を挟んでおり、また間に挟んでいる天干（甲乙丙丁戊己庚辛壬癸）が母子である。母子には相生の意味があるので、「間臓ならば生きる」という。『難経』以来、五臓の伝注は明確でなかったが、ここで明らかにした。相剋の通りに七伝するものは不治、相剋の間に別の臓を挟んでいれば気血を見て調える。

●附-人有両死而無両生説・一百四十八（付記。人には両死があっても、両生はないという説『霊枢』営衛生会篇）

『霊枢』云、人-有両死而無両生、此言-何謂也。蓋云、二之為有両、不二-為無両。人身気血-判而為二、死之徒也。陰-根於陽、陽-根於陰、合而不二、生之徒也。

『霊枢』の「人に両死があっても、両生はない」とは、何をいっているのか？ これは、二つなら両で対になる、二つでなければ対ではない。人身の気血が二つに分かれれば、それは死の仲間である。陰は陽に根ざし、陽は陰に根ざしていて、合わさっていて二つに分けられない、だから生の仲間である。

鍼方尊経集終

鍼方六集巻之四　傍通集

古歙鶴皋　呉崑述
海陽忍庵　程標梓

叙曰、郡邑之医、以薬為政者、九十其徒。以鍼為政者、百難一二。然、皆朝夕-由之、而不察-其所以然者也。今欲-善与人同、莫若因-其所明以通之。以薬明鍼、亦一道也。於是作-傍通集。

まえがきとして、地方の医者で、薬を生業（なりわい）にしているのは、百人のうち九十人である。鍼を生業にしているのは、百人のうち一人か二人もいない。しかし誰もが朝な夕なに治療して、その結果がどうなったかを観察しない。ここで人に詳細に説明したければ、そのところを明かにして精通しなければならない。薬によって鍼を説明するのも、また一つの方法である。そこで傍通集とした。

●鍼薬-無二致・一（鍼と薬は一致する）

薬-有汗、有吐、有下、有温、有涼、有補。鍼亦-能汗、能吐、能下、能温、能涼、能補。今須-頓悟得、破-鍼理薬理、何物使之若此、又何以-更無二致、方入妙境。

薬には、汗法（かんぽう）、吐法（とほう）、下法（げほう）、温法（おんぽう）、涼法（りょうほう）、補法がある。鍼にも、汗法、吐法、下法、温法、涼法、補法がある。ここで鍼の原理と薬の原理が明確になり、これに何を使うか、また何で一致させるか分かると、達人の境地に入る。

●鍼薬‐兼有・二（鍼も薬も、ともにある）

薬‐有気有味、有厚有薄、有昇有降、有陰有陽。有‐入肝、入心、入脾、入肺、入腎之殊。為木、為火、為土、為金、為水之異。鍼‐有浮有沈、有疾有徐、有動有静、有進有退、有刺皮、刺脈、刺肉、刺筋、刺骨之殊。取井、取滎、取兪、取経、取合之異。鍼薬二途、理無二致。

薬には気である香りと味があり、それにも厚いとか薄い、昇とか降、陰と陽がある。肝に入る、心に入る、脾に入る、肺に入る、腎に入るなどの違いがある。木、火、土、金、水の違いもある。鍼には浮と沈、疾と徐、動と静、進と退があり、皮を刺す、脈を刺す、肉を刺す、筋を刺す、骨を刺すの違いがある。また井穴を取る、滎穴を取る、兪穴を取る、経穴を取る、合穴を取るの違いもある。鍼と薬は二つの方法だが、その理論は同じである。

●鍼薬‐正治・三（鍼と薬の正治）

用薬之道、昇降浮沈則‐順之、寒熱温涼則‐逆之、治之‐正也。用鍼之道、正経自病則‐巨刺、正経不病則‐繆刺、亦治之正也。

薬の使用法は、昇降浮沈が順で、寒熱温涼は逆を使うが、それが治法の正攻法である。鍼の使い方は、経脈自体が発病していれば巨刺（こし）、経脈に病がなければ繆刺（びゅうし）、これも正攻法である。

●鍼薬-並因於病・四（鍼と薬は、ともに病による）

薬有-軽剤、重剤、平剤、調剤、因病而為之-軽重也。鍼有-巨刺、繆刺、微刺、分刺、亦因病而為之-浅深也。

薬には、軽剤、重剤、平剤、調剤があり、病によって薬の軽重を決める。鍼には、巨刺、繆刺、微刺、分刺があり、やはり病によって刺入する深さを決める。

●鍼薬-短長・五（鍼と薬の長短）

薬類始於-神農本経、蓋三百六十五種、延至於今時-本草所載、通計一千八百九十二種、薬何繁也。至於鍼、則九者而已、鍼-何寡也。然、有-窮年積歳、飲薬-無功者、一遇-鍼家施治、危者-立安、臥者-立起、跛者-立行。是薬之多、不如-鍼之寡也。然、鍼-不難瀉実、而難補虚。一遇-尫羸、非-飲之甘薬不可。是-鍼之補、不如-薬之長也。上工-以神良自期、必両者-通明而時出之、始為全技。

薬の種類は『神農本経』が始まりで、それには三百六十五種あり、現在の『本草綱目』には千八百九十二種が記載され、非常に煩雑である。鍼においては九鍼で終了だから、なんと少ない。しかし何年も薬を飲んで効果のなかった人が、いったん鍼師の施術を受けると、危険な状態から直ちに安定し、床に臥せっていた人が起き上がり、跛行していた人が直ちに歩く。たくさんの薬が、少ない鍼に及ばない。しかし鍼は、実を瀉すことは簡単だが、虚を補うのは難しい。痩せて衰弱していれば、補薬を飲まねばダメである。つまり鍼の補法は、薬のメリットに敵わない。名医は精神が自然に回復するのを待つが、必ず鍼と薬に精通し、回復する時期を待って、始めて全ての技となる。

●両‐不精良・六（鍼も薬も不明瞭）

古昔‐良工、率‐鍼薬並神、故‐名高一世。末世‐持鍼者不知鍼、用薬者‐不知薬、不能不為之‐太息。有如鍼家‐不明経之陰陽奇正、往来順逆、穴之‐八法五門、四根三結、法之‐補瀉迎随、疾徐進退、吾不知其‐何以為鍼。薬家‐不審六経所宜、五臓‐所入、与夫‐昇降浮沈、寒熱温平、良毒之性、宣通‐補瀉、軽重滑渋燥湿、反正類従之理、吾不知其‐何以為薬。如是而欲治病、病何頼焉。

昔の名医は、鍼にも薬にも精通していたので一世を風靡した。末世では、鍼師が鍼を知らず、薬剤師が薬を知らないので、溜息をつくしかない。陰経なのか陽経なのか、奇経なのか正経なのか、経脈の往来の順逆、穴の八法五門、四根三結、迎随補瀉の方法、疾徐進退を知らない鍼師がいるので、どうやって彼が鍼をするのか私は分からない。薬剤師も、六経の治療薬、五臓に入る薬物、薬の昇降や浮沈、薬性の寒熱温平、毒性の有無、宣通や補瀉、軽重滑渋燥湿、反治や正治、類や従の理論を調べずに、どうやって彼が薬を使うのか私は分からない。こんな情況で病を治そうとしても、何に基づけばよいのか。

●上古-用鍼、曲尽其妙・七（古代では鍼の微妙な部分を使っていた）

病邪甚者、主以重剤、酌以大方。病邪微者、以-平剤調之、薬之正也。八法-毎以四鍼為主、以-進退疾徐為軽重、亦-鍼之正也。上古於-軽邪小疾、用鍼-猶有曲尽之妙。曰、病在皮膚-無常処者、取以-鑱鍼於病所、鑱鍼者、頭大-末鋭、令無-深入而陽気出也。病在分肉間者、取以-員鍼、員鍼者、筩身圓末、其鋒如卵、以瀉-肉分之気、令不得傷-肌肉也。病在脈、少気、当補之以-鍉鍼、鍉鍼者、身大-末圓、如-黍米之鋭、令可以-按脈勿陥、以致-其気、使-邪気独出、鍼於-井滎分兪也。上古、以此三鍼、刺-微邪小疾、曲尽-其妙者也。学者-潜心体念、自然有得、義与-軽調緩淡之剤、殊途共轍。

病邪が激しければ、重剤（じゅうざい）を主にし、大方（たいほう）を考える。病邪が微弱ならば、平剤（へいざい）で調えるのが、薬の正攻法である。八法は、常に四本の鍼を主にし、鍼の進退や疾徐を軽重とするのが、やはり鍼の正攻法である。古代では、軽い邪の小さな疾病では、鍼を使うのに微妙なところを表現している。それは「病が皮膚にあって常に移動すれば鑱鍼（ざんしん）を病巣に使うが、鑱鍼は鍼尖が大きくて先端が鋭く、深く入れずに陽邪を出す。病が筋溝にあれば圓鍼（えんしん）を使うが、圓鍼は鍼体が筒のようで先端が丸く、鍼尖が卵のようで、肉分の邪気を瀉して肌肉を傷つけない。病が脈にあり、呼吸が微弱ならば、鍉鍼（ていしん）で補う、鍉鍼は、鍼体が大きくて鍼尖がキビ米のように丸く、脈を押さえて刺入せず、気を至らせて邪気だけを出し、経穴や筋溝にする鍼である」という。古代では、この三鍼を使って微邪による小さな疾病を刺すことを微妙に表現している。学ぶ者は、心を込めて体得すれば、それが自然と身に付き、それで軽く調え、緩（ゆる）く淡い薬剤で身体への負担が少ない方法を使うことが、鍼と薬は違っていても帰するところは同じである。

＊員鍼の員は圓で、円の意味。

●作用相符・八（作用が一致）

薬有－単方、一薬而主一病也。鍼有－特刺、一穴而主一病也。用－薬寒之而不寒、則－飲之寒水。用鍼刺－熱病者、亦先－飲以寒水。用薬－温之而不熱、則用－烏附。用鍼者－亦有燔鍼、灼艾。鍼之与薬、作用－相符如此。

薬には単方（たんぽう）があり、一つの薬種で一つの病を主治する。鍼には特刺（とくし）があり、一穴で一つの病を主治する。薬を飲ませて冷やそうとするのに冷えなければ、冷たい水で飲ませる。鍼で熱病を刺すにも、冷たい水を飲ませる。薬で温めようとしても熱くならなければ烏（う）附（トリカブト）を使う。鍼を使うにも、燔鍼（はんしん）や焼灼灸がある。鍼と薬は、このように作用が一致している。

＊烏附は烏頭（うず）と附子（ぶす）。

●鍼薬治同・九（鍼と薬の治療は同じ）

薬家ｰ熱者寒之、寒者熱之、実者瀉之、虚者補之、陥下者昇之。鍼家ｰ熱則疾之、寒則留之、実則迎之、虚則随之、陥下則灸之。鍼薬ｰ異途、治則ｰ同也。

薬剤師は、発熱には冷やし、寒には熱くし、実なら瀉し、虚なら補い、陥下していれば気を昇らせる。鍼師は、熱には速刺速抜、寒なら留鍼、実なら迎え、虚では随い、凹んでいれば施灸する。鍼と薬は方法が異なるが、治療の原則は同じである。

●鍼薬ｰ自然之理・十（鍼と薬は、自然の理）

薬之昇陽者ｰ皆汗、沈陰者ｰ皆下、甘温者ｰ皆和、苦者皆ｰ湧泄、淡者皆ｰ滲利、辛者皆ｰ散、酸者皆ｰ収、鹹者皆ｰ潤、自然之理也。刺家ｰ補太陽、陽明則汗。瀉陽明ｰ太陰則下、調少陽ｰ厥陰則和、補陰維則ｰ湧逆、瀉陰蹻則ｰ滲泄、揺動皆ｰ散、静留皆ｰ収、引而致之皆ｰ潤、亦ｰ自然之理也。

薬で昇陽させれば汗をかく、沈陰では下がる、甘温では和む、苦では吐かせたり排便させる、淡では湿邪を滲みこませて尿にする、辛では散らす、酸では収斂（しゅうれん）させる、鹹（かん）では潤う、これが自然の理である。鍼師は、太陽経と陽明経に補法すれば発汗し、陽明経と太陰経に瀉法すれば下がり、少陽経と厥陰経を調えれば和み、陰維脈に補法すれば嘔吐し、陰蹻脈を瀉せば湿邪を滲ませて排泄し、鍼を揺り動かせば邪が散り、静かに留めれば収まり、引いて外に出せば潤うが、これも自然の理である。

●鍼薬‐猶兵・十一（鍼と薬は兵を用いるようだ）

薬有小方‐不足以去病、故立‐重方。重方者、二方三方‐合而一之也、此猶‐合従連衡、用‐衆之兵也。鍼有特刺‐不足以去病、故主‐群刺。群刺者‐原、別、根、結、合而刺之也。此猶‐守郊関、厳険隘、窮捜‐大索之兵也。

薬には小方（しょうほう）があるが、病を追い出す力が不足すれば重方（じゅうほう）を立てる。重方は、二つや三つの処方を合わせて一つにしており、それは何人も連合させて、多くの兵を用いるようなものである。鍼には特刺（とくし）と呼ぶ一鍼しか使わない方法では病を追い出す力がないので、多くの穴位を使う群刺（ぐんし）がある。群刺とは、原穴、別かれる絡穴、根（こん）、結（けつ）などを合わせて刺す方法である。これは郊外の関所を守り、険しい山あいの細道で敵を捜索する兵のようなものである。

●鍼薬‐勿過・十二（鍼も薬も過ぎると悪い）

薬有‐尽剤而病方去者、尽剤可也。有飲薬未半‐而病已者、不必尽剤‐可也。鍼有‐尽法而病方去者、尽法可也。有小施‐鍼法而病即已者、不必‐尽法可也。蓋薬之過剤、鍼之過法、皆足以‐損人也。

薬では、薬剤が尽きて、やっと病邪が去る、病を追い出すギリギリの薬剤量が良い。薬を半分も飲まないのに病気が治れば、全部を飲まなくてもよい。鍼では方法を尽くして、やっと病邪が去る、病を追い出すギリギリの方法が良い。小さな鍼で少し刺して病が治れば、すべての方法を尽くす必要がない。薬の過剰、鍼の過剰は、いずれも人を損なうのに十分足りる。

＊現在の西洋薬では、抗生剤など特に全部飲まなくてはならない。鍼も症状が治まってから2～3回おこなう。

●鍼薬－再施・十三（鍼と薬は、再び施こす）

用薬－病已、未久－而復病者、再投之薬。用鍼－病已、未久－而復病者、再施之鍼。

薬を使って病が治り、いくらも経たないのに再発すれば、再び投薬する。鍼をして病が治り、いくらも経たないのに再発すれば、再び刺鍼する。

●戒－実実虚虚・十四（実を実させ、虚を虚させてはダメ）

傷寒例云、桂枝下咽、陽盛則斃。承気入胃、陰盛乃亡。用薬者之戒、重実重虚也。五臓之気－已絶於内、用鍼者－反実其外。五臓之気－已絶於外、用鍼者－反実其内。如此－而死者、医殺之耳。用鍼者之戒、実実虚虚也。

『注解傷寒論』は「陽気が盛んな病人は、桂枝湯を飲み終わると死ぬ。陰気が盛んな病人は、承気湯が胃に入ると死ぬ」という。薬剤師のタブーは、重実と重虚である。五臓の気が体内で絶えているのに、鍼で逆に外の手足を実にする。こうして死んだら、医者が殺したのである。鍼師のタブーは、実を実とし、虚を虚とすることである。

＊これは『霊枢』九鍼十二原の一節である。重実と重虚は、実証を更に補法して実をひどくする。虚証を更に瀉法して虚をひどくすること。

●救－実実虚虚・十五（実を実にし、虚を虚にしたものを救う法）

陽盛－謬用桂枝者、急救以－黄連解毒。陰盛－謬用承気者、急救以－附子理中。五臓之気－絶於内、用鍼者－反実其外、是謂－重竭。重竭－必死、其死也－静、治之者－輒反其気、取－腋与膺。五臓之気－絶於外、用鍼者－反実其内、是謂－重逆。重逆－必死、其死也－躁、治之者反取－四末刺之。凡此－救死之方、急施則生、緩之則死、鍼薬之所同也。

陽盛なのに桂枝湯を使ってしまったら、すぐに黄連解毒湯で助ける。陰盛なのに承気湯を使ってしまったら、すぐに附子理中湯で救う。五臓の気が体内で絶えているのに、鍼で逆に外の手足を実にすれば重竭となる。重竭は必ず死に、その死は静かである。鍼師が気に反して腋と胸を刺したからである。五臓の気が体表で絶えているのに、鍼師が体内の陰を実にすれば、それを重逆と呼ぶ。重逆では必ず死に、その死にざまはもがく。鍼師が気に反して手足を刺したからである。こうした誤治により死にかけていれば、すぐに治療すれば助かるが、ぐずぐずしていれば死ぬ。それは鍼も薬も同じである。

●鍼薬-審気・十六（鍼も薬も気を調べる）

用薬-審気、辛熱、辛温、辛涼、気之殊也。気類-千端、不出-三品、薬家-必審而用之。用鍼-審気、経気、邪気、穀気、気之殊也。病態-千端、候気-施治、不出此-三者、鍼家-必審而調之。

薬を使うには気を調べる。辛熱、辛温、辛涼など、気の違いがある。さまざまに気は変化しても、この三品に分けられるので、必ず薬剤師は調べてから使う。鍼を使うにも気を調べる。経気（けいき）、邪気、穀気（こっき）など、気の違いがある。さまざまな症状も、候気（こうき）してから施治（せち）するが、この三つに気の種類が分けられるので、必ず鍼師は調べてから調える。

●鍼薬-保元・十七（鍼薬とも元を保つ）

用薬以-元気為重、不可-損傷、故-峻厲之品、不軽用、恐傷-元気也。用鍼亦以-元神為重、不可-軽壊。五臓之兪-不刺、恐傷-元神也。

薬は元気を大切にし、それを損傷しないため、厳しい薬は軽々しく使わないが、それは元気を傷付けるかもしれないからである。鍼も元神（げんしん）を大切にし、軽々しく壊さない。五臓の背兪穴を刺さないが、それは臓の元神を傷付けるかもしれないからである。

＊昔は背兪を直刺しており、また棘突起を除いて背兪穴を取っていたりする流派もあったため刺鍼できなかった。

●奉－天時・十八（天の時を大切に）

春宜吐、夏宜汗、秋宜下、薬之奉－天時也。春亟治－絡兪、夏亟治－経兪、秋亟治－六腑、冬則閉蔵－用薬而少鍼石、鍼之奉天時也。

春は吐かせるのがよく、夏は発汗させるのがよく、秋は下痢させるのがよいが、それが季節にかなった薬の使い方である。春は直ちに絡脈を治し、夏は直ちに経脈を治し、秋は直ちに六腑の下合穴を治し、冬は閉蔵するので薬を使って鍼を少なくすることが、季節にかなった鍼の方法である。

●修－人事・十九（人事を修める）

飲薬者必－遠酒遠色、去労去怒、去－厚味、所以修－人事也。已刺者－必勿内、勿酔、勿労、勿怒、勿飢、勿飽、亦所以修－人事也。

薬を飲むものは、必ず酒と色を遠ざけ、疲労したり怒ったりせず、濃い味を避けることが、人事を修めることである。刺鍼したあとは、セックスしない、飲酒しない、仕事しない、怒らない、空腹にしない、満腹にしないが、これも人事を修めることである。

＊『霊枢』終始にある。

●鍼薬‐調剤・二十（鍼と薬の調剤）

薬‐有剛有柔、剛剤‐佐之以柔、柔剤‐佐之以剛、剛柔‐相済、気血‐兼調者、薬之正也。刺‐有陰有陽、審‐其陰陽、以別‐柔剛、陽病‐治陰、陰病‐治陽、定‐其血気、各守‐其郷。血実者‐宜決之、気虚者‐宜掣引之、皆気血‐兼調之意也。

薬には剛と柔があり、剛剤（ごうざい）は柔を補助とし、柔剤（じゅうざい）は剛を補助として、剛柔を助け合わせて、気血ともに調えることが薬の正攻法である。陰経を刺したり陽経を刺したり、陰経と陽経を調べ、それを剛柔に別け、陽病で陰経を治療し、陰病で陽経を治療して、その血気を安定させ、それぞれ本来の持ち場を守らせる。邪気が入って血が実していれば邪気の入った血を出し、正気が虚していれば正気を引き寄せるが、いずれも気血とも調える意味である。

●以気為主・二十一（気を主とす）

用薬‐以気為主、曰‐益気、曰‐正気、曰‐流気、曰‐清気、曰‐化気、曰‐降気、紛紛以‐気名湯者、気‐能統血、気治而‐血亦治也。用鍼者‐亦以気為主、曰‐候気、曰‐見気、曰‐得気、曰

‐引気、曰‐致気、曰‐行気、諄諄以‐気立法者、気能運血、気和而血亦和也。故胃気絶者、薬亦無功。候気不至者、鍼亦無所用也。

薬を使うときは気を主にする。益気、正気、流気、清気、化気、降気などと呼び、気を名称にした湯液が色々とあるが、気は統血するので、気が治まれば血も治まる。鍼を使うときも気を主にする。候気、見気、得気、引気、致気、行気などと呼び、気を立法とした手法がゴロゴロしているが、気は血を運び、気が和めば血も和む。だから胃気が絶えてしまえば薬も効果がない。候気しても得気しなければ、鍼も役に立たない。

●鍼薬‐所長・二十二（鍼と薬の長所）

敗血‐積於腸胃、留於‐血室、血病於‐内者也、必‐攻而去之、薬之所長、鍼‐不得而先之也。敗血‐畜於経隧、結於‐諸絡、血病於‐外者也、必‐刺而去之、鍼之所長、薬‐不得而先之也。裏有‐敗血、用薬者必‐佐以辛温。表有‐敗血、用鍼者必‐佐以熨烙、理一也。敗血‐得寒則凝、得熱則散‐故也。

胃腸に瘀血が蓄積し、血室に留まれば、血病が内（体内）にあり、攻めて無くさねばならないが、それには薬が優れており、鍼より薬を優先する。瘀血が経脈に蓄積し、各絡脈が充血していれば、血病が外（体表）にあり、刺して無くさねばならないが、それには鍼が優れており、薬より鍼を優先する。裏の瘀血は、薬を使って辛温を補佐とする。表の瘀血は、鍼を使ってホットパックや火鍼を補佐とする。その理論は同じである。瘀血は寒で凝集し、熱を加えると散るからだ。

＊血室には①衝脈、②肝、③子宮の意味がある。子宮を指すことが多い。

●六経-八法・二十三（六経と八法）

用薬-治病、必分-六経者、祖述-仲景也。知之者取-効甚捷、如能-随症体験、敬慎-勿失、則-千人之傑也。用鍼-治病、率由-八法者、祖述-漢卿也。奉之者-立見神功、又能-随証察理、不落-暗昧、則-万夫之雄也。

薬の治療では、必ず六経に分けるが、それは張仲景（ちょうちゅうけい）の教えである。それを知っていれば即効性があり、症状に基づいて霊験（れいけん）があり、それを尊重して違反しなければ、千人のなかでも抜きん出ている。鍼の治療で、八法（はっぽう）に随えば、それは竇漢卿（とうかんきょう）の教えである。それを尊べば直ちに著効が現れ、また証に基づいて理を察すれば、分からない状態に落ちることなく、万人の名医である。

●主脾胃-重昇陽・二十四（脾胃を主として昇陽を重視する）

東垣用-薬、以-脾胃為主。俗医-但知其補益中気、而不知-其妙於昇陽。其用-升柴羌防等、諸風薬者、昇-清陽之気、於-地中也。盖-天地之気一昇、則-万物皆生。天地之気一降、則-万物皆殂。此其用‐昇陽諸品、深意也。故‐昇陽益胃、昇陽‐和中、昇陽‐除湿、昇陽‐散火、昇陽‐挙経、昇陽‐調経、昇陽‐益血、無往而‐非昇陽云者、得‐昇生之妙旨也。刺家‐用鍼、亦以‐脾胃為主、而‐重於昇陽。曰、下手処、認‐水土作根基。水、腎也。土、脾胃也。作‐根基、亦為主也。曰、従陰‐引陽。曰、当‐補之時、従‐衛取気。曰、秋冬‐各致一陽。曰、陥下則‐灸之。是皆‐昇陽之旨、先‐東垣而符者也。

　李東垣の処方は、脾胃を主にする。ありふれた医者は、中焦の気を補益することは知っているが、それは昇陽が優れているからだということを知らない。升麻、柴胡、羌活、防風などの風薬類を使い、地中から清陽の気を昇らせる。天地の気が一昇りすれば、万物が生まれる。天地の気が一降りすれば、万物が死ぬ。ここで昇陽の薬物を使うのは、深い意味がある。だから昇陽益胃、昇陽和中、昇陽除湿、昇陽散火、昇陽挙経、昇陽調経、昇陽益血など、すべて昇陽というが、生を昇らせる優れた意味である。鍼師の施術も脾胃を主とし、昇陽を重視する。そして「刺鍼部位は、水土を基礎にする」という。水とは腎であり、土とは脾胃である。基礎とは、また主である。「陰から陽を引く」という。「補では衛から気を取る」という。「秋冬は少陽に一致させる」という。「凹んでいれば施灸」という。すべて昇陽の意味であり、李東垣の主旨と一致している。

●鍼薬・方宜・二十五（鍼と薬の処方）

丹渓－用薬、多以－滋陰制火、去湿－為主。滋陰－制火、如－二母、二冬、三黄、四物、龍薈、虎潜、補天益腎之類、謂－滋陰、則－火自降也。去湿如－二陳、二妙、四君、五苓、省風－除湿之品、皆其－日用常施之剤、非其偏也。謂－東南卑湿之区、湿熱為病、十居八九、方之所宜也。刺家用鍼－亦有方宜、経曰、東方之域、天地之所－始生也。其民－食魚而嗜鹹、魚者使－人熱中、鹹者勝血、故其病皆為－癰瘍、其治宜－砭石。南方者、天之所－長養、陽之所－盛、霧露之所－聚也。其民－嗜酸而食膾、故其病－攣痹、其治宜－微鍼。是皆－地勢使然、方之所－宜一也。

朱丹渓の処方は、滋陰制火および去湿を主とする。滋陰制火は、二母湯、二冬膏、三黄涼膈散、四物湯、龍薈丸、虎潜丸など補天益腎の類で、陰を養えば燃え上がった火が自然に降りる。去湿は、二陳湯、二妙湯、四君子湯、五苓散など、風を使って除湿する薬剤で、いずれも日常で一般的に投与される薬剤であり、偏ったものではない。「東南は湿地帯」というが、ほとんどが湿熱による病なので、湿熱を乾かす処方が良い。鍼師も鍼に適宜があり、『素問』の異法方宜論は「東の地域は、天地の始まるところである。その民は魚を食べて塩味を好むが、魚は人の体内に熱を蓄積させ、塩味は血を傷める。だから民にオデキが多く、その治療に砭石が適している。南方は、天が育成するところで、陽が盛んで、霧露が集まる場所である。そこの民は酸っぱいものを好んで発酵食品を食べるので、その病は引き攣りと痛みが多く、その治療には毫鍼が適している」という。これらは地域環境によるものだが、その処方も同じ加減する。

＊原文の「補天益腎」は「補土益腎」とすべき。

●明－熱兪五十九穴・二十六（発熱治療の五十九穴を明瞭に）

劉完素－用薬、以－火熱立論、其主－通聖散一方、以治－風熱、甚為－周匝無間。方内用－防風、麻黄－以解表、風熱之在－皮膚者、得之由－汗而泄。用－荊芥、薄荷以－清上、風熱之在－巓頂者、得之由－鼻而泄。大黄、芒硝－通利薬也、風熱之在－腸胃者、得之由－後而泄。滑石、梔子－水道薬也、風熱之在－決瀆者、得之由－溺而泄。熱淫於－膈、肺胃－受邪、石膏、桔梗－清肺胃也。而－連翹、黄芩、又所以却－諸経之遊火。熱－傷於血、陰臓－失栄、川芎、当帰、芍薬、益－陰血也。而－甘草、白朮、又所以和－胃気而調中。人知－劉守真、長於治熱－如此、而不知－其得之、素問熱病五十九刺者－深也。刺熱論－曰、頭上五行－行五者、以越－諸陽之熱逆也。大杼、膺兪、缺盆、風門、此八者以瀉－胸中之熱也。気衝、三里、巨虚－上下廉、此八者以瀉－胃中之熱也。雲門、髃骨、委中、髄空、此八者以瀉－四肢之熱也。五臓兪－傍五、此十者以瀉－五臓之熱也。凡此五十九穴者、皆－熱之左右也。上古－刺熱病之方、如此－周悉、劉守真、立－通聖散一方、実与－五十九刺争美、無亦私淑－其旨、而－得之深乎。不然、何若－符節之相契也。

劉完素（りゅうかんそ）の処方は、火熱（かねつ）から論じ、通聖散（つうせいさん）の一処方を主に使う。それによる風熱の治療は、非常に準備周到である。処方の中には、防風と麻黄が解表として使われ、風熱が皮膚にあるものは汗と共に排出させる。荊芥と薄荷で上部を清め、風熱が頭頂にあれば鼻から排出する。大黄と芒硝は通利薬で、風熱が胃腸にあれば、排便とともに排出する。滑石と梔子は水道薬で、風熱が三焦（皮下）にあれば尿として排出する。熱に横隔膜が犯され、肺胃が邪を受けていれば、石膏と桔梗で肺胃を清める。そして連翹と黄芩で、各経を動き回る火を帰らせる。熱で血が傷ついて、陰臓が栄養されなければ、川芎、当帰、芍薬で陰血に益する。そして甘草と白朮で、胃気を和ませて中焦を調える。人は、このように熱を治す面で劉完素が長けていることを知っているものの、それが『素問』刺熱篇の熱病五十九刺を掘り下げたものとは知らない。『素問』水熱穴論は「頭上に五行あって、各行に五穴ずつ、これで諸陽経の上逆した熱邪を瀉す。大杼、中府、欠盆、風門、この八穴は胸中の熱邪を瀉す。気衝、足三里、上巨虚、下巨虚、この八穴は胃中の熱邪を瀉す。雲門、肩髃、委中、腰兪、この八穴は手足の熱邪を瀉す。五臓兪の傍らにある五穴、魄戸、神堂、魂門、意舎、志室、この十穴は五臓の熱邪を瀉す。以上の五十九穴は、いずれも熱病を治療する左右の要穴である」という。古代の熱病に対する刺鍼法は、このように詳しく、劉完素は通聖散の一処方だけで、その素晴らしさを五十九刺と争っているが、その主旨を学んで深めたのではないだろうか？　そうでなければ、どうして五十九刺と割符のように一致しているのだろう。

●**明・水兪五十七穴・二十七**（水腫治療の五十七穴を明確に）

内経-水論云、水病-下為胕腫、大腹、上為-喘呼、不得-臥者、標本倶-病。後世-用薬治之、有主-脾胃者、則用-健脾分水之品。又審其為-陰水者、主-行水温経之品。審其為-陽水者、主-行水清熱之品。此-治水之正伝也。正治-不愈、鮮不束手-待斃矣。内経-治水五十七穴論曰、腎兪五十七穴、積陰之所-聚、水之所従-出入也。尻上五行-行五者、此腎兪-水気之所留也。伏兎上-列於少腹者、各二行-行五者、此-腎之街也。踝上-各一行、行六者、此-腎脈之下行也、名曰-太衝。凡五十七穴、皆-臓之陰絡、水之所-客也。刺家-群五十七刺而刺之、則-水出而経気太泄、亦必-九十不救。良工-主以灼艾、則-陰水雖凝結、猶得-麗日東風、宇宙-暄和、無不泰之物矣。

『素問』水熱穴論は「水病で、下部に水が溢れて浮腫のため腹が大きくなり、上部が喘息となって眠れなければ、腎と肺の標本とも発病している」という。これに対する後世の処方は、脾胃を中心とするので、健脾分水の薬物を使う。それが陰水ならば行水温経の薬物を主にする。それが陽水ならば行水清熱の薬物を主にする。これが水を治療する伝統的な方法である。伝統的な方法で治らなければ、手をこまねいて死を待つことも少なくない。『素問』水熱穴論の治水五十七穴論は「腎の腧穴である五十七穴は、陰気が集まる所であり、水気の出入するところでもある。尻の上が五行ずつ、各行に五穴ずつ、脊中、懸枢、命門、腰兪、長強、大腸兪、小腸兪、膀胱兪、中膂兪、白環兪、胃倉、肓門、志室、胞肓、秩辺、それが腎気の及ぶ腧穴であり、水気が留まる所である。伏兎の上が下腹に並んでおり、二行あって一行に五穴ずつ、中注、四満、気穴、大赫、横骨、外陵、大巨、水道、帰来、気衝、これが腎気の通路である。足の内踝の上が一行、各行に六穴ずつ、太衝、復溜、陰谷、照海、交信、筑賓、これが腎脈が下行する部分で、太衝と呼ぶ。これら五十七穴は、すべて臓の陰絡であり、水の宿る部位である。鍼師が、これら五十七群の穴位へ刺鍼すると、水が出て経気が大きく瀉されるので、九十パーセントは助からない。だから名医は施灸を主にするが、そうすれば陰である水が凝結していても、爽やかな日に東風が吹くように、宇宙（天地）が暖かくなり、すべて安らかになる。

●薬有-炮炙、鍼有-作用・二十八（薬には加工があり、鍼には作用がある）

明医-治病、必主-官方。方必-君臣佐使、薬必-精良炮炙。欲-其入血、則-炮以酒。欲-其行痰、則-炮以姜。欲-其入肝、則-炮以醋。欲-其入腎、則-炮以塩。此-定之法也。刺家-定其経穴、則-官方也。穴有-陰陽配合、則-君臣佐使也。穴-得其正、則-精良也。刺-合乎法、則-炮炙也。故-循捫以摂気、弾怒以-致血、爪下以-取栄、伸提以-及衛、皆-作用之法也。鍼之有作用、猶-薬之有炮炙也。不知-作用者、用-生薬之医也。穴-失其正者、薬-未精良也。不知-陰陽配合者、方之無-君臣佐使也。

名医は病の治療で、必ず正式な処方を主にする。処方は必ず君臣佐使（くんしんさし）を使い、薬は必ず精製して加工する。それを血に入れたければ、炙って酒に入れる。それで痰を消したければ、生姜と一緒に炙る。それを肝に入れたければ、炙って酢に漬ける。それを腎に入れたければ、炙って塩漬けにする。それが定番である。鍼師は、その経穴を定めれば、それが正式な処方になる。穴位には陰陽の組み合わせがあり、それが薬の君臣佐使に相当する。穴位を正確に取れば、それが精製である。刺鍼が法と一致していれば、それが加工である。そして経脈に沿って撫でたり、押さえたりして気を至らせ、弾いて血管を怒張させて血を至らせ、爪で押さえて栄血を取り、鍼を引き上げて衛気に及ぶが、それらは作用させる方法である。鍼に作用があるのは、薬に加工があるようなものである。作用を知らなければ、生薬だけ使う医者のようなものである。穴位が正しく取れなければ、精製されていない薬のようなものである。陰経と陽経の組み合わせを知らなければ、君臣佐使がない処方のようなものである。

＊「君臣佐使」については『素問』至真要大論篇を参照。使は、メッセンジャーや案内人の役割。

●作用同方・二十九（作用は処方と同じ）

動退空歇迎奪右、皆レ瀉也、猶方之レ青龍、白虎、陥胸、承気、有瀉而無補也。推納進搓随済左、皆レ補也、猶方之レ益気、養栄、八珍、十全、有補而無瀉也。訓義在レ標幽賦中。

動退空歇迎奪右は、いずれも瀉であり、処方でいえば大小の青龍湯、白虎湯、大小の陥胸湯、承気湯が瀉のみで補法がないようなものである。推納進搓随済左は、いずれも補であり、処方でいえば益気丸、人参養栄湯、八珍湯、十全大補湯が補のみで瀉がないようなものである。その言葉の意味は、『標幽賦』の中にある。

●鍼薬 - 陰陽反佐・三十（鍼と薬の陰陽と反治）

仲景 - 白通湯、回陽之薬也。以 - 人尿、猪胆汁与姜附 - 同方者、用之 - 反佐、与 - 陰気相求、而成 - 回陽之功也。刺 - 寒厥者、二陽一陰、亦 - 此意也。河間 - 桂苓甘露飲、治 - 暑之剤也。以 - 桂心与三石、四苓 - 同方者、用之 - 反佐、与 - 陽気相求、而成 - 清暑之功也。刺 - 熱厥者、二陰一陽、亦 - 此意也。

張仲景の白通湯は、回陽の薬である。人の尿と豚の胆汁、そして乾姜、附子を同じ処方にし、反佐として用いるが、陰気を加えて陰気同士が求め合い、回陽の効果をもたらす。手足の冷える陽虚に刺鍼する二陽一陰（陽経に二回補法して陰経を一回瀉す）も、同じ意味である。劉河間（劉完素）の桂苓甘露飲は、暑を治す薬剤である。肉桂と三石（滑石、寒水石、石膏）、四苓（猪苓、茯苓、沢瀉、白朮）を一緒に処方したもので、反佐として用い、陽気を加えて陽気同士が求め合い、暑を清める効能がある。熱厥で、二陰一陽（陰経に二回補法して陽経を一回瀉法する）も同じ意味である。

＊熱厥は『素問』に、熱邪が盛んで陰気不足とあり、手足や身熱と尿赤の症状がある。また熱中症も指す。寒厥は

『素問』に、陽気が下で衰えたものとあり、手足が冷たくなって、ひどければ失神する。〇薬も鍼も、陰の中に陽、陽の中に陰を加えることによって、陰同士や陽同士が引き合うようにさせ、拒絶されないようにすること。それを反佐と呼ぶ。反治は、熱に熱性の薬物、寒に寒性の薬物で治療すること。〇この内容は『霊枢』終始篇。

●鍼薬-有序・三十一（鍼や薬には順序がある）

張長沙-治傷寒、必先-治其表、然後-治其裏。李明之-治内傷、必先-化其滞、然後-補其中。瘍医-治瘡毒、必先-去其腐、然後-生其新、必先-潰其膿、然後-補其気。若失其-先後之宜、不惟-治之無功、害且随之矣。刺家亦有-先後之序、陽先病者-先刺其陽、陰先病者-先刺其陰、失其-先後之宜、亦-無功而有害。慎之慎之。

張仲景の傷寒（しょうかん）治療は、必ず表から治し、その後で裏を治す。李東垣（りとうえん）の内傷（ないしょう）治療は、必ず滞りを消したあと、中焦を補う。デキモノの医者がオデキを治すとき、必ず腐った部分を除いてから新しい肉を発生させ、必ず膿を潰してから気を補う。その順序が間違えば、治療しても効果がないだけでなく、それによって害となる。鍼師にも先と後の順序があり、陽から病んでいれば陽から刺し、陰から病んでいれば陰から刺すが、その順序を間違えば、効果がなくて害になる。慎重に、慎重に。

●鍼薬-不治・三十二（鍼でも薬でも治らない）

善薬者、必察病人-形気色脈、而後-用薬。薬当-病情而不験者、脾胃-気絶、而薬-不為之運化也。善鍼者、亦必察-病人、形気色脈、而後-下鍼。鍼当-病情而無功者、経気-敗絶、而-候之不至也。均之-不治之疾也。

薬の上手な人は、必ず病人の身体や状態、顔色と脈を観察し、それから処方する。薬を飲ませても病状が好転しなければ脾胃の気が絶えており、薬が消化されない。鍼の上手な人も、必ず病人の身体と状態、顔色と脈を観察し、それから刺鍼する。鍼しても病状に効果がなければ、経気が敗れて絶えており、候気しても得気しなかったのである。いずれも不治の病である。

●鍼薬-待時已病・三十三（鍼も薬も、病が治るときを待つ）

薬有一剤知、二剤已者、新病也、外感-有餘之邪也。有以-歳月見功者、虚邪也、内生-不足之疾也。鍼之所長、亦長於-有餘之実邪耳。至於-臓気不足、亦必-飲以甘薬、待時-而已可也。

薬で、一剤で効果があり、二剤で治れば、発病したばかりであり、外感の邪が入ったものである。歳月を経て効果が現れれば虚邪であり、体内から生じた不足の病である。鍼の長所も、実邪が入ったものに優れている。臓気が不足していれば、やはり必ず補薬を飲み、時を待たなければ治らない。

●不知ｰ医・三十四（医学を知らぬ）

世人ｰ飲薬百剤、不見ｰ寸功、而猶ｰ飲薬不已者、喩之ｰ飲薬者衆也。有一人、喩之ｰ鍼有神功、必ｰ縮頸吐舌者什九。此由ｰ知鍼者寡。又ｰ耳目、未嘗与ｰ神良之徒、相習也。以ｰ丹渓之賢、不遠千里、而訪ｰ東垣、適ｰ東垣物故、録ｰ東垣手集之書、而帰。但採ｰ其方薬辨論、而尽棄ｰ其用鍼。此猶学ｰ仲尼者、得其一体、以為至足耳。或以大成之医誉ｰ丹渓、非惟ｰ不知丹渓、抑亦ｰ不知医也。

世間の人が百剤の薬を飲んで、まったく効果がないのに、それでも薬を飲んで終わらぬことから、薬を飲みたがる人が多いと分かる。人が鍼すると著効があると分かっても、必ず頸をすくめて舌を出すものが十人中に九人はいる。それは鍼を知るものが少ないからである。また耳も目も、名医の弟子として習ったことなどない。賢人である朱丹渓（しゅたんけい）は、千里を遠いとも思わず李東垣（りとうえん）を訪ね、李東垣の死に遇（あ）い、李東垣が集めた本を書き写して帰った。しかし、その処方薬の弁論を採取しただけで、鍼の使い方は全部捨てた。これは孔子（こうし）を学ぶものが、その一部を得て、全部を得たと考えるようなものである。もしかすると医師の誉（ほま）れとして大成した朱丹渓は、ただ朱丹渓が知らぬばかりでなく、医学の道理も知らなかったのだろうか。

●因病-製宜・三十五（病によって方法を選ぶ）

以-薬取汗者、必-擁覆其身。以薬主-吐者、必-堅束其腹。上体病者-後食而薬、下体病者-先食而薬。膚病者-昼服、骨病者-夜服、皆因病而製宜也。鍼家-刺熱病者、如-手探湯、疾也。刺-寒清者、如-人不欲行、留也。刺虚者-刺其去、刺実者-刺其来。刺上関者-故不能欠、刺下関者-欠不能故。刺犢鼻者-屈不能伸、刺内関者-伸不能屈。病高而内者-取之陰陵泉、病高而外者-取之陽陵泉。陰有陽疾者-取之下陵三里。亦因病而製宜也。

薬で発汗させたければ、必ず身体を布団（ふとん）で覆（おお）う。薬で吐かせたければ、必ず腹をきつく縛（しば）る。上半身に病があれば食後に服薬させ、下半身に病があれば食前に服薬させる。皮膚の病は昼に服用、骨の病は夜に服用、すべて病によって方法を選ぶ。鍼師が熱病に刺すときは、手で熱湯（ねっとう）を探（さぐ）るように速い。冷えに刺すときは、行かせたくない人を引き留めるように鍼を留める。虚に刺すときは経脈の流れに沿わせ、実を刺すときは経脈の流れを迎え撃つ。上関を刺すと口を閉じて開かなくなり、下関を刺すと口を開けたまま閉じなくなる。犢鼻を刺すときは膝を屈して伸ばさず、内関を刺すときは手を伸ばして曲げない。病が膝より高くて内側にあれば陰陵泉を取り、病が膝より高くて外側にあれば陽陵泉を取る。深層の深いところに陽邪があれば足三里を取る。これも病によって適した方法を選ぶことである。

●鍼薬ｰ不可為・三十六（鍼でも薬でもダメ）

仲景ｰ不治、両感之傷寒、非ｰ短於薬也。医和、不駆二竪於ｰ膏肓、非ｰ短於鍼也。病在ｰ不可為、即ｰ鍼薬神良、亦無可ｰ恃也。三仁ｰ不能以存殷、二義ｰ不能以匡漢。皆ｰ是物也。

張仲景は両感の傷寒を治せないが、それは薬の短所をとがめるものではない。医者の和は、膏肓にいた二つの病邪を追い出せなかったが、それは鍼の短所をとがめるものではない。病がどうしようもないとき、鍼薬で著効があるときもあれば、頼りにできないときもある。三仁も殷国を存続させられず、二人の義士も漢国を救えなかった。すべてこうしたものである。

＊「両感之傷寒」だが、成無己が『注解傷寒論』に「表裏とも発病したものを両寒と呼ぶ（表裏倶病者、謂之両寒）」と書いている。○医和とは、春秋時代の秦国の医者だった和。○二竪は、病邪の兄弟。○三仁は、三人の人徳者の意味で、微子、箕子、比干。

●鍼薬可為・三十七（鍼でも薬でもできる）

盧扁ｰ刺維会、而起ｰ虢太子之尸厥。華佗ｰ刮肢骨、而療ｰ関壮繆之鏃毒。鍼薬ｰ固神良、而事機ｰ亦可為也。

盧の扁鵲は百会を刺して、仮死状態の虢太子を生き返らせた。華佗は手足の骨を削って、関羽の弓矢の毒を治療した。鍼と薬は著効があるが、手遅れにならなかったからである。

●**薬-審三因・三十八**（薬では三因を調べる）

言-用薬治病、必詳審-病之三因。三因者、外因、内因、不内外因也。風寒暑湿燥火、六気-傷人、為-外因。喜怒憂思悲恐驚、七情-致病、為-内因。跌撲-損傷、瘤気、結核、癰腫、為-不内外因。用薬者、必詳審-何因為病、而施治也。

薬の処方では、必ず発病原因である三因を調べる。三因とは、外因、内因、不内外因である。風寒暑湿燥火の六気が人を傷つければ外因。喜怒憂思悲恐驚の七情が発病させれば内因。転倒や打撲による損傷、丹毒、結核、デキモノは不内外因。薬を処方するときは、どうして発病したのかを必ず詳しく調べてから治療する。

＊丹毒は、連鎖球菌による蜂巣炎。

●**鍼-惟揆一・三十九**（鍼では病人の状態を推し測る）

鍼-惟揆一者、不問-風、不問-寒、不問-暑、湿、燥、火、七情-内傷、跌撲、瘤核、癰腫-等因、只問-病在何経、察其-寒熱虚実、而施-鍼治、在乎明-陰陽順逆、補瀉而已。今以揆一之法-明著於後、示人以-八法為宗、如軌如型、如章如程、鵠的一途-左右逢原、無難-起之疾矣。

鍼で病人の状態を推し測るとは、風を問わず、寒を問わず、暑、湿、燥、火、七情による内傷、転倒や打撲、瘤、オデキなどの原因を問わず、ただ病が何経にあって、その寒熱や虚実を察して鍼を施術し、陰陽経脈の順逆、補瀉を明らかにすれば終わる。ここで揆一の法（推し測る法）を明確にしたあと、八法を主として示し、法として型として、規則とすれば、一途に的を得て順調に進み、疾病を治癒させることも難しくない。

●揆‐八法一・四十（八法を考える一）

薬家有‐問病発薬者、刺家‐問病施鍼、亦其事也。有如病人‐脊強反折、奇経‐督脈為病也。病人‐頭如破、目似‐脱、項如‐抜、脊如‐僵、腰似‐折、髀‐不可以曲、膕如‐結、腨似裂、足小指‐不用、目黄、涙出、衄血、身熱、足太陽膀胱経‐受病也。病人‐陰緩而陽急、奇経‐陽蹻為病也。病人‐嗌痛、頷腫、不可以‐顧、肩似‐抜、臑似‐折、耳聾、目黄、頬腫、頸頷肩臑肘臂‐外後廉皆痛、手小指‐不用、手太陽小腸経‐受病也。此四経‐受病、不問‐風寒暑湿燥火、雑揉‐相協、揆之‐八法、宜刺‐後谿、申脈。以‐後谿二穴、手太陽‐所発、通乎‐督脈。申脈二穴、足太陽‐所発、通乎‐陽蹻。四穴‐併刺、上下‐交通、四経之所‐過者、無不‐去之疾。吾‐嘗例之於麻黄、桂枝、葛根、青龍、信不虚矣。

薬剤師は、病を聞いて薬を出し、鍼師は病を聞いて鍼を施術するが、これも同じ事である。病人の背骨が強ばって反り返れば、奇経の督脈の病である。病人の頭が破れるようで、目が脱けるよう、頸が抜けるよう、背骨が硬直し、腰が折れるよう、股関節が曲がらない、膝窩のシコリ、腓腹筋が裂けるよう、足第五趾が動かない、目の黄変、涙が出る、鼻血、発熱ならば、足太陽膀胱経が発病している。病人の屈側が緩んで伸側が強ばれば、奇経の陽蹻脈の病である。病人の咽喉の痛み、顎の腫れ、首が回らない、肩が抜けるようだ、上腕が折れるようだ、難聴、目の黄変、頬の腫れ、頸や顎、肩や上腕、肘や前腕の尺側後縁が痛く、手の小指が動かなければ手太陽小腸経の病である。この四経が発病すれば、その原因が風寒暑湿燥火だろうと、いろんなものが混じり合って共同していようと、八法によれば、後渓と申脈を刺せば良い。後渓二穴は、手太陽経の腧穴で督脈に通じる。申脈二穴は、足太陽経の腧穴で陽蹻脈に通じる。四穴ともに刺せば、身体の上下が交通し、四経が通る部分は必ず疾病がなくなる。私が例を挙げると、麻黄湯、桂枝湯、葛根湯、大小の青龍湯になるが、嘘じゃない。

●揆-八法二・四十一（八法を考える二）

有如病人-腰腹縦、溶溶如-嚢水之状、若-坐水中、奇経-帯脈受病也。病人-口苦、耳聾、脇痛-不能転側、寒熱往来、善-太息、面微-塵、体-無膏沢、頭痛、耳-前後痛、目鋭眥-痛、缺盆中-腫痛、腋下-腫、馬刀挟癭、汗出、振寒、胸脇肋髀膝、外至-脛、絶骨、外踝前及諸節-皆痛、足小趾次趾-不用、此、足少陽胆経-受病也。病人、溶溶-不能自収持、為病苦-寒熱、奇経-陽維為病也。病人-耳聾、渾渾焞焞、嗌腫、喉痹、汗出、目鋭眥-痛、頬痛、耳後肩臑肘臂外-皆痛、手小指次指-不用、此手少陽三焦経-受病也。此-四経受病、不拘-六気雑揉、協邪為患、揆之八法、宜刺-臨泣、外関。以-臨泣二穴、足少陽所発、通乎-帯脈。外関二穴、手少陽-所発、通乎-陽維。四穴併刺、表裏-皆和、四経之所属者、宜-無留疾。吾-嘗例之三化、双解、大小柴胡、通聖、温胆-諸方、信-非謬矣。

病人の腰や腹が緩み、氷嚢（ひょうのう）のように力が入らず、水中に坐っているように安定しなければ、奇経の帯脈が発病している。病人の口が苦く感じ、難聴、脇痛（わきつう）で身体が捻れない、発熱したり悪寒したりを繰り返す、溜息（ためいき）が多い、顔にホコリが着いているよう、身体にツヤがない、頭痛、耳の前後が痛い、目尻の痛み、天突の腫痛、腋下の腫れ、首や腋のリンパ結核、汗が出る、寒けがして振るえる、胸と脇肋（きょうろく）、大腿と膝の外側から脛や絶骨、外踝の前そして関節すべてが痛み、足第四趾が動かなければ、これは足少陽胆経の病である。病人が力がなくて自分を支えられず、悪寒発熱の病ならば、奇経の陽維脈の病である。病人が難聴、ホンホンシュンシュンと耳鳴りする、咽喉の腫れ、咽喉の痛み、汗が出る、目尻の痛み、頬の痛み、耳の後ろや肩、上腕や肘、前腕の伸側が全て痛み、手の薬指が動かなければ、それは手少陽三焦経の病である。この四経の病は、六気が混じり合い、邪が共同で発病させているなどに拘（かかわ）らず、八法に基づいて足臨泣と外関を刺せば良い。足臨泣二穴は、足少陽経の腧穴で帯脈に通じる。外関二穴は、手少陽経の腧穴で陽維脈に通じる。四穴ともに刺せば、表裏が和（なご）んで、四経が所属する場所に疾病が留まることはない。私が例を挙げると、三化湯（さんかとう）、表裏双解散（そうかいさん）、大小の柴胡湯（さいことう）、防風通聖散（ぼうふうつうせいさん）、温胆湯（おんたんとう）などの処方になることは間違いない。

●揆-八法三・四十二（八法を考える三）

有如病人-気逆而裏急、此奇経-衝脈為病也。病人-舌本強痛、食-嘔不下、胃脘痛、腹脹-善噫、得-後与気、則-快然如衰、身体-皆重、不能-動揺、煩心、心下-急痛、便溏、瘕泄、水閉、黄疸、不能-臥、強立-股膝内腫、足大趾-不用、此足太陰脾経-受病也。病人-洒洒然振寒、善伸-数欠、顔黒、病至、則悪-人与火、聞-木声、則-惕然而驚、心欲動、独閉-戸牖而処、甚則欲-昇高而歌、棄衣而走、賁響、腹脹、狂瘧、温淫、汗出、鼽衄、口喎、唇胗、頸腫、喉痹、大腹-水腫、膝髕-腫痛、膺、乳、気街、股、伏兎、胻外廉、足跗上-皆痛、足中趾-不用。気盛則-身以前皆熱、消穀善飢、溺-色黄。気不足則-身以前皆寒慄、寒則脹満、此足陽明胃経-受病也。病人-悵然失志、善-心痛、奇経-陰維為病也。病人-手心熱、臂肘-攣急、腋腫、甚則-胸脇支満、心中-澹澹大動、面赤、目黄、喜笑-不休、煩心、心痛、此手厥陰心主-受病也。此五経-受病、不拘-六気七情、揆之八法、宜刺-公孫、内関。以-公孫二穴、足太陰-所発、通乎-衝脈、絡-足陽明。内関二穴、手厥陰-所発、通乎-陰維。四穴併刺、鍼気一行之後、三焦-快然、凡-五経之病、無不-除治。吾-嘗例之、瀉心、涼膈、大小陥胸、調胃承気-諸方者、以験之者-素也。

　病人が、吐き気がして腹が引き攣れば、それは奇経の衝脈の病である。病人の舌根が強ばって痛み、食べると嘔吐し、胃痛、腹が膨隆してゲップが多く、排便したりオナラが出るとスッキリして治まり、身体すべてが重く、動かせず、心中煩悶し、胃が引き攣って痛み、水様便、食べたものが滞って下痢する、尿が出ない、黄疸、眠れない、無理しないと立てない、大腿や膝の内側が腫れる、足第一趾が動かないならば、これは足太陰脾経の病である。病人がゾクゾクと寒けがして振るえる、伸びが多くて何度もアクビする、額が黒い、病がひどくなれば人と火を嫌い、樹木の擦れる音を聞いてもビクビクして驚き、すぐに心臓がドキドキし、ドアを閉じて窓を塞いで一人で閉じこもり、ひどければ高い場所に上がって歌いたがり、衣服を脱ぎ捨てて走る、腹が鳴る、腹の膨隆、発狂、マラリア症状、熱病、汗が出る、鼻水や鼻血、口が歪む、口唇ヘルペス、頸の腫れ、咽喉の痛み、上腹部の浮腫、膝蓋骨の腫痛、前胸部、乳、気衝、股、伏兎、脛の外縁、足背の上が全て痛い、足第三趾が動かない。気が盛んならば身体の前面が全部熱い、空腹になりやすい、尿が黄色。気が不足すると身体の前面全てに寒けがして鳥肌(とりはだ)が立つ、寒邪が胃に入れば胃が膨満する。これは足陽明胃経の発病である。病人が、がっくりして希望をなくし、心痛することが多ければ、奇経の陰維脈の病である。病人の手掌が熱い、前腕や肘の引き攣り、腋の腫れ、ひどければ胸脇が痞(つか)えて腫れぼったく、心中がドクドク動き、顔が赤い、目の黄変、喜んで笑いが止まらない、心中煩悶、心痛、これは手厥陰心包経が発病している。この五経が発病したら六気(ろっき)や七情(しちじょう)を問わず、八法(はっぽう)に則(のっと)り、公孫と内関を刺せば良い。公孫二穴は、足太陰経の腧穴で衝脈に通じ、足陽明経と連絡する。内関二穴は、手厥陰経の腧穴で陰維脈に通じる。四穴ともに刺せば、鍼の気が流れた後、三焦はスッキリし、五経の病は必ず除かれる。私が例を挙げると、瀉心湯(しゃしんとう)、涼膈湯(りょうかくとう)、大小陥胸湯(かんきょうとう)、調胃承気湯(ちょういじょうきとう)などであり、効果は虚飾でない。

●揆-八法四・四十三（八法を考える四）

有如-男子内結七疝、女子-帯下瘕聚、皆奇経-任脈為病也。病人-肺作脹満、膨膨而喘欬、缺盆中-痛、甚則-交両手而瞀、上気、喘喝、煩心、胸満、臑臂-内前廉痛、掌中熱。気盛有餘則-肩背痛、風寒-汗出、中風、小便-数而欠。気虚則-肩背痛寒、少気-不足以息、溺色-黄変、卒-遺矢、此手太陰肺経-受病也。病人-陽緩而陰急、奇経-陰蹻為病也。病人-飢不欲食、面-如漆紫、欬-吐有血、喝喝而喘、坐而欲起、目䀮䀮如-無所見、心如-懸若飢。気不足則-善恐、心惕惕如-人将捕之、口苦、舌乾、咽腫、上気、嗌痛、煩心、心痛、黄疸、腸澼、脊股-内後廉痛、痿厥、嗜臥、足下-熱而痛、此足少陰-受病也。凡此-四経受病、不拘-外感諸邪、内傷六欲、揆之八法、宜刺-列缺、照海。以-列缺二穴、手太陰-所発、通於任脈。照海二穴、足少陰-所発、通於-陰蹻。四穴併刺、鍼-気一行之後、四経所-歴之処、病-無不去、気-無不和。吾、嘗例之、三黄、二母、犀、薄、甘桔-諸方者、以験之者-非一日也。

　男子で七疝（しちせん）が慢性化し、女子に帯下（たいげ）や腹部の移動する塊があれば、奇経の任脈の病である。病人の肺が腫れぼったく、ゴホゴホと咳して喘ぐ、天突の痛み、ひどければ両手を胸に当てて視野が暗くなる、ゼイゼイする、喘鳴、心中煩悶、胸部が腫れぼったい、上肢の屈側橈側縁の痛み、手掌が熱い。気が盛んならば肩背部の痛み、風邪症状で汗が出る、脳血管障害、頻尿で量が少ない。気虚では肩背部が痛くて冷える、微弱呼吸で息と呼べるほどではない、尿が黄色、突然に便が漏れる、これは手太陰肺経の病である。病人の伸側が緩んで屈側が引き攣れば、奇経の陰蹻脈の病である。病人が空腹でも食べたくない、顔が漆（うるし）のように紫、咳して唾に血が混じる、ゼイゼイ喘ぐ、坐って立ち上がろうとするとクラクラして視野が暗くなる、心窩部が空腹でぶら下がっているような感じ。気が不足すれば恐がりやすく、人が捕まえにでも来るようにビクビクする、口が苦く感じる、舌が乾く、咽喉の腫れ、ゼイゼイする、咽喉の痛み、心中煩悶、心痛、黄疸、下痢、背骨や股の内側後縁の痛み、下肢に力が入らず冷える、眠りたがる、足底が熱っぽくて痛む、これは足少陰経の病である。この四経が発病したら、外感の各邪や内傷の六欲に関わらず、八法に基づいて列欠と照海を刺すと良い。列欠二穴は、手太陰経の腧穴で任脈に通じる。照海二穴は、足少陰経の腧穴で陰蹻脈に通じる。四穴とも刺せば、鍼の気が流れた後、四経の通る部位から病がなくなり、必ず気が和（なご）む。私が例を挙げると、三（さん）黄瀉心湯（おうしゃしんとう）、二母寧嗽湯（にぼねいそうとう）、犀角地黄湯（さいかくじおうとう）、薄荷（はっか）、桔梗湯（ききょうとう）（甘桔湯（かんきつとう））などの処方に相当し、効果のあったのは一日だけではない。

＊七疝は、五臓疝と狐疝、㿗疝。書籍によって七疝の意味するものが異なる。鼡径ヘルニアのこと。

●八法内訓・四十四（八法の家伝）

以上｜八法、主治｜新病、実邪、陽邪、下鍼｜宜瀉、効亦｜立見。有｜不応者、加之｜循摂爪切、反復｜搓撚提按、病去而後｜出鍼。久病、虚邪、陰邪、下鍼宜補。有｜不応者、加以｜熨烙、燔鍼、灼艾、可以-収全功。経曰、盛則瀉之、虚則補之、熱則疾之、寒則留之、陥下則灸之、不盛不虚-以経取之。正-此之謂。

以上の八法は、発病したばかりや実邪、陽邪に鍼して瀉せば、すぐに効果が現れる。反応がなければ、経脈に沿って撫(な)でたり擦(さす)ったり、爪で押さえたりし、何度も鍼で左右に捻ったり上下に突いたりし、症状が治まってから抜鍼する。慢性疾患、虚邪、陰邪には鍼して補法する。反応がなければ、ホットパックしたり灸頭鍼したり、施灸すれば効果がある。『霊枢』は「こうした病では、実なら瀉法、虚なら補法、熱なら速刺速抜、冷えなら留鍼(りゅうしん)、経脈が凹んでいれば施灸、実でも虚でもなければ該当する経を取って刺鍼する」というが、これをいっている。

●八法-外訓-四十五（八法の外伝）

按-八法八穴者、以其通乎-奇経八脈也。在手部、不及陽明大腸経-及少陰心経。在足部-不及厥陰肝経者、非缺也。列缺-本絡手陽明、心主-猶之乎心、又肝腎之邪-同一治、皆-不及之及也。

八法の八穴は、奇経八脈に通じる。手部では陽明大腸経と少陰心経を述べてない。足部では厥陰肝経を述べてないが、欠けてはいない。列欠は本経から手陽明経に絡まり、心包経が心に及んでおり、また肝腎の邪は治療法が同じだから、いずれも及んでいないようで及んでいる。

●附、修－金鍼賦、共二十四条（付記。『金鍼賦』に対する修正・全部で二十四条）

東垣著－内外傷辨、救－認証之謬也。丹渓作－局方発揮、救－用方之失也。崑－慮、鍼之敝於－末世久矣、乃倣－二賢之救失矣、修－金鍼賦、如－左方。

李東垣の『内外傷辨惑論』では、認証の誤りを正す。朱丹渓の『局方発揮』では、処方の失敗を正す。呉崑は、後世に鍼の教えが正しく伝わらないことを心配し、李東垣と朱丹渓の誤りを救おうと『金鍼賦』を以下のように修正した。

○金鍼賦・一

賦－云、手足三陽、手走頭而頭走足。手足三陰、足走腹而胸走手。逆之者、為瀉為迎。順之者、為補為随。

※『賦』は「手足の三陽経は、手から頭、頭から足に走る。手足の三陰経は、足から腹、胸から手に走る。この流れに逆らえば瀉であり迎である。沿わせれば補であり随である」という。

○候気－議・二（候気への意見）

男子之気、早在上－而晩在下、取之－必明其理。女子之気、早在下－而晩在上、用之－貴及其時。午前、為早為陽。午後、為晩為陰。男女、上下、平腰－分之。

此亦無根之言、不必拘此。

男子の気は、朝は上にあって夜は下にあり、その理を明らかにして取る。女子の気は、朝は下にあって夜は上にあるから、その時を待って用いる。午前は、朝で陽。午後は、夜で陰。男女の上下は、腰で水平に分ける。

※これもデタラメなので、拘(こだわ)ることない。

○**裁賦‐下鍼法・三**（『金鍼賦(きんしんぷ)』の切皮法を判断する）

下鍼之法、先必‐循摂孔穴、以左手大指爪甲‐按而重切之、次以右手食指‐弾二三十下、令‐穴間赤起、経所謂‐弾而怒之、是也。次令‐咳嗽一声、以‐口内温鍼、随咳而下、徐徐‐撚入。初至‐皮部、名曰‐天才。少停‐進鍼、刺至‐肉分、名曰‐人才。又停‐進鍼、刺至‐筋骨之間、名曰‐地才、就当‐撚転。再停‐良久、退鍼至‐人才之分、待気‐沈緊、倒鍼‐朝病、進退‐往来、疾徐‐左右、因‐病而施。

※切皮の法は、まず孔穴(こうけつ)を撫(な)でたり押さえるが、左手の親指の爪を皮膚と垂直に強く押し付け、次に右手の人差指で二十から三十回弾いて、穴位の間を赤く隆起させるが、それが『難経』の「弾而怒之」である。次に一声(ひとこえ)ほど空咳させ、口の中で温めた鍼を咳とともに切皮し、徐々に捻りながら入れる。最初は皮部に達するが、それを天才という。少し鍼を停めてから進めると肉分に達するが、それ

を人才という。また鍼を停めてから進め、筋骨の間に鍼尖を到達させると地才であり、そこで鍼を左右に捻る。そこで久しく停め、鍼を人才の分まで引き上げて、気が到達して鍼が沈んで締め付けられるまで待ったら、鍼を病巣に向けて倒し、鍼を進退往来させて、速くしたり遅くしたりで左右に捻るが、病によって施術を変える。

○鍼知・四（鍼を知る）

気速‐効速、気遅‐効遅。死生貴賤、鍼下‐皆知。賤者硬‐而貴者脆、生者渋‐而死者虚。気之不至、必死無疑。

気が速く到達したら速効性があり、なかなか気が到達しなければ効果が現れるのも遅い。死生の良し悪しは、鍼の下で分かる。悪ければ硬くて良ければ柔らかい、生きる人は鍼が渋り、死ぬ者はスカスカしている。得気しなければ、間違いなく必ず死ぬ。

○浅深・五（鍼の深浅）

法在‐浅則用浅、法在‐深則用深。

病巣が浅層にあれば浅刺し、深部にあれば深刺する。

○賦伝-補瀉議・六（『金鍼賦（きんしんぷ）』が伝える補瀉に対する意見）

賦云、補瀉之法、妙在-呼吸手指。男子者、大指-進前左転、呼之為補。退後-右転、吸之為瀉。提鍼為熱、挿鍼為寒。女子者、大指-退後右転、吸之為補、進前左転、呼之為瀉。插鍼為熱、提鍼為寒。左与右-有異、胸与背-不同。午前者-如此、午後者-反之。

嗟夫。補瀉之法、経有-随済迎奪、推納動伸之論、至善至当。独奈何、男子者、大指-進前左転為補、退後-右転為瀉。提鍼-何以為熱、挿鍼-何以為寒。男女-何以各異。左右-何以相殊。胸背-何以更別。早暮-何以背弛。不知-男女無二道、左右-無二理、胸背-無二因、早暮-無二法。假令-謬妄者曰、人参-補男而瀉女、巴豆-瀉左而補右、苓連-涼胸而熱背、桂附-朝温而暮寒、不知-人亦信之乎。鍼学-不明、何以-異此。

『金鍼賦』は「補瀉の法は、呼吸と手指がポイントだ。男子は、親指を前に進めれば左転、呼気で刺入すれば補。親指を後ろに退けば右転、吸気で刺入すれば瀉。鍼を引き上げれば熱、鍼を押し込めば寒である。女子は、親指を後ろに退けば右転、吸気で刺入すれば補、親指を前に進めれば左転、呼気で刺入すれば瀉。鍼を押し込めば熱、鍼を引き上げれば寒。左半身と右半身では異なり、胸と背で違う。午前は、この通りだが、午後では逆になる」という。

※ああー。補瀉の法は、『霊枢』に「沿わせれば助け、迎えれば奪う、推して入れ、動かして引き抜く」という論があり、それが良くて当然である。どうして男子が親指を進めれば左転で補、退けば

右転で瀉なのか？　どうして鍼を引き上げれば熱で、鍼を押し込めば寒なのか？　どうして男女で異なるのか？　どうして左半身と右半身で変わるのか？　何をもって胸と背が別（わか）れるのか？　どうして朝と晩で逆なのか？　男女で二つの方法があり、左右で二つの理があり、胸背で二つの原因があり、朝晩で二つの方法があるなど、聞いたこともない。これがデタラメでないのならば、人参（にんじん）が男には補だが女には瀉、巴豆（はず）が左半分を使えば瀉だが右半分は補、伏苓（ぶくりょう）や黄連（おうれん）が胸は涼しいが背中なら熱、桂枝（けいし）や附子（ぶす）が朝は温めるが夜は冷やすというようなもので、これを誰が信じる？　鍼学が分かっていないのに、これを何に基づいて異なるとするのか？

○賦伝、左撚ｰ気上、右撚気下ｰ議・七（『金鍼賦』の「左に捻れば経気が上がり、右に捻れば経気が下がる」についての意見）

賦云、欲ｰ気上行、将ｰ鍼左撚。欲ｰ気下行、将ｰ鍼右撚。

不知ｰ此法施之於左乎。施之於右乎。左右、胸背、男女、早暮、亦復ｰ相異乎。借曰、相異、則与前法ｰ乱矣。借曰ｰ無異、則与前説ｰ悖矣。起賦者於九原、不知ｰ何以応我。

『金鍼賦』は「気を上に行かせたければ鍼を左に捻る。気を下に行かせたければ鍼を右に捻る」という。
※この方法は左半身に施術しているのか、それとも右半身に施術しているのか分からない。左半身

と右半身、胸と背、男と女、朝と夜で、また違うのではないか？　仮に異なるとすれば、前の法と乱れている。仮に違わないとすれば、前の説と矛盾する。『金鍼賦』は九原で起こしているが、何と返答するのだろう。

○使‐気・八（気の伝導）

按之在前、使‐気在後。按之在後、使‐気在前。

此妙。

刺鍼した経脈の前を押さえれば、気が後ろに進む。後ろを押さえれば、気が前に進む。

※これは、すばらしい。

○補瀉・九

補者、一退三飛、真気‐自帰。瀉者、一飛三退、邪気‐自避。

三飛、三進気也。

補では、一退三飛（いったいさんぴ）で、真気が回復する。瀉では、一飛三退（いっぴさんたい）で、邪気が自然に逃げる。

※三飛とは、三進（三回親指を前に押す）の気である。

＊飛は、親指を前に強く進めて捻鍼すること。退は、親指を退くことで、逆にいえば人差指を強く進めること。

○不足有餘・十（不足と有余）

補則-補其不足、瀉則-瀉其有餘。有餘者、為腫、為痛、曰-実。不足者、為痒、為麻、曰-虚。

※補は、その不足を補う。瀉は、その有余を瀉す。有余とは、腫れや痛みで、実という。不足とは、痒かったり知覚がないもので、虚という。

○通経接気・十一

賦云、関節-阻渋、気-不過者、以-竜虎亀鳳、通経接気之法、駆而運之、仍以-循摂爪切、無不-応矣。

※『金鍼賦（きんしんぷ）』は「関節で渋滞し、気が通らなければ、竜（りゅう）、虎（こ）、亀（き）、鳳（ほう）など通経接気の法で、経気を駆（か）って運ぶが、やはり撫（な）でたり擦（こす）ったり爪で押せば、必ず反応する」という。

○飛経走気-四法議・十二（飛経走気（ひけいそうき）の四法に対する意見）

賦云、若夫-過関過節、催運-経気、用-飛経走気之法、其法有四。一曰、青竜-擺尾、如-扶船舵、不進不退、一左一右、慢慢-撥動。二曰、白虎-揺頭、似-手揺鈴、進方-退圓、兼之左右、揺而振之。三曰、蒼亀-探穴、如-入土之象、一進三退、鑽剔-四方。四曰、赤鳳迎源、展翅之儀、入鍼-至地、提鍼-至天、候鍼-自揺、復進-其元、上下左右、四囲-飛旋。

此-四法之説、不出素問-揺大其道一句。謂-揺大孔穴之道、令-病邪出之易耳。今謂-用之飛経走気、謬矣。蓋由-揺泄孔穴、経気-大虚、為麻為痒、随経而見、遂以為-飛経走気耳。且-経気流行、無一息之停。特為-病邪作実、滞塞不通、因而為患。鍼家-揺大其道、瀉去-病邪、通-其滞塞、稍覚-麻酸、或-随経而汗、則-経気復通、而-四体康矣。其実、経-何嘗飛、気-何嘗走耶。故謂之-通経接気則当、謂之-飛経走気則愚。其-循摂爪切、皆所以-散沈痼之邪。以-病邪久留関節、故以-指循環其間、按摂-其上、爪掻-其経、切掐-其掐、所以竭其-匿伏之邪。兵家捜山-窮穴之技也。

『金鍼賦』は「もし経気が関節を通らずに停まったら、経気を急きたてて運ぶが、それには飛経走気の法を使う。その方法が四つある。一つめは青龍擺尾、舟の舵をとるように、進めず退かず、ゆっくりと鍼を左右に動かす。二つめが白虎揺頭、手で鈴を揺らすように、前に進めるときは角を描き、後ろに退くときは円を描いて、それに左右を加え、鍼を揺らして振る。三つめは蒼亀探穴、泥亀が土に潜るときのように、一進しては三回退き、亀が手足で四方を削りながら潜るように鍼を動かす。四つめは赤鳳迎源、翼を広げて飛び立つように、鍼を地部まで入れて、また天部まで鍼を引き上げ、鍼をうかがって自然に揺らし、再び元の部位まで入れる、上下左右に周囲を旋回して飛ぶ鳥のように鍼柄を操作する」という。

※この四法の説は、『素問』調経論の「その鍼孔を大きく揺らし」という一句を述べただけのもの

である。孔穴の道を揺らして大きくし、病邪が出やすくするということである。ここで飛経走気を使うというのは、間違いである。邪が揺らした鍼穴から排出され、経気が大きく虚すため、知覚がなくなったり痒かったりするが、それが経に沿って起こるため、それで飛経走気とした。ましてや経気は流れて行き、一息も停まらない。特に病邪は実であり、滞って塞がり、通じなくなったため病気になった。鍼師が鍼穴を揺らして大きくし、病邪が出て行きやすくすれば、滞って塞がった経脈が通じ、少し痺れやだるさを感じる、あるいは経に沿って発汗すれば、経気が再び通じて四体が健やかになる。その実、どうして経が飛ぶのか、どうして気が走るのか？　これを通経接気と呼ぶのは妥当で、これを飛経走気と呼ぶのは愚かだ。撫でたり擦ったり爪で押したりは、いずれも頑固な邪を散らすためである。病邪が関節に久しく留まったので、その間を指で循環させ、その上を押さえ、その経を爪で掻き、凹んだ部位を爪で押さえて凹ませれば、その潜伏している邪が尽きる。軍隊が山を探して穴に隠れた敵を見つけ出す技である。

＊原文の「稍覚麻酸」は「稍覚麻痒」とするほうが「為麻為痒」との整合性がある。

○出鍼・十三（抜鍼）

出鍼之法、病勢-既退、鍼気-微鬆。病-未退者、鍼気如-根、推之不動、転之不移。皆為、邪気吸-抜其鍼、乃-真気未至、不可-出之。出之、其病即-復、再須-補瀉、停以-待之、直候-微鬆、方可ㇾ出鍼豆許、揺而停之。補者ㇾ吸之去疾、其穴ㇾ急捫。瀉者ㇾ呼之去徐、其穴ㇾ不閉。故曰、下鍼ㇾ貴遅、太急ㇾ傷血。出鍼ㇾ貴緩、太急ㇾ傷気。

※抜鍼の法だが、病情が治まると、鍼を引っ張る気が少しスカスカする。病が治まらなければ、鍼を引っ張る気は根が生えたように、鍼を推すにも動かず、回そうにも回らない。これは抜こうとする鍼に邪気が吸い付くためだが、まだ真気が至っていないから鍼が抜けない。無理に鍼を抜けば病が復活するので、再び補瀉が必要となり、鍼を停めて待ち、鍼が少し緩んでから豆ほど鍼を抜き、揺らして停める。補では吸気で素早く鍼を抜き、すぐに鍼穴を押さえる。瀉では呼気でゆっくり抜き、鍼穴を閉じない。だから「刺入は遅いのが良く、速いと血を傷める。抜鍼はゆっくりが良く、速いと気を傷める」という。

○八訣ㇾ訓議・十四（八訣の教えに対する意見）

一曰ㇾ焼山火、治ㇾ頑麻冷痹、先浅ㇾ後深、用ㇾ九陽而三進三退、慢提ㇾ緊按、熱至ㇾ緊閉、挿鍼ㇾ除寒之有準。

謂之ㇾ焼山火者、回陽之鍼方也。其義ㇾ何以明之。蓋ㇾ頑麻、虚也。冷痹、寒也。先浅ㇾ後深、推而納之、補之類也。九、陽数也、用ㇾ九陽而三進三退。鍼之ㇾ搓撚者、疾也。疾則ㇾ生熱、喩之ㇾ鑽燧、急則ㇾ生火也。慢提ㇾ緊按、有ㇾ鼓橐之象、有如ㇾ鍼下生熱、則所ㇾ鼓者、如大塊之鼓ㇾ薫風、四大｜皆熱、故曰｜焼山火。然、此施之気血｜未敗之夫則宜。如尫羸｜気弱者、不若｜投以甘剤、継之｜灼艾、為｜万全也。

一に焼山火（しょうざんか）、頑固な麻痺や冷たい痺れを治し、浅刺した後で深刺し、九陽（くよう）の数を使って三進三退させ、ゆっくり鍼を引き上げて強く押し込み、鍼下が熱くなったら鍼穴を固く閉じる。冷えを除くのに確かな刺鍼法である。

※焼山火とは陽を巡らせる鍼法である。その意味は何か？　頑麻（がんま）は虚である。冷痹（れいひ）は寒である。浅刺したあと深刺するのは「推して納める」だから補の類である。九は陽数で、九陽の数で鍼を三進三退させる。鍼を速く捻る。速ければ熱を生じ、喩えれば木を擦り合わせて火を起こすようなもので、速ければ火が生まれる。ゆっくり引き上げて速く押し込めば、風を送るフイゴに似ており、鍼下に熱が発生したら煽（あお）るが、それは大きなフイゴを押して風を送るようなもので、手足すべてが熱くなるから焼山火と呼ぶ。これは、まだ気血が衰弱していない男に適している。もし痩せて弱々しく、衰弱していれば、補陽薬を飲ませたほうが良く、続いて施灸すれば万全である。

○次二・十五（次の二）

二曰｜透天涼、治｜肌熱骨蒸、先深｜後浅、用｜六陰而三出三入、緊提｜慢按、徐徐｜挙鍼。退熱｜可凭。皆細細｜搓之、去病｜準縄。

謂之-透天涼者、生陰之鍼方也。其義-何以明之。蓋-肌熱、陽勝也。骨蒸、陽邪乗虚-至骨而蒸也。先深-後浅、引而出之、瀉之類也。六、陰数也、用-六陰而三出三入、鍼之搓撚者-徐也。徐則-生和、喩之-揚湯、徐能止沸也。緊提-慢按、亦-鼓橐之象。有如-鍼下清和、則所鼓者、如大塊之鼓-清風、四大-皆清、故曰-透天涼。然、必-徐徐細細者、欲和而不欲-躁急也。此施之外邪-致病者尤験。若-内生虚熱、当必佐以-益陰之剤為宜也。

二つめに透天涼、肌が熱かったり体内が蒸されるような内熱に、深刺したあと浅刺し、六陰の数を使って鍼を三回引き上げて三回入れ、強く引き上げてゆっくり押し込み、ゆっくりと鍼を抜く。熱を退かせるのに信頼性がある。常に細かく捻鍼すれば、病を去らせる基準となる。

※透天涼とは、陰を生み出す鍼法である。その意味は何か？　肌が熱ければ陽が勝っている。体内が蒸されるような内熱は、陽邪が正気の虚に乗じて骨まで至っているから骨から蒸される。深刺したあと浅刺すれば、体内の陰気が体表に引き出されるので瀉の類である。六は陰数で、六陰の数を使って鍼を三回出して三回入れ、ゆっくりと捻鍼する。ゆっくり操作すれば和が生まれ、喩えれば湯をゆっくりかき回せば沸騰がおさまるようなものである。鍼を強く引き上げてゆっくり押し込むのは、やはりフイゴと同じである。鍼下が冷えて和めば、それを広げるが、それは大きなフイゴで涼風が起きるようなもので、手足がすべて冷えるから透天涼と呼ぶ。ゆっくりと細かく鍼を操作するのは、和みを求めて焦ったりしないためである。この施術は外邪によって発病したものに効果がある。もし内

生した虚熱ならば、補助として益陰の薬剤を飲ませると良い。

○次三・十六（次の三）

三曰-陽中隠陰、先寒-後熱、浅而深之。以-九六之法、則-先補後瀉也。

陽中-隠陰、以-法言也。邪気-先併於裏、則-先寒。後併於表則-後熱。浅而深之、由-浅入深、補之類也。先九-後六、先補-後瀉、自釈-其文也。

三つめに陽中隠陰（ようちゅういんいん）、冷やしてから熱くし、浅刺してから深刺する。九六の数を使い、補法してから瀉法する。

※陽中隠陰とは、方法をいっている。邪気が裏から入るので陰気の営気と戦って悪寒し、そのあと表に出て陽気の衛気と戦うので発熱する。浅刺してから深刺するのは、浅層から深層に入る補の類である。九の陽数のあと六の陰数を使い、補法してから瀉法するが、その文を自ら解説している。

○次四・十七（次の四）

四曰-陰中隠陽、先熱-後寒、深而浅之。以-六九之方、則-先瀉後補也。

陰中隠陽、以-法言也。邪気-併於表、則-先熱。後併於裏-則後寒。深而浅之、由-深出浅、瀉之類也。先六-後九、先瀉-後補、自解-其義也。

四つめは陰中隠陽（いんちゅういんよう）、熱くしてから冷たくし、深刺してから浅刺する。六九の数を使い、瀉法してから補法する。

※陰中隠陽とは、方法をいっている。邪気が表に出て陽気の衛気と戦って発熱し、そのあと裏に入って陰気の営気と戦うので悪寒する。深刺してから浅刺するのは、深層から浅層に出る瀉の類である。六の陰数のあと九の陽数を使い、瀉法してから補法するが、その意味を自ら解釈している。

○併結・十八（結び）

補者‐直須熱至、瀉者‐務待寒侵。猶如‐搓綫、慢慢‐転鍼、法宜‐浅則用浅、法宜‐深則用深。二者不可兼‐而紊之也。

※補では熱くなるまで続け、瀉では冷えが侵すまで待つ。あたかも糸を搓（よ）るように、ゆっくりと鍼を捻り、方法として浅層に邪があれば浅刺し、深層に邪がいれば深刺する。両者を併用したり混ぜ合わせてはならない。

○次五・十九（次の五）

五曰‐子午搗臼、水蠱膈気、落穴之後、調気‐均匀、鍼行‐上下、九入‐六出、左右‐転之、千遭‐自平。

子午搗臼、以－法言也。陽－生於子、陰－生於午。丹家－用此二時、搗和－薬物於窩臼之中、欲－諸品調匀、法以－千杵為率。水蠱膈気、陰陽－愆和之所致也。用鍼－落穴之後、調摂－陰陽二気、使之－均匀。鍼之所－行於上下者、九入－六出、左右－転之千遭、則－気血均調、如－子午搗臼、調匀－薬物、於水蠱膈気－乎何有。

五つめに子午搗臼（しごとうきゅう）、腹水や食道閉塞では、穴位に刺鍼した後、気を均一に調え、鍼を上下させて、九の陽数で入れて六の陰数で出し、左右に鍼を捻れば、千回やっても平和に調う。

※子午搗臼は、方法をいっている。陽は子（ね）に生まれ、陰は午（うま）に生まれる。丹薬（たんやく）を作る人は、この二つの時刻を使い、薬物を臼（うす）の中に入れてつつき、各薬種を均一にするので、千の杵（きね）を従える。腹水や食道閉塞は、陰陽が和まないため起きている。鍼を穴位に刺鍼した後、陰陽の二気を調整し、均一にする。刺鍼部位で上下させるが、鍼を九回強く入れて六回強く出し、左右に転がして千回すれば、気血が均一に調い、あたかも子午搗臼で薬物を均一に調えるように、腹水や食道閉塞がなくなる。

○次六・二十（次の六）

六曰－進気之訣、腰背肘膝－痛、渾身－走注疼、刺九分、行九補、臥鍼－五七吸、待－気上下、亦可－龍虎交戦、左撚九而－右撚六、是亦－住痛之鍼。

進気、進－陽気也。走注－疼痛、陰邪－壅塞為患也。動者為－陽、故－無問左与右、九与六、皆可以-住痛移疼。喩之風波-催蕩、無問-東与西、雨与暘、皆是以-衝壅去塞也。

六つめに進気（しんき）の口伝（くでん）、腰背肘膝が痛み、全身に痛みが走る行痺（ぎょうひ）は、鍼を九分刺して、九回補法し、鍼を寝かせて五～七呼吸、気が上下するのを待ち、また龍虎交戦（りゅうここうせん）の左に九回の龍で強く、右に六回の虎で強く捻鍼しても良いが、これも痛みを止める鍼である。

※進気とは、陽気を進めることである。全身に痛みが走るのは、陰邪が経脈を塞いだ病である。移動する痛みは陽だから、左や右、九や六に関わらず、いずれも痛みを止める。喩えれば波風（なみかぜ）が揺らすようなもので、東風や西風、雨や晴天と関係なく、いずれも塞いだものを突き崩して塞がりを除くからである。

○次七・二十一（次の七）

七曰-留気之訣、痃癖癥瘕、刺七分、用-純陽、然後乃-直插鍼、気来-深刺、提鍼-再停。

留気、留-陽気也。痃癖癥瘕、陰寒所-凝、故-聚陽気以勝之。亦-東風解凍之意。

七つめに留気（りゅうき）の口伝、腹や脇のシコリに鍼を七分刺し、純陽（じゅんよう）の九数で運鍼し、そのあと鍼を直刺で深く入れ、得気するまで深刺して、鍼を引き上げて再び停める。

※留気とは、陽気を留めることである。腹や脇のシコリは、陰寒が固まったものなので、陽気を集めれば陰寒に勝つ。これも東風が吹けば氷が溶ける意図である。

○次八・二十二（次の八）

八曰－抽添之訣、癱瘓瘡癩、取其－要穴、使－九陽得気、提按－捜尋。大要－運気周遍、扶鍼－直插、復－向下納、回陽－倒陰。

丹家有－抽添之説、謂－抽減其魄、添増－其神、漸次－成丹也。此欲鍼気－回陽倒陰、漸次－就安、因以名訣。

八つめに抽添（ちゅうてん）の口伝、半身不随にオデキやハンセン病には、その要穴を取り、九の陽数で操作して得気させ、鍼を出し入れして鍼感を探す。ポイントは全身に気を巡らせることで、鍼を支えて直刺し、再び下に向けて入れ、陽を巡らせて陰邪を倒す。

※丹薬（たんやく）を作る家には抽添（ちゅうてん）の説があり、その魄（はく）を抜いて減らし、その神（しん）を加えて増やせば、だんだんと丹薬になるという。これは鍼の気で、陽気を巡らせて陰邪を倒せば、徐々に平安となるので口伝という。

○併結・二十三（結び）

指下－玄微、胸中－活法。一有－未応、反復－再施。

※鍼を持つ指の下は奥深くて微妙だが、生かす法に成算がある。一回施術して反応がなければ、繰り返し施術する。

○久患偏枯、通経接気、定息寸数-議・二十四（長患いの片麻痺には、通経接気によって一定の呼吸数で経気が進むことに対する意見）

賦云、久患偏枯、通経接気之法、已有-定息寸数。手足三陽、上九而下十四、過経四寸。手足三陰、上七而下十二、過経五寸。

夫久患-偏枯、虚寒証也。先宜以-甘薬温補、然後-施鍼。通-其経脈、接続-正気、病可使-痊。今言在-手足三陽経、上身者-須候九息、下身者-須候十四息、而-経気通行、可-過四寸。在-手足三陰経、上身者-須候七息、下身者-須候十二息、可-過経五寸。然、此説-前古未有、又無-至理可根、謂之-杜撰可也。蓋人-稟陰陽、太少之気-不等。有-鍼方落穴、不待-旋転而気即行、病即去者。有-納鍼之後、百搓-千撚、竭-其手法、而-気方行、病-方去者。有-出鍼之後、経気-始行、病-始去者。良以-陰陽、太少、虚実-不同、故令-功験、亦-早暮不等。『霊枢』之論、昭昭也。悪用-杜撰穿鑿為。

『金鍼賦』は、慢性の片麻痺には通経接気の法を使い、決まった呼吸数で経気が経脈を進む。手足の三陽経は、上肢が九息で下肢が十四息、それで経脈を四寸通り過ぎる。手足の三陰経は、上肢が七息で下肢が十二息、それで経脈を五寸通り過ぎる。

※長年の片麻痺は、虚寒証である。まず漢方薬で温補してから刺鍼すると良い。その経脈を通じさせ、経脈の正気（せいき）を接続させれば、病は治る。手足の三陽経では、上半身なら九呼吸、下半身なら十四

呼吸ほど鍼を留めれば、経気が通行するが、しかし四寸過ぎる。手足の三陰経では、上半身なら七呼吸、下半身なら十二呼吸ほど鍼を留めるが、しかし経を五寸過ぎる。この説だが昔にはなく、また通理も根拠もない杜撰なものである。人は陰陽から生を受けており、その気の量は違う。鍼を穴位に刺入して、捻鍼するまでもなく気が進んで、病が治るものもある。また鍼を刺入したあと、百回も千回も捻鍼して、鍼の手法が尽きたあと、やっと気が進んで病が去るものもある。抜鍼したあと、やっと経気が流れ始め、病が快方に向かい出すものもある。陰陽、気血の多少、虚実の違いがあるので、効果も速いものや遅いものがある。『霊枢』の論で明白である。こじつけて誤りの多い著作を悪用したものである。

傍通集終

鍼方六集巻之五　紛署集

古歙鶴皋　呉崑述
海陽忍庵　程標梓

叙曰、人身ｰ頭面肢体部、穴不同。経伝所署、何ｰ紛紛也。然、或ｰ得之鍼、或ｰ得之灸、以ｰ去疾即安、紀為妙義。文之委瑣、胥ｰ不足陋。語曰、一曲之言、大方ｰ不棄、作ｰ紛署集、列於左方。鍼灸同法。

まえがきとして、人の身体は頭や顔、肢体で穴位が同じではない。古代の経典の解釈は、なんとバラバラなことか。しかるに、鍼をしたり、灸をしたりして、病を追い出せば直ちに安らぐので、それを整理することは非常に意義がある。文は細かいが、すべて軽視できない。「一曲の言葉は、上品さを捨てない」という言葉があり、紛署集（ふんしょしゅう）として左側に配列した。鍼灸とも同じ方法である。

○頭直鼻中ｰ髪際、傍行至頭維ｰ凡七穴・第一（毎穴各開一寸五分）（頭の鼻中央の直上で髪際、傍らは頭維まで、全部で七穴。各穴位が、前髪際で一寸五分ずつ外側に位置する）

神庭一穴、主ｰ身反、吐舌、癲癇、目上視ｰ不識人、鼻流ｰ清涕、目出ｰ冷涙、頭痛、喘喝。

曲差二穴、治ｰ雷頭風、頭疼、身熱ｰ汗不出、眼ｰ視不明、衄衂、鼻塞、鼻瘡、頂腫、心煩。

本神二穴、主ｰ目眩、項強、驚癇、嘔吐ｰ涎沫、胸脇相引ｰ不得転側、偏風。

頭維二穴、主ｰ頭痛如破、目痛ｰ如脱、眼赤、目瞤、乗風ｰ流涙、視物ｰ不明。

神庭一穴、身体を反り返らせる、舌を口から出す、癲癇、白目を剥いて失神する、透明な鼻水が出る、結膜炎でもないのに目から涙が出る、頭痛、喘鳴を主治する。

曲差二穴、頭が鳴るような慢性頭痛、頭痛、発熱して汗が出ない、視野がぼやける、鼻水や鼻血、鼻詰まり、鼻のオデキ、頭頂部の腫れ、胸中煩悶を治す。

本神二穴、めまい、後頸部の強ばり、驚いて癲癇になる、唾を嘔吐する、胸と脇が引き攣って身体を捻れない、脳卒中を主治する。

頭維二穴、破れるような頭痛、脱けるような目の痛み、結膜炎、瞼の痙攣、風に当たると涙が出る、視野がぼやけるものを主治する。

○**頭直鼻中ｰ入髪際一寸、循督脈却行至風府ｰ凡八穴・第二**（頭の鼻中央の直上で髪際を一寸入る、督脈に沿って回って風府まで。全部で八穴）

上星一穴、主ｰ頭風、面腫、鼻淵、鼻塞ｰ無聞、時生ｰ息肉、目眩、睛痛、口鼻ｰ出血不止。宜出血、以泄ｰ諸陽熱気。

顖会一穴、主ｰ頭風、頭疼、脳虚、衄血、面赤ｰ暴腫、頭皮ｰ腫、顔青、目眩、鼻塞ｰ不聞香臭、驚癇、目上視ｰ不識人。風熱上攻ｰ宜出血。小児ｰ顖会未合者、禁刺。

前頂一穴、主 - 頭風、目眩、面赤腫痛、驚癇、鼻流 - 清涕、鼻塞 - 鼻痔。
百会一穴、主 - 頭風、中風 - 言語蹇渋、口噤 - 不開、半身不遂、心煩、驚悸、健忘、精神 - 恍惚、痎瘧、脱肛、風癇、青風、心風、身反 - 羊鳴、悲哭、妄言、発時 - 即死、汗出、吐沫而嘔、面赤、脳重、鼻塞、頭痛、目眩、食 - 無味、百痛、絶陽。虢太子 - 尸厥、扁鵲 - 取三陽五会、有間、太子 - 蘇、蓋 - 此穴也。唐高宗 - 風眩頭重、目 - 不能視。秦鳴鶴 - 為之刺、頭 - 出血而愈、亦 - 此穴也。

上星一穴、慢性頭痛、顔の浮腫（むく）み、蓄膿症、鼻が詰まって匂いが分からない、しょっちゅう鼻にポリープができる、めまい、眼の痛み、口や鼻からの出血が止まらないものを主治する。出血させると良く、それによって各陽経の熱気を排出する。

顖会一穴、慢性頭痛、頭痛、脳虚、鼻血、顔が赤くなって急に腫れる、頭皮の浮腫、額が青い、めまい、鼻が詰まって匂いが分からない、驚いて癲癇（てんかん）になる、白目を剥いて失神するものを主治する。風熱が頭部を攻めたら出血させると良い。小児で大泉門が塞がっていなければ、刺鍼してはならない。

前頂一穴、慢性頭痛、めまい、顔が赤くなって腫れて痛む、驚いて癲癇になる、透明な鼻水が出る、鼻詰まりや鼻のポリープを主治する。

百会一穴、慢性頭痛、脳血管障害で言葉が滞る、口を閉じて開かない、半身不随、胸中煩悶、驚いて心臓がドキドキする、もの忘れ、意識がぼんやりする、マラリア症状、脱肛、癲癇で手足を揺らす、ハンセン病、ヒステリー、羊の鳴き声を上げて身体を反り返らせる癲癇、悲しくなって泣く、デタラメをいう、発作が起きると死んだようになる、汗が出る、沫を吹いて吐くけど何も出ない、顔が赤い、頭が重い、鼻詰まり、頭痛、めまい、食べても味がしない、百会の痛み、手足が冷たくなって仮死状態になるものを主治する。虢太子が仮死状態になり、扁鵲が百会を取ると、しばらくして太子が蘇生した、それがこの穴である。唐の高宗が、めまいと頭が重くて、目が見えなくなる。秦鳴鶴が頭を刺して出血させると治った。それも、この穴である。

＊脳虚は不明。恐らく脳貧血みたいな頭痛だろう。

後頂一穴、主－頭項強急、悪寒、風眩－目䀮、額顱痛、歴節－汗出、狂癲－不臥、癇発－瘛瘲、頭風偏痛。

強間一穴、主－頭風、頭痛、目眩、脳旋、煩心、嘔吐－涎沫、項強、狂走－不臥、目中－冷涙。

脳戸一穴、主－面赤、目黄、面痛、頭重－腫痛、癭瘤。禁不可－深刺、妄灸。

風府一穴、主－中風、舌緩－不語、振寒－汗出、身重－悪寒、頭重－如石、項急－不得回顧、目眩、鼻衄、咽痛、頭中－百病。

後頂一穴、頭や後頸部が強ばって引き攣る、悪寒、めまいして視野がかすむ、前頭痛、リウマチの痛みで汗が出る、双極性障害で眠れない、癲癇発作で引き攣ける、慢性の片頭痛を主治する。

強間一穴、慢性頭痛、頭痛、めまい、回転性のめまい、心中煩悶、唾を嘔吐する、後頸部の強ばり、狂って走り回って眠らない、目から涙が出るものを主治する。

脳戸一穴、顔が赤い、目の黄変、顔面痛、頭が重くて腫れぼったく痛む、甲状腺腫を主治する。深刺と妄り(みだ)に施灸するのはダメ。

風府一穴、脳血管障害、舌が緩んで喋れない、寒けがして振るえて汗が出る、身体が重だるくて悪寒する、頭が石のように重い、後頸部が引き攣って左右に動かせない、めまい、鼻血、咽頭部の痛み、頭の疾患すべてを主治する。

○頭直 - 挟督脈各一寸五分、却行至玉枕 - 凡十穴・第三(足太陽経)(頭の直上で、督脈を挟んで一寸五分ずつ、頭を回って玉枕まで全部で十穴)

五処二穴、主 - 脊強反折、瘛瘲、癲疾、偏頭風、鼻塞、時時 - 嚔不已、目昏、目上戴 - 不識人、内障。頭生 - 瘡疥、宜 - 三棱鍼出血。

承光二穴、主 - 鼻塞、不聞香臭、口喎、風眩、頭痛、嘔吐、心煩、鼻 - 多清涕、目 - 生白膜。

通天二穴、主 - 頸項難転、鼻中 - 塞悶、偏風、口喎、鼻 - 多清涕、衄血、頭重、旋暈、尸厥、喘息、項有大気 - 癭瘤。

絡却二穴、主 - 清風内障、日無所見、頭旋、耳鳴、狂走、瘛瘲、恍惚 - 不楽、腹脹。

玉枕二穴、主ㇾ脳風、目ㇾ如脱、項ㇾ如抜、不可ㇾ左右顧、風眩、頭寒、多汗、鼻窒不聞。

五処二穴、背骨が強ばって角弓反張（かっきゅうはんちょう）する、引き攣り、癲癇（てんかん）、慢性の片頭痛、鼻詰まり、しょっちゅうクシャミが出て止まらない、視野がぼやける、白目を剥いて失神する、視神経萎縮などを主治する。頭のオデキには、三稜鍼で出血させると良い。

承光二穴、鼻が詰まって匂いが分からない、口が歪む、めまい、頭痛、嘔吐、胸中煩悶、水っぱなが多い、目の翼状片を主治する。

通天二穴、寝違い、鼻詰まり、脳卒中、口が歪む、水っぱなが多い、鼻血、頭が重い、回転性のめまい、仮死状態、喘息、頸部に大邪の気がある甲状腺腫を主治する。

絡却二穴、緑内障や視神経萎縮などで目が見えない、回転性のめまい、耳鳴り、狂って走り回る、引き攣り、ぼんやりして楽しくない、腹の膨隆を主治する。

玉枕二穴、脳戸の冷える頭痛、目が脱けるように痛い、頸が抜けるように痛い、寝違いで左右が向けない、めまい、頭が冷える、汗を多くかく、鼻が詰って匂いが感じられないものを主治する。

＊項有大気は具体的に分からないが、恐らく甲状腺腫のことだろう。

○頭直目上 - 入髪際五分、却行至脳空 - 凡十穴・第四（足少陽経）（頭で目の直上、髪際を五分入る、頭を回って脳空まで全部で十穴）

臨泣二穴、主 - 中風不識人、目眩、目疼、内障、白翳、多 - 眵涙、鼻 - 塞淵涕、目 - 外眥痛、驚癇 - 反視、枕骨合顱痛。

目窓二穴、主 - 頭面浮腫、旋眩、眥痛、目視 - 不明、頭痛、寒熱 - 汗不出、悪寒。

正営二穴、主 - 目眩、牙疼、唇吻 - 強急、頭項 - 偏痛、齲歯。

承霊二穴、主 - 脳風、頭痛、悪寒、鼻塞、鼽衄、喘 - 息不利。

脳空二穴、主 - 脳風、頭痛、目瞤、眩瞑、項強 - 不得回顧、心悸、癲風、労痔、羸痩。

頭臨泣二穴、脳卒中で意識不明、めまい、眼痛、視神経萎縮など、翼状片、目ヤニや涙が多い、鼻詰まりや蓄膿症や鼻水、目尻の痛み、驚いて癲癇（てんかん）になり白目を剥く、外後頭隆起から脳戸まで痛む後頭痛を主治する。

目窓二穴、頭や顔の浮腫、回転性のめまい、目尻や目頭の痛み、視野がぼやける、頭痛、悪寒発熱して汗が出ない、悪寒を主治する。

正営二穴、めまい、前歯の痛み、唇が強（こわ）ばって引き攣（つ）る、片側の頭や後頸部が痛む、虫歯を主治する。

承霊二穴、脳戸の冷える頭痛、頭痛、悪寒、鼻詰まり、鼻水や鼻血、喘息で呼吸しにくいものを主治する。

脳空二穴、脳戸の冷える頭痛、頭痛、瞼の痙攣、めまいがして目を閉じる、後頸部が強ばって頸が回らない、心悸、癲癇で手足を揺らせる、慢性の痔、激痩せを主治する。


痛。

○頭縁ｰ耳上、却行至完骨ｰ凡十二穴・第五（側頭部から耳上まで回って完骨まで全部で十二穴）

天衝二穴、主ｰ偏頭風、頭角痛、癲風、強痙、牙齦腫、善ｰ驚恐。

率谷二穴、主ｰ偏正頭風、脳両角ｰ強痛、頭重、痰気ｰ膈痛、酒風、膚腫、煩悶、胃寒、嘔吐、目痛。

曲鬢二穴、主ｰ頷頬腫、引牙車ｰ不得開急痛、口噤ｰ不能言、頸項ｰ不得顧、脳両角ｰ痛、為癲風ｰ引目眇。

浮白二穴、主ｰ寒熱、喉痹、耳鳴ｰ無聞、歯痛、頸強、生癰、癭気、胸満ｰ不得息、肩背痛、欬逆ｰ痰沫。

竅陰二穴、主ｰ四肢転筋、手足ｰ煩熱、頭痛如錐刺ｰ不可以動、中風ｰ語言蹇渋、欬逆、喉痹、項強、頷痛、口苦、厲鼻ｰ管内生疽、耳鳴、目痛、項毒、癭気、癰疽ｰ発厲、熱病ｰ汗不出、舌強、脇痛、骨蒸、労熱。難経曰、髄会ｰ絶骨。一云、非ｰ懸鍾也、当作ｰ枕骨、於理尤勝。

完骨二穴、主ｰ頭面腫、眼喎口僻、耳鳴、項腫、牙車ｰ急、耳後ｰ痛、喉痹、歯齲、煩心、小便ｰ

黄赤、足ｰ痿不収、癲疾。

天衝二穴、慢性片頭痛、頭角の痛み、癲癇で手足を揺らせる、強ばって痙攣する、歯茎の腫れ、驚ろいて恐がりやすいものを主治する。

率谷二穴、慢性の頭痛や片頭痛、両頭角が強ばって痛む、頭が重い、水湿が噴門に溜って横隔膜が痛む、汗をかいて咽喉が渇く、皮膚の腫れ、煩悶、胃が冷えて膨満感がある、嘔吐、目の痛みを主治する。

曲鬢二穴、顎や頬の腫れ、顎関節が引き攣って開かず引き攣って痛む、口が開かなくて喋れない、頸や後頸部が回せない、両側の頭角の痛み、癲癇で手足を揺らせて目が見えなくなるものを主治する。

浮白二穴、悪寒発熱、咽喉の痛み、耳鳴りして聞こえない、奥歯の痛み、頸の強ばり、デキモノ、甲状腺腫、胸部が腫れぼったくて呼吸できない、肩背部の痛み、咳して痰が出るものを主治する。

頭竅陰二穴、手足の引き攣り、手足が発熱してイライラする、錐で刺すような頭痛で動けない、脳血管障害で言葉が滞る、咳、咽喉の痛み、後頸部の強ばり、顎の痛み、口が苦く感じる、ハンセン病で鼻が崩れて鼻腔にデキモノが出来る、耳鳴り、目の痛み、後頸部の紫色したオデキ、甲状腺腫、オデキ、熱病で汗が出ない、舌が強ばる、脇の痛み、体内が蒸されるような内熱、結核による発熱を主治する。『難経』は「髄会絶骨」という。一説に絶骨は懸鍾ではなく、外後頭隆起というが、そっちのほうが理で勝る。

完骨二穴、頭や顔の腫れ、顔面神経麻痺で顔が歪む、耳鳴り、後頸部の腫れ、顎関節の引き攣り、耳後ろの痛み、咽喉の痛み、虫歯、心中煩悶、オレンジ色の尿、足が萎(な)えて動かない、癲癇(てんかん)を主治する。

＊癰疽発厲だが、赤く腫れて熱痛があり、境界の明確なものが癰。全体が腫れて崩れ、熱感も痛みもなく、治りにくいのが疽。背中のオデキが発。足背のオデキが厲。

○頭後‐髪際中央、傍行‐凡五穴・第六（頭の後ろで髪際中央と傍ら全部で五穴）

瘂門一穴、禁‐不可灸。治‐舌強失音、諸陽‐熱盛、鼻衄‐不止、頭痛、項脊‐強、反折‐瘛瘲。

天柱二穴、主‐肩背痛、目‐瞑視、鼻‐不知香臭、頭項筋急‐不能回顧、偏正‐頭風、頭旋、脳痛。

風池二穴、主‐洒淅寒熱、汗不出、頭痛、頭眩、目暈、偏正‐頭風、頸項‐強急、腰背‐傴僂、目赤、鼽衄、癇、瘧、中風、気塞‐涎上、不語‐昏危、癭気、不能‐発汗。

瘂門一穴、施灸はいけない。舌が強ばって声が出ない、各陽経の熱が盛んで熱い、鼻血が止まらない、頭痛、後頸部と背骨の強ばり、角弓反張(かっきゅうはんちょう)して引き攣るものを治す。

天柱二穴、肩背部の痛み、目を閉じたがる、匂いが分からない、頭や後頸部の筋が引き攣って振り返れない、慢性の頭痛や片頭痛、回転性のめまい、激しい頭痛を主治する。

風池二穴、ゾクゾクと悪寒発熱して汗が出ない、頭痛、頭がクラクラする、めまい、慢性の頭痛と片頭痛、頸や後頭部が強ばって引き攣る、腰や背中が後弯する、結膜炎、鼻水や鼻血、癲癇（てんかん）、マラリア症状、脳卒中で痰が気管を塞いで喋れずに昏睡して危ない、甲状腺腫、発汗できないものを主治する。

○背自-第一椎、循-督脈、行至脊骶-凡十三穴・第七（背中の第一胸椎から督脈に沿って尾骨まで、全部で十三穴）

大椎一穴、治-五労七傷、骨蒸-発熱、盗汗、痎瘧、気疰、頸項-不能回顧、背膊-拘急、欬嗽、瘰癧、諸虚-潮熱。

陶道一穴、主-痎瘧、寒熱-洒淅、脊強、煩満、汗-不出、頭重、目瞑、瘛瘲、恍惚-不楽。

身柱一穴、主-腰脊痛、癲癇-瘛瘲、妄見-妄言、欬嗽、哮喘、小児-驚癇。

神道一穴、主-傷寒発熱、頭痛、往来-痎瘧、恍惚-悲愁、健忘、驚悸、小児風癇-背反。

霊台一穴、禁灸、古-無治法。

至陽一穴、主-腰脊痛、胃巾寒-不能食、胸脇-支満、羸瘦、背中-気上下行、腹中鳴、寒熱-解㑊、四肢-酸痛、少気-難言、卒疰-攻心。

筋縮一穴、主ー癲疾、狂走、脊膂ー強痛、目ー反視、癇病、多言、心痛、寒熱ー進退、四肢ー拘攣。

大椎一穴、五労七傷（ごろうしちしょう）、体内が蒸されるような内熱、寝汗、マラリア症状、結核、頸が回らない、背中や肩甲骨の引き攣り、咳、頸部のリンパ結核、衰弱による潮熱（ちょうねつ）を治す。

陶道一穴、マラリア症状、ゾクゾクと悪寒発熱する、背骨の強り、胸中が煩悶して腫れぼったい、汗が出ない、頭が重い、目を閉じたがる、引き攣り、ぼんやりして楽しくないものを主治する。

身柱一穴、腰背痛、癲癇（てんかん）で引き攣る、幻覚が見えてデタラメをいう、咳、喘息、小児が驚いて癲癇になるものを主治する。

神道一穴、悪寒のする伝染病で発熱する、頭痛、マラリア症状で発熱と悪寒を繰り返す、ぼんやりして悲しむ、もの忘れ、驚いて心臓がドキドキする、小児の癲癇で手足を揺らして脊中が反り返るものを主治する。

霊台一穴、灸はいけない、昔から主治がない。

至陽一穴、腰背痛、胃に寒邪があって膨満して食べられない、胸脇が痞（つか）えて腫れぼったい、激痩せ、背中を気が上下する、腹が鳴る、悪寒発熱してだるい、手足がだるくて痛い、微弱呼吸で喋りにくい、急に発病して心窩部が痛むものを主治する。

筋縮一穴、頭の疾患、狂って走り回る、背筋が強ばって痛む、白目を剥く、癲癇、喋ってばかりいる、心痛、悪寒発熱が繰り返す、手足が引き攣るものを主治する。
＊五労七傷だが、五労は五臓の衰弱。七傷は食傷、憂傷、飲傷、房室傷、飢傷、労傷、経絡営衛気傷の七つ。

脊中一穴、禁灸。治－風癇、癲邪、黄疸、腹満－不嗜食、五痔－便血、温病、積聚、下利、小児－疳疾、脱肛。

懸枢一穴、治－腰脊強痛不得屈伸、積気－上下、水穀－不化、下利、腹中－留疾。

命門一穴、主－腎虚腰痛、目眩－不明、頭痛、身熱、痎瘧、腰腹－相引痛、骨蒸、五臓熱、男子－遺精、女子－赤白帯下、小児－発癇、張口－揺頭、角弓反折。

陽関一穴、主－膝外不可屈伸、風痹－不仁、筋攣－不行。

腰兪一穴、治－腰脊痛不可俯仰、温瘧－無汗、足痹－不仁、傷寒－肢熱不已、女人－月閉、溺赤。

長強一穴、治－九般痔瘻、臟毒、大便－洞泄、小便－不通、五淋、𤺊－食下部、頭重－顫揺、腰傴、脊痛、狂病、小児－顖陷、驚癇－瘛瘲、嘔血、驚恐－失神、瞻視－不正。

脊中一穴、灸はいけない。癲癇で手足を揺らす、呆然とする、黄疸、腹部の膨満感で食欲がない、五痔による血便、発熱性の伝染病、腹中のシコリ、下痢、小児の栄養不良、脱肛を治す。

懸枢一穴、腰背が強ばって痛くて曲げ伸ばしできない、腹中をシコリが上下する、消化不良、下痢、腹中の疾病を治す。

命門一穴、慢性の腎虚腰痛、めまいして視野がかすむ、頭痛、発熱、マラリア症状、腰と腹が引き攣って痛む、体内が蒸されるような内熱、五臓熱、男子の遺精、女子の血や膿の混じったオリモノ、小児の癲癇発作で口を開けて頭を揺らし、角弓反張（かっきゅうはんちょう）するものを主治する。

腰陽関一穴、膝の外側が痛くて屈伸できない、移動する痛みで感覚がない、足の筋が攣って歩けないものを主治する。

腰兪一穴、腰や背骨の痛みで腰を前後に曲げられない、発熱があって悪寒するマラリア症状で汗が出ない、足が痺れて感覚がない、悪寒のする伝染病で手足が熱くて治まらない、女性の無月経、赤い尿を治す。

長強一穴、九種の痔瘻（ぢろう）、肛門のオデキ、激しい下痢、排尿できない、五淋、肛門が爛（ただ）れて痒い、頭が重くて揺れる、腰が曲がる、背骨が痛い、狂う、小児の大泉門（だいせんもん）が閉じない、驚いて癲癇になって引き攣ける、吐血、驚いて恐れて失神する、両目が上を向くものを治す。

＊牡痔、牝痔、脈痔、腸痔、血痔を五痔という。〇五臓熱は、五臓だけに熱があるもの。心熱、肝熱、肺熱、脾熱、腎熱など。〇五淋は、石淋、気淋、膏淋、労淋、熱淋。〇䘌は小さな虫。虫が食うと考えられて、爛れて痒い。

○背自-第一椎、両傍-挟脊各一寸五分、下至節-凡四十四穴・第八（背中の第一胸椎から下の仙椎まで、背骨を挟んで両傍ら一寸五分ずつ全部で四十四穴）

大杼二穴、主-傷寒汗不出、頭痛、項強、脊痛、身熱-振寒、目眩、瘛瘲、瘧疾、喉痹、煩満、労気、欬嗽、胸中-鬱熱、腹痛、煩満、裏急、癲癇、身蜷。経曰、骨会-大杼、宜主-骨瘻骨蒸。東垣曰、五臓気-乱於頭、取之-天柱、大杼、不補不瀉、以-導気而已。

風門二穴、主-傷寒、項強、目眩、胸中-熱、嘔、喘、背痛、腠理不密-易受風寒、欬嗽、噴涕-不已、鼻-流清水。若、腠密-玄府不泄、取是穴-頻刺、瀉去-熱気、背-永不発癰疽。

肺兪二穴、主-癆瘵、労熱、骨蒸、痰飲、嗽喘、嘔吐、支満、背僂、肺中風、偃臥、胸満、短気、不嗜食、五労七傷、盗汗、久嗽-不愈、肺脹、腰背-強痛、食後-吐水、黄疸、癭気、小児-亀背。

大杼二穴、悪寒のする伝染病で汗が出ない、頭痛、後頸部の強ばり、背骨の痛み、発熱して寒けがして振るえる、めまい、引き攣り、マラリア症状、咽喉の痛み、胸中が煩満して腫れぼったい、慢性の結核、咳、胸中が煩悶して熱感がある、腹痛、胸中が煩悶して腫れぼったい、腸の引き攣り感、癲癇、身体を丸めるものを主治する。『難経』は「骨会大杼」といい、骨瘻や骨蒸を主治する。李東垣は「五臓の気が頭で乱れれば、天柱と大杼を取って補瀉はせず、導気すれば治る」という。

風門二穴、悪寒のする伝染病、後頸部の強ばり、めまい、胸中が熱っぽい、吐くけど何も出ない、喘ぐ、背中の痛み、肌理が粗くて風寒の邪が入りやすくて風邪をひきやすい、咳、クシャミと鼻水が止まらない、透明な鼻水が流れるものを主治する。肌理が細かくて汗腺から熱気が排出されなければ、この穴位を頻繁に刺すと、熱気が排出されて、背中のオデキが長いこと発生しない。

肺兪二穴、結核、結核による発熱、体内が蒸されるような内熱（ないねつ）、痰飲（たんいん）（体内で代謝されない水液）、咳して喘ぐ、嘔吐、上腹部が痞（つか）えて腫れぼったい、円背（えんぱい）、肺中風（はいちゅうふう）、横になりたがる、胸部が腫れぼったい、息切れ、食欲がない、五労七傷、寝汗、咳が長引いて治らない、肺が腫れぼったい、腰背部が強ばって痛む、食後に胃液を吐く、黄疸、甲状腺腫、小児がクル病で円背になるものを主治する。

＊骨痿は、腰背が痛くて立っていられない、歯が枯れるなどの症状。○骨蒸は、体内が蒸されるような内熱で、盗汗、潮熱、煩躁不安、遺精などを伴う。○肺中風とは、手太陰肺経に風邪が入ったもので、口乾咽燥、胸満、咳喘気促、肢体運動不利、神志昏冒、腫脹などの症状がある。○五労七傷だが、五労は五臓の衰弱。七傷は食傷、憂傷、飲傷、房室傷、飢傷、労傷、経絡営衛気傷の七つ。

心包兪二穴、治-気逆嘔吐、心痛、留結-煩悶。古-缺治。

心兪二穴、主-心風、狂走、虚驚、夜夢-失精、盗汗、偃臥-不得傾側、癇癲、悲泣、悶乱、煩満、嘔吐-不食、欬血、吐血、鼻衄、瘖塞-不言、黄疸、丹毒、健忘、小児-心気不足、数歳-不語。

膈兪二穴、主-心痛、周痹、吐食、翻胃、胸満、欬逆、嘔吐-痰飲、食-不下、脇痛、腹脹、水腫、積癖、喉痹、胃脘－当心痛、四肢－怠惰、嗜臥、身重、自汗、盗汗、熱病－汗不出。一方云、心－生血、肝－蔵血、此穴－居於心肝二俞之間、故為－血会、血病－宜主此。

厥陰俞二穴、胃気が上逆して嘔吐する、胃痛で、胃に邪が留結して煩悶するものを治す。昔は主治がなかった。

心俞二穴、ヒステリー、狂って走り回る、驚く、夜に夢精する、寝汗、仰向けに寝て身体を捻れない、癲癇（てんかん）、悲しくて泣く、悶絶して乱れる、胸中が煩悶して腫れぼったい、嘔吐して食べない、咳すると血が出る、吐血、鼻血、喋らない、黄疸、丹毒（たんどく）、もの忘れ、小児の心気不足（しんきぶそく）、子供が年齢になっても喋れないものを主治する。

膈俞二穴、心痛、周痹（しゅうひ）、食べたら直ちに吐く、朝食で夕方に吐いて夕食で明け方吐く、胸部が腫れぼったい、咳、痰飲を嘔吐する、食べ物が咽喉を通らない、脇痛、腹の膨隆、浮腫、両脇にシコリがあって痛む、咽喉の痛み、胃が心臓に当たって痛む、手足がだるい、眠りたがる、身体が重だるい、汗が出る、寝汗、熱病で汗が出ないものを主治する。一説に「心は血液を生み、肝は血液を蓄える」という。この穴位は心俞と肝俞の間にあり、血会だから血の病を主治する。

＊丹毒は、連鎖球菌による蜂巣炎。○心気不足は、心臓の鼓動が速く、胸が不快で自汗、倦怠感があって元気なく、顔が白くなる衰弱現象。○周痹は、痛みが左右半身で上下に移動するもの。○痰飲は体内で代謝されない水液。

肝兪二穴、主-肝中風、踞坐-不得低頭目、額青、脇痛-不得息、目眩、涙出、吐血、欬逆、口乾、疝気、小腹痛、多怒、衄血、鼻-酸、雀目-夜眩、生-翳、筋-寒、熱痓-筋急、肋下与脊-相引而反折、転筋入腹-将死、目-上視、黄疸、驚狂、癥瘕、痞満。

胆兪二穴、主-頭痛、振寒-汗不出、胆熱-多睡、胆寒-不寝、眠中-涕涙交流、口苦、舌燥、咽痛、目黄、胸脇-急痛、脹満、不得臥、嘔-無所出、食-不下、骨蒸、労熱。

脾兪二穴、主-多食身痩、黄疸、脇下満、瀉利、体重-怠惰、痃癖-積聚、腹痛、痰瘧-寒熱、水腫、気脹-引脊痛、喜欠、不嗜食。

胃兪二穴、主-中湿、霍乱、胃寒-腹脹、不進-飲食、胃熱、結胸、心疼、多食羸痩-不生肌肉、胸脇満、目不明。

肝兪二穴、肝中風（かんちゅうふう）で胡坐（あぐら）をかくと頭を低くできない、額が青い、脇が痛くて呼吸できない、めまい、涙が出る、吐血、咳、口の乾燥、単径ヘルニア、下腹部の痛み、怒りっぽい、鼻血、鼻がつんとする、鳥目（とりめ）で夜は見えない、目に翼状片（よくじょうへん）ができる、筋が冷える、発熱で痙攣して筋肉が引き攣る、脇下と背骨が引き攣って角弓反張（かっきゅうはんちょう）となる、引き攣りが腹に入って死にそう、白目を剥く、黄疸、驚いて狂う、腹部の移動する塊、胸が塞がれたようで不快なものを主治する。

胆兪二穴、頭痛、寒けがして振るえるけど汗が出ない、胆熱で寝てばかりいる、胆寒で眠らない、睡眠中に鼻水と涙が出る、口が苦く感じる、舌の乾燥、咽頭部の痛み、目の黄変、胸脇が引き攣って痛む、痞（つか）える感じ、不眠、吐くけど何も出ない、食べ物が咽喉を通らない、体内が蒸されるような内熱、結核による発熱を主治する。

脾兪二穴、食べるのに痩せていく、黄疸、脇下が痞えて腫れぼったい、下痢、身体が重くてだるい、腹や脇のシコリ、腹痛、痰瘧（たんぎゃく）で悪寒発熱する、浮腫、気脹（きちょう）で背骨が痛む、アクビが多い、食欲がないものを主治する。

胃兪二穴、湿痹（しっぴ）（着痹（ちゃくひ））、嘔吐して下す（コレラなど）、胃が冷えて上腹部が膨隆する、飲食が進まない、胃熱、結胸、胃痛、多く食べるのに激痩せして皮下脂肪ができない、胸脇部の膨満感、視野がぼやけるものを主治する。

＊肝中風とは、肝経に風が入ったもので、目のチック、脇痛、円背、胡坐をかくと頭を低くできないなどの症状がある。〇胆熱とは、肝胆の熱が盛んなもので、脇肋脹痛、煩躁、頭痛、めまい、黄疸、口苦、咽乾、胆汁を吐く、寒熱往来などがある。〇胆寒は、胆気の陽虚。不眠、虚煩、心慌胆怯などの症状がある。〇痰瘧は、夏に果物や油っぽい小麦製品を食べ過ぎて痰ができ、発熱が多くて悪寒が少なく、頭痛して肉がピクピクし、食べたものを吐いて沫を吐き、ひどくなると失神して卒倒する。〇気脹は、七情が鬱結し、気管を塞いだ脹病。身体が膨れて手足が痩せ、息は吸えるが吐きにくい。〇胃兪の原文は「胃熱腹脹」だが、「胃寒腹脹」に改めた。胃熱なら消穀善飢になる。〇胃熱は、熱邪が胃に入ったり加熱食品を食べ過ぎて、胃に熱が溜った状態。口渇、口臭、空腹になりやすい、嘈雑、小便短小赤、大便乾結などの症状がある。〇結胸は、邪気が胸腹で結び、腫れぼったくて痛む病気。上腹部の脹満、痛く

て触らせない、頭から汗、発熱、便の乾燥がある。

三焦兪二穴、竇氏-禁灸。主-臓腑積聚脹満、羸痩、不能-飲食、吐逆、飧泄、腸鳴、目眩、頭痛、肩背痛、腰脊強-不能俯仰。

腎兪二穴、主-腎臓虚寒腰疼、遺精-白濁、羸痩、面黒、耳-鳴及聾、頭重、目昏、足脛-酸疼、四肢-淫濼、洞泄、食-不化、心腹-満、両脇-満、小腹-急脹、少気、身-腫如水、膝脛中-寒、消渇、五労七傷-虚憊、婦人-赤白帯下、月経不調、下元-虚損、子戸中-寒。一方云、植杖-度之、与臍平-是穴。

大腸兪二穴、主-中燥、大小便-不通、腸澼、泄利-不止、腸鳴-引腰脊痛、腹脹、繞臍-疞痛、多食-身痩、洞泄、脊強-不能俯仰。

小腸兪二穴、主-大小腸寒熱、疝気、小便-赤渋淋瀝、小腹脹満-疞痛、大便-膿血、泄利-下重、五痔-疼脹。主-三焦津液少、口渇-不可忍、婦人-帯下。

膀胱兪二穴、主-風労、脊強-腰疼、小便-赤渋、遺溺、小腹-満、大便-難、足胻拘急-不能屈伸、脚膝-無力、陰瘡、女人-癥瘕、月事-不調。

三焦兪二穴、竇漢卿が灸はダメとする。腹中のシコリや痞えるような感じ、激痩せ、飲食できない、嘔吐、消化不良の下痢、腸鳴、めまい、頭痛、肩背部の痛み、腰や背骨が強ばって前後に曲げられないものを主治する。

腎兪二穴、腎臓の陽虚で腰が痛む、遺精、激痩せ、顔が黒い、耳鳴りと難聴、頭が重い、視野がぼやける、足や脛がだるく痛む、手足に力が入らない、激しい下痢、消化不良、上腹部の膨満感、両脇の痞(つか)え、下腹が引き攣(つ)って膨(ふく)れる、微弱呼吸、身体の浮腫、膝や脛の内部が冷える、咽喉が渇いて常に空腹、五労七傷による衰弱、婦人の血や膿の混じったオリモノ、生理不順、腎陰や腎陽の虚、女性の陰部が冷えるものを主治する。一説には、杖を地面に挿して臍と水平な部位が穴位という。

大腸兪二穴、燥邪が入る、大小便が出ない、血便、下痢が止まらない、腸鳴して腰や背骨が痛む、腹の膨隆、臍周囲がシクシク痛む、食べるのに痩せていく、激しい下痢、背骨が強ばって前後に曲げられないものを主治する。

小腸兪二穴、大小腸の冷えや熱、鼡径(そけい)ヘルニア、尿が赤くて出にくくポタポタ出る、下腹が膨隆してシクシク痛む、膿血便、下痢して下腹が重い、五痔(ごぢ)が痛くて腫れるものを主治する。また三焦の津液が少なく、咽喉が渇いてたまらない、婦人のオリモノを主治する。

膀胱兪二穴、風労、背骨が強(こわ)ばって腰が疼(うず)く、尿が赤くて出にくい、尿漏れ、下腹部の膨満感、便秘、下腿が引き攣って屈伸できない、足や膝の力がない、陰部のオデキ、女人の腹部の移動する塊、生理不順を主治する。

＊五労七傷だが、五労は五臓の衰弱。七傷は食傷、憂傷、飲傷、房室傷、飢傷、労傷、経絡営衛気傷の七つ。○牡痔、

牝痔、脈痔、腸痔、血痔を五痔という。〇風労は肝労とも呼び、結核に風邪が加わったもの。肌骨蒸熱、寒熱往来、痰嗽、盗汗、黄痩、毛焦、口臭があり、痟利となったりする。

中膂兪二穴、主－赤白痢、腎虚－消渇、腰脊強－不能俯仰、腹脹、脇痛、腸冷－疝痛、汗－不出。

白環兪二穴、主－夜夢鬼交、遺精、労損、虚風、腰脊髖骨－不利、筋－攣痹縮、虚熱－無汗、大小便－不利、脚膝－不仁。

上髎二穴、主－偏風、腰膝冷痛－不能起跪、鼻衄、寒熱、大小便－不利、嘔逆、男子－陽痿、婦人－絶嗣、陰挺－不収。

次髎二穴、主－腰痛不得転揺、疝気、偏墜－痛引陰器、足－清不仁、背脿－寒、腸鳴－注泄、小便－淋瀝、胸中－堅脹、婦人－赤白帯下。

中髎二穴、主－腰痛、大小便－難、腹脹、下利、淋瀝、滑泄、男子－五労七傷六極、婦人－絶子、帯下、月事－不調。

下髎二穴、主－腰痛不能転側、大小便－不利、寒湿－内傷、腸鳴、注泄、便血、婦人－漏下蒼汁、陰中痛－引小腹。

会陽二穴、主－腹中寒熱冷気、泄利－不止、久痔、腸澼－下血、陽気－虚乏、陰汗－時出。

中膂兪二穴、血や膿が混じった下痢、腎虚によって咽喉が渇いて常に空腹、腰や背骨が強ばって前後に曲げられない、腹の膨隆、脇痛、腹が冷えて痛む、汗が出ないものを主治する。

白環兪二穴、夜になると夢で幽霊とセックスする、遺精、慢性の陰虚で衰弱する、小児の慢性のひきつけ、腰や背骨や骨盤の不調で筋肉が攣って痛んで縮む、虚熱で汗をかかない、大小便が出にくい、脚や膝の感覚がないものを主治する。

上髎二穴、脳卒中の半身不随、腰や膝が冷えて痛くて跪（ひざま）づいたら立ち上がれない、鼻血、悪寒発熱、大小便が出にくい、吐くけど何も出ない、男子のインポ、婦人の不妊、子宮脱して引っ込まないものを主治する。

次髎二穴、腰痛で動かせない、鼡径（そけい）ヘルニア、陰嚢（いんのう）ヘルニアで陰部まで痛む、足が冷たくて感覚がない、背中の皮膚が冷たい、腸鳴して水のような下痢、尿がポタポタ出る、胸が硬くなって腫れぼったい、婦人の血や膿の混じったオリモノを主治する。

中髎二穴、腰痛、大小便が出にくい、腹の膨隆、下痢、尿がポタポタ出る、下痢が止まらない、男子の五労七傷六極（ごろうしちしょうろっきょく）、婦人の不妊症とオリモノ、生理不順を主治する。

下髎二穴、腰痛で身体が捻れない、大小便が出にくい、寒湿が体内を傷つけた、腸鳴、水のような下痢、血便、婦人に蒼汁（あおじる）のようなオリモノが出る、外陰部の痛みが下腹まで及ぶものを主治する。

会陽二穴、腹中の寒熱や冷え、下痢が止まらない、慢性の痔、粘液便の下痢で下血する、陽虚による衰弱、しょっちゅう外陰部に汗をかくものを主治する。

＊五労七傷だが、五労は五臓の衰弱。七傷は食傷、憂傷、飲傷、房室傷、飢傷、労傷、経絡営衛気傷の七つ。六極は、六種類の重症な虚証、気極、血極、筋極、肌極、骨極、精極がある。○寒湿が体内を傷付けると、畏寒肢冷、腹脹、泄瀉あるいは浮腫などがある。

○背自ｰ第二椎、両傍ｰ挟脊各三寸、行至二十一椎下ｰ凡二十八穴・第九（背中で、第二胸椎から背骨を挟んで両傍ら三寸ずつ、第四正中仙骨稜の下まで全部で二十八穴）

附分二穴、主ｰ風寒客於腠理、肩背ｰ拘急、頸項強痛ｰ不得回顧、肘臂ｰ不仁。

魄戸二穴、主ｰ三尸走注、肩膊痛、欬逆ｰ上気、嘔吐、煩満、虚労、肺痿、頸項強急ｰ不得回顧、体熱ｰ百節痛、夜夢ｰ鬼交。

膏肓二穴、主ｰ鍼経未有。唐真人ｰ孫思邈始指、無所不療。考在ｰ神照集。

神堂二穴、主ｰ多夢虚驚、狂走、肩脊強急ｰ不可俯仰、胸腹ｰ満、洒淅ｰ寒熱、気逆上攻ｰ時噎。

譩譆二穴、主ｰ労損不得臥、背悶ｰ気満、腋脇ｰ拘急、目眩、鼻衄、膈脹、胸中痛、気逆、肩膊内ｰ痛、不得ｰ回顧、大風ｰ汗不出、温瘧ｰ寒熱。

膈関二穴、主ｰ背痛、悪寒、脊強ｰ難以俯仰、飲食ｰ不下、嘔噦ｰ吐涎、胸中ｰ噎悶、大便ｰ不節、小便ｰ黄。

附分二穴、風寒の邪が腠理に宿って肩背部が引き攣る、頸や後頸部が強ばって痛くて頸が回らない、肘や前腕の感覚がないものを主治する。

魄戸二穴、三尸（さんし）で全身に痛みが走る、肩甲骨の痛み、咳してゼイゼイする、嘔吐、胸中が煩悶して腫れぼったい、結核など慢性衰弱性疾患、肺結核、頸や後頸部が強ばって引き攣って頸が回らない、身体が熱くて身体中の関節が痛む、夜になると夢で幽霊とセックスするものを主治する。

膏肓二穴、『霊枢』にはない。唐代（とうだい）の真人（しんじん）である孫思邈（そんしばく）が最初に指摘し、治せないものはない。それは『神照集（しんしょうしゅう）』にて考察している。

神堂二穴、夢ばかり見て驚く、狂って走り回る、肩背部が強ばって引き攣って身体を前後に曲げられない、胸腹部の膨満感、ゾクゾクと悪寒発熱する、しょっきゅう吐き気がして噴門が詰まるものを主治する。

譩譆二穴、慢性の陰虚で衰弱して眠れない、背中が不快で胸が詰まる、腋や脇が引き攣る、めまい、鼻血、横隔膜が腫れぼったい、胸中の痛み、吐き気、肩甲間部の痛み、頸が回らない、ひどい風邪で汗が出ない、発熱から始まるマラリア症状で悪寒発熱するものを主治する。

膈関二穴、背中が痛くて悪寒する、背骨が強ばって身体を前後に曲げられない、飲食物が咽喉を通らない、吐くけど何も出なくて唾を吐く、胸中が噴門で詰まって不快、しょっちゅう便が出る、尿が黄色いものを主治する。

＊三尸（さんし）は、三尸九虫のことで、常に胃腸に潜む。尸虫や三彭（さんぽう）とも呼ばれる。上尸が彭倨（ほうきょ）で頭にいる。中尸が彭質（ほうしつ）で腹

にいる。下尸が彭橋で足にいる。身体の上中下に発生する結核のこと。

魂門二穴、主－尸厥、走注、胸背引－心痛、食飲－不下、渾身－筋攣骨痛、体熱、労嗽、気－不昇降、腹中－雷鳴、大便－不節、小便－黄赤。

陽綱二穴、主－腸鳴、腹痛、食－不下、大便－泄利不節、小便－淋瀝、身熱－目黄、腹脹、怠惰。

意舎二穴、主－腹満、虚脹、背－悪寒、泄瀉、溺黄、食－不下、嘔吐、消渇、目黄、身熱。

胃倉二穴、主－腹満、虚脹、水腫、食飲－不下、背痛、悪寒、不得－俯仰。

肓門二穴、主－心下痛、大便－秘、婦人－乳癰。

志室二穴、主－腰背強痛、飲食－不消、腹中－堅急、陰痛－下腫、遺精、小便－淋瀝、吐逆－霍乱。

胞肓二穴、主－腰痛、悪寒、不得－俯仰、食－不消、小腹－堅急、癃閉、脊背－引痛、傴僂。

秩辺二穴、主－腰痛不能俯仰、小便－淋瀝、五痔－発腫。

魂門二穴、仮死状態、全身に痛みが走る、心臓の痛みが胸背部まで及ぶ、飲食できない、全身の筋肉が攣って骨が痛む、身体が熱い、慢性の咳や結核、呼吸できない、腹がゴロゴロ鳴る、しょっちゅう便が出る、オレンジ色の尿を主治する。

陽綱二穴、腸鳴、腹痛、食べ物が咽喉を通らない、しょっちゅう下痢が出る、尿がポタポタ出る、発熱して目が黄変する、腹の膨隆、怠惰（たいだ）なものを主治する。

意舎二穴、腹部の膨満感、虚証による腹部膨隆、背中の悪寒、下痢、尿が黄色、食べ物が咽喉を通らない、嘔吐、咽喉が渇いて常に空腹、目の黄変、発熱を主治する。

胃倉二穴、腹部の膨満感、虚証による腹部膨隆、浮腫、飲食できない、背中の痛み、悪寒、身体を前後に曲げられないものを主治する。

肓門二穴、心窩部の痛み（胃痛）、便秘、婦人の乳腺炎を主治する。

志室二穴、腰背部が強ばって痛む、胃アトニー、腹が硬くなって引き攣る、外陰部の痛みと腫れ、遺精、尿がポタポタ出る、嘔吐して下痢して乱れるものを主治する。

胞肓二穴、腰痛、悪寒、身体を前後に曲げられない、胃下垂や胃アトニー、下腹が硬くなって引き攣る、排尿障害、背骨が引き攣って痛む、円背を主治する。

秩辺二穴、腰痛で前後に曲げられない、尿がポタポタ出る、五痔で腫れるものを主治する。

＊牡痔、牝痔、脈痔、腸痔、血痔を五痔という。

○面部・凡三十九穴・第十（顔面部、全部で三十九穴）

懸顱二穴、禁-深刺。主-偏頭風痛、目外眥-赤、歯痛、身熱、面膚-赤腫、鼻洞-濁不止、伝為-鼽衄、瞑目、熱痛、煩満、汗-不出。

頷厭二穴、深刺－令人聾。主－頭風痛、目眩、耳鳴、頸項－強急、目外眥－急、喜－嚔、頸痛、驚癇、歴節風、汗出。

懸釐二穴、主－面皮赤腫、頭偏痛、目鋭眥－赤痛、煩心、不欲－食、中焦－客熱、熱病－汗不出。

陽白二穴、主－瞳子痒痛、目内－赤腫、胬肉－熱涙、湿爛－冷涙、重衣－不温、頭痛、嘔吐－痰沫、背腠－寒慄。

攅竹二穴、主－火邪乗目失明、睛－昏。目－赤脹痛者、宜－三棱鍼、出血三次。瀉去－火気、則目－復明。一方、主－瞼動不得臥、頬痛、眩、嚔、瞳子－痒、尸厥、癲狂。

懸顱二穴、深刺を禁じる。慢性の片頭痛、目尻が赤い、奥歯の痛み、発熱、顔の皮膚が赤くなって腫れる、蓄膿症で黄色い鼻水が止まらない、それが鼻水や鼻血となる、目を閉じたがる、胸が熱っぽくて痛い、胸中が煩悶して腫れぼったい、汗が出ないものを主治する。

頷厭二穴、深刺すると耳が聞こえなくなる。慢性頭痛、めまい、耳鳴り、頸や後頸部が強ばって引き攣る、目尻が引き攣る、くしゃみが多い、頸の痛み、驚いて癲癇（てんかん）になる、リウマチ、汗が出るものを主治する。

懸釐二穴、顔の皮が赤く腫れる、片頭痛、目尻が赤くなって痛む、心中煩悶、食欲がない、中焦に熱が宿る、熱病で汗が出ないものを主治する。

陽白二穴、目が痛痒い、目の内眼角が赤く腫れる、翼状片（よくじょうへん）ができて赤く腫れて涙が出る、目が爛れて涙が出る、厚着しても温かくない、頭痛、痰沫を吐く、背中の皮膚が寒けがして鳥肌が立つものを主治する。

攅竹二穴、火邪が目に乗じて失明する、視野が暗いものを主治する。結膜炎で腫痛があれば、三稜鍼で三回ほど出血させると良い。それで火気を瀉して追い出せば、目が再び見えるようになる。一説には、瞼がピクピク動いて眠れない、頬の痛み、めまい、クシャミ、目が痒い、仮死状態、鬱や躁状態を主治する。

＊中焦客熱は、脾胃の熱がひどくて中焦に熱が結んだもの。便が硬い、胸の煩躁、無味などがある。

絲竹空二穴、禁灸。治-眼疼、目-赤腫、沿皮-向前一寸五分、透-瞳子髎穴、宜-弾鍼出血。専治-迎風爛眼、冷涙-出、目眩、目赤、目戴上-不識人、眼-睫倒毛、発狂、吐-涎沫、偏正-頭風。

睛明二穴、禁灸。治-目内眥、胬肉侵睛、及生-翳膜、迎風-冷涙、憎寒、頭痛、小児疳積-患眼。東垣曰、刺-太陽睛明出血、則-目愈明。盖此経-多血少気、故-目翳赤痛、従-内眥起者、刺之以宣泄-太陽之熱。

瞳子髎二穴、主-頭痛、喉痹、青盲、目-紅腫、目-痒冷涙、垂簾-翳膜、胬肉-扳睛、患由-外眥始者。

承泣二穴、不可-灸。治-口眼喎斜、目瞤、面葉葉動、眼-視𥆨𥆨、目盲-赤痛、耳鳴、耳聾。一方、用艾如麦大-灸三壮、不可-鍼。

糸竹空二穴、灸はいけない。眼痛を治し、結膜炎による腫れには、前に向けて瞳子髎穴まで一寸五分透刺（とうし）し、鍼柄を弾いて出血させるとよい。風に当たると眼瞼炎になって涙が出る、めまい、結膜炎、白目を剥いて失神する、逆睫毛（さかまつげ）、発狂、水っぽい痰を吐く、慢性の頭痛や片頭痛を専門に治す。

睛明二穴、灸はいけない。目頭の肉片が瞳孔まで広がる、及び翼状片ができる、風に当たると涙が出る、悪寒、頭痛、小児の脾疳（ひかん）で眼がやられるものを治す。李東垣（りとうえん）は「足太陽経の睛明を刺して出血させれば、視野が明るくなる。この経は多血少気なので、翼状片で赤くなる痛みが目頭から始まれば、刺して太陽経の熱を排出するとよい」という。

瞳子髎二穴、頭痛、咽喉の痛み、視神経萎縮や緑内障、結膜炎で赤く腫れる、目が痒くて涙が出る、黒目の上に血管のある翼状片が現れる、目尻から翼状片ができて黒目を覆うものを主治する。

承泣二穴、施灸できない。顔面麻痺、瞼の痙攣、顔のチック、視野がぼやける、失明して赤く痛む、耳鳴り、難聴を治す。一説には、麦粒大の艾炷で灸三壮、鍼はできない。

＊疳積（かんしゃく）とは脾疳とも呼ばれ、疳が脾にあり、顔が黄色くて熱があり、腹部膨隆、泥を食べる、消化不良、酸っぱい下痢、眠りたがる、食欲不振、痩せるなどがある。腹の寄生虫。眼に来るのは、恐らく寄生虫が体内から眼に入る。

四白二穴、近古－禁不宜灸。主－頭痛、目眩、赤痒－生翳、微風－目瞤、口眼－喎僻。
顴髎二穴、禁－不宜灸。主－口喎眼斜、面瞤、目赤、頔腫、歯痛。
素髎一穴、禁灸。主－鼻喎僻、衄衂、窒塞、喘－息不利、息肉－不消、多涕、生瘡。
迎香二穴、主－鼻塞不聞香臭、生－息肉、流－清濁涕、口喎、面痒、牽動葉葉－状如虫行、唇－腫痛、喘－息不利、鼻喎、鼻内－生瘡。
巨髎二穴、主－目障白膜、目－盲無見、翳－覆瞳子、鼻塞、面風、頬腫、口喎、瘈瘲、脚気、膝腫。

四白二穴、近世では、灸は悪いので禁ずる。頭痛、めまい、目が赤く痒くなって翼状片ができる、微風で瞼が痙攣する、口眼歪斜（こうがんわいしゃ）を主治する。

顴髎二穴、灸はいけない。口が歪んで眼が斜め、顔のチック、結膜炎、頬骨の腫れ、奥歯の痛みを主治する。

素髎一穴、灸はいけない。顔面麻痺で鼻が歪む、鼻水や鼻血、鼻詰まり、喘息で呼吸しにくい、鼻のポリープが消えない、鼻水が多い、オデキができるものを主治する。

迎香二穴、鼻が詰まって匂いが分からない、鼻茸（はなたけ）ができる、透明だったり黄色い鼻水が流れる、口が歪む、顔が痒い、顔を虫が這（は）うようにピクピク動く、唇が腫れて痛む、喘息で呼吸しにくい、顔面麻痺で鼻が歪む、鼻の中にオデキができるものを主治する。

巨髎二穴、白内障、失明、翼状片が瞳孔を覆う、鼻詰まり、フケ症、頬の腫れ、口が歪む、引き攣り、脚気、膝が腫れるものを主治する。

禾髎二穴、主－尸厥、口噤、中風－口眼歪斜、唇吻－腫、鼻瘡、鼻衄、鼻淵、鼻塞－不聞香臭。不灸。

水溝一穴、治－脊強膂痛、一切－腰痛、中風－人事不省、中悪、鬼撃、喘喝、目－不可視、牙－関不開、唇－瞤、喎僻、戯笑、消渇－飲水無度、癲癇、不識－尊卑、黄疸。風水－面腫、人中－満、鍼之－出水、水尽－愈。

兌端一穴、主－唇吻強、四白－瞤動、齒齦－痛、鼻塞、口噤、鼓頷、舌乾、口渇、牙宣、鼻衄、癲疾－吐沫、小便－黄。

齦交一穴、主－額中痛、頸項強－不能回顧、目涙、眵汁、内眥－赤痒痛、生－白翳、鼻中－息肉、蝕瘡、窒塞－不利、面赤、心煩、寒暑－瘟疫、齒間－出血。

禾髎二穴、仮死状態、口が開かない、脳卒中で口眼歪斜になる、唇の腫れ、鼻のオデキ、鼻血、蓄膿症、鼻が詰まって匂いが分からないものを主治する。灸はしない。

水溝一穴、背骨が強ばって背筋（はいきん）が痛む、すべての腰痛、脳卒中で人事不省（じんじふせい）、突然に失神して人事不省になる、急に胸脇腹部に刺痛があって絞られるように痛む、喘鳴、見えない、口が開かない、唇がピクピク動く、口眼歪斜（こうがんわいしゃ）、ふざけて笑う、咽喉が渇いて常に空腹になり際限なく水を飲む、癲癇（てんかん）、狂って良いも悪いも分からない、黄疸を治す。突然に顔が浮腫（むく）んで、人中が膨れれば、ここに鍼すると水が出て、水が尽きて治る。

兌端一穴、唇の強ばり、四白がピクピク動く、歯茎の痛み、鼻詰まり、口が開かない、顎をガチガチさせる、舌が乾く、咽喉が渇く、歯槽膿漏、鼻血、癲癇（てんかん）で沫（あわ）を吹く、尿が黄色いものを主治する。

齦交一穴、前頭痛、頸や後頸部が強ばって振り返れない、涙が出る、目ヤニ、目頭が赤くなって痛痒い、白内障、鼻茸（はなたけ）、歯槽のオデキ、鼻が詰まって呼吸しにくい、顔が赤い、胸中煩悶、寒暖による発熱性伝染病、歯の間から出血するものを主治する。

地倉二穴、主ー中風、口喎ー流涎、目ー不得閉、唇瞤、不語ー失音、飲食ー不収、瞳子ー痒、遠視ー䀮䀮、脚腫。左病ー取右、右病ー取左。

承漿一穴、主ー口喎、項強、牙疼、唇吻ー不収、面腫、消渇、口歯ー疳蝕生瘡、暴瘖ー不能言、偏風ー半身不遂。

頬車二穴、治ー牙関不開、口噤ー不語、失音、牙車ー疼、頷頬ー腫、項強ー不得回顧、口眼ー喎僻。左病治右、右病治左。

大迎二穴、主ー風痙、瘖瘂、唇吻ー瞤動、牙疼、頬腫ー不可以嚼、舌強ー難言、風壅ー面浮、頸痛、瘰癧ー寒熱、目痛ー不能開。

地倉二穴、脳卒中で口が歪んで涎が流れる、顔面麻痺で目が閉じない、唇がピクピク動く、声が出なくて喋れない、飲食物が口角（こうかく）から流れ出る、目が痒い、遠くを見るとぼやける、脚の腫れを主治する。左半身の病に右半身を、右半身の病に左半身を取る。

承漿一穴、口が歪む、後頸部の強ばり、前歯の痛み、唇が弛緩して動かない、顔の浮腫み、いつも空腹で咽喉が渇く、アフタ口内炎、急に声が出なくなって喋れない、脳卒中による半身不随を主治する。

頬車二穴、口が開かない、口が開かなくて喋れない、声が出ない、顎関節の痛み、顎や頬の腫れ、後頸部が強ばって頸が回らない、口眼歪斜を治す。左側の病を右側の穴位で治し、右側の病を左側の穴位で治す。

大迎二穴、癲癇で硬直する、声が出ない、唇のチック、前歯の痛み、頬が腫れて咀嚼できない、舌が強ばって喋りにくい、風熱が壅盛（ようせい）（塞いで盛んになる）で顔の浮腫となる、頸の痛み、頸部のリンパ結核で悪寒発熱する、目が痛くて開けられないものを主治する。

○耳前後ー凡二十穴・第十一（耳前後の全部で二十穴）

上関二穴、主ー耳聾、耳鳴、口噤ー牙車不開、口眼ー喎僻、唇吻ー強、目瞇、青盲、悪風、齒齲ー不嚼物、耳鳴-痛。禁-深刺。

下関二穴、治-中風、口眼-喎僻、牙車-脱臼、目眩、歯痛、聤耳-有膿、耳鳴、耳聾、耳痛。

耳門二穴、主-耳内膿瘡、無聞、牙疼、口噤-不開、両目-紅腫。

和髎二穴、主-頭角痛、牙車-腫、耳中-鳴、頸頷-腫、鼻痛、面風、招揺-瞻視、瘈瘲、口僻。

聴会二穴、主-耳聾気閉、耳鳴-出膿、牙車-腫痛、悪-寒物、狂走、瘈瘲、恍惚-不楽、中風-口喎、手足-不随。

聴宮二穴、治-耳内蝉鳴、気痒、耳聾-気閉、聤耳-出膿、失音、心腹-満、癲疾。

上関二穴、難聴、耳鳴り、口が開かない、口眼歪斜、唇の強ばり、トラコーマ、視神経萎縮や緑内障、悪風（ハンセン病）、虫歯で噛めない、耳鳴りして痛むものを主治する。深刺してはいけない。

下関二穴、脳卒中、口眼歪斜、顎関節の脱臼、めまい、奥歯の痛み、耳から膿が出る、耳鳴り、難聴、耳の痛みを治す。

耳門二穴、耳内に膿瘡があって聞こえない、前歯の痛み、口を閉じて開かない、両目が結膜炎で腫れたものを主治する。

和髎二穴、側頭部の痛み、顎関節の腫れ、耳鳴り、頸や顎の腫れ、鼻の痛み、フケ症、眼球震顫、引き攣り、顔面麻痺で口が歪むものを主治する。

聴会二穴、突発性難聴、耳鳴り、耳から膿が出る、顎関節の腫痛、冷たいものを食べない、狂って走り回る、痙攣、ぼんやりして楽しくない、脳卒中で口が歪み、手足が不随となるものを主治する。

聴宮二穴、セミが鳴くような耳鳴り、耳の中が痒い、突発性難聴、耳から膿が出る、声が出ない、上腹部の膨満感、癲癇を治す。

角孫二穴、主–目生膚翳、歯齦–腫、唇吻–急、頸項–強。

瘈脈二穴、主–頭風、耳鳴、眵瞢、目睛–不明、驚癇、瘛瘲。

顱息二穴、主–風痓、身熱、頭重、耳痛、耳聾、驚癇、瘛瘲、喘息、嘔吐–涎沫、胸脇相引–不得臥、目視–不明。

翳風二穴、主–耳鳴、耳聾、口眼–喎斜、呵欠–脱頷、口噤–難言、頬腫、牙車–急、耳中–膿、瘰癧、項–強。

角孫二穴、目の翼状片、歯茎の腫れ、唇の強ばり、頸や後頸部の強ばりを主治する。

瘈脈二穴、慢性頭痛、耳鳴り、目ヤニで視野がはっきりしない、視野がはっきりしない、驚いて癲癇になる、痙攣を主治する。

顱息二穴、癲癇で硬直する、発熱、頭が重い、耳の痛み、難聴、驚いて癲癇になる、痙攣、喘息、唾を嘔吐する、胸脇が引き攣って眠れない、視野がぼやけるものを主治する。

翳風二穴、耳鳴り、難聴、顔面麻痺、アクビして顎が外れる、口が開かなくて喋りにくい、頬の腫れ、顎関節の引き攣り、耳の膿、頸部のリンパ結核、後頸部の強ばりを主治する。

○頸‐凡十七穴・第十二（頸は全部で十七穴）

廉泉一穴、主‐舌強、舌縦、舌巻‐短縮、舌腫‐満口、重舌、喉痹、欬嗽‐上気、喘息‐嘔沫、涎出‐難言。

人迎二穴、主‐吐逆、霍乱、胸満、喘呼‐不得息、項中‐気悶、飲食‐不下、咽喉‐腫、瘰癧。

天窓二穴、治‐一切瘰癧、耳鳴、耳聾、頬腫、喉痛、暴‐瘖不言、肩痛引項‐不能回顧、中風‐歯噤。

天牖二穴、主‐頭風、面腫、項強‐不得回顧、目痛‐不明、耳不聡、面青黄‐失沢、夜夢‐顛倒。

天容二穴、主‐喉痹、寒熱、咽中‐如梗、頸‐癭、項‐癰、不可‐回顧、胸中痛満‐不得息、嘔逆‐吐沫、歯‐噤、耳‐鳴及聾。

廉泉一穴、舌が強ばる、舌が弛緩する、舌が巻いて短縮する、口いっぱいに舌が腫れる、舌下の腫れ、咽喉の痛み、咳してゼイゼイする、喘息で水っぽい痰を吐く、涎が出て喋りにくいものを主治する。

人迎二穴、嘔吐して下す霍乱（コレラ）、胸部が腫れぼったい、喘いで呼吸できない、後頸部が腫れぼったい、飲食物が咽喉を通らない、咽喉の腫れ、頸部のリンパ結核を主治する。

天窓二穴、頸部のリンパ結核なら全て、耳鳴り、難聴、頬の腫れ、喉頭痛、急に声が出なくなって喋れない、肩の痛みが後頸部に及んで振り返れない、脳卒中で歯を食いしばるものを治す。

天牖二穴、慢性頭痛、顔の浮腫(むく)み、後頸部が強ばって頸が回らない、目が痛くて明瞭に見えない、はっきり耳が聞こえない、顔が青黄色くてツヤがない、夜に夢で転ぶものを主治する。

天容二穴、咽喉の痛み、悪寒発熱、食道にトゲが刺さった感覚、甲状腺腫、後頸部のデキモノ、寝違い、胸中が痛くて痞(つか)えて呼吸できない、吐き気がして沫を吐く、歯を食いしばる、耳鳴りと難聴を主治する。

＊天牖の原文は「目痛不明不聡」だが、『鍼灸大成』によって「耳不聡」と訂正した。

水突二穴、治－欬逆上気、咽喉－壅腫、呼吸－短気、喘－不得息、噎食、翻胃。

気舎二穴、治－喉痹、頸腫、項癭、欬逆－上気、飲食－不下、喘息－嘔沫、歯噤。

扶突二穴、主－欬嗽多唾、上気、喘息、喉鳴－如水鶏声、暴瘖、気哽。

天鼎二穴、主－喉痹、咽腫、飲食－不下、項癭、喉鳴。

水突二穴、咳してゼイゼイ喘ぐ、咽喉が腫れて塞がる、息切れ、喘いで呼吸できない、食道閉塞、朝食で夕方に吐いて夕食で明け方吐くものを治す。

気舎二穴、咽喉の痛み、頸の腫れ、甲状腺腫、咳してゼイゼイ喘ぐ、飲食物が咽喉を通らない、喘息で水っぽい痰を吐く、歯を食いしばるものを治す。

扶突二穴、咳して水っぽい痰が多い、ゼイゼイする、喘息、咽喉から喘鳴音がする、突然に声が出なくなる、咽喉が詰まる感じを主治する。

天鼎二穴、咽喉の痛み、咽喉の腫れ、飲食物が咽喉を通らない、甲状腺腫、喘鳴音を主治する。

○肩-凡二十八穴・第十三（肩部は全部で二十八穴）

肩井二穴、治-五労七傷、頸項-強痛、肩髆-閃挫、肘臂-不挙、目鋭眥-痛、缺盆中-痛、馬刀、寒瘧。此穴、五臓六腑-気所聚、不可-補。令人-昏暈。暈者-宜出鍼。不宜-留鍼、瀉法-乃可。

肩貞二穴、主-寒熱、耳鳴、耳聾、缺盆肩中-熱痛、風痹-手臂不挙。如-肩端紅腫、宜-弾鍼出血。

巨骨二穴、主-驚癇、吐血、髆痛、胸中-有瘀血、肩臂引急-難伸。

天髎二穴、主-頸項急、肩肘-痛、寒熱、缺盆中-痛、胸中-煩満、汗-不出。

肩髃二穴、主-中風、肩臂-痛、風癱-不随、半身-不遂、肩中-熱、頭-不可回顧、手-不可及頭、攣急、癮疹、癭気。唐魯州刺史-庫狄嶔、患-風痹、甄権-取此穴、刺之、立能-挽弓引射。

肩髎二穴、主-肩重不能挙、臂肘-痛。

臑兪二穴、治-肩腫寒熱、臂酸-引痛。

肩井二穴、五労七傷、頸や後頸部が強ばって痛む、肩甲骨がズキンと痛む、肘や前腕が挙がらない、目尻の痛み、僧帽筋の痛み、腋のリンパ結核、寒けがしてから発熱するマラリア症状を治す。この穴位は、五臓六腑の気が集まる場所なので補法してはいけない。患者が昏倒する。暈鍼したら抜鍼すると良い。留鍼は悪く、瀉法なら良い。

肩貞二穴、悪寒発熱、耳鳴り、難聴、欠盆や肩の熱痛、風痹で手や前腕が挙がらないものを主治する。肩の端が赤く腫れていれば、鍼柄を弾いて出血させると良い。

巨骨二穴、驚いて癲癇になる、吐血、上腕の痛み、胸中に瘀血があって痛む、肩から前腕が引き攣って伸ばしにくいものを主治する。

天髎二穴、頸や後頸部が引き攣る、肩と肘の痛み、悪寒発熱、僧帽筋の痛み、胸中が煩悶して腫れぼったい、汗が出ないものを主治する。

肩髃二穴、脳卒中、肩と上肢の痛み、風癱で不随となる、半身不随、肩が熱い、寝違いで回らない、手が頭に行かない、上肢の引き攣り、ジンマシン、甲状腺腫を主治する。唐代の魯州の長官である庫狄嶔が風痹になったとき、この穴位に甄権が刺鍼すると、すぐに弓を挽いて射ることができた。

肩髎二穴、肩が重くて挙がらない、上肢や肘が痛むものを主治する。

臑兪二穴、肩が腫れて冷感や熱感がある、上肢がだるく引き攣って痛むものを治す。

＊五労七傷だが、五労は五臓の衰弱。七傷は食傷、憂傷、飲傷、房室傷、飢傷、労傷、経絡営衛気傷の七つ。〇風癱

は産痿とも呼び、衝脈と任脈の血虚で、心脾が栄養されず、宗筋が緩んで骨や関節を束ねられず、手足が軟弱無力になるもの。つまり脳卒中。


秉風二穴、治－肩痛不能挙動。

天宗二穴、主－肩痹、頬、頷、歯根－腫痛、肘臂－外後廉痛。

肩外兪二穴、治－肩痹寒熱至肘、痛－引曲頬。

肩中兪二穴、主－寒熱、目視－不明、欬嗽－上気、唾血。

曲垣二穴、治－周痹、気注、肩髆拘急－作痛。

缺盆二穴、主－息奔、胸満－喘急、水腫、汗出、寒熱、胸中－熱満、缺盆－痛腫、項瘿、喉痹、瘰癧（缺盆中－腫、外潰－則生、不－則死）。

臑会二穴、主－寒熱、肩腫－引胛中痛、臂痛－不能挙、項瘿、気瘤。


秉風二穴、肩が痛くて動かせないものを治す。

天宗二穴、肩の痛み、頬や顎や歯根部の腫痛、肘や前腕の尺側後縁が痛むものを主治する。

肩外兪二穴、肩が痛くて冷えや熱感が肘まで達し、痛みが下顎角まで及ぶものを治す。

肩中兪二穴、悪寒発熱、視野がぼやける、咳してゼイゼイ喘ぐ、血を唾するものを主治する。

曲垣二穴、周痹（しゅうひ）、気注（きちゅう）、肩甲骨が引き攣って痛むものを治す。

欠盆二穴、息賁（そくふん）、胸部が腫れぼったく激しく喘ぐ、浮腫、汗が出る、悪寒発熱、胸中の熱感、欠盆が痛くて腫れる、甲状腺腫、咽喉の痛み、頚部のリンパ結核（欠盆中が腫れて、外に潰れれば生きるが、そうでなければ死ぬ）ものを主治する。

臑会二穴、悪寒発熱、肩の腫れが肩甲骨まで及んで痛む、腕が痛くて挙がらない、甲状腺腫、ガングリオンを主治する。

*周痹は、痛みが左右半身で上下に移動するもの。○気注は、最初に、うわ言を喋り、百日後に身体が浮腫となり、急に浮腫になったり消えたりし、一年後は全身が腫れ、色艶がなくなり、三年後に口から寄生虫を吐く。○息賁は、『霊枢』邪気蔵府病形に「呼吸が切迫して喘ぐ」とあり、肺の積で、右脇に杯ほどのシコリがあり、悪寒発熱、胸悶や嘔逆、咳して膿血を吐き、肺化膿症となる。○気瘤とは、軟らかくて皮膚と同じ色をした瘤で、悪寒発熱はなく、感情によって大きくなったり小さくなったりする。恐らくガングリオン。

○胸自-天突、循-任脈下行、至中庭-凡七穴・第十四（胸の天突から任脈に沿って下に中庭まで、全部で七穴）

天突一穴、主-欬嗽、哮喘、喉中-有声、肺気-壅塞、咯吐-膿血、喉痹、喉瘡、瘖-不能言、項癭、瘤気。許氏云、此穴一鍼四効。凡-下鍼後良久、先-脾磨食、覚-鍼動為一効。次-鍼破病根、腹中-作声為二効。次覚-流入膀胱、為三効。然後-覚気流行、入腰後-腎堂間、為四効矣。

璇璣ー穴、治ー膺脇満痛、喉痹、咽腫ー水漿不下、久嗽ー不愈、痰盛ー噎塞。

華蓋ー穴、主ー喘急上気、欬逆、喉痹、咽腫ー水漿不下、胸皮ー痛。

天突一穴、咳、喘息、喘鳴音、肺気が塞がる、カァッと膿血を吐き出す、咽喉の痛み、口蓋舌弓(こうがいぜっきゅう)が赤くなる、声が出なくて喋れない、甲状腺腫、丹毒(たんどく)を主治する。許氏(きょし)は「この穴は一鍼で四つの効果がある。鍼を刺して留鍼すると、まず脾が消化しだすが、すると鍼が動くのが一効。次は鍼が病根を破ると、腹中から音がするのが二効。次に膀胱に流入すると感じられるのが三効。最後に気が流れて腰の後ろの腎臓に入ったと感じられるのが四効」という。

璇璣一穴、胸や脇が膨満して痛む、咽喉の痛み、咽喉が腫れて水も飲めない、咳が長引いて治らない、痰が盛んで食道を閉塞したものを治す。

華蓋一穴、ゼイゼイ喘ぐ、咳、咽喉の痛み、咽喉が腫れて水も飲めない、胸の皮が痛むものを主治する。


*丹毒は、連鎖球菌による蜂巣炎。


紫宮ー穴、主ー胸脇支満、胸膺ー骨痛、飲食ー不下、嘔逆ー上気、煩心、嘔逆ー吐血、唾ー如白膠。

玉堂ー穴、主ー胸膺痛、煩心、欬逆ー上気、胸満ー不得息、喘急、嘔吐ー寒痰。

膻中ー穴、主ー気逆、噎塞、喉鳴ー喘嗽、不ー下食、胸中ー如塞、心胸ー諸痛、肺癰ー吐膿、嘔ー出涎沫。婦人-乳少、灸之良。

中庭一穴、主-胸脇支満、噎塞-食飲不下、嘔吐-痰涎、食入-復出、小児-吐妳。

紫宮一穴、胸脇が痞えて腫れぼったい、前胸部の骨が痛む、飲食物が咽喉を通らない、吐くけど何も出なくて吐き気がする、心中煩悶、激しく咳して吐血する、無色透明でニカワのようにネバネバする痰を唾するものを主治する。

玉堂一穴、前胸部の痛み、心中煩悶、激しい咳、胸部が腫れぼったくて呼吸できない、ゼイゼイ喘ぐ、咳して無色透明で水っぽい痰を吐くものを主治する。

膻中一穴、激しい咳、食道閉塞、喘鳴音があって咳して喘ぐ、食べたものが胃に降りない、胸中が塞がれたように痞(つか)える、胸や胃の様々な痛み、肺化膿症で膿痰を吐く、水っぽい痰を吐くものを主治する。婦人で乳汁が少なければ、ここの灸が良い。

中庭一穴、胸脇部が痞えて腫れぼったい、食道閉塞で飲食できない、水っぽい痰を吐く、食べたものをすぐに吐く、乳児が乳を吐くものを主治する。

○胸自-輸府、挟-任脈、両傍-各二寸、下至歩廊-凡十二穴・第十五（胸の兪府から任脈を挟んで両傍ら二寸ずつ、下は歩廊まで、全部で十二穴）

輸府二穴、治-欬嗽、喘逆、痰涎-上気、喉嚨-疼、舌本-強、胸中-痛、不-下食、腹脹。

彧中二穴、主‐嗽喘痰涎、胸痛、不能‐食、及‐乳癰之近少陰者。

神蔵二穴、主‐心懸病飢、善恐‐心惕、口熱‐舌乾、咽腫、上気‐嘔逆、欬嗽、喘‐不得息、胸満‐不嗜食。

霊墟二穴、主‐胸膈支満不得息、欬逆、嘔吐、不嗜食。

神封二穴、主‐胸脇支満不得息、洒淅‐悪寒、欬逆、嘔吐、胸満、不嗜食。

歩廊二穴、治‐胸膈脹満、気‐塞不通、呼吸‐少気、欬逆、嘔吐、不嗜食。

兪府二穴、咳、激しく喘ぐ、ゼイゼイして水っぽい痰を吐く、気管の痛み、舌根の強ばり、胸中の痛み、食べたものが胃に降りない、腹の膨隆を治す。

彧中二穴、咳して喘いで水っぽい痰を吐く、胸痛、食べられない、そして乳腺炎が足少陰経に近いものを主治する。

神蔵二穴、空腹のように胃がぶら下がった感じ、恐がりやすくて心臓がドキドキする、口の中が熱くて舌が乾く、咽喉の腫れ、吐き気がして吐くけど何も出ない、咳、喘いで呼吸できない、胸部が腫れぼったくて食欲がないものを主治する。

霊墟二穴、胸郭が痞（つか）えて腫れぼったくて呼吸できない、咳、嘔吐、食欲がないものを主治する。

神封二穴、胸脇が痞えて腫れぼったくて呼吸できない、ゾクゾクと悪寒する、咳、嘔吐、胸部が腫れぼったい、食欲がないものを主治する。

歩廊二穴、胸郭が痞えて腫れぼったい、気が塞がって呼吸できない、微弱呼吸、咳、嘔吐、食欲がないものを治す。

○胸自-気戸、挟-輸府両傍各二寸、下行至乳根-凡十二穴・第十六（胸の気戸から兪府を挟んで両傍ら二寸ずつ、下は乳根まで、全部で十二穴）

気戸二穴、治-欬逆上気、肩息-欬嗽、胸脇-脹満、背痛、不知-食味、乳癰。

庫房二穴、主-胸脇支満、欬逆-上気、呼吸-喘息、多唾-濁沫膿血。

屋翳二穴、主-欬逆上気、唾-膿血濁沫、痰飲、陽明湿熱-水腫、皮痛-不可近衣。

膺窓二穴、主-胸脇満、乳癰-寒熱、腸鳴-注泄。

乳中二穴、当-乳頭、禁-不可刺灸。

乳根二穴、主-欬嗽気急、哮喘、胸下-満痛、膈気-食噎、乳癰-寒熱。

気戸二穴、咳してゼイゼイ喘ぐ、咳して肩を上下させて呼吸する、胸脇部が痞えて腫れぼったい、背中の痛み、食べ物の味が分からない、乳腺炎を治す。

庫房二穴、胸脇部が痞えて腫れぼったい、咳してゼイゼイ喘ぐ、喘息、濁った痰や膿血を唾することが多いものを主治する。

屋翳二穴、咳してゼイゼイ喘ぐ、膿血や濁った痰を唾する、痰飲（体内で代謝されない水液）、陽明経の湿熱で浮腫となる、皮膚が痛くて服を身に着けられないものを主治する。

膺窓二穴、胸脇部の膨満感、乳腺炎で悪寒発熱する、腸鳴して水のような下痢するものを主治する。

乳中二穴、乳頭の中央、刺鍼や施灸してはいけない。

乳根二穴、咳してゼイゼイ喘ぐ、喘鳴を伴う喘息、胸下の膨満痛、食道閉塞、乳腺炎で悪寒発熱するものを主治する。

○胸自ｰ雲門、挟ｰ気戸両傍各二寸、下行至食竇ｰ凡十二穴・第十七（胸部で雲門から気戸を挟んで両傍ら二寸ずつ、下は食竇まで、全部で十二穴）
雲門二穴、禁灸。主ｰ傷寒、四肢熱ｰ不已、胸膈ｰ満、両脇ｰ痛、欬嗽、喘気、脇ｰ徹背痛、喉痹、癭瘤。慎ｰ不可深刺。

中府二穴、主ｰ胸中痛、噎閉、気攻ｰ喉項、腹脹、四肢ｰ腫、肩背ｰ痛風、汗出、皮痛ｰ面腫、胸満、寒熱、上気、欬、唾ｰ痰沫、面腫、少気、不得臥、飛尸、遁疰、婦人ｰ乳癰、癭瘤。

周栄二穴、主ｰ胸脇支満、不得ｰ俯仰、食ｰ不下、喜飲、欬唾ｰ稠膿、及ｰ乳癰之近太陰者。

胸郷二穴、主ｰ胸脇支満引膺背、臥ｰ不能転側。

天谿二穴、主ｰ胸中満痛、乳腫、喘逆、賁鬱ｰ上気、喉中ｰ作声。

食竇二穴、主‐胸脇支満、膈間‐雷鳴、常有‐水声、膈痛。

雲門二穴、灸はいけない。悪寒のする伝染病、手足が熱が下がらない、胸郭部の膨満感、両脇の痛み、咳、喘ぐ、脇の痛みが背中まで達する、咽喉の痛み、甲状腺腫を主治する。深刺してはいけない。

中府二穴、胸中の痛み、食道閉塞、気が喉や頸を攻めて不快、腹の膨隆、手足の腫れ、肩背部の痛み、汗が出る、皮膚が痛くて顔が浮腫む、胸部が腫れぼったい、悪寒発熱、ゼイゼイする、咳して水っぽい痰を唾する、顔の浮腫み、微弱呼吸、不眠、飛尸、伝染力の強い結核、婦人の乳腺炎、甲状腺腫を主治する。

周栄二穴、胸脇部が痞えて腫れぼったい、身体を前後に曲げられない、食べ物が咽喉を通らない、水を飲みたがる、咳して粘稠な膿痰を唾する、そして足太陰経付近の乳腺炎を主治する。

胸郷二穴、胸脇部が痞えて腫れぼったくて胸背部まで及ぶ、寝返りできないものを主治する。

天渓二穴、胸中の膨満痛、乳房の腫れ、激しく喘ぐ、胸中満悶してゼイゼイする、喘鳴音を主治する。

食竇二穴、胸脇部が痞えて腫れぼったく、上腹部がゴロゴロ鳴り、胃が常にポチャポチャ鳴る、横隔膜の痛みを主治する。

*飛尸とは、心窩部に刺痛があり、気が胸に上衝し、しょっちゅう頭痛するなどの症状が突然に起きる。

○**腋脇下 - 凡八穴・第十八**（腋や脇の下、全部で八穴）

淵腋二穴、主 - 肩項缺盆痛、胸満、臂 - 不能挙。不可灸。

大包二穴、治 - 腹有大気不得息、胸脇 - 中痛。

輒筋二穴、主 - 胸脇暴満、喘息不得臥。

天地二穴、主 - 寒熱、胸膈 - 煩満、腋下腫、心中 - 澹澹大動、煩心 心痛、喜笑 - 不休、上気、痎瘧。

淵腋二穴、肩や後頸部や欠盆の痛み、胸部が腫れぼったい、前腕が挙がらないものを主治する。施灸できない。

大包二穴、腹に大邪の気があって呼吸できない、胸脇の中が痛むものを治す。

輒筋二穴、胸脇部が突然に膨満し、喘息となって眠れないものを主治する。

天地二穴、悪寒発熱、胸中が煩悶して腫れぼったい、腋下の腫れ、心臓がドキドキする、心中煩悶、心痛、喜んで笑いが止まらない、ゼイゼイする、マラリア症状を主治する。

○**腹入 - 鳩尾、循 - 任脈、下行至会陰 - 凡十五穴・第十九**（腹の鳩尾に入り、任脈に沿って会陰まで下行、全部で十五穴）

鳩尾一穴、非高手 - 不能下 主 - 息賁、胸満、欬嘔、喉痹、咽腫、噎、喘 - 喉鳴、水漿 - 不下、癲癇、狂妄、昏悶、吐血、心驚。

巨闕一穴、主ー胸満、気痛、痞塞、驚悸、恍惚、吐逆、不食、喜嘔、発狂、膈中ー不利、翻胃、五臓気ー相幹、卒心痛、尸厥。妊娠、子上衝心ー昏悶、先刺ー巨闕、昏悶ー除。次、補ー合谷、瀉ー三陰交、応鍼而産矣。

上脘一穴、主ー九種心痛、風癇、驚悸、伏梁、痞満、吐瀉ー霍乱、腹痛、雷鳴、飧泄、翻胃、嘔吐、腹脹、気満、心忡ー驚悸、嘔血、吐涎、黄疸、積聚、虚労、吐血、五毒窒塞ー不能下食。

鳩尾一穴、この穴位は名人でなければ刺してはいけない。息賁(そくふん)で胸部が腫れぼったい、咳と吐き気、咽喉の痛み、咽喉の腫れ、食道閉塞、喘いで喘鳴音がある、水が飲めない、癲癇(てんかん)、デタラメをやったり言ったりする、意識が遠くなって気持ちが悪くなる、吐血、胸がザワザワするものを主治する。

巨闕一穴、胸部が腫れぼったい、気痛(きつう)、胃が痞(つか)えて塞がった感じ、驚いて心臓がドキドキする、ぼんやりする、嘔吐、食べない、よく吐き気する、発狂、食道閉塞で通りにくい、朝食で夕方に吐いて夕食で明け方吐く、五臓の気の失調、急に心痛となる、仮死状態を主治する。妊娠して悪阻(つわり)がひどく、意識が遠くなって気持ちが悪ければ、まず巨闕を刺すと、意識が遠くなって気持ちが悪くなる状態が除かれる。次は合谷に補法、三陰交に瀉法すれば、鍼に応じて出産する。

上脘一穴、九種心痛(きゅうしゅしんつう)、癲癇で手足を揺らす、驚いて心臓がドキドキする、伏梁(ぶくりょう)、胸が塞がれたようで不快、吐いて下す霍乱(かくらん)、腹痛、腹がゴロゴロ鳴る、消化不良の下痢、朝食で夕方に吐いて夕食で明け方吐く、嘔吐、腹の膨隆、胸が詰まる、驚いて心臓がドキドキする、吐血、水っぽい痰を吐く、黄疸、腹中のシコリ、結核など慢性衰弱性疾患、吐血、五毒により食道か塞がって食事が咽喉を通らないものを主治する。

＊息賁は、『霊枢』邪気蔵府病形に「呼吸が切迫して喘ぐ」とあり、肺の積で、右脇に杯ほどのシコリがあり、悪寒発熱、胸悶や嘔逆、咳して膿血を吐き、肺化膿症となる。○気痛は、三焦の気滞で起きる痛み。胸腹腰脇に起こる。○九種心痛は、『備急千金要方』によると虫心痛、注心痛、風心痛、悸心痛、良心痛、飲心痛、冷心痛、熱心痛、去来心痛。○伏梁は、腹直筋の硬縮。○霍乱は、嘔吐して下痢するもの。コレラなど。○五毒とは、一般に胆礬、丹砂、雄黄、礬石、磁石など、激しい副作用がある鉱物薬。本書では官桂、川烏、鬼臼、狼毒、自然銅としている。

中脘一穴、主‐五膈、喘息‐不止、腹脹、中悪、脾疼、翻胃、下利、寒癖、心疝‐伏梁、面色‐萎黄、霍乱、泄出‐不知、完穀‐不化、心痛、身寒、不可‐俯仰、気寒‐発噎。

建里一穴、主‐腹脹、身腫、心痛、上気、腸中‐疼、嘔逆、不嗜食。

下脘一穴、主‐胃脹、羸痩、腹痛‐堅硬、気寒‐穀不転化、不嗜食、小便‐赤、癖塊‐連臍、厥気‐動揺、翻胃。

水分一穴、主‐腸胃虚脹、繞臍急痛‐衝心、腰脊‐急強、腸鳴‐如雷、鬼撃、鼻‐出血、小児‐顖陥。一方云、水脹病、灸百壮‐大良。不可‐鍼、鍼之‐水出尽死矣。

中脘一穴、五膈（ごかく）、喘息が止まらない、腹の膨隆、突然に失神して人事不省になる、胃痛、朝食で夕方に吐いて夕食で明け方吐く、下痢、寒癖（かんぺき）、心疝（しんせん）である伏梁、顔色がくすんだ黄色、嘔吐して下す霍乱（かくらん）、便が漏れても分からない、消化不良、胃痛、身体が冷える、腰を前後に曲げられない、腑気が塞がって食道閉塞となるものを主治する。

建里一穴、腹の膨隆、全身の浮腫、胃痛、ゼイゼイする、腸が痛む、吐くけど何も出ない、食欲がないものを主治する。

下脘一穴、胃の膨満、激痩せ、腹痛で腹が硬くなる、脾気が冷えて消化できない、食欲がない、尿が赤い、両脇にシコリがあって痛みが臍まで繋がる、逆乱した気が動揺する、朝食で夕方に吐いて夕食で明け方吐くものを主治する。

水分一穴、腸胃の虚証による腹部膨隆、臍の周りが引き攣って痛くて心窩部に衝き上げる、腰背が引き攣って強ばる、雷鳴のような腸鳴、急に胸脇腹部に刺痛があって絞られるように痛む、鼻血、小児の大泉門が閉じないものを主治する。一説には「浮腫ならば、水分に灸百壮すえると非常に良い。鍼はできない、鍼すると水が出尽くして死ぬ」という。

*五膈は、憂膈、恚膈、気膈、寒膈、熱膈。膈は噴門が塞がって胸が詰まること。○寒癖は、脇に紐状のシコリがあり、冷えると痛む。○心疝は、心気鬱積による痛み。上腹部が痛み、腹の皮が隆起して、臍から気が上がって心を衝く。○伏梁は、上腹部のシコリ。臍から心窩部に至る腹直筋痙攣。○厥気とは、逆乱した気。

神闕一穴、主－中風不省、久寒－傷敗臓腑、泄痢－不止、水腫－鼓脹、腸鳴、腹痛－臍繞、小児－妳利、脱肛、風癇－身反。徐平仲－中風不甦、桃源簿－為灸臍中百壮、始－甦。

陰交一穴、主－少腹堅痛、下引－陰中、不得小便、両丸－疝痛、陰汗－湿痒、腰膝－拘攣、鬼撃、鼻－出血、婦人－血崩帯下、絶子、賁豚－上腹、小児－陥顋。

気海一穴、治－臓気虚憊、真気－不足、肌体－羸痩、小腹－脹満、気痛、賁豚、疝瘕、淋瀝、婦人－崩漏帯下、小児－遺尿。是穴為－生気之原、諸虚－不足、併宜－取之。

石門一穴、主－腹痛、嚢縮、卒疝、五淋、便黄、嘔血、食穀－不化、水腫－膚腫、婦人悪露不止－成塊、崩中、漏下。

神闕一穴、脳卒中で人事不省、冷えが長引いて臓腑が傷つく、下痢が止まらない、腹水、腸鳴、臍周りの腹痛、乳児の下痢、脱肛、癲癇（てんかん）で手足を揺らして身体を反り返らせるものを主治する。徐平仲（じょへいちゅう）が脳卒中になって昏睡したとき、桃源簿（とうげんぼ）が臍中の神闕に灸を百壮すえ、やっと蘇生した。

陰交一穴、下腹が硬くなって痛み、痛みが陰部まで及んで排尿できない、両睾丸の痛み、陰部に汗をかいて痒い、腰や膝が引き攣る、急に胸脇腹部に刺痛があって絞られるように痛む、鼻血、婦人の不正出血やオリモノ、婦人の不妊症、胃腸神経症で気が下腹から上がって胃が張って苦しい、小児の大泉門が閉じないものを主治する。

気海一穴、臓気の衰弱、真気不足、激痩せ、下腹の膨満、気痛、胃腸神経症、疝瘕（せんか）、尿がポタポタ出る、婦人の不正出血やオリモノ、小児の遺尿を治す。この穴位は「生気の原」であり、さまざまな虚証や不足で併用する。

石門一穴、腹痛、陰嚢が縮む、突然の疝径ヘルニアで睾丸が腫れる、五淋、尿が黄色、吐血、消化不良、浮腫で皮が腫れる、婦人の悪露が止まらずにシコリとなる、激しい不正出血や生理がポタポタ続いて止まらないものを主治する。

*気痛は、三焦の気滞で起きる痛み。胸腹腰脇に起こる。○疝瘕は、瘕疝や蠱とも呼ばれ、下腹の熱痛、尿道から白い粘液が出るなどの症状がある。○五淋は、石淋、気淋、膏淋、労淋、熱淋。○便黄は小便黄の誤り。

関元一穴、治－中寒、臍下－疞痛、下元－虚損、遺精－白濁、五淋、泄利、賁豚、疝気、夜夢－鬼交、婦人－結血、経事－不来、赤白－帯下、崩漏－不止。

中極一穴、主－冷気、積聚、時－上衝心、腹中－熱、臍下－結塊、陰汗、水腫、失精、絶子、賁豚、疝瘕、恍惚、尸厥、婦人－経閉、胎衣－不下、月事－不調、血結－成塊、陰－寒痛痒、寒熱－羸瘦、断緒－不育。宜三灸之。

曲骨一穴、主－失精、五臓－虚弱、寒極、陽萎、小腹－脹満、淋瀝、癃閉、㿉疝、小腹痛、婦人－赤白帯下、陰瘡。

会陰一穴、主－前後二陰引痛、不得－大小便。主－陰汗、陰腫、陰痛、陰寒－衝心、陰蝕、陰痔、陰中一切諸痛。陰囊腫大ｰ如斗、刺之出水ｰ愈。

関元一穴、中寒、臍下がシクシク痛む、腎陰や腎陽の虚、白濁した精子が漏れる、五淋、下痢、胃腸神経症、疝径ヘルニア、夜になると夢で幽霊とセックスする、婦人の子宮で血が固まる、無月経、血や膿の混じったオリモノ、不正出血が止まらないものを治す。

中極一穴、冷気が腹中のシコリとなってしょっちゅう胃を衝く、腹中が熱い、臍下のシコリで子宮筋腫、陰部の発汗、浮腫、早漏、不妊症、胃腸神経症、疝瘕、ぼんやりする、仮死状態、婦人の無月経、胎盤が出ない、生理不順、子宮筋腫、外陰部が冷えて痛痒い、悪寒発熱して激痩せする、不妊症や無精子症を主治する。三壮施灸するとよい。

曲骨一穴、早漏、五臓の虚弱、ひどい寒証、インポテンツ、下腹の膨満、尿がポタポタ出る、排尿障害、疝径ヘルニア、下腹部の痛み、婦人の血や膿の混じったオリモノ、陰部のオデキを主治する。

会陰一穴、前後の陰部と肛門が痛くて大小便できないものを主治する。陰部の発汗、陰部の腫れ、外陰部の痛み、女子の外陰部が冷えて胃を衝く、陰部の糜爛、膣のポリープ、陰部の痛みなら全て主治する。陰囊が升のように腫れれば、刺して水を出せば治る。

＊中寒は三つあり、①寒中のことで、身体強直、口噤不語、あるいは手足を振るわせる、あるいは悪寒、あるいは発熱、あるいは眩暈、汗をかかないなど、冷えにあたったもの。②裏寒証、悪寒身蜷、手足厥冷、全身疼痛、顔が痩せる、水っぽい痰を吐く、下痢など。③中焦の虚寒。ここでは裏寒証と思われる。○五淋は、石淋、気淋、膏淋、労淋、

熱淋。〇冷気は、臓腑の気が寒冷と結合した病。腹脹や腹痛、気逆して面青で手足厥冷となる。〇疝瘕は、瘕疝や蠱とも呼ばれ、下腹の熱痛、尿道から白い粘液が出るなどの症状がある。

〇腹自‐幽門、挾‐巨闕両傍‐各半寸、循‐衝脈、下行至横骨‐凡二十二穴・第二十（腹の幽門から巨闕を挟んで両傍ら半寸ずつ、衝脈に沿って下は横骨まで、全部で二十二穴）

幽門二穴、治‐胸中痛悶、気逆、煩満、不嗜食、嘔吐‐涎沫、健忘、小腹‐脹、泄痢‐膿血、目赤痛‐従内眥始。

通谷二穴、主‐失欠、食‐不下、善‐嘔、喉痹、暴瘖‐不能言、結積‐留飲、痃癖、胸満、心中‐恍惚、目赤痛‐従内眥始者。

陰都二穴、主‐心下煩満、気逆、腸鳴、肺脹。

石関二穴、主‐噦噫、嘔逆、腹痛、気淋、小便‐黄、大便‐不通、心下‐堅満、脊‐強不利、多‐唾、目赤痛‐従内眥始、婦人‐子臓有悪血、血上衝腹‐痛不可忍。

商曲二穴、主‐腹中積聚、腸痛、不嗜食、目赤痛‐従内眥始。

幽門二穴、胸中が痛くて悶える、吐き気、胸中が煩悶して腫れぼったい、食欲がない、唾を嘔吐する、もの忘れ、下腹の膨隆、膿血を排便する、結膜炎の痛みが目頭から始まるものを治す。

腹通谷二穴、あくび、食べ物が咽喉を通らない、しょっちゅう吐き気する、咽喉の痛み、突然に声が出なくなって喋れない、留飲が結んで腹のシコリとなる、腹や両脇にシコリがあって痛む、胸部が腫れぼったい、ぼんやりする、結膜炎が目頭から始まるものを主治する。

陰都二穴、心窩部が煩悶して腫れぼったい、吐き気、腸鳴、肺が腫れぼったいものを主治する。

石関二穴、シャックリやゲップ、吐くけど何も出ない、腹痛、前立腺肥大、尿が黄色、便秘、心窩部が硬くなって膨れる、背骨が強ばって動きにくい、水っぽい痰が多い、結膜炎の痛みが目頭から始まる、婦人の子宮に悪血があって血が腹に上衝して痛くて耐えられないものを主治する。

商曲二穴、腹中のシコリ、腸痛、食欲がない、結膜炎で痛みが目頭から始まるものを主治する。

＊留飲は、飲邪が去らないもの。胸膈にあれば脇下痛、短気と咽喉が渇く。心下にあれば背中が手のひらほど冷える。腎にあれば、陰嚢と足脛が腫れる。そして心下痞満、シャックリ。眩暈などが起きる。

肓兪二穴、主－善飢、不－欲食、心－如懸、腹大－時切痛、寒疝、大便－燥、心下－有寒、目赤痛－従内眥始。

中注二穴、主－小腹有熱、面黒－如地、目内眥－赤痛、腰脊－痛、腸澼、小腹－脹、大便－堅燥、女人－月事不調。

四満二穴、主－臍下積聚、癥瘕、疝痛、腹大－石水、臍下切痛、振寒、目内眥－赤痛、女子－拘経悪血、賁豚－上下、無子。

気穴二穴、主－少腹痛、賁豚－上衝於心、泄利－不止、目赤痛－従内眥始、女人－月事不調。

大赫二穴、主－虚労、失精、陰痛、陰茎－萎縮、目赤痛－従内眥始、女子－赤白帯下。

横骨二穴、主－小腹脹、淋瀝、小便－難、陰器－引痛、目赤痛－従内眥始、五臓－虚竭、失精。

肓兪二穴、空腹になりやすい、食欲がない、空腹のように胃がぶら下がった感じ、腹が大きくなってしょっちゅう切られるように痛む、寒疝（かんせん）、大便の乾燥、胃の冷え、結膜炎の痛みが目頭から始まるものを主治する。

中注二穴、下腹に熱がある、顔が地面のように黒い、目頭が赤くなって痛い、腰や背骨の痛み、下痢、下腹の膨隆、大便が乾燥して硬くなる、女人の生理不順を主治する。

四満二穴、臍下のシコリ、腹部の移動する塊、突然の腹痛、腹水で腹が大きくなって石のように堅い、臍下が切られるように痛む、寒けがして振るえる、目頭が赤くなって痛む、女子の経に悪血（あっけつ）があって下腹が引き攣る、胃腸神経症で腹中を気が上下する、不妊症を主治する。

気穴二穴、下腹部の痛み、胃腸神経症で気が上がって胃を衝く、下痢が止まらない、結膜炎の痛みが目頭から始まる、女人の生理不順を主治する。

大赫二穴、結核など慢性衰弱性疾患、早漏、外陰部の痛み、陰茎萎縮、結膜炎の痛みが目頭から始まる、女子の血や膿の混じったオリモノを主治する。

横骨二穴、下腹の膨隆、尿がポタポタ出る、排尿困難で外生殖器が痛む、結膜炎の痛みが目頭から始まる、五臓の衰弱、早漏を主治する。

＊寒疝は、①内臓の虚寒と風寒による激しい腹痛。②陰嚢腫大で痛む。③鼡径ヘルニアの意味がある。ここでは①。

○腹自ｰ不容、以下挟ｰ幽門、両傍ｰ各二寸五分。自ｰ天枢、至ｰ気衝、挟ｰ足少陰、各一寸五分ｰ凡二十四穴・第二十一（腹で不容から下、幽門を挟んで両傍ら二寸五分ずつ。天枢から気衝まで足少陰を挟んで一寸五分ずつ。全部で二十四穴）

不容二穴、主ｰ腹満、痃癖、嘔血、心切痛ｰ引肩脇、背痛ｰ不可以欬、不嗜食、腹ｰ虚鳴、嘔吐。

承満二穴、主ｰ腸鳴、腹脹、上気ｰ喘、食飲ｰ不下、肩息、唾血。

梁門二穴、主ｰ胸下積気、食飲ｰ不思、大腸ｰ滑泄、完穀ｰ不化。

関門二穴、主ｰ遺溺、喘満、積気、腸鳴ｰ卒痛、泄利、不ｰ欲食、痎瘧ｰ振寒、遺溺。

太乙二穴、治ｰ癲狂、心煩、吐舌。

滑肉門二穴、治ｰ癲狂、嘔逆、吐血、重舌、吐舌、舌強。

天枢二穴、主ｰ奔豚、脾泄ｰ不止、気脹、腸鳴、腹満、赤白利、繞臍ｰ切痛、嘔吐、霍乱、痎瘧ｰ寒熱、水利、水腫、一切虚損、女人ｰ癥瘕血結、漏下ｰ赤白、月事ｰ不時。

外陵二穴、主ｰ腹脹如鼓、脹満ｰ不得息、心痛ｰ引臍。

不容二穴、腹部の膨満感、腹や脇にシコリがあって痛む、吐血、胃が切られるような痛みが肩や脇に及ぶ、背中が痛くて咳ができない、食欲がない、腹が鳴る、嘔吐するものを主治する。

承満二穴、腸鳴、腹の膨隆、咳して激しく喘ぐ、飲食できない、肩を上下させて呼吸する、血を唾するものを主治する。

梁門二穴、上腹部にシコリがある、食欲不振、下痢が止まらない、消化不良を主治する。

関門二穴、尿漏れ、胸が膨れて喘ぐ、腹中のシコリ、腸鳴して突然痛む、下痢、食欲がない、痰瘧（たんぎゃく）で寒けがして振るえる、尿漏れを主治する。

太乙二穴、鬱（うつ）や躁状態、胸中煩悶、口から舌を出すものを治す。

滑肉門二穴、鬱や躁状態、吐くけど何も出ない、吐血、舌下の腫れ、口から舌を出す、舌が強ばるものを治す。

天枢二穴、胃腸神経症、下痢が止まらない、気脹（きちょう）、腸鳴、腹部の膨満感、血や膿が混じった下痢、臍の周りが切られるように痛む、嘔吐、嘔吐して下す霍乱（かくらん）、マラリア症状による悪寒発熱、水様便、浮腫、全ての衰弱、女人の腹部の血塊、血や膿が混じったオリモノ、生理不順を主治する。

外陵二穴、腹が腹水のように膨隆、腹が痞（つか）えて呼吸できない、胃痛が臍まで及ぶものを主治する。

＊痰瘧は、夏に果物や油っぽい小麦製品を食べ過ぎて痰ができ、発熱が多くて悪寒が少なく、頭痛して肉がピクピクし、食べたものを吐いて沫を吐き、ひどくなると失神して卒倒する。〇気脹は、七情が鬱結し、気管を塞いだ脹病。身体が膨れて手足が痩せ、息は吸えるが吐けない。〇霍乱はコレラ。

大巨二穴、治－小腹脹満、煩渇、小便－難、㿗疝、偏墜、四肢－不収、驚悸、不眠。

水道二穴、治－小腹満引陰中痛、膀胱－有寒、腰背－強急、三焦結熱－小便不利、婦人－胞中瘕、子門－寒。

帰来二穴、治－奔豚、卵縮入腹－引茎中痛、婦人－血臓積冷。餘治－同水道穴。

気衝二穴、治－七疝、偏墜、下焦－熱、奔豚－逆気攻心、小腹－脹、石水、陰痿、茎痛、両丸－冷、腹満、不得臥、腰痛－不得俯仰、婦人－月事不利、陰腫、難産、胞衣－不下。東垣曰、脾胃－虚弱、感湿－成痿、汗－大泄、妨－食、三里、気街、以三稜鍼－出血。又曰、吐血多－不愈、以三稜鍼於気街－出血、立－愈。

自気戸－至乳根、去中行－各四寸。自不容－至滑肉門、去中行－各三寸。自天枢－至気衝、去中行－各二寸。

大巨二穴、下腹の膨満、やたらと咽喉が渇く、排尿困難、鼡径ヘルニア、陰嚢ヘルニア、手足が弛緩して動かない、驚いて心臓がドキドキする、不眠を治す。

水道二穴、下腹部の膨満感が外陰部まで及んで痛む、膀胱経に寒邪があって腰背が引き攣って強ばる、三焦に実熱が結んで排尿しにくい、婦人の子宮筋腫、膣口の冷えを治す。

帰来二穴、胃腸神経症、睾丸が縮んで腹に入って陰茎まで及んで痛む、婦人の子宮に冷えが蓄積するものを治す。そのほかの主治は水道穴と同じ。

気衝二穴、七疝、陰嚢ヘルニア、下焦熱、胃腸神経症で腑気が上逆して胃を攻める、下腹の膨隆、腹水で腹が石のように堅い、インポテンツ、陰茎が痛む、両睾丸が冷える、腹部の膨満感、不眠、腰痛で身体を前後に曲げられない、婦人の生理不順、陰部の腫れ、難産、胎盤が出ないものを治す。李東垣は「脾胃が虚弱で、湿邪を感受して足が萎えて動かず、ひどく汗をかき、食事できなければ、足三里と気衝を三棱鍼で出血させる」という。また「吐血が多くて治らねば、気衝を三棱鍼で出血させると直ちに治る」ともいう。

気戸から乳根まで、正中線から四寸ずつ離れる。不容から滑肉門まで、正中線から三寸ずつ離れる。天枢から気衝まで、正中線から二寸ずつ離れる。

*七疝は、五臓疝と狐疝、癩疝。書籍によって七疝の意味するものが異なる。○下焦熱は下焦実熱や下焦湿熱のことで、尿が出にくかったり淋病様の症状。

○腹自-期門、上直-両乳、挟-不容両傍各一寸五分、下行至衝門-凡十四穴・第二十二（腹の期門から、上は両乳と垂直、不容を挟んで両傍ら一寸五分ずつ、下は衝門まで、全部で十四穴）

期門二穴、主-傷寒過経不解、胸中煩熱-譫妄、胸膈-支脹、心-切痛、嗽逆-気喘、両脇積気痛-不得臥、嘔-無所出、目青而嘔、嘔-酸、食飲-不下、食後-吐水、口乾、消渇、面赤-大燥、肝積-肥気、腎積-奔豚、婦人-熱入血室如結胸状、譫語。

日月二穴、主‐太息、悲怒、語言‐不正、四肢‐不収、嘔吐‐宿汁、呑酸、多唾、小腹‐熱、欲走。

腹哀二穴、主‐便血、腹痛、寒中、気‐不化。

大横二穴、主‐大風、逆気、多寒、善悲、四肢‐不可挙動、多汗、洞泄。

腹結二穴、主‐臍痛衝心、腹中‐寒、瀉利、欬逆。

府舎二穴、主‐疝気、脾中急痛‐循脇搶心、腹満、積聚、逆気‐霍乱。

衝門二穴、主‐中虚気満、積気‐陰疝、婦人‐難産、上衝心‐不得息。

期門二穴、悪寒のする伝染病で伝経(でんけい)を過ぎても治らない、胸中が発熱でイライラして幻覚や幻聴がある、胸郭が痞(つか)えて腫れぼったい、胃が切られるように痛む、咳して喘ぐ、両脇のシコリが痛くて眠れない、嘔吐するが何も出ない、目が青くなって吐き気する、胃液を吐く、飲食できない、食後に胃液を吐く、口の乾燥、咽喉が渇いて常に空腹、顔が赤くて乾燥する、肝積(かんせき)の肥気(ひき)、腎積(じんせき)の奔豚(ほんとん)、婦人で熱入血室(ねつにゅうけっしつ)のため胸腹部で結び結胸(けっきょう)のようになる、うわごとを主治する。

日月二穴、ため息、悲しんだり怒ったり、おかしなことを言う、手足が弛緩して動かない、未消化物を嘔吐する、胃液がこみ上げる、水っぽい痰が多い、下腹(したばら)の熱、走りたがるものを主治する。

腹哀二穴、血便、腹痛、寒中(かんちゅう)、消化不良を主治する。

大横二穴、大風(だいふう)、吐き気、身体が冷える、よく悲しむ、手足が動かない、汗が多い、激しい下痢を主治する。

腹結二穴、臍の痛みが胃に及ぶ、腹中が冷える、下痢、咳するものを主治する。

府舎二穴、鼡径ヘルニア、胃が引き攣って痛くて脇に沿って心（しん）を衝（つ）く、腹部の膨満感、腹中のシコリ、腑気（ふき）が逆乱して嘔吐して下痢する霍乱（かくらん）を主治する。

衝門二穴、脾胃の腑気が虚して胸が詰まる、腹中で気が蓄積して鼡径ヘルニアになる、婦人の難産、気が胃を衝いて呼吸できないものを主治する。

＊気痛は、三焦の気滞で起きる痛み。胸腹腰脇に起こる。○肥気は『五十四難』に「左脇下に杯を伏せたようなシコリがあり、頭と足がある」とある。○奔豚は『五十四難』にあり、腰脊疼痛、少腹攣急、気上衝逆、耳聾耳鳴などがある。○熱入血室とは、生理時や産後に外邪を感受し、子宮に侵入して血と結合したもの。下腹部や胸脇下が硬くなって膨れ、寒熱往来があり、昼間は正常だが夜にうなされて意識が乱れるもの。○結胸は、邪気が胸腹部で結び、腫れぼったくて痛む病気。上腹部の脹満、痛くて触らせない、頭から汗、発熱、便の乾燥がある。○寒中は、①身体が強直、口噤不語、四肢を振るわす、突然の眩暈、汗が出ないもの。②『霊枢』五邪に「脾胃に邪のある裏寒証」とあり、心窩部の痛みや腸鳴、泄瀉がある。ここでは②。○腹哀の「気不化」は「穀気不化」とすべき。○大風は、①ハンセン病。②血虚生風による脳貧血の意味があり、ここでは②。

○手太陰及臂-凡一十八・第二十三（手太陰経の上肢。全部で十八穴）

少商二穴、主-胸満、欬逆、煩心、善嘔、喉痹、手攣、腮腫。弾鍼-出血、大治-上焦壅熱腫痛。唐刺史-成君掉、頷腫如升、喉中閉塞、水粒不下者-三日、甄権-以三棱鍼、取-此穴出血、立-愈。

魚際二穴、主-膚熱、悪-風寒、頭痛、欬嗽、喉乾、痹走胸背-不得息、目眩、煩心、上気、失瘖-不能言、少気、不-下食、寒慄、鼓頷、虚熱、舌黄、欬引-少腹痛、嘔血、溺血、心痹、悲恐。李明之曰、五臓気乱、取之-魚際。

太淵二穴、主-胸痹、逆気-嘔噦、肺脹、煩満、不得-安臥、喘急、心痛、飲水-欬嗽、臂-内廉痛、掌中-熱、肩背缺盆-引痛、振寒、嗌乾、数欠、吐血、狂言、睛青-目白、口僻、溺-変色而遺。

少商二穴、胸部が腫れぼったくて咳する、心中煩悶、しょっちゅう吐き気する、咽喉の痛み、手の痙攣、エラが腫れる（耳下腺炎）ものを主治する。鍼柄を弾いて出血させると、上焦の肺を熱が塞いで腫れて痛むものを治す。唐代の地方長官である成君掉は、顎が升のように腫れ、喉が閉塞して水滴も飲めなくなって三日目、甄権が三棱鍼で少商から出血させると、たちどころに治った。

魚際二穴、皮膚が熱くて悪風や悪寒する、頭痛、咳、喉のイガイガ、痛みが胸背に走って呼吸できない、めまい、心中煩悶、ゼイゼイする、声が出なくて喋れない、微弱呼吸、食べたものが胃に降りない、寒けがして鳥肌が立つ、顎をガチガチさせる、虚熱、舌に黄色い潰瘍ができる、咳すると下腹部が痛い、吐血、血尿、狭心症、悲しんで恐がるものを主治する。李杲(りこう)は「五臓の気が乱れれば魚際を取る」という。

太淵二穴、狭心症、咳してむせる、肺が腫れぼったい、胸中が煩悶して腫れぼったい、寝てられない、ゼイゼイ喘ぐ、心痛、水を飲むとむせる、前腕橈側縁の痛み、手のひらが熱い、肩と背中や欠盆まで痛い、寒けがして振るえる、咽喉の乾いた痛み、あくびが多い、吐血、うわ言、緑内障、顔面麻痺で口が歪む、尿の色が変わって遺尿するものを主治する。

経渠二穴、主-胸背拘急、喘満-上気、数欠、心痛、喉痹、嘔吐、掌中-熱、瘧疾、欬嗽、熱病-不汗。禁-不可灸、灸之傷-人神明。

列缺二穴、主-半身不遂、口眼-喎斜、唇-縦不収、嗽喘、口噤、寒瘧、頭-重如石、牙疼、唾血-嘔沫、偏正-頭風、手-痿不用、善笑、面目四肢-壅腫、肩痹、尸厥、溺血、小便-熱、陰茎-痛。列缺-為八法之一、以其合-任脈、行-肺系、而会-陰蹻也。

孔最二穴、治-熱病汗不出、欬逆、臂内厥痛-屈伸不便、手-不及頭、吐血、失音、咽腫、頭痛。

尺沢二穴、主-肺積息賁、胸脹-上気、肘攣-不挙、欬嗽、喉痹、善嚏、悲哭、小便-数、汗出-中風。

侠白二穴、治−心痛、短気、嘔逆、煩満。

天府二穴、禁−不可灸。治−気喘逆、目−紅腫、翳障、吐衄、飛尸、悪疰、鬼語−妄見、癭瘤、瘰癧、咽腫。

経渠二穴、胸背部が強ばって引き攣る、喘いでゼイゼイする、あくびが多い、心痛、咽喉の痛み、嘔吐、手のひらが熱い、マラリア症状、咳、熱病で汗をかかないものを主治する。施灸はいけない、灸すれば精神を傷付ける。

列欠二穴、半身不随、顔面麻痺、唇が弛緩して動かない、咳して喘ぐ、口が開かない、寒けがしてから発熱するマラリア症状、頭が石のように重い、前歯の痛み、血を唾して水っぽい痰を吐く、慢性の頭痛や片頭痛、手が萎(な)えて動かない、笑ってばかりいる、顔や手足の浮腫、肩の痛み、仮死状態、血尿、尿が熱い、陰茎が痛むものを主治する。列欠は八脈交会穴の一つで、任脈と合流し、気管を通って陰蹻脈と交わる。

孔最二穴、熱病で汗が出ない、咳、前腕屈側が冷えて痛くて屈伸しにくい、手が頭に挙がらない、吐血、声が出ない、咽喉の腫れ、頭痛を治す。

尺沢二穴、肺積(はいせき)の息賁(そくふん)、胸が塞がれたようで腫れぼったくゼイゼイする、肘が痙攣して挙がらない、咳、咽喉の痛み、くしゃみが多い、悲しんで泣く、頻尿、足太陽経に風邪が入って汗が出るものを主治する。

侠白二穴、心痛、息切れ、吐くけど何も出ない、胸中が煩悶して腫れぼったいものを治す。

天府二穴、施灸はいけない。激しく喘ぐ、結膜炎で赤く腫れる、翼状片が覆う、血を吐く、飛尸、胃痙攣、幻覚が見えて変なことを喋る、甲状腺腫、頸部のリンパ結核、咽喉の腫れを治す。

＊息賁は、『霊枢』邪気蔵府病形に「呼吸が切迫して喘ぐ」とあり、肺の積で、右脇に杯ほどのシコリがあり、悪寒発熱、胸悶や嘔逆、咳して膿血を吐き、肺化膿症となる。○尺沢の「善噫」だが、原文は「善啼」。『鍼灸大成』では「善噫」だが、そっちが妥当なので訂正した。○中風は主に脳卒中だが、足太陽膀胱経の風邪症状のこともいう。○飛尸とは、心窩部に刺痛があり、気が胸に上衝し、しょっちゅう頭痛するなどの症状が突然に起きる。

○手厥陰心主及臂－凡一十六穴・第二十四（手厥陰心包経の上肢。全部で十六穴）

中衝二穴、治－心痛、煩満、喉痹、舌本－強痛、熱病煩悶－汗不出、掌中－熱、身－如火。

労宮二穴、主－心疼、喜怒－不時、黄疸－目黄、口中－腫臭、胸脇痛－不可転側、大便－血、小便－赤。

大陵二穴、主－熱病汗不出、手心－熱、肘臂－攣痛、腋腫、心中－痛悶、煩渇、狂惑、喜笑－不休、悲泣、驚恐、面赤、目黄、小便－如血、嘔噦－無度、喉痹、口乾、身熱、頭痛、短気、腹中－尽痛、膿瘡、疥癬、婦人－乳癰。手痛－破裂者、灸此穴－良。

中衝二穴、心痛、胸中が煩悶して腫れぼったい、咽喉の痛み、舌根(ぜっこん)の強ばり痛、熱病で煩悶して汗が出ない、手のひらが熱い、身体が火のように熱いものを治す。

労宮二穴、胃痛、怒りっぽい、黄疸で目が黄色、口の中が腫れて臭い、胸脇が痛くて身体が捻れない、血便、血尿を主治する。

大陵二穴、熱病で汗が出ない、手掌が熱い、肘や前腕が痙攣して痛む、腋の腫れ、心中が痛くて不快、やたらと咽喉が渇く、狂う、喜んで笑いが止まらない、悲しんで泣く、少しのことでビクビクする、顔が赤い、目が黄色、血のような尿、際限のない吐き気、咽喉の痛み、口の乾燥、発熱、頭痛、息切れ、腹痛、膿瘍（のうよう）、疥癬（かいせん）、婦人の乳腺炎を主治する。手が破裂しそうに痛めば、この穴位に施灸すると良い。

＊労宮の「口中腫臭」が『鍼灸大成』では「口中腥臭」。つまり口臭。

内関二穴、主-心腹一切痛苦、肘臂-攣痛、腋痛、胸脇-煩満、失志、狂言、心中-大動、喜笑、悲哭、面-赤、目-黄、五癇、久瘧、中指-不用。諸病-宜、吐不得吐者-取此穴。内関-為八法之一、以其合-陰維、而会-衝脈於心胸也。

間使二穴、主-傷寒結胸、心-懸如飢、卒狂、悪寒、嘔沫、瘖-不得語、咽中-如梗、乾嘔、脾疼、久瘧-不愈、手心-煩熱、面赤、目黄、鬼邪-霍乱、婦人-月水不調、血結-成塊、小児-客忤。

郄門二穴、主－心痛、衂血、唾血、嘔噦、驚悸、神気－不足。

曲沢二穴、治－九種心痛、及風冷－臂疼肘痛、腋腫、胸脇－支満、善驚、身熱－煩渇、逆気－嘔涎血、風疹、搐搦。

天泉二穴、主－欬逆、心胸－煩満、脇下－支痛、臂－内廉痛、肘中－攣急。

内関二穴、上腹部の苦痛なら全部、肘や前腕が痙攣して痛む、腋痛、胸中が煩悶して腫れぼったい、希望をなくす、うわ言、心臓がドクドク動く、よく笑う、悲しんで泣く、顔が赤い、目が黄色、癲癇（てんかん）、慢性のマラリア症状、中指が動かないものを主治する。さまざまな病で、吐きたくとも吐けなければ、この穴位を取ると良い。内関は八脈交会穴の一つで、陰維脈と合流して心胸部で衝脈と交わる。

間使二穴、悪寒のする伝染病による結胸（けっきょう）、空腹時の胃がぶら下がっているような感じ、突然に狂う、悪寒、水っぽい痰を吐く、声が出なくて喋れない、咽喉にトゲが刺さった感覚、吐き気、胃痛、慢性のマラリア症状が治らない、労宮が発熱してイライラする、顔が赤い、目の黄変、鬼邪（きじゃ）によって突然嘔吐して下す霍乱（かくらん）、婦人の生理不順、子宮筋腫、小児のひきつけを主治する。

郄門二穴、心痛、鼻血、血を唾する、吐き気、驚いて心臓がドキドキする、元気がないものを主治する。

曲沢二穴、九種心痛（きゅうしゅしんつう）、そして風寒による前腕や肘の痛み、腋の腫れ、胸脇部が痞（つか）えて腫れぼったい、驚きやすい、発熱して咽喉が渇く、咳して血の混じった水っぽい痰を吐く、風疹、振るえを治す。

天泉二穴、激しい咳、胸中が煩悶して腫れぼったい、脇下が痞えて痛い、前腕屈側の痛み、肘の引き攣りを主治する。

＊結胸は、邪気が胸腹で結び、腫れぼったくて痛む病気。上腹部の脹満、痛くて触らせない、頭から汗、発熱、便の乾燥がある。○乾嘔は、吐いても何も出ないもの。○九種心痛は、『備急千金要方』によると虫心痛、注心痛、風心痛、悸心痛、食心痛、飲心痛、冷心痛、熱心痛、去来心痛。

○手少陰及臂－凡一十八穴・第二十五（手少陰心経の上肢。全部で十八穴）

少衝二穴、主－煩満、心痛、悲恐、驚笑、目黄、口燥、咽疼、肩腋肘臂－酸痛、哮喘、咽中－如有息肉、痞満、痰気－胸膈痛。宜三棱鍼－出血。

少府二穴、主－煩満、悲恐、肘腋－攣急、臂酸、胸中－痛、掌中－熱、五指－不能屈伸、本節－痛、舌強－難言、嘔吐、心血－妄行、痎瘧－久不愈、振寒、陰－挺出、陰痒、陰痛、遺尿、偏墜、小便－不通、太息。

神門二穴、主－心内呆痴、癲癇、発狂、健忘、喜怒－不時、臂－寒、面赤、悲笑－驚惑、失嘆、多言、心痛、数噫、伏梁、五癇、遺溺、失音。

少衝二穴、胸中が煩悶して腫れぼったい、心痛、悲しんで恐がる、驚いて笑う、目の黄変、口の乾燥、咽頭の痛み、肩や腋と肘や前腕がだるくて痛い、喘息、咽頭にポリープがあるようだ、胸が塞がれたようで不快、痰と気が結合して胸郭が痛むものを主治する。三棱鍼で出血させると良い。

　少府二穴、胸中が煩悶して腫れぼったい、悲しんで恐がる、肘や腋の引き攣り、前腕がだるい、胸中の痛み、手のひらが熱い、手指が屈伸できない、中手指節関節の痛み、舌が強ばって喋りにくい、嘔吐、出血、マラリア症状が久しく治らない、寒けがして振るえる、子宮脱、女性の外陰部の痒み、外陰部の痛み、遺尿、陰嚢ヘルニア、排尿できない、ため息するものを主治する。

　神門二穴、鬱（うつ）病で頭が働かない、癲癇（てんかん）、発狂、もの忘れ、怒りっぽい、前腕が冷える、顔が赤い、悲しんで笑い、驚ろいて惑（まど）う、感動しない、喋ってばかりいる、心痛、ゲップが多い、伏梁（ぶくりょう）、癲癇、尿漏れ、声が出ないものを主治する。

＊伏梁は、上腹部のシコリ。臍から心窩部に至る腹直筋痙攣。

陰郄二穴、主-失音不言、洒淅-振寒、厥逆、心痛、衄血、吐血、驚悸、肩臂腕骨-冷痛。

通里二穴、主-頭暈、面赤、懊憹、心悸、悲恐、臑肘臂-酸疼、目眩、苦嘔、喉痹-不能言、少気、遺溺。

霊道二穴、主-乾嘔、心痛、悲恐、瘛瘲、肘攣、暴瘖-不言、心内-呆痴、五癇、目痛。

少海二穴、主-心胸痛、発狂、肘攣、腋下-痛、気逆、心疼、瘰癧。

青霊二穴、主-臂痛不能挙、腋痛、目黄、目系-痛、振寒。

極泉二穴、主ー心痛、乾嘔、四肢ー不収、煩渇、肘臂ー厥冷、目黄ー脇痛、悲笑。

陰郄二穴、声が出なくて喋れない、ゾクゾクと寒けがして振るえる　厥逆（けつぎゃく）、心痛、鼻血、吐血、驚いて心臓がドキドキする、肩や前腕と手首の骨が冷えて痛むものを主治する。

通里二穴、頭がクラクラする、顔が赤い、懊憹（おうのう）、動悸、悲しんで恐がる、上肢がだるく痛む、めまい、胆汁を吐く、咽喉が痛くて喋れない、微弱呼吸、尿漏れを主治する。

霊道二穴、吐き気、心痛、悲しんで恐がる、引き攣り、肘の痙攣、急に声が出なくなって喋れない、鬱（うつ）病で頭が働かない、癲癇（てんかん）、目の痛みを主治する。

少海二穴、心胸痛、発狂、肘の痙攣、腋下の痛み、吐き気、胃痛、頸部のリンパ結核を主治する。

青霊二穴、上肢が痛くて挙がらない、腋の痛み、目の黄変、目の深部の痛み、寒けがして振るえるものを主治する。

極泉二穴、心痛、吐き気、手足が弛緩して動かない、やたらと咽喉が渇く、前腕や肘が冷える、目の黄変、脇の痛み、悲しんで笑うものを主治する。

＊厥逆は、①手足が冷たくなって、ひどければ失神するもの。②胸腹部の激痛で足が冷たくなる。③慢性頭痛。○懊憹は、胸が焼かれるようにムカムカし、落ち着かないもの。胸焼け。○通里の「目眩」だが、原文は「目痃」。痃は腹のシコリなので訂正した。○目系は、眼球深部で脳に繋がる部分。視神経。○乾嘔は、吐いても何も出ないもの。

○手陽明大腸及臂-凡二十八穴・第二十六（手陽明大腸経の上肢。全部で二十八穴）

商陽二穴、主-胸中気満、喘欬-支痛、熱病-不汗、耳鳴、耳聾、寒熱、痎瘧、口乾、頬腫、歯痛、目盲、肩背急-引缺盆中痛。病在面部者-繆刺之、左取右、右取左。

二間二穴、主-喉痹、頷頸肩背臑臂-痛、振寒、鼻衄、歯痛、目黄、口乾、口喎、急食-不下、身寒-水結。血実者、去其-血脈。

三間二穴、主-喉痹、咽中-如梗、歯痛、目痛、耳鳴、胸腹-満、腸鳴、洞泄、気喘、唇口-焦、戻頸、喜-驚、多唾、急食-不通、寒瘧、気熱、身寒結水。

合谷二穴、治-頭痛、目疾-視不明、生-白翳、歯齲、喉痹、面腫、耳聾、唇吻-不収、偏正-頭風、瘖-不能言、口噤-難開、偏風、疹疥、鼻衄-不止、寒熱-痎瘧、熱病-無汗、腰脊内-痛。妊娠、禁鍼-此穴。一云、可瀉-不可補、補即-下胎。

陽谿二穴、治-熱病狂言、喜笑-見鬼、煩心、五指-拘攣、手腕-無力、目赤-有翳、頭痛-厥逆、胸満-不得息、寒熱-瘧疾、寒欬-嘔沫、喉痹、耳鳴、耳聾、驚掣、肘臂-不挙、久患-痂疥。

商陽二穴、胸が詰まる、咳して喘いで胸が痞えて痛む、熱病で汗をかかない、耳鳴り、難聴、悪寒発熱、マラリア症状、口の乾燥、頬の腫れ、奥歯の痛み、失明、肩や背中が引き攣って欠盆まで痛むものを主治する。顔面部の病には繆刺し、左の病なら右、右の病なら左を取る。

二間二穴、咽喉の痛み、顎や頸と肩背部や上肢の痛み、寒けがして振るえる、鼻血、奥歯の痛み、目の黄変、口の乾燥、口が歪む、食道が引き攣って食べ物が咽喉を通らない、身体が冷えて心下部が固いものを主治する。血が絡脈に実していれば、その血脈を刺す。

三間二穴、咽喉の痛み、咽頭にトゲが刺さったよう、奥歯の痛み、目の痛み、耳鳴り、胸腹部の膨満感、腸鳴、激しい下痢、ゼイゼイ喘ぐ、焦げたような唇、寝違い、驚きやすい、水っぽい痰が多い、食道が引き攣って食べ物が咽喉を通らない、寒けが起きて発熱するマラリア症状、昼間の発熱、身体が水のように冷えるものを主治する。

合谷二穴、頭痛、目の疾患で明瞭に見えない、白い翼状片ができる、虫歯、咽喉の痛み、顔の浮腫、難聴、唇の運動麻痺、慢性の頭痛や片頭痛、声が出なくて喋れない、歯を食いしばって開かない、半身不随、湿疹や疥癬、鼻血が止まらない、悪寒発熱するマラリア症状、熱病で汗が出ない、腰背内側の痛みを治す。この穴位は妊婦に刺鍼してはならない。一説には、瀉法はできるが補法はダメ、補法すると胎児が降りるという。

陽渓二穴、熱病によるうわ言、幽霊を見て笑う、心中煩悶、五指が引き攣る、手首が無力、結膜炎で翼状片ができる、頭痛して手足が冷たくなる、胸部が腫れぼったくて呼吸できない、悪寒発熱するマラリア症状、寒咳で水っぽい痰を吐く、咽喉の痛み、耳鳴り、難聴、驚いてヒキツケる、肘や腕が挙がらない、久しく疥癬を患っているものを治す。

*原文の口喎急食不下は、口喎急、食不下とも取れるし、口喎、急食不下とも取れる。○水結は、水結胸証。常に心

下が痛み、押すと硬い。水飲が胸脇に固まって起きる。〇厥逆は、①手足が冷たくなって、ひどければ失神するもの。②胸腹部の激痛で足が冷たくなる。③慢性頭痛。〇寒咳は、冷たいものを食べて起きた咳。

偏歴二穴、主－肩膊肘腕酸疼腫痛、耳鳴－及聾、目昏、鼻衄、齲歯、口僻、喉痹、寒熱瘧、癲疾、風－汗不出、小便－不利。

温溜二穴、治－口喎、膈中－気閉、腸鳴、腹痛、傷寒、噦逆、寒熱、頭痛、癲疾、喜笑、狂言－見鬼、吐－涎沫、喉痹、風逆、四肢－腫、吐舌、口撮。

下廉二穴、主－飧泄、癆瘵、小腹－満、小便－黄、便血、狂言、偏風、冷痹－不遂、挟臍腹痛－若刺、食－不化、喘息－不能行、唇乾、涎出、乳癰。

上廉二穴、治－臂膊偏痛、髄寒、麻木－不仁、小便黄赤－難出、腸鳴－走痛、喘息、偏風－半身不遂、脳風－時痛。

三里二穴、不可－軽灸。治－霍乱、遺矢、失音、痿痹－不仁、肘－攣不伸、中風－口僻、手足－不随、歯頬－痛、瘰癧。

偏歴二穴、肩や上腕と肘や手首がだる痛くて腫痛がある、耳鳴りや難聴、視野がぼやける、鼻血、虫歯、顔面麻痺で口が歪む、咽喉の痛み、悪寒発熱するマラリア症状、癲癇（てんかん）、風邪で汗が出ない、排尿しにくいものを主治する。

温溜二穴、口が歪む、食道閉塞、腸鳴、腹痛、悪寒のする伝染病、しゃっくり、悪寒発熱、頭痛、癲癇、笑ってばかりいる、幽霊を見てうわ言を喋る、水っぽい痰を吐く、咽喉の痛み、風逆で手足が腫れる、舌を口から出す、乳児が唇をすぼめるものを治す。

下廉二穴、消化不良の下痢、結核、下腹部の膨満感、尿が黄色、血便、うわ言、脳卒中、寒痹で手足が動かない、臍を挟んだ周囲が刺すように痛む、消化不良、喘息で歩けない、唇の乾燥、涎が出る、乳腺炎を主治する。

上廉二穴、前腕や腕が左右の半身だけ痛み、芯から冷え、痺れて感覚がない、オレンジ色の尿で出にくい、腸鳴して腹に痛みが走る、喘息、脳卒中による半身不随、脳戸の冷える頭痛でしょっちゅう痛むものを治す。

手三里二穴、不用意に施灸してはならない。嘔吐して下す霍乱、便が漏れてしまう、声が出ない、手足が萎えて動かず痺れて感覚がない、肘が痙攣して伸ばせない、脳卒中で顔面麻痺となり口が歪む、手足の不随、歯や頬の痛み、頸部のリンパ結核を治す。

＊偏歴の「寒熱瘧、癲疾」の原文は「寒熱癲瘧」。『鍼灸聚英』に基づいて改めた。『鍼灸大成』では「癲瘧」が「癲疾」だが寒熱と符合しない。○風逆は、風邪によって厥気が内逆したもの。『霊枢』癲狂篇にある。○冷痹は、寒邪が多い痹証で寒痹と呼ばれ、また痛みが強いため痛痹とも呼ぶ。『霊枢』賊風篇にある。○霍乱は嘔吐して下痢するもので、コレラに相当する。

曲池二穴、主-半身不遂、手臂酸疼-捉物不得、挽弓-不開、繞踝風、手臂-赤腫、肘中-痛、瘾疹、喉痹、胸中-煩満、傷寒-餘熱不去、皮膚-乾燥、瘛瘲、癲疾、偏身-風瘤痂疥。

肘髎二穴、主-風労、嗜臥、肘節-風痹、臂腕-不挙、肩重-腋急。

五里二穴、主-風労、驚恐、吐血、欬嗽、風寒-臂痛、瘰癧-寒熱、嗜臥、心下-脹満、上気、身黄。

臂臑二穴、主-臂細無力、痛-不能上頭、頸項-拘急、瘰癧-寒熱、肩背-引痛。一方云、宜-多灸、不宜-鍼。

曲池二穴、半身不随、手や前腕がだるく疼(うず)いて物を掴(つか)めない、弓が挽(ひ)けない、手の腱鞘炎、手や前腕が赤く腫れる、肘の痛み、ジンマシン、咽喉の痛み、胸中が煩悶して腫れぼったい、悪寒のする伝染病で熱が退かない、皮膚の乾燥、引き攣り、癲癇(てんかん)、全身のジンマシンや疥癬(かいせん)を主治する。

肘髎二穴、風労(ふうろう)、眠りたがる、肘関節の移動する痛み、腕が挙がらない、肩が重くて腋が引き攣るものを主治する。

手五里二穴、風労、少しのことでビクビクする、吐血、咳、風寒の邪で上肢が痛む、頸部のリンパ結核で悪寒発熱する、眠りたがる、上腹部が痞(つか)える感じがする、ゼイゼイする、黄疸を主治する。

臂臑二穴、上肢が細く無力になり、痛くて頭まで上がらない、頸や後頸部の引き攣り、頸部のリンパ結核で悪寒発熱する、肩背部が引き攣って痛むものを主治する。一説には「多く施灸すると良く、鍼は悪い」という。

＊風労は肝労とも呼ばれ、衰弱したところに風邪が入ったもの。肌熱骨蒸、寒熱往来、痰嗽、盗汗、黄痩、毛焦、口臭、疳痢などがある。

○手少陽及臂‐凡二十四穴・第二十七（手少陽経の上肢。全部で二十四穴）

関衝二穴、主‐三焦邪熱、口唇‐焦裂、喉痹、舌巻‐強不能言、頭痛、霍乱、気噎、胸満‐不食、臂肘痛‐不可挙、目‐生翳膜、視物‐不明。

液門二穴、主‐驚悸、妄言、咽‐外腫、臂痛‐不能自上下、痎瘧‐寒熱、目赤‐渋、頭痛、耳‐暴聾、歯‐暴痛、五指‐無力。手背‐紅腫、宜此‐出血。四肢‐腫満、宜此‐出水。

中渚二穴、主‐耳聾、目鋭眥‐痛、生‐翳膜、嗌腫、喉痹、久瘧、耳後肩臑肘臂外‐眥痛、無名指‐不用、熱病‐汗不出、手五指‐不得屈伸。

陽池二穴、主‐頭暈、臂腕‐無力、消渇、口乾、煩悶、寒熱‐痎瘧。腫痛、宜‐弾鍼出血。折傷‐悪血不出、亦治。

外関二穴、主‐耳聾渾渾焞焞、目翳、頬痛、嗌腫、耳後‐痛、脇肋肘臂‐腫痛、無名指‐不用、五指尽痛‐不能握物、傷寒‐無汗、寒熱‐往来。外関‐為八法之一、以其合‐陽維而会帯脈也。

関衝二穴、三焦邪熱（さんしょうじゃねつ）で唇が焦げたようになって裂ける、咽喉の痛み、舌が巻いて強ばって喋れない、頭痛、嘔吐して下す霍乱（かくらん）、食道閉塞、胸部が腫ればったくて食べない、上肢や肘が痛くて挙がらない、目の翼状片、視野がぼやけるものを主治する。

液門二穴、驚いて心臓がドキドキする、デタラメをいう、咽喉の外側が腫れる、腕が痛くて上下に動かない、マラリア症状の悪寒発熱、結膜炎で目がショボショボする、頭痛、突発性難聴、歯の突然の痛み、指に力がないものを主治する。手背が赤く腫れていれば、この穴位から出血させると良い。手足の浮腫ならば、この穴位で水を出すと良い。

中渚二穴、難聴、目尻の痛み、目に翼状片ができる、咽喉の腫れ、咽喉の痛み、慢性のマラリア症状、耳の後ろや肩と上肢に肘の尺側が全て痛む、薬指が動かない、熱病で汗が出ない、手指が曲げ伸ばしできないものを主治する。

陽池二穴、頭がクラクラする、前腕が無力、咽喉が渇いて常に空腹、口の乾燥、煩悶、悪寒発熱するマラリア症状を主治する。腫痛には、鍼柄を弾いて出血させると良い。損傷して悪血が出ないものも治す。

外関二穴、ホンホンシュンシュンと耳鳴りして聞こえない、目の翼状片、頬の痛み、咽喉の腫れ、耳後ろの痛み、脇肋と肘や上肢の腫痛、薬指が動かない、手指が痛くて物が握れない、悪寒のする伝染病で汗をかかない、寒熱往来するものを主治する。外関は八脈交会穴の一つで、陽維脈と合流して帯脈と交わる。

＊三焦邪熱は、三焦の実熱症状。上焦は心肺症状。中焦は脾胃症状。下焦は肝腎症状。○関衝の「目生翳膜」の原文は「目生翳瘼」だが、『鍼灸大成』に基づいて直した。

支溝二穴、主－熱病汗不出、脇肋痛、肩臑肘臂－外痛、吐瀉－霍乱、口噤－不開、暴瘖－不能言、卒－心痛、鬼撃、傷寒－結胸、瘍瘡－疥癬、婦人－任脈不通、産後－血暈、不省－人事。

会宗二穴、主－肌膚痛、耳聾、風癇。

三陽絡二穴、主－嗜臥、身－不欲動、耳聾、齲歯、暴瘖－瘂不言。

四瀆二穴、主－耳聾、齲歯、項癭、呼吸－短気、咽中－如息肉状。

天井二穴、主－心胸痛、欬嗽－上気、短気－不得語、唾膿、不嗜食、寒熱－凄凄、不得臥、驚悸、癲癇－瘛瘲、風痹－肘臂痛不能屈伸、耳聾、嗌腫、喉痹、目鋭眥－痛、頬腫、耳後－痛、瘰癧－腫痛。

清冷淵二穴、主－肩臑肘臂－外痛不能挙、不能－勝衣。

消濼二穴、主－寒熱、肩腫－引胛中痛、臂痛－不能挙、項癭、気瘤。

支溝二穴、熱病で汗が出ない、脇肋部の痛み、肩や上肢と肘の尺側の痛み、吐いて下す霍乱（かくらん）、口を閉じて開かない、突然に声が出なくなって喋れない、狭心症発作、急に胸脇腹部に刺痛があって絞られるように痛む、悪寒のする伝染病で邪が胸腹部で結んで痞（つか）える感じがして痛む、オデキや疥癬（かいせん）、婦人の任脈が不通、産後のメマイ、人事不省（ふせい）を主治する。

会宗二穴、肌膚の痛み、難聴、癲癇で手足を揺らすものを主治する。

三陽絡二穴、眠りたがる、身体を動かしたがらない、難聴、虫歯、突然に声が出なくなって喋れないものを主治する。

四瀆二穴、難聴、虫歯、甲状腺腫、息切れ、咽喉にポリープがあるような感じを主治する。

天井二穴、心胸部の痛み、咳してゼイゼイ喘ぐ、息切れして喋れない、膿を唾する、食欲がない、悪寒発熱のためゾクゾクして眠れない、驚いて心臓がドキドキする、癲癇で引き攣る、移動する痛みで肘や前腕が痛くて屈伸できない、難聴、咽喉の腫れ、咽喉の痛み、目尻の痛み、頬の腫れ、耳後ろの痛み、頸部のリンパ結核で腫痛があるものを主治する。

清冷淵二穴、肩と上肢や肘の尺側が痛くて手が挙がらず、服が着られないものを主治する。

消濼二穴、悪寒発熱、肩が腫れて肩甲骨まで痛む、腕が痛くて挙がらない、甲状腺腫、ガングリオンを主治する。

＊結胸は、邪気が胸腹で結び、腫れぼったくて痛む病気。上腹部の脹満、痛くて触らせない、頭から汗、発熱、便の乾燥がある。○任脈病は『素問』骨空論に「男子は内結して七疝、女子は帯下瘕聚」とある。下腹部の病。

○手太陽‐凡一十六穴・第二十八（手太陽経の上肢。全部で十六穴）

少沢二穴、主‐目翳腫痛、喉痹、舌強、口乾、項強、瘛瘲、欬嗽‐涎吐、瘧疾寒熱‐汗不出、婦人‐無乳及乳癰痛、乳汁‐不通。一方、治‐鼻衄不止、左出‐灸右、右出‐灸左、都出‐斉灸之、三五壮止。

前谷二穴、主‐寒熱汗不出、痎瘧、癲疾、耳鳴、頷項腫‐引耳後、喉痹、欬嗽、吐衄、鼻塞‐不利、目中‐翳膜、臂‐不能挙、婦人‐産後無乳。

後谿二穴、主‐瘧寒熱、目‐赤生翳、鼻衄、耳聾、胸満、項痛‐不得回顧、肘臂‐攣急、小腸疝痛、五癇、癲狂、不識‐前後、痂疥。後谿‐為八法之一、以其合‐督脈而会陽蹻、於内眥与頸也。

腕骨二穴、主‐熱病汗不出、渾身‐発黄、耳鳴、目‐冷涙出、生翳、頷頸腫、脇下痛‐不得息、臂肘‐難伸、驚風‐瘛瘲、小腸‐疝気、瘧疾、病狂。

少沢二穴、目の翼状片や腫痛、咽喉の痛み、舌が強ばる、口の乾燥、後頸部の強ばり、引き攣り、咳して水っぽい痰を吐く、マラリア症状で悪寒発熱して汗が出ない、婦人で乳が出ない及び乳腺炎の痛み、乳汁が出ないものを主治する。一説には「鼻血が止まらなければ、左が出れば右に施灸、右が出れば左に施灸し、両方が出れば両側一斉に施灸すれば、三～五壮で止まる」という。

前谷二穴、悪寒発熱して汗が出ない、マラリア症状、癲癇（てんかん）、耳鳴り、顎や頸が腫れて耳の後ろまで及ぶ、咽喉の痛み、咳、吐血、鼻詰まりで呼吸しにくい、目の翼状片、腕が挙がらない、産後に乳が出ないものを主治する。

後渓二穴、マラリア症状の悪寒発熱、結膜炎で翼状片ができる、鼻血、難聴、胸部が腫れぼったい、後頸部が痛くて頸が回らない、肘や前腕の引き攣り、小腸疝の痛み、癲癇、鬱や躁状態、方向が分からなくて倒れる、疥癬を主治する。後渓は八脈交会穴の一つで、督脈と合流して目頭と頸にて陽蹻脈と交わる。

腕骨二穴、熱病で汗が出ない、黄疸、耳鳴り、季節を問わず涙が出る、目の翼状片、顎や頸の腫れ、脇下が痛くて呼吸できない、前腕や肘が伸ばしにくい、ひきつけで引き攣る、小腸の鼡径ヘルニア、マラリア症状、発狂するものを主治する。

＊小腸疝は、下腹が冷たく痛み、それが睾丸から腰背部に及ぶもの。

陽谷二穴、主ｰ癲疾、狂走、熱病ｰ汗不出、手腕ｰ紅腫、臂外ｰ痛、耳聾、虚鳴ｰ或痒或痛或清水出、目眩、頷頸ｰ腫、歯痛、吐舌、戻頸ｰ不能左右顧、脇下ｰ痛、小児ｰ搐搦、舌強ｰ不吮乳。

養老二穴、主ｰ項肩如折、肘臂ｰ如抜、手ｰ不能上下、耳痛、目腫。

支正二穴、主ｰ風虚、驚恐、悲愁、癲狂、労弱、肩背痛、節弛肘廃、手臂ｰ麻木不仁、十指不用、痂疥。一方、以腕骨ｰ肘節為両端、居中ｰ是穴。当臂之中、故曰ｰ支正。

小海二穴、主ｰ頷頸肩臑肘臂ｰ外後廉痛、歯根ｰ腫、頸項痛、耳聾、目黄、小腹ｰ疼脹、小腸ｰ疝気、瘰癧ｰ膿痛、癇発ｰ羊鳴、戻頸、瘛瘲、狂走。

陽谷二穴、癲癇、狂って走り回る、熱病で汗が出ない、手首が赤く腫れる、前腕尺側の痛み、難聴、耳鳴りして痒かったり痛かったり漿液が出る、めまい、顎や頸の腫れ、奥歯の痛み、口から舌を出す、寝違いで左右に向けない、脇下の痛み、小児の振るえ、舌が強ばって乳を吸えないものを主治する。

養老二穴、後頸部や肩が折れるよう、肘や前腕が抜けるよう、手が上下に動かない、耳の痛み、目の腫れを主治する。

支正二穴、風虚、少しのことでビクビクする、悲しんで憂う、鬱や躁状態、過労で衰弱する、肩背部の痛み、関節が弛緩して肘が動かない、手や前腕が痺れて感覚がない、手指が動かない、疥癬を主治する。一説には「腕骨と肘節を両端とし、その中点にあるのが支正である。前腕の中央だから支正という」という。

小海二穴、顎や頸と肩や上肢と肘尺側の伸側が痛む、歯根部の腫れ、頸や後頸部の痛み、難聴、目の黄変、下腹が張って痛む、小腸の疝径ヘルニア、頸部のリンパ結核が破れて膿が出て痛む、羊の鳴き声をあげて癲癇となる、寝違い、引き攣り、狂って走り回るものを主治する。

＊陽谷の「戻頸不能左右顧」の原文は「戻頸左右顧」。〇風虚は、身体が弱った人に風寒の邪が入ったもの。

〇足太陰及股・凡二十二穴・第二十九（足太陰経の下肢。全部で二十二穴）

隠白二穴、治 - 腹脹、喘満 - 不得安臥、嘔吐、食飲 - 不下、胸中 - 熱、暴泄、衄血、足 - 寒不温、卒尸厥（死-不知人、脈動-如故）、婦人-経事不通及過時不止、小児-客忤、驚風。

大都二穴、治-寒湿脚気、繞踝風、熱病-汗不出、手足厥冷、上脘痛、腹脹、煩噦、熱悶-不得臥、身重-骨疼、吐逆、目眩、腰痛-不可俛仰、蚘厥、小児-客忤。若-本節痛腫者、三棱鍼-出血。

太白二穴、治-脾臓虚寒、泄瀉、嘔吐、胃脘痛、身熱-煩満、腹脹、食不化、泄-膿血、腰痛、大便-難、気逆、霍乱、腹痛-如刺、膝股胻-酸、転筋、身重-骨痛。

公孫二穴、治-脾虚不食、好-太息、癇気、霍乱、寒瘧、面腫、煩心、狂言、多飲、胆虚、気逆、腹脹-食積。病至-喜嘔、嘔已-病衰。実則-腸中切痛、宜-瀉。虚則-鼓脹、宜-補。如-本節紅腫者、宜-出血。諸病-宜下、不下者-取此穴。公孫-為八法之一、以其-合衝脈、会-陰維於心胸也。

隠白二穴、腹の膨隆、喘いで寝てられない、嘔吐、飲食できない、胸中の熱、突然便が漏れる、鼻血、足が冷えて温まらない、急に仮死状態になって死んだようになるが、脈は前のままで拍動している、婦人で月経がなかったり、止まる時期を過ぎても止まらない、小児のひきつけ、驚いて癲癇(てんかん)となるものを治す。

大都二穴、足が弱る、足首の痛み、熱病で汗が出ない、手足の厥冷(けつれい)、胃痛、腹の膨隆、頻繁にシャックリする、熱で悶絶して眠れない、身体が重だるく骨が痛む、嘔吐、めまい、腰痛で腰を前後に曲げられない、回虫による腹痛、小児のひきつけを治す。中足指節関節が腫れて痛めば、三棱鍼で出血させる。

太白二穴、脾の虚寒、下痢、嘔吐、胃痛、発熱して胸中が煩悶して腫れぼったい、腹の膨隆、消化不良、膿血の便が漏れる、腰痛、便秘、吐き気、嘔吐して下す霍乱（かくらん）、刺すような腹痛、膝や股や脛がだるい、コムラガエリ、身体が重だるくて骨が痛むものを治す。

公孫二穴、脾虚で食べない、ため息が多い、癲癇、嘔吐して下す霍乱（かくらん）、寒けしてから発熱するマラリア症状、顔の浮腫み、心中煩悶、うわ言、水を飲みたがる、胆虚（たんきょ）、吐き気、腹が膨隆して飲食物が滞積するものを治す。病がひどくなれば、よく吐き気し、吐き気が治まると病気も治ったかのようになる。実なら腸が切られるように痛み、それには瀉法が良い。虚では腹が膨れるが、それには補法が良い。中足指節関節が赤く腫れていれば出血させると良い。さまざまな病で、下痢させると良いのに排便できなければ、この穴位を取ると良い。公孫は八脈交会穴の一つで、衝脈と合流し、心胸部で陰維脈と交わる。

＊寒湿脚気は、寒湿による脚気で、脚膝軟弱、行動無力、頑固な痺れと浮腫、引き攣った痛み、悪寒して四肢が冷えるなどの症状がある。◯脾寒は、飲食が消化されないため起きる胃腸症状。◯胆虚は、慌ててビクビクする、溜息が多い、眩暈、視野がかすむ、聴力減退、目黄、口苦、四肢の動揺や震顫などの症状がある。

商丘二穴、治－鼓脹、腸鳴、便難、脾虚－不楽、食－不消、身寒、喘息、心悲、気逆、骨痺、骨疽、魘夢、痰涎、痔、癲癇－瘈瘲、寒熱、好嘔、陰股内痛、気癰、狐疝、痞気、黄疸、舌本痛、腹脹、寒瘧、溏瘕－水泄、面黄、善思善味、体重－節痛、怠惰、嗜臥、婦人－絶子、小児－慢驚。

三陰交二穴、主－脾虚腹脹、食少、脾痛、身重、四肢－不挙、腹脹、腸鳴、飧泄、食－不化、水腫、遺精－白濁、寒癖、膝－内廉痛、疝気－偏墜、小便－不通、陰茎痛、胆虚、食後－吐水、夢遺、霍乱、臍下－痛、手足－逆冷、呵欠、女人－赤白帯下、経事－不調、胎衣－不下。難産、宜瀉－三陰交、補－合谷。

漏谷二穴、治－痞癖、腹脹、腸鳴、冷気－衝心、湿痺－不能跂立。

商丘二穴、腹が膨れる、腸鳴、排便困難、脾虚で楽しくない、胃下垂や胃アトニーで食べたものが消化しない、身体が冷える、喘息、悲しい、吐き気、骨の痛み、オデキから腐った骨が出てくる、悪夢、水っぽい痰、痔、癲癇（てんかん）で引き攣る、悪寒発熱、吐き気が多い、大腿内側の痛み、喉頭炎、鼡径ヘルニア、痞気（ひき）、黄疸、舌根の痛み、腹の膨隆、寒けしてから発熱するマラリア症状、水様便、顔が黄色、よく考えてよく味わう、身体が重くて節々が痛い、怠惰（たいだ）、眠りたがる、婦人の不妊症、小児の慢性ひきつけを治す。

三陰交二穴、消化不良による腹の膨隆、少食、胃痛、身体が重だるい、手足が挙がらない、腹の膨隆、腸鳴、消化不良の下痢、消化不良、浮腫、遺精して白濁した液が出る、寒癖（かんぺき）、膝内縁の痛み、陰嚢ヘルニア、排尿できない、陰茎の痛み、胆虚(たんきょ)、食後に胃液を吐く、夢精、嘔吐して下す霍乱(かくらん)、臍下の痛み、手足が冷たくなる、あくび、女人の血や膿の混じったオリモノ、生理不順、出産して胎盤が出ないものを主治する。難産には三陰交を瀉し、合谷に補法すると良い。

漏谷二穴、両脇にシコリがあって痞(つか)えて痛む、腹の膨隆、腸鳴、冷気が胃を衝(つ)く、湿痹(しっぴ)で歩いたり立ったりできないものを治す。

＊骨痹は『素問』痹論や長刺節論にある。○骨疽は附骨疽のこと。○商丘の「痰涎、痔、癲癇、癔癡」だが、原文は「痰痔癇癔」。わかりやすいように文字を補った。○痞気は脾積。胃のシコリ。○寒癖とは、寒邪が水飲とともに脇下で固まった紐状のシコリで、冷えると痛む。○胆虚は、ビクビクして溜息が多く、めまい、視野がぼやける、聴力減退、目黄、口苦、肢体の震顫などがある。○冷気は、臓腑の気が寒冷と結合した病。腹脹や腹痛、気逆して面青で手足厥冷となる。

地機二穴、治-腹中痛、臓痹、女子血瘕-按之如湯沃、股内引膝、男子-溏泄、腹脇-堅脹、不嗜食、水腫、小便-不利、足大指内側-紅腫。

陰陵泉二穴、治-大小便不通、膝蓋-紅腫、筋緊-不開、腹脇-堅、水脹、腰痛-不能俛仰、寒熱-不時、喘逆-胸中熱、暴泄、飧泄、霍乱、疝瘕、中寒-不嗜食、遺精、尿-失禁、気淋、陰痛。

血海二穴、主-逆気、腹脹、腎臓風、瘡-湿痒、渾身-膿疥、女人-陰内腫、暴崩、漏下-不止、血ｰ閉不通。

箕門二穴、主ｰ五淋、遺溺、鼠鼷ｰ腫痛、小便ｰ不通。一方云、禁刺。

地機二穴、腹中の痛み、臓痹（ぞうひ）、女子の子宮筋腫で押さえると内股に湯を掛けたようになる、大腿内側が引き攣って膝まで及ぶ、男子で水様便が漏れる、腹や脇が硬くなって張る、食欲がない、浮腫、排尿しにくい、足第一趾内側が赤く腫れるものを治す。

陰陵泉二穴、大小便が出ない、膝蓋（しつがい）が赤く腫れる、筋が引き攣って股が開かない、腹や脇が硬い、浮腫、腰痛で前後に曲げられない、しょっちゅう悪寒発熱する、激しく喘いで胸中が熱っぽい、突然に激しく便が漏れる、消化不良の下痢、嘔吐して下す霍乱（かくらん）、疝瘕（せんか）、中寒（ちゅうかん）で食欲がない、遺精、尿の失禁、前立腺肥大、外陰部の痛みを治す。

血海二穴、吐き気、腹の膨隆、腎臓風（じんぞうふう）、湿疹で痒い、全身の膿疥（のうかい）、女人の陰部の内側が腫れる、突然の激しい不正出血、生理がポタポタと止まらない、無月経を主治する。

箕門二穴、五淋、尿漏れ、鼡径部の腫痛、排尿できないものを主治する。一説には、刺鍼してはならない。

＊臓痹は、邪気が臓腑を閉塞して起きる痹証。心痹、脾痹、腎痹、腸痹、胞痹などがある。○疝瘕は、瘕疝や蠱とも呼ばれ、下腹の熱痛、尿道から白い粘液が出るなどの症状がある。○中寒は、①寒中。②裏寒。③中焦の虚寒があるが、ここでは③。○腎臓風は湿脚気で、足や脛が浮腫む脚気。○膿疥は、疥癬を掻き破って膿ができたもの。膿疥癬。

○足厥陰及股‐凡二十二穴・第三十（足厥陰経の下肢。全部で二十二穴）

大敦二穴、主‐尸厥状如死人、中熱、喜寐、脇脹、遺溺、癃閉、五淋、七疝、陰痛、腹‐臍中痛。陰丸‐偏大、左病‐取右、右病‐取左。婦人‐血崩不止、陰挺‐急痛。

行間二穴、主‐嘔逆、洞泄、癲癇、溺難、遺溺、胸脇痛、疝痛、小腹脹、目涙、目赤暴痛、欬逆、吐血、茎中痛、腰痛‐不可俛仰、色蒼如死、終日‐不得息、短気、肝積、痎瘧。膝頭‐紅腫、足跗腫（並宜出血）。脹満浮腫（宜‐出水）。婦人‐小腹腫、経水過多‐不止、崩中、面塵‐脱色、小児‐急驚風。

太衝二穴、主‐驚風、癲癇、咽腫、面色‐蒼然、心脹‐如死、胸脇支満‐終日不休、善渇、嘔血、両目‐雲朦、大便‐難、小腹‐痛、五淋、癃疝、遺溺、溏泄、腰痛、足寒、陰股膝胻内踝‐皆痛、脚気、跗腫、足指巻攣、婦人‐崩漏。

中封二穴、主‐陰瘧振寒、小腹‐腫、繞臍痛、五淋、癃閉、足‐逆冷、不嗜食、身黄‐有微熱、下体不仁、寒疝‐引腰筋攣、陰縮入腹‐引痛。

大敦二穴、死人のような仮死状態、中熱（ちゅうねつ）、眠りたがる、脇が腫れぼったい、尿漏れ、排尿障害、五（ご）淋（りん）、七疝（しちせん）、外陰部の痛み、腹の臍中（さいちゅう）が痛むものを主治する。片側の睾丸が腫れていれば、左側なら右を、右側なら左を取る。婦人の不正出血が止まらない、子宮脱で引き攣って痛むものを治す。

行間二穴、吐くけど何も出ない、激しい下痢、癲癇、尿が出にくい、尿漏れ、胸や脇の痛み、突然の腹痛、下腹の膨隆、涙が出る、結膜炎で急に痛む、咳、吐血、陰茎の痛み、腰痛で腰を前後に曲げられない、死んだように顔色が蒼い、終日にわたって呼吸できない、息切れ、肝積、マラリア症状を主治する。膝頭が赤く腫れたり、足背の腫れには、ここから出血させると良い。腹の脹満や浮腫は、水を出すと良い。婦人の下腹部の腫れ、月経が多すぎて止まらない、崩れるような不正出血、顔色が悪い、小児の急性ひきつけを治す。

太衝二穴、ひきつけ、癲癇、咽喉の腫れ、顔色が蒼い、胃が死にそうに膨らむ、胸脇部が痞えて腫れぼったく終日治まらない、よく咽喉が渇く、吐血、両目に霞がかかったようにぼやける、便秘、下腹部の痛み、五淋、排尿障害による腹痛、尿漏れ、水様便が漏れる、腰痛、足が冷える、大腿内側や膝と脛や内踝が全部痛い、脚気、足背の腫れ、足趾が巻いて攣る、婦人の不正出血を主治する。

中封二穴、マラリア症状で寒けがして振るえる、下腹の腫れ、臍の周りの痛み、五淋、排尿障害、足の冷え、食欲がない、黄疸で微熱がある、下肢の感覚がない、激しい腹痛が腰まで及んで筋が攣縮する、陰嚢が縮んで腹に入って痛むものを主治する。

＊中熱は、中暑（熱中症）と胸中の煩熱症状の意味がある。○五淋は、石淋、気淋、膏淋、労淋、熱淋。尿の異常。○七疝は、五臓疝と狐疝、癩疝。書籍によって七疝の意味するものが異なる。鼡径ヘルニア。○肝積は痞塊や肥気と

も呼ばれ、右脇痛があったり脇下に腫塊があり、腹脹と少食、肝瘀証のある積聚。○面塵は、『素問』至真要大論に記載されている。○心脹は、『素問』脹論にある。○寒疝は、①激しい腹痛。②陰嚢ヘルニア。③七疝の総称。ここでは①。○陰瘧とは①『類証治裁』陰瘧に、瘧邪が募原に伏し、浅ければ三陽経に宿り、深ければ三陰経に入る…邪が三陰に深く入って隠れているので陰瘧というとある。②『医学入門』巻五に、裏、陰、臓にある瘧とある。

蠡溝二穴、主ｰ五噎、喉中閉塞ｰ如有息肉、肩背拘急ｰ不可俛仰、数噫、恐悸、少気ｰ不足以息、悒悒ｰ不楽、小腹脹満ｰ暴痛如有癃閉、臍下積気ｰ如石、睾丸卒痛ｰ内引少腹、足脛寒酸ｰ屈伸不便、女子ｰ赤白帯下、月水ｰ不調、陰挺、暴痒。

中都二穴、主ｰ諸疝痛引小腹、不能行立、脛寒、腸澼、婦人ｰ血瘕、崩中、産後ｰ悪露不絶。

膝関二穴、主ｰ風痹、膝内痛ｰ不可屈伸、膝大ｰ紅腫、咽喉痛。

曲泉二穴、主ｰ膝頭腫痛、筋攣、陰嚢ｰ湿痒、疝痛、癃閉、房労ｰ失精、下痢ｰ赤白、陰股胻ｰ腫、腹脇支満、少気、四肢ｰ不挙、目眩、発狂、衄血、下血、喘呼、小腹痛ｰ引喉咽、身体ｰ極痛、汗不出、陰腫ｰ茎痛、膝脛ｰ冷疼。女子血瘕ｰ按之如湯浸股内。小腹腫、陰挺、陰痒。

陰包二穴、主ｰ腰尻引小腹痛、小便難、遺溺ｰ不禁、婦人ｰ崩漏、経水ｰ不調。

五里二穴、主ｰ腹満、熱閉ｰ不溺、陰嚢ｰ湿痒、両股ｰ生瘡、風労、嗜臥。

陰廉二穴、主ｰ婦人絶産。未経ｰ生育者、灸三壮ｰ即孕。

蠡溝二穴、五種の食道閉塞、咽喉にポリープがあるように閉塞する、肩背部が引き攣って腰を前後に曲げられない、ゲップが多い、恐がって心臓がドキドキする、微弱呼吸で息と呼べるほどではない、鬱々として楽しくない、下腹が膨満して尿が出ないように突然痛む、臍下に石のようなシコリがある、睾丸が突然痛んで下腹まで及ぶ、足や脛が冷えてだるくて屈伸しにくい、女子の血や膿の混じったオリモノ、生理不順、子宮脱や突然陰部が痒くなるものを主治する。

中都二穴、さまざまな突然の腹痛が下腹まで及んで立っていられない、脛が冷える、下痢、婦人の腹部の塊、激しい不正出血、産後に悪露が止まらないものを主治する。

膝関二穴、移動する痛みで膝の内側が痛くて屈伸できない、膝が大きく赤く腫れる、咽喉の痛みを主治する。

曲泉二穴、膝頭が腫れて痛んで筋が攣る、陰嚢が湿って痒い、突然の腹痛、排尿障害、セックスのやりすぎで早漏となる、膿や血の混じった下痢、大腿内側や脛の腫れ、腹や脇が痞えて腫れぼったい、微弱呼吸、手足が挙がらない、めまい、発狂、鼻血、下血、ゼイゼイ喘ぐ、下腹部の痛みが咽喉まで及ぶ、身体が痛い、汗が出ない、陰部が腫れて陰茎が痛い、膝や脛が冷えて疼く、女子の子宮筋腫を押すと内股が湯に浸したようになる、下腹の腫れ、子宮脱、女性で陰部が痒いものを治す。

陰包二穴、腰や尻から下腹部にかけての痛み、排尿困難、尿漏れが止まらない、婦人の不正出血、生理不順を主治する。

足五里二穴、腹部の膨満感、熱閉（邪熱が膀胱に宿った）で尿が出ない、陰嚢が湿って痒い、両股にオデキができる、風労、眠りたがるものを主治する。

陰廉二穴、婦人の不妊症を主治する。出産したことがなければ灸三壮で妊娠する。

＊五噎は憂噎、思噎、気噎、労噎、食噎。○熱閉は、膀胱を邪熱が塞いで排尿痛や出にくくなるもの。○風労は肝労とも呼ばれ、衰弱したところに風邪が入ったもの。肌熱骨蒸、寒熱往来、痰嗽、盗汗、黄痩、毛焦、口臭、疳痢などがある。

○足少陰及股、並－陰蹻、陰維－凡二十穴・第三十一（足少陰経の下肢、そして陰蹻脈と陰維脈。全部で二十穴）

湧泉二穴、主－尸厥、面黒、心中－結熱痛、不嗜食、目眩、喉痹、咽腫、舌縦－挺出、胸脇－満脹、挟臍痛、股－内後廉痛、脛寒而逆、五指痛－足不践地、足下熱、熱厥－喘逆、失音、喜渇、男子－如蠱、女子－如阻、瘖－不能言、癲癇、鼻衄－不止、陰疝、陰痹、風邪入腹－霍乱、転筋、腎積－奔豚。倉公伝、済北王－阿母、病患－熱厥、足熱、淳于意－刺足心、立愈。

然谷二穴、主－咽腫、心恐－如人将捕、欬血、煩満、喉痹、舌挺、自汗、消渇、喝喘－目昏、上気、心痛、盗汗、骨厥、脊臀股－内後廉痛、胻酸、洞泄、小腹脹、気搶－胸脇、吐涎、嗌乾、欬血、寒疝、淋濁、遺精、堕損－悪血留於腹中、婦人－無子、陰挺、陰痒、月事－不調、初生小児－臍風口噤。

湧泉二穴、仮死状態、顔が黒い、心中に熱が鬱結して痛む、食欲がない、めまい、喉頭の痛み、咽頭の腫れ、舌が弛緩して口から出る、胸脇部の膨満感、臍を挟んだ痛み、大腿内側後縁の痛み、脛の冷えが上がってくる、足趾が痛くて足を地に着けられない、足底が熱い、熱厥で激しく喘ぐ、声が出ない、しょっちゅう咽喉が渇く、男子は腹水、女子は妊娠したように下腹が膨れる、声が出なくて喋れない、癲癇、鼻血が止まらない、鼡径ヘルニア、陰痹、風邪が腹に入って嘔吐して下す霍乱、コムラガエリ、腎積である胃腸神経症を主治する。『倉公伝』によると、済北王の阿母が熱厥になって足が熱い。淳于意が足心の湧泉を刺すと、たちどころに治った。

然谷二穴、咽喉の腫れ、誰かが捕まえに来るかのように恐がる、咳すると血が出る、胸中が煩悶して腫れぼったい、咽喉の痛み、舌を出す、汗が出る、咽喉が渇いて常に空腹、喘鳴音がして喘いで視野がぼやける、ゼイゼイする、心痛、寝汗、骨厥、背骨や臀と大腿内側後縁が痛い、脛がだるい、激しい下痢、下腹の膨隆、気が胸脇を衝く、水っぽい痰を吐く、咽喉のイガイガ、咳すると血が出る、寒疝、膿のような尿、遺精、墜落したため悪血が腹中に留まる、婦人の不妊、子宮脱、女性の外陰部の痒み、生理不順、出産したばかりの乳児が臍帯を切った破傷風で口が開かないものを主治する。

＊熱厥は『素問』に、熱邪が盛んで陰気不足とあり、手足や発熱して尿赤の症状がある。また熱中症も指す。◯陰痹は『霊枢』五邪に「邪が腎にあれば骨痛陰痹になる。陰痹では押せず、腹脹、腰痛、大便難、肩背頸項痛、しょっちゅうめまい」とある。◯奔豚は腎積で、下腹部から気が胸にこみ上げてくるもの。◯骨厥は『霊枢』経脈に「足少

陰腎脈、…是動則病、飢不欲食、面如漆柴、咳唾則有血、喝喝而喘、坐而欲起、目睆睆如無所見、心如懸、若飢状。気不足、則善恐、心惕惕如人将捕之、是為骨厥」とある。また『証治準縄』には、両手が熱いのは骨厥、…湧泉穴に灸」とある。○寒疝は、①激しい腹痛。②陰嚢ヘルニア。③七疝の総称。

太谿二穴、主-喘逆、咽腫、心痛、手中寒-至節、吐血、喘息、嘔吐、善噫、痰実、口中-如膠、寒疝、嗜臥、溺黄、消渇、手足-痿、黄癉、久瘧、少腹痛、大便難、痃癖、寒熱-欬嗽、不嗜食、腹脇痛、肌痩、女人-月事不調、血留凝結。東垣曰、治痿-宜導湿熱、不令-湿土剋腎水、其穴在-太谿。

照海二穴、主-嗌乾、悲恐、目如見星、嘔吐、腹痛、久瘧、暴疝、淋瀝、陰挺、二便不通、腹内一切隠疾。潔古云、癇病-夜発、灸-陰蹻。一方、出血、主-噤口、喉痹。照海-為八法之一、以其合-陰蹻、会-任脈於喉嚨也。

大鍾二穴、主-嘔吐、胸満、喘息、腹脹、便難、淋瀝、腰脊-強、腨脛-酸、寒湿-脚気、少気、嗜臥、口中-熱、多寒、欲-閉戸而処、舌乾、食噎、善-驚恐不楽、喉中-鳴、欬唾、気逆、煩悶、癃閉。

太渓二穴、激しく喘ぐ、咽喉の腫れ、心痛、手の冷えが手首まで至る、吐血、喘息、嘔吐、よく咽喉が詰まる、痰で口の中がニカワのようにネバネバする、寒疝（かんせん）、眠りたがる、尿が黄色、咽喉が渇いて常に空腹、手足が萎えて動かない、黄疸、慢性のマラリア症状、下腹部の痛み、便秘、腹や脇にシコリがあって痛む、悪寒発熱して咳する、食欲がない、腹や脇の痛み、痩せる、女人の生理不順や血が溜って子宮筋腫となるものを主治する。李東垣は「足が萎えて動かなければ湿熱を排出し、湿土が腎水を剋さないようにする」という。その穴が太渓である。

照海二穴、咽喉のイガイガ、悲しんで恐がる、角膜パンヌス、嘔吐、腹痛、慢性のマラリア症状、突然の腹痛、尿がポタポタ出る、子宮脱、大小便が出ない、腹内のシクシクする痛みなら全てを主治する。潔古は「癲癇が夜間に起きれば陰蹻脈である照海に施灸」という。一説には、出血させれば口が開けられないものや咽喉の痛みを主治するという。照海は八脈交会穴の一つで、陰蹻脈と合流し、任脈と気管で交わる。

大鍾二穴、嘔吐、胸部が腫れぼったい、喘息、腹の膨隆、排便困難、尿がポタポタ出る、腰や背骨の強ばり、腓腹筋や脛がだるい、寒湿脚気、微弱呼吸、眠りたがる、口の中が熱い、寒がる、一人で閉じこもる、舌が乾く、食道閉塞、少しのことでビクビクして楽しくない、咽喉がゴロゴロ鳴る、咳して水っぽい痰を吐く、激しい咳、煩悶、排尿障害を主治する。

＊寒湿脚気は、寒湿による脚気で、脚膝軟弱、行動無力、頑固な痺れと浮腫、引き攣った痛み、悪寒して四肢が冷えるなどの症状がある。

水泉二穴、主−心悶、腹痛、目𥆧𥆧−不能遠視、淋瀝、陰挺、脚気、踝骨−酸痛、偏墜−木腎、女人−月事不来。

復溜二穴、主−腸澼、腰脊内痛−不得俛仰起坐、舌巻−不能言、口昏、腹脹、十般−水腫、足痿、脛寒、胃熱、虫動−涎出、腸風−血痔、腸鳴、腹脹、泄利、五淋、胃蒸、寒熱、盗汗−不止、齲歯、脈細微−欲絶。傷寒無汗、補−合谷穴、瀉−此穴、汗−立出。傷寒−汗多、補−此穴、瀉−合谷穴、汗−立止。

交信二穴、主−気淋、㿉疝、陰急−引腨、下痢−赤白、陰汗、股枢内−痛、二便−難、小腹−痛、女人−血崩、陰挺、帯下、四肢−淫濼。

筑賓二穴、主−足腨痛、七疝、癲狂、妄言−罵詈、嘔沫。

陰谷二穴、治−膝痛不能屈伸、舌縦、心煩、癃閉、股−内廉痛、陰痿、陰部−湿痒。女人−血崩、腹脹。男子−如蠱、女人−不孕。

水泉二穴、胃が不快、腹痛、視野がぼやけて遠くが見えない、尿がポタポタ出る、子宮脱、脚気、足関節がだるくて痛い、陰嚢ヘルニアで睾丸が腫れたが痛みはない、女人の無月経を主治する。

復溜二穴、ピィピィ音のする下痢、腰背の内部が痛くて身体を前後に曲げられず立ち上がれない、舌が巻いて喋れない、視野がぼやける、腹の膨隆、十種類の浮腫、足が萎えて動かない、脛が冷える、胃熱、胃腸で寄生虫が動いて涎が出る、切れ痔、腸鳴、腹の膨隆、下痢、五淋、体内が蒸されるような内熱、悪寒発熱、寝汗が止まらない、虫歯、脈が微細で絶えそうなものを主治する。悪寒のする伝染病で汗をかかなければ、合谷穴に補法して、この復溜を瀉せば、ただちに汗が出る。悪寒のする伝染病で汗が多ければ、この復溜に補法して、合谷穴を瀉せば、ただちに汗が止まる。

交信二穴、前立腺肥大、単径ヘルニア、陰部の引き攣りが腓腹筋まで及ぶ、膿や血の混じった下痢、陰部の発汗、大腿骨頭の痛み、大小便が出にくい、下腹部の痛み、女人の大量出血、子宮脱、オリモノ、手足に力が入らないものを主治する。

筑賓二穴、足や腓腹筋の痛み、七疝（しちせん）、鬱（うつ）や躁状態、デタラメを言って罵（ののし）る、水っぽい痰を吐くものを主治する。

陰谷二穴、膝が痛くて屈伸できない、舌が弛緩する、胸中煩悶、排尿障害、大腿内側の痛み、インポテンツ、陰部が湿って痒い。女人の大量出血や腹の膨隆。男子は蠱（こ）（下腹の膨れ）のよう、女人の不妊などを治す。

＊胃熱は、熱邪が胃に入ったり加熱食品を食べ過ぎて、胃に熱が溜った状態。口渇、口臭、空腹になりやすい、嘈雑、小便短小赤、大便乾結などの症状がある。〇五淋は、石淋、気淋、膏淋、労淋、熱淋。〇淫濼は『素問』骨空論を参照。〇七疝は、五臓疝と狐疝、㿗疝。書籍によって七疝の意味するものが異なる。〇女人不孕は女人如孕の誤り。

○足陽明及股-凡三十穴・第三十二（足陽明経の下肢。全部で三十穴）

厲兌二穴、治-尸厥、口噤-状如中悪、面目-腫、喉痹、歯痛、鼻-不利、口喎、唇胗、頸腫、腹脹-不食、胸乳気街伏兎-循引而痛、膝胻足跗-皆痛、多驚、好睡、水腫、熱病-汗不出、寒瘧、癲狂、黄疸、消穀-善飢、溺黄。

内庭二穴、治-四肢厥逆、腹脹満、数欠、悪-聞人声、振寒、耳鳴、咽痹、頬腫、歯痛、鼻衄-不止、瘧疾、不嗜食、気喘、便血、胃中停食、冷積、脚背-紅腫、傷寒、手足-厥冷、汗-不出、赤白-痢。仲景曰、傷寒-欲作再経者、鍼-足陽明、使-不伝則愈、此穴近之。

陥谷二穴、主-面目浮腫、水脹、善噫、腸鳴、腹痛、熱病-汗不出、振寒-瘧疾。若-脚背紅腫、宜-弾鍼出血。

衝陽二穴、主-偏風、口眼-喎斜、齲歯、跗腫、寒熱、腹脹-不嗜食、振寒而欠、足緩、狂妄、棄衣而走、身前-痛。

厲兌二穴、仮死状態、突然に失神して人事不省のように口が開かない、顔や瞼の腫れ、咽喉の痛み、奥歯の痛み、鼻が通らない、口が歪む、口唇ヘルペス、頸の腫れ、腹が膨満して食べない、胸や乳と気衝や伏兎に沿って引き攣って痛む、膝や脛や足背すべてが痛む、驚きやすい、眠りたがる、浮腫、熱病で汗が出ない、寒けしてから発熱するマラリア症状、鬱（うつ）や躁状態、黄疸、すぐ空腹になる、尿が黄色いものを治す。

内庭二穴、手足が冷たくなる、腹の膨隆、あくびが多い、人の声を嫌う、寒けがして振るえる、耳鳴り、咽頭の痛み、頬の腫れ、奥歯の痛み、鼻血が止まらない、マラリア症状、食欲がない、喘ぐ、血便、胃もたれ、冷積(れいせき)、足背が赤く腫れる、悪寒のする伝染病、手足の厥冷(けつれい)、汗が出ない、血や膿が混じった下痢を治す。張仲景(ちょうちゅうけい)は「悪寒のする伝染病が、他経に伝変しそうであれば、足陽明経に鍼して伝わらなくさせれば治る」という。この穴位が近い。

陥谷二穴、顔や瞼の浮腫、浮腫、ゲップが多い、腸鳴、腹痛、熱病で汗が出ない、寒けがして振るえるマラリア症状を主治する。足背が赤く腫れていれば、鍼柄を弾いて出血させるとよい。

衝陽二穴、脳卒中の半身麻痺、顔面麻痺、虫歯、足背の腫れ、悪寒発熱、腹が膨隆して食欲がない、寒けがして振るえてアクビする、足に力が入らない、デタラメをやったり言ったりする、服を脱いで走る、身体の前面の痛みを主治する。

*厥逆は、①手足が冷たくなって、ひどければ失神するもの。②胸腹部の激痛で足が冷たくなる。③慢性頭痛。◯冷積は、脾胃の虚寒。寒そうな様子(形寒)、結核のような白い顔色(㿠白)、腹痛して食べたくない、四肢厥冷、小便清長、便秘、舌淡、苔白潤、沈遅脈などの症状がある。

解谿二穴、治-面風、浮腫、顔黒、厥気-上衝、腹大-下重、目眩、頭痛、面目赤熱、眉攢、煩心、悲泣、股膝脛-腫、癲疾、霍乱、瘛驚。

豊隆二穴、主‐腿膝酸、屈伸難、痰飲‐壅盛、喘‐不得寧、頭風、厥逆、胸満、腹痛、面浮‐四肢腫、足清‐身寒、脛枯、喉痹‐不能語言、二便‐不利、登高而歌、棄衣而走、見鬼‐好笑。実者瀉之、虚者補之。

巨虚下廉二穴、治‐小腹痛引睾丸、耳前熱、肩上熱、飧泄、足大指間‐痛、足跟‐痛、汗‐不出、毛髪‐焦枯、脱肉‐少食、面‐無顔色、胃熱、不嗜‐飲食、唇乾、涎出‐不覚、便血、暴驚、狂言、喉痹、骭骨‐腫、風痹‐不遂、婦人‐乳癰。

条口二穴、主‐膝脛寒酸、緩縦‐不収、湿痹‐麻木、足下熱‐不能久立、脚痛、胻腫、転筋。

解渓二穴、フケ症、浮腫、額が黒い、逆乱した気が上衝する、腹が大きくなって下腹が重い、めまい、頭痛、顔や目が赤くて熱っぽい、眉や攅竹が痛い、心中煩悶、悲しんで泣く、大腿や膝や脛が腫れる、癲癇（てんかん）、吐いて下す霍乱（かくらん）（コレラ）、痙攣（けいれん）を治す。

豊隆二穴、大腿や膝がだるくて屈伸困難、痰飲（体内で代謝されない水液）が盛んになって塞ぎ、喘いで落ち着かない、慢性頭痛、厥逆、胸部が腫れぼったい、腹痛、顔の浮腫や手足の腫れ、足が冷たくて身体が冷える、脛が痩せ細る、咽喉が痛くて喋れない、大小便が出にくい、高い場所に上がって歌いたがり、衣服を脱ぎ捨てて走る、幽霊を見て笑うものを主治する。実なら瀉し、虚では補う。

下巨虚二穴、下腹部の痛みが睾丸に及ぶ、耳の前が熱い、肩の上が熱い、消化不良の下痢、第一趾と第二趾の間が痛む、カカトの痛み、汗が出ない、毛髪が焦げたよう、肉が落ちて食が細い、顔色が悪い、胃熱、飲食したがらない、唇が乾く、しらないうちに涎が出る、血便、乳児のひきつけ、うわ言、咽喉の痛み、脛骨の腫れ、移動する痛みで不随になる、婦人の乳腺炎を治す。

条口二穴、膝や脛が冷えてだるい、足が弛緩して動かない、湿痹で感覚がない、足底が熱くて立っていられない、足の痛み、脛の腫れ、コムラガエリを主治する。

*顔黒は、『素問』刺熱篇に「心熱病者、顔先赤」とあり、王冰が「顔とは額である」と注釈している。○厥気とは、気虚のため経脈の気が繋がらなくなったもの。『霊枢』淫邪発夢篇にある。○解渓の「眉攢」だが、『鍼灸大成』では「眉攢疼-不可忍」となっている。○厥逆は、①手足が冷たくなって、ひどければ失神するもの。②胸腹部の激痛で足が冷たくなる。③慢性頭痛。○胃熱は、熱邪が胃に入ったり加熱食品を食べ過ぎて、胃に熱が溜った状態。口渇、口臭、消穀空腹になりやすい、嘈雑、小便短小赤、大便乾結などの症状がある。

巨虚上廉二穴、治-飧泄、腹脇-支満、挟臍-痛、飲食-不化、喘息-不能動、偏風、足脛不仁-屈伸難、不能-久立、風水、膝腫、骨髄-冷疼。東垣曰、脾胃虚弱、湿痿、汗泄、妨食、三里、気街-出血。不愈、取-上廉出血。

三里二穴、治-胃気不足、悪-聞食臭、喉痹、膈咽-不通、心腹-脹満、上支-両脇、飲食-不化、腸鳴、腹痛、霍乱、食気、水気、蠱脹、痃癖、四肢腫、膝胻-酸。華佗云、主-五労七傷、胸中-瘀血、女子-乳癰。外台云、凡-人過三十以上、能灸-此穴、則熱気下-眼目増明。秦承祖-云、諸病-皆治。

犢鼻二穴、主-膝中痛不仁、難-跪起。治-鶴膝風、膝頭-紅腫、宜三棱鍼-出血。一方、膝髕腫-潰者不治、不潰-可治。犢鼻-堅硬、勿便-攻、先用-洗熨、微刺之愈。

上巨虚二穴、消化不良の下痢、腹や脇が痞えて腫れぼったい、臍を挟む痛み、消化不良、喘息で動けない、脳卒中で足や脛の感覚がなく屈伸困難、ながらく立てない、突然の浮腫、膝が腫れる、骨髄が冷えて痛むものを治す。李東垣は「脾胃の虚弱、湿により足が萎えて動かない、汗が出て食べにくいものには足三里と気衝から出血させ、それで治らなければ上巨虚から出血させる」という。

足三里二穴、胃気不足、ゲップが臭い、咽喉の痛み、噴門閉塞、上腹部の膨満、両脇の痞え、消化不良、腸鳴、腹痛、嘔吐して下す霍乱、正気の損傷、浮腫、腹水および四肢の浮腫、腹や脇にシコリがあって痛む、手足の腫れ、膝や脛がだるいものを治す。華佗は、「五労七傷、胸中の瘀血、女子の乳腺炎を治す」という。『外台秘要』は「人が三十歳を過ぎれば、この足三里に施灸すると、熱気が下がって視野が明るくなる」という。秦承祖は「さまざまな病を全部治す」という。

犢鼻二穴、膝の中が痛くて感覚がなく、正坐したら立ち上がりにくいものを主治する。膝上下の筋肉が細くなって鶴の足のようになったり、膝頭が赤く腫れていれば、三棱鍼で出血させると良い。一説には、膝蓋骨が腫れて潰れていれば不治、つぶれていなければ治るという。犢鼻が硬ければ、すぐに刺鍼せず、先に洗ってホットパックし、少し刺せば治る。

＊風水は、『素問』水熱穴論や『霊枢』四時気などにあり、風邪の侵襲で急に顔や手足が腫れるもの。急性糸球体腎炎。○胃気不足は胃気虚とも呼ばれ、食欲不振、上腹部の膨満感、消化不良、胃気不足、吐き気、力が出ないなどの症状がある。○五労七傷だが、五労は五臓の衰弱。七傷は食傷、憂傷、飲傷、房室傷、飢傷、労傷、経絡営衛気傷の七つ。○秦承祖は宋代の医者。著作は残っていない。○昔の犢鼻は、外膝眼ではなく、膝蓋靭帯の中央だったとする書もある。

梁丘二穴、治−鶴膝風、膝頭−紅腫、冷痹−伸屈不得、筋緊−難開。一方云、宜三稜鍼−出血。

陰市二穴、主−腿脚寒如氷水、酸疼−無力、左癱−右瘓、小腹−脹満、消渇、寒疝、脚気。

伏兎二穴、主−患風湿、膝−冷不温、風痹、手足−攣縮、腹脹、脚気、婦人−八部諸疾。東垣云、
癰疽−死地有九、伏兎−居一。

髀関二穴、主−腰痛、足−麻木、膝−寒不仁、股肉−痿痹、筋脈−急痛、小腹−引喉痛。

梁丘二穴、膝上下の筋肉が細くなって鶴（つる）の足のようになったもの、膝頭が赤く腫れる、寒痹（かんぴ）で膝の屈伸ができない、筋が締まって足が開きにくいものを治す。一説には、三稜鍼で出血させると良い。

陰市二穴、腿や脚が氷水のように冷える、足がだるく疼（うず）いて無力、左半身や右半身の不随、下腹の膨満、咽喉が渇いて常に空腹、寒疝（かんせん）、脚気を主治する
伏兎二穴、風湿が入って膝が冷たくて温まらない、移動する痛みで、手足が攣縮する、腹の膨隆、

脚気（かっけ）、婦人の八種の疾患を主治する。李東垣（りとうえん）は「オデキができると死ぬ部位が九カ所あり、その一つが伏兎である」という。

髀関二穴、腰痛、足の知覚がない、膝が冷えて感覚がない、大腿の肉が萎（な）えて動かず痺れる、筋脈が引き攣って痛む、下腹の痛みが咽喉まで及ぶものを主治する。

＊左半身不随を癱、右半身不随を瘓と呼ぶ。○寒疝は、①激しい腹痛。②陰嚢ヘルニア。③七疝の総称。○婦人八部諸疾とは、外陰部の疾患、乳の疾患、妊娠期の疾患、産後の疾患、不正出血、帯下、月経病、癥瘕（子宮筋腫）。○癰疽死地有九とは、胸部の井疽、前胸部の甘疽、股脛部の股脛疽、尻の鋭疽、股陰部の赤施、膝部の疵癰、足上下の四淫、足傍らの厲癰、足趾の脱癰。

○足少陽及股、並陽維四穴－凡二十八穴・第三十三（足少陽経の下肢、ならびに陽維脈の四穴。全部で二十八穴）

竅陰二穴、主－頭痛、心煩、眼翳、喉痹、舌強、口乾、耳聾、外眥－痛、脇痛、欬逆、寒熱－汗不出、腰髀膝胻踝跗－紅腫、転筋、痛痹、小指次指－不用、癰疽、夢魘。

侠谿二穴、主－胸脇支満、不可転側、痛－無常処、寒熱－汗不出、脚気－紅腫、五指－拘攣、痛痹、脚心－煩熱、目外眥－赤、目眩、頬頷－腫、耳聾。

地五会二穴、禁灸。主－腋痛、内損－吐血、五指－腫痛、乳癰。

臨泣二穴、主－肩脇腰膝外踝－節痛、不能－転側、枕骨合顱－痛、胸中－満、缺盆腋下－馬刀瘡瘍、善－嚙頬、洒淅－振寒、心痛、周痹－無常処、厥逆、気喘－不能行、痎瘧、四肢－腫満。此穴－大能去水、導－五臓気、又治－患眼一切証候。一方云、渾身蠱脹－可出水、脚気紅腫－可出血。放水、鍼随皮過一寸。臨泣－為八法之一、以其連－帯脈、行－目鋭、而会－陽蹻也。

足竅陰二穴、頭痛、胸中煩悶、眼の翼状片、咽喉の痛み、舌が強ばる、口の乾燥、難聴、目尻の痛み、脇痛、咳、悪寒発熱で汗が出ない、腰や大腿と膝や脛や踝と足背が赤く腫れる、コムラガエリ、痛痹（つうひ）、第四趾が動かない、オデキ、悪夢を主治する。

侠渓二穴、胸脇部が痞（つか）えて腫れぼったい、身体を捻れない、痛みが特定の部位でない、悪寒発熱で汗が出ない、脚気で赤く腫れる、足趾が引き攣る、痛痹、足底が発熱してイライラする、目尻が赤い、めまい、頬や顎の腫れ、難聴を主治する。

地五会二穴、灸はいけない。腋の痛み、外力による吐血、足趾が腫れて痛む、乳腺炎を主治する。

足臨泣二穴、肩や脇や腰と膝に外踝の関節が痛む、身体が捻れない、外後頭隆起と脳戸の痛み、胸中の膨満、欠盆や腋下のリンパ結核によるオデキ、よく頬を噛（か）む、ゾクゾクと寒けがして振るえる、心痛、周痹（しゅうひ）で痛む部位が上下に動く、厥逆（けつぎゃく）、喘いで歩けない、マラリア症状、手足の浮腫を主治する。この穴は、水を出して五臓の気を導くことができ、また全ての眼疾患を治す。一説には、全身の腹水や四肢の浮腫では水を出し、脚気で赤く腫れていれば出血させると良い。水を出すには鍼を皮下に沿わせて一寸入れる。足臨泣は八脈交会穴の一つで帯脈に繫がり、目尻で陽蹻脈と交わる。

＊地五会の原文「内損吐血」だが、『鍼灸大成』や『甲乙経』では「内損吐血」。〇周痹は、痛みが左右半身で上下に移動するもの。〇厥逆は、①手足が冷たくなって、ひどければ失神するもの。②胸腹部の激痛で足が冷たくなる。③慢性頭痛。

丘墟二穴、主‐胸脇満痛如刺、髀枢腿胻外踝‐皆痛、蹄風、脚気‐紅腫、陽厥‐無力、目生‐翳膜、転筋、卒疝、小腹‐堅、寒瘧。

懸鍾二穴、主‐風労、身重、渾身‐百節痛、左癱右瘓、両足‐不遂、寒湿脚気、心腹‐脹満、胃中‐熱、不嗜食、虚労、欬逆、泄注、喉痹、項強、腸痔‐瘀血、陰急、鼻衄、脳疽、大小便‐渋、煩満、狂易、遍身‐生瘡、水腫。治‐傷寒、発熱不退、鍼‐曲池穴、瀉‐此穴良。

陽輔二穴、主‐一切中風癱瘓、筋急拘攣、腰‐溶溶如坐水中、膝下‐膚腫、百節酸疼‐実無所知、諸節尽痛‐無常処、脇腋‐腫、瘻、喉痹、馬刀挟咽、口苦、太息、面塵、善潔‐面青、汗出‐振寒、痎瘧、頭角‐痛、目鋭眥‐痛、頷頸痛、缺盆胸脇髀膝絶骨外踝‐皆痛、膝下‐生瘡。

光明二穴、主‐目青盲、瞖肉扳睛‐紅腫、解㑊、淫濼、胻酸‐不能久立、坐‐不能起、熱病‐汗不出、卒狂。

丘墟二穴、胸脇部が膨満して刺すように痛い、股関節や大腿と脛や外踝が全て痛む、かかとの痛み、脚気で赤く腫れる、陽厥で足が無力、目の翼状片、コムラガエリ、突然の単径ヘルニアで睾丸が腫れる、下腹が硬い、寒けしてから発熱するマラリア症状を主治する。

懸鍾二穴、風労、身体が重だるい、身体中の関節が痛む、左右の半身不随、両足の不随、寒湿脚気、上腹部の膨満、胃中の熱、食欲がない、結核など慢性衰弱性疾患、咳、便が漏れる、咽喉の痛み、後頸部の強ばり、いぼ痔による瘀血、屈筋の引き攣り、鼻血、後頸部の赤いオデキ、大小便が渋る、胸中が煩悶して腫れぼったい、狂いやすい、全身にオデキができる、浮腫を主治する。悪寒のする伝染病で発熱が退かなければ、曲池穴に鍼して、この懸鍾を瀉すと良い。

陽輔二穴、脳卒中による半身不随なら全て、筋が引き攣る、腰が水中に坐っているように力が入らない、膝下の皮膚の腫れ、身体中の関節がだるく疼いて邪がどこにあるか分からない、決まった部位でなく関節が痛み尽くす、脇腋の腫れ、足が萎えて動かない、咽喉の痛み、咽喉を挟んだリンパ結核、口が苦く感じる、ため息、顔に埃が付いたようにくすむ、顔色が青白い、汗が出て寒けがして振るえる、マラリア症状、コメカミの痛み、目尻の痛み、顎や頸の痛み、欠盆や胸脇と大腿や膝や絶骨と外踝まで痛む、膝下にオデキができるものを主治する。

光明二穴、視神経萎縮や緑内障、翼状片が黒目を覆って赤く腫れる、身体がだるい、力が入らない、脛がだるくて長らく立てない、坐ったら起きれない、熱病で汗が出ない、突然に狂うものを主治する。

＊陽厥は、①『霊枢』経脈に「足少陽胆脈、…是動則病、口苦、善太息、心脇痛、不能転側、甚則面微有塵、体無膏沢、足外反熱、これは陽厥である」とある。②『素問』病能論には「突然の刺激で発狂するもの」とある。『景岳全書』には陽厥は熱厥とある。ここでは①。○風労は肝労とも呼ばれ、衰弱したところに風邪が入ったもの。肌熱骨蒸、寒熱往来、痰嗽、盗汗、黄痩、毛焦、口臭、疳痢などがある。○寒湿脚気は、寒湿による脚気で、脚膝軟弱、行動無力、頑固な痺れと浮腫、引き攣った痛み、悪寒して四肢が冷えるなどの症状がある。○陽輔の原文「馬刀挟咽」は「馬刀挟癭」の間違い。『鍼灸大成』では「馬刀挟癭」。○面塵は『素問』 至真要大論や六元正紀大論にある。○解㑊は『素問』平人気象論にある。

外丘二穴、主 - 頸項痛、胸脇 - 満、膚痛、悪寒、陽厥、足外 - 熱、腰膝外踝 - 皆痛、足小指次指 - 不用。猘犬傷 - 毒不出、発 - 寒熱。癲疾、小児 - 亀胸。

陽交二穴、主 - 寒厥、膝胻 - 不収、転筋、痺痛、陰虚 - 眩暈、喉痹、面腫、胸脇 - 腫満、驚狂 - 疾走。

陽陵泉二穴、主 - 腰膝腫痛、風痹 - 不仁、筋緊拘攣 - 不得屈伸、半身不遂、足冷 - 無血色。

陽関二穴、禁灸。主 - 膝外廉痛、不可屈伸、風痹 - 不仁。

中瀆二穴、主 - 風寒客於分肉間、攻 - 痛上下、筋痹 - 不仁。

環跳二穴、主 - 風寒湿痹、半身不遂、髀枢痛 - 不得転側。仁寿宮、患 - 脚気偏風、甄権、奉敕 - 鍼環跳、陽陵泉、陽輔、巨虚下廉ｰ而能起行。環跳穴痛、恐生ｰ附骨疽。

外丘二穴、頸や後頸部の痛み、胸郭部の膨満感、皮膚の痛み、悪寒、陽厥、足外側が熱い、腰や膝や外踝が全て痛い、足第四趾が動かないものを主治する。狂犬に噛まれた傷で、毒が出ずに悪寒発熱するものも主治する。癲癇や小児の鳩胸も主治する。

陽交二穴、寒厥、膝や脛が弛緩して動かない、コムラガエリ、痛み、陰虚によるメマイ、咽喉の痛み、顔の浮腫み、胸脇がはれぼったい、驚いて狂って疾走するものを主治する。

陽陵泉二穴、腰や膝の腫痛、移動する痛みで感覚がない、筋が引き攣って膝の曲げ伸ばしができない、半身不随、足が冷えて血色がないものを主治する。

膝陽関二穴、灸はいけない。膝外縁が痛くて屈伸できない、移動する痛みで感覚がないものを主治する。

中瀆二穴、風寒が分肉の間に入って攻めて痛みが上下する、筋痹で感覚がないものを主治する。

環跳二穴、風寒湿痹、半身不随、股関節痛で動かせないものを主治する。仁寿宮は脚気と脳卒中になった。甄権が皇帝の命令で環跳、陽陵泉、陽輔、下巨虚に刺鍼すると起きて歩けるようになった。

環跳穴の痛みは、附骨疽になっていたのだろう。
＊陽厥は、①『霊枢』経脈に「足少陽胆脈、…是動則病、口苦、善太息、心脇痛、不能転側、甚則面微有塵、体無膏沢、足外反熱、これは陽厥である」とある。②『素問』病能論には「突然の刺激で発狂するもの」とある。『景岳全

書』には陽厥は熱厥とある。○寒厥は『素問』に、陽気が下で衰えたものとあり、手足が冷たくなって、ひどければ失神する。○中瀆の「風寒客於分肉間」だが、『素問』邪気臓腑病形篇に「風邪客於人」とある。分肉とは、脂肪層と筋肉層の間。ほかにも筋溝や筋肉と骨の間を意味する。○筋痹は、風寒湿邪が筋に入って起きる痹証。また肝痹や風痹を指すこともある。○附骨疽とは、寒熱往来で始まり、オデキで腫れるが皮膚の色は変わらず、続いて筋骨が痛くなって屈伸困難になり、そのうち化膿して膿ができ、潰れた後に瘻孔ができて骨が排出される。○『鍼灸甲乙経』や『鍼方六集』には風市の記載がないが、『鍼灸大成』には記載されている。

○足太陽及股、並陽蹻六穴・凡三十六穴・第三十四（足太陽経の下肢、ならびに陽蹻脈の六穴。全部で三十六穴）

至陰二穴、主－目翳、鼻塞、頭重、小便－不利、失精、転筋、寒瘧、風寒従－小指起、脈痹上下－帯胸脇痛無常処、婦人－産難。

通谷二穴、主－頭重、目眩、身熱－驚衄、留飲－胸満、食－不化、失欠。本節－紅腫疼腫、弾鍼－出血。脚背紅腫、鋒鍼－出血。一方云、五臓気－乱於頭、宜深取－通谷、束骨、此知－根結者也。

束骨二穴、主－腰痛如折、髀－不可屈、膕－如結、腨－如裂、耳聾、目眩、悪風、頭痛、項－不可以顧、眥爛、鼻衄、身黄、涙出、腸澼、痔腫、癲狂、背瘡。

京骨二穴、主－目眥赤爛、鼻衄－不止、腰脊痛－不可俛仰、身－後側痛、脚気－紅腫燥裂、痎瘧－

寒熱、喜驚、不欲‐食、筋攣、傴僂、心痛。
申脈二穴、主‐風眩、癲癇、厥気、腰痛‐不能伸、足弱‐不能立、目反‐上視、赤痛‐従内眥始、及諸痛在‐太陽経者。潔古‐云、癇病‐昼発、灸‐陽蹻。申脈‐為八法之一、以其合‐陽蹻、会‐督脈於内眥也。

至陰二穴、目の翼状片、鼻詰まり、頭が重い、排尿しにくい、早漏、コムラガエリ、寒けしてから発熱するマラリア症状、風寒が足第五趾から始まる、脈痹（みゃくひ）が上下して胸や脇など特定できないが痛む、婦人の難産を主治する。

足通谷二穴、頭が重い、めまい、発熱して驚衄（きょうじく）となる、留飲（りゅういん）で胸部が腫れぼったい、消化不良、あくびするものを主治する。中足指節関節が赤く腫れたり、腫れて痛ければ、鍼柄を弾いて出血させる。足背が赤く腫れていれば、鋒鍼（ほうしん）で出血させる。一説には、五臓気の乱れが頭にあれば、足通谷と束骨に深刺するとよいが、これは根結（こんけつ）を知るものであるという。

束骨二穴、折れるような腰痛、股関節が曲がらない、膝窩のシコリ、フクラハギが裂けるようだ、難聴、めまい、悪風（おふう）、頭痛、首が回らない、目の端（ただ）の爛れ、鼻血、黄疸、涙が出る、下痢、イボ痔、双極性障害（躁鬱病）、背中のオデキを主治する。

京骨二穴、目の端が赤くなって爛れる、鼻血が止まらない、腰や背骨が痛くて腰を前後に曲げられない、身体の後ろ側の痛み、脚気で赤く腫れて乾燥してひび割れる、マラリア症状による悪寒発熱、驚きやすい、食欲がない、筋肉の痙攣、円背、心痛を主治する。

申脈二穴、めまい、癲癇、気の逆乱、腰痛で腰が伸びない、足が弱くて立てない、白目を剥く、目頭から始まる結膜炎、足太陽経に痛みがあるものを主治する。潔古は「昼に癲癇発作が起きれば陽蹻脈の申脈に施灸する」という。申脈は八脈交会穴の一つで、陽蹻脈と合流し、目頭で督脈と交わる。

＊脈痹は『素問』痹論にある。①風寒湿邪が血脈に入って起きた痹証。②熱痹。③心痹。ここでは①。○驚衄は、『素問』気厥論に「脾熱が肝に移り、驚衄となる」とある。鼻血。○留飲は、飲邪が去らないもの。胸膈にあれば脇下痛、短気と咽喉が渇く。心下にあれば背中が手のひらほど冷える。腎にあれば、陰嚢と足脛が腫れる。そして心下痞満、シャックリ。眩暈などが起きる。

金門二穴、主－尸厥暴死、脈動－如故。癲癇、張口－揺頭、身反－若折、霍乱－転筋、膝脛－酸痛、暴疝。

僕参二穴、主－脚跟紅腫、痿痹－不能践地、転筋、尸厥暴死－脈動如故、吐逆、痰涎－壅盛、頭重－如石、癲癇、狂言－見鬼。

崑崙二穴、主－頭項肩背腰尻股膝痛、腨－如結、踝－如裂、足跟－不能履地、鼽衄、喘欬、発癇－瘛瘲、狂易、大風、傴僂、心痛与背－相接、陰腫、婦人－孕難、胞衣－不下。

跗陽二穴、主－霍乱転筋、痿厥、風痹－不仁、時有－寒慄、頭項背膂髀枢膝脛－皆痛、反張－瘛瘲。

飛揚二穴、主ー痔腫、体重ー不能起坐行立、脚腨ー酸腫、走痹、手足ー不得屈伸、歴節ー汗出、頭背ー痛、目ー眩暈、鼽衄、齁𪖙、癲癇、寒瘧。

承山二穴、主ー腰股膝腨足踝腫痛、風痹、痔瘻、便血、臓毒、大便ー艱難、転筋ー霍乱、傷寒ー水結。

金門二穴、突然に仮死状態となるが、脈が元のまま動いている。癲癇、口を開けて頭を揺らし、折れるように身体を反り返らせる、嘔吐して下す霍乱(かくらん)でコムラガエリする、膝や脛がだるくて痛い、突然の腹痛を主治する。

僕参二穴、カカトが赤く腫れる、足が萎(な)えて動かなくて痛んで歩けない、コムラガエリ、突然に仮死状態となるが脈は元のまま動いている、嘔吐、水っぽい痰が塞ぐ、頭が石のように重い、癲癇(てんかん)、幽霊を見てうわ言を喋るものを主治する。

崑崙二穴、頭や後頸部と肩背部や腰尻や股と膝の痛み、腓腹筋がシコリのよう、踝が裂けるよう、カカトが地に着けられない、鼻水や鼻血、咳して喘ぐ、癲癇発作で引き攣る、狂いやすい、大風(だいふう)、円背、心痛が背中まで達する、陰部の腫れ、婦人の不妊症、胎盤が出ないものを主治する。

跗陽二穴、嘔吐して下す霍乱(かくらん)でコムラガエリする、下肢に力が入らず冷える、移動する痛みで感覚がない、しょっちゅう寒けがして鳥肌が立つ、頭や後頸部と背筋や股関節や膝や脛が全部痛む、背骨が反り返って引き攣るものを主治する。

飛揚二穴、いぼ痔、身体が重くて坐ってから起きたり立ったり歩いたりできない、足や腓腹筋がだるくて腫れぼったい、痛みが動き回って手足の曲げ伸ばしできない、リウマチで汗が出る、頭や背中の痛み、めまい、鼻水や鼻血、いびき、癲癇、寒けしてから発熱するマラリア症状を主治する。

承山二穴、腰股膝や腓腹筋と足踝の腫痛、移動する痛み、痔瘻（ぢろう）、血便、下痢、排便困難、コムラガエリして嘔吐して下す霍乱（かくらん）、悪寒のする伝染病で水結胸（すいけつきょう）となるものを主治する。

＊大風は、①ハンセン病。②『霊枢』刺節真邪に「大風が身体にあれば、血脈偏虚、虚者有餘、軽重不得、傾側宛伏、不知東西、不知南北、乍反乍復、顛倒無常、甚於迷惑」とあり、脳卒中。◯臓毒とは『三因極一病証方論』辨腸風論によると、臓に毒が溜ったことによる下痢。◯水結胸は、水湿や痰飲が胸脇部に停滞したもの。胸脇悶痛があり、押すと水の音がし、心臓がドキドキする、頭だけ汗が出るなどの症状がある。また結胸を指すこともある。

承筋二穴、主-寒痹、転筋、陰股-腫、脚腨-酸、小腹-痛、大便-難、背脹、腰痛、頭痛、鼽衄、痔瘡、脚踝-急痛。

合陽二穴、治-腰脊強痛引腹、陰股-熱、胻酸腫-不能行立、寒疝、偏墜、痔瘻、女子-血崩帯下。

委中二穴、禁灸。四畔-紫脈下、宜-鋒鋮出血、大経-不宜出血。熱病-汗不出、腰重-不能挙、小腹-堅満、不得-小便、足筋-緊急、膝頭-紅腫、大風-眉髪堕落、風痹、癱瘓、癰疽、発背、便毒ー等症、並宜ー出血、血出ー痼疾皆愈。脚弱、不宜ー出血。

委陽二穴、主ー腰脊痛不可俛仰、股陰ー痛、不得ー小便、風痹、淋瀝、瘛瘲、癲疾、小腹堅、傷寒ー寒熱。

浮郄二穴、主ー霍乱転筋、小腸ー熱、大腸ー結、脛外ー筋急、髀枢ー不仁、二便ー不利。

殷門二穴、主ー腰痛不得俛仰、腰脊尻臀股陰ー寒痛、悪血ー泄注、外股ー腫。

承扶二穴、主ー腰脊尻股引痛、五痔ー泄血、大小便ー難、尻臀ー癰腫。

承筋二穴、痛痹（つうひ）、コムラガエリ、大腿内側の腫れ、脚や腓腹筋がだるい、下腹部の痛み、便秘、背中が腫れぼったい、腰痛、頭痛、鼻水や鼻血、痔瘻、足や踝が引き攣って痛むものを主治する。

合陽二穴、腰背が強ばって痛みが腹まで及ぶ、大腿内側が熱い、脛がだるくて腫れて立ったり歩いたりできない、寒疝（かんせん）、陰嚢ヘルニア、痔瘻（ぢろう）、女子の大量の不正出血やオリモノを治す。

委中二穴、灸はいけない。四隅の紫の静脈の下を鋒鍼で出血させると良く、膝窩動脈から出血させると悪い。熱病で汗が出ない、腰が重くて挙がらない、下腹が硬く膨れる、排尿できない、足の筋が引き攣る、膝頭が赤く腫れる、ハンセン病で眉や髪が脱落する、移動する痛み、半身不随、オデキ、背中のオデキ、便毒（べんどく）などの症には、いずれも出血させると良く、血を出せば頑固な疾患が全て治る。脚気（かっけ）には出血させると悪い。

委陽二穴、腰や背骨が痛くて前後に曲げられない、大腿後面の痛み、排尿できない、移動する痛み、尿がポタポタ出る、引き攣り、癲癇、下腹が硬い、悪寒のする伝染病で悪寒発熱するものを主治する。

浮郄二穴、嘔吐して下す霍乱でコムラガエリする、小腸の実熱、便秘、脛外側の筋が引き攣る、股関節の感覚がない、大小便が出にくいものを主治する。

殷門二穴、腰痛で前後に曲げられない、腰や背骨や尻や臀部と大腿後面が冷えて痛む、水様便で血が混じる、大腿外側が腫れるものを主治する。

承扶二穴、腰や背骨や尻股が引き攣って痛む、五痔で血が漏れる、大小便が出にくい、尻や臀部のオデキを主治する。

*痔瘡は、痔が破れてオデキになったもの。痔核が出て出血を伴う。痛みと腫脹、潰れて瘻になったりする。○寒疝は①激しい腹痛。②陰嚢ヘルニア。③七疝の総称。○大風は、①ハンセン病。②『霊枢』刺節真邪に「大風が身体にあれば、血脈偏虚、虚者有餘、軽重不得、傾側宛伏、不知東西、不知南北、乍反乍復、顛倒無常、甚於迷惑」とあり、脳卒中。○便毒は、肛門の前後にできる潰瘍。○小腸の実熱は、心の熱が小腸に移ったもので、発熱口渇、心煩と不眠、小便短黄で灼熱渋痛がある。○牡痔、牝痔、脈痔、腸痔、血痔を五痔という。

○季脇 - 凡十二穴・第三十五（脇腹。全部で十二穴）

章門二穴、主 - 腸鳴盈盈然、食 - 不化、脇痛 - 不得臥、煩熱、口乾、不嗜食、胸脇 - 支満、喘息、心痛、腰痛ー不得転側、傷食、身黄、羸瘦、賁豚、腹脹、脊強、四肢ー懈惰、善恐、少気、厥逆、肩臂ー不挙。

京門二穴、主ー腰痛不得俛仰、寒熱、䐜脹引背ー不得息、水道ー不利、溺黄、少腹ー急腫、腸鳴、洞泄、髀枢ー引痛。

帯脈二穴、主ー婦人少腹堅痛、月脈ー不調、帯下ー赤白、裏急、瘈瘲。

五枢二穴、主ー男子寒疝、陰卵ー上入、小腹痛。

維道二穴、主ー嘔逆不止、三膲不調ー水腫、不嗜食。

居髎二穴、主ー腰痛引少腹、肩引膺臂ー攣急、手臂ー不得挙而至肩。

章門二穴、ゴロゴロと腸鳴する、消化不良、脇痛で眠れない、発熱してイライラする、口が乾くが水を飲みたがらない、食欲がない、胸脇部が痞（つか）えて腫れぼったい、喘息、心痛、腰痛で身体を捻れない、胃もたれ、黄疸、激痩せ、胃腸神経症、腹の膨満、背骨が強ばる、手足が無力、恐がりやすい、微弱呼吸、厥逆（けつぎゃく）、腕が挙がらないものを主治する。

京門二穴、腰痛で身体を前後に曲げられない、悪寒発熱、胸の膨満感が背中まで及んで呼吸できない、浮腫、尿が黄色、下腹が引き攣って腫れる、腸鳴、激しい下痢、股関節痛を主治する。

帯脈二穴、婦人の下腹が硬くなって痛む、生理不順、血や膿が混じったオリモノ、腸の引き攣り感、腹が引き攣るものを主治する。

五枢二穴、男子の寒疝（かんせん）、睾丸が上がって腹に入る、下腹部の痛みを主治する。

維道二穴、吐き気が止まらない、三焦の不調による浮腫、食欲がないものを主治する。

居髎二穴、腰痛が下腹部に及んで痛む、肩の痛みが大胸筋や上肢まで及んで引き攣る、手が肩まで挙がらないものを主治する。

＊章門の「腰痛不得転側」の原文は「腰痛不得倒」。『鍼灸大成』によって改めた。また腹脹も原文では腹腫。○厥逆は、①手足が冷たくなって、ひどければ失神するもの。②胸腹部の激痛で足が冷たくなる。③慢性頭痛。○食傷は傷食とも呼び、消化できないもの。胃の痞え、臭いゲップ、食欲がなくて少食、悪心嘔吐、下痢などがあり、胃下垂症状と似ている。○䐜脹（しんちょう）は『素問』陰陽応象大論に「濁気が上にあれば、䐜脹となる」とあり、横隔膜から上に濁気があって痞えるもの。○寒疝は、①激しい腹痛。②陰嚢ヘルニア。③七疝の総称。○三焦は、上焦が肺、中焦が脾胃、下焦が膀胱だが、三焦水道といって全身の皮下にある水の通り道でもある。

紛署集終

鍼方六集巻之六　兼羅集

古歙鶴皋　呉崑述
海陽忍庵　程標梓

叙曰、鍼道博矣。大賢識其人者、小賢識其小者。故小言雖卑近、而亦高遠之階梯、何可無也。惟是作ー兼羅集。

まえがきとして、鍼の道理は広い。知識が豊かであれば奥深く大きく知っており、普通ならば一般的なことしか知らない。ここでは初歩的なことを述べているが、それは遥か高き階段を登るためなので、どうして書かずにおれようか。そこでこれを兼羅集（けんらしゅう）とする。

●玉龍歌（共七十八条）・一（全部で七十八条）

歌曰。
玉龍之歌ー世罕得、穴共一百零二十。研精心ー手妙如仙、但恐時人ー自差忒。

歌はいう。
玉龍（ぎょくりゅう）の歌は、世にも珍しい、穴位は全部で百二十。心を込めて研鑽すれば、手は仙人の如くすばらしい、ただ恐いのは当世の人が自分を誤ること。

*ここで※は呉崑の解説、*は訳者の解説。

瀉。

◎中風不語・二（脳卒中で喋れない）

中風不語ー最難医、頂門髪際ー亦堪施。更向百会ー明補瀉、即時蘇醒ー免災危。

頂門。即顖会穴、在ー上星後一寸。可灸七壮、瀉之。中風ー不省、先瀉ー後補。中風ー不語、単ー許。中風、先補ー後瀉、瀉多ー補少。頭風、平瀉、可灸七壮、宜瀉ー無補。

百会。穴在ー頂中央。取法、前以眉心間ー印堂穴量起、後以ー髪際量止、折中ー是穴。鍼入ー豆

髪際。当是ー上星穴。

脳卒中で喋れないものは最も治しにくい、髪際の頂門（ちょうもん）穴が施術に堪（た）える。さらに百会へ向けて補瀉をはっきりさせれば、即時に覚醒して災危を免れる。

※頂門。つまり顖会穴で、上星の後ろ一寸。灸七壮で瀉法してもよい。脳卒中で人事不省になれば、鍼で瀉法してから補法する。脳卒中で喋れなければ瀉法のみする。

髪際。上星穴にあたる。

百会。穴位は頭頂の中央。取穴法だが、前は眉間の印堂穴から測って、後ろは髪際で止め、その中点が穴位である。鍼は豆ほど刺入する。脳卒中には、補法してから瀉法し、瀉法を多くして補法を少

なめる。慢性頭痛には瀉法のみで灸なら七壮、瀉法のみで補法しないのが良い。

＊黄龍祥によると、『大平聖恵方』巻一百では、髪際を耳前の髪際としており、上星穴ではないという。『鍼灸大成』でも上星としているが、現在の頭皮鍼では耳前の曲鬢から百会を頂顳後斜線としており、現代風ではある。

◎**鼻流濁涕・三**（蓄膿症）

鼻流濁涕ｰ名鼻淵、先補後瀉ｰ疾可痊。若是頭風ｰ并眼痛、上星穴内ｰ刺無偏。

上星。穴在ｰ督脈、直鼻ｰ入髪際一寸。有一取法。以掌後横紋ｰ当鼻尖、中指尽処ｰ是穴。鍼入三分、可灸七壮。鼻流清涕者ｰ単補、流濁涕者ｰ単瀉、不聞香臭者ｰ先補後瀉。応穴ｰ太淵。

鼻から濁った鼻水が流れるものを蓄膿症と呼ぶ。補法してから瀉法すれば疾病が治る。もし慢性頭痛に眼痛を伴えば、上星穴内を偏りなく刺す。

※上星。穴位は督脈にあり、鼻の直上で髪際を一寸入る。もう一つの取穴法。手掌の手関節横紋を鼻尖に当て、中指の尽きる部位が穴位である。鍼を三分刺入し、灸なら七壮。透明な鼻水が出れば補法のみ、濁った鼻水には瀉法のみ、嗅覚（きゅうかく）のないものには補法してから瀉法する。太淵穴を併用する。

◎**頭風、嘔吐、眼昏・四**（慢性頭痛、嘔吐、目のかすみ）

頭風、嘔吐、眼昏花、神庭一穴ｰ刺無差、孩子驚風ｰ倶可治、印堂刺入ｰ艾交加。

神庭。穴当ㇾ鼻直上、入ㇾ髪際五分。鍼入三分、先補ㇾ後瀉、瀉多ㇾ補少、可灸二七壮。看ㇾ虚実補瀉。

印堂。穴当ㇾ両眉中間、宛宛中ㇾ是穴。刺入一分、先沿皮ㇾ鍼透左攅竹、補瀉ㇾ後、転帰ㇾ原穴、退ㇾ右攅竹、依上ㇾ補瀉、可灸七壮。亦治ㇾ小児驚風、灸七壮。大哭為ㇾ効、不哭者ㇾ難治。随症ㇾ補瀉、急瀉ㇾ慢補。

慢性頭痛、嘔吐、眼のかすみ、神庭を刺せば必ず治る、小児のひきつけも治せる、印堂に刺入して灸を加える。

※神庭。穴位は鼻の直上、髪際を五分入る。鍼を三分刺入し、補法してから瀉法するが、瀉法を多くして補法を少なめる、灸なら二から七壮。虚実に基づいて補瀉をする。

印堂。穴位は眉間で中央の凹み。一分刺入し、まず鍼を左の攅竹に向けて沿皮刺で透刺し、補瀉したあと、元の印堂に戻り、こんどは右の攅竹に向けて刺入し、さきほどのように補瀉する、灸なら七壮。また小児のひきつけには、灸七壮。施術して、ひどく泣けば効果があるが、泣かねば難治である。症に基づいて補瀉を決め、急性ひきつけなら瀉、慢性ひきつけなら補法する。

◎**項痛牙疼・五**（後頸部や前歯の痛み）

頸項強痛ㇾ回顧難、牙疼病作一般看。先用承漿ㇾ明補瀉、後鍼風府ㇾ疾皆安。

承漿。穴在-唇下宛宛中。直鍼一分、可灸七壮。頸項-強痛、牙歯-虚疼、先瀉-後補。

風府。穴在-項後中行、入髪際一寸-両筋中央。言語-陥下。鍼入一二分、不可-深、深入-令人唖。禁灸、随病-補瀉。

後頸部が強ばって痛くて頸が回しづらい、前歯の痛みなどの病は同じとみなす。まずは承漿で補瀉をはっきり、後で風府に鍼すれば疾病は全部安らぐ。

※承漿。穴位は唇の下の凹み。直刺で鍼一分、灸なら七壮。後頸部が強ばって痛む、前歯の痛みには、瀉法してから補法する。

風府。穴位は後頸部の後ろで正中線、髪際を一寸入った僧帽筋の中央。喋ると凹む。鍼は一～二分、深刺はダメ、深刺すると喋れなくなる。灸はいけない、病に基づいて補瀉を決める。

◎頭風一・六（慢性頭痛一）

頭風偏正-最難医。絲竹-金鍼亦可施。沿皮向後透-率谷、一鍼両穴-世間稀。

絲竹。穴在-眉後、入-髪際陥中、開口-取穴。沿皮向後-透率谷。禁灸。偏正-頭風、単瀉。眼目-昏花、先瀉-後補。

率谷。穴在-耳上、入-髪際、転-耳尖、点到処-是穴。鍼入一分、沿皮向前-透絲竹空、可灸七壮。

片頭痛も頭痛も慢性は最も治しづらい。糸竹空に毫鍼を施術しても良い。後ろの率谷に向けて沿皮(えんぴ)

刺で透刺(とうし)する。一鍼で二穴刺すのは世間にも珍しい。
※糸竹空。穴位は眉の後ろで眉際を入った凹み、口を開いて取穴する。沿皮刺で後ろに向けて率谷まで透刺する。灸はいけない。慢性の頭痛や片頭痛には瀉法のみ。視野がぼやければ、瀉法してから補法する。
率谷。穴位は耳の上で、髪際を入る。耳を前に折って耳尖の達する点が穴位である。鍼を一分刺入し、前に向けて糸竹空に透刺する、灸なら七壮。

◎頭風二・七（慢性頭痛二）

偏正頭風‐有両般、痰飲之時‐仔細看。若還痰飲‐風池瀉、痰飲非時‐合谷観。

風池。穴在‐耳後、顳顬骨‐下、大筋‐外廉、入‐髪際五分。横一寸半‐透風府、先補‐後瀉、可灸七壮。治‐偏正頭風、痰飲。

合谷。穴在‐虎口、岐骨間、動脈‐応手。直鍼‐入一寸半、治証‐同前。無痰‐可刺、看‐虚実補瀉之。灸七壮。

慢性の頭痛や片頭痛には二種類ある。痰飲（体内で代謝されない水液）の有無を細かく調べる。もし痰飲があれば風池で瀉し、痰飲がなければ合谷をみる。
※風池。穴位は耳の後ろで側頭骨の下、僧帽筋の外縁で、髪際を五分入る。一寸半横刺(おうし)して風府ま

で透刺(とうし)し、補法してから瀉法する、灸なら七壮。慢性の頭痛や片頭痛で、痰飲があるものを治す。

合谷。穴位は両手の人差指と親指の間で、二股に分かれた骨間、動脈が拍動する。鍼を一寸半直刺(ちょくし)する、治療する証は前のとおり。痰がなければ刺し、虚実に基づいて補瀉をする。灸七壮。

◎口眼歪斜・八（顔面麻痺）

口眼歪斜ー最可嗟、地倉妙穴ー連頬車、喎左瀉右ー依師説、喎右瀉左ー莫教差。

地倉。穴在ー口吻傍四分、斜口縫中、鍼入一分、沿皮斜向上ー透頬車。

頬車。穴在耳前ー耳墜下三分、刺入一分、沿皮斜向下ー透地倉。

口眼歪斜(こうがんわいしゃ)は最も悲しい。地倉は妙穴、それに頬車、左に歪めば右を瀉すのが師の教え、右に歪めば左を瀉すが、教えを間違うことなかれ。

※地倉。口元の傍ら四分、鼻唇溝（ほうれい線）の中、鍼を一分刺入し、沿皮刺(えんぴし)で斜め上の頬車へ透刺(とうし)する。

頬車。穴位は耳の前で、耳垂から下三分、一分刺入して沿皮刺で斜め下へ向けて地倉まで透刺する。

◎鼻塞ー不聞香臭・九（鼻が詰まって匂いが分からない）

不聞香臭ー従何治、迎香穴内ー最堪攻。先補後瀉ー分明記。金鍼未出ー気先通。

迎香。穴在ｰ鼻孔傍五分、直ｰ縫中。鍼入一分、瀉多ｰ補少、沿皮ｰ向上。禁灸。応穴ｰ上星穴也。治ｰ鼻塞不聞香臭、先補ｰ後瀉。流ｰ濁涕、単ｰ瀉。流ｰ清涕、単ｰ補。

嗅覚（きゅうかく）のないものは、どうやって治す？　迎香穴内が最も攻めるに堪（た）える。補法してから瀉法すれば効果がはっきりする。抜鍼しないうちに空気が通じる。

※迎香。穴位は鼻孔の傍ら五分の鼻唇溝（ほうれい線）中。鍼を一分刺入し、瀉法を多くして補法を少なめ、沿皮刺で上に向ける。灸はいけない。上星穴と併用する。鼻が詰まって匂いが分からなければ、補法してから瀉法する。濁った鼻水が流れれば瀉法のみ。水っぽい鼻水が流れれば補法のみ。

◎耳聾ｰ瘰癧・十（難聴と頸部のリンパ結核）

耳聾気閉ｰ実難眠、翳風妙穴ｰ莫教偏、兼治ｰ項上生瘰癧、金鍼瀉動ｰ疾倶痊。

翳風。穴在ｰ耳後陥中、開口ｰ得穴。鍼入五分、宜ｰ瀉、可灸七壮。耳聾ｰ単瀉、耳鳴ｰ単補、一切瘰癧ｰ先瀉後補。応穴ｰ合谷。

突発性難聴で眠れなければ、翳風が妙穴、みんなに教えるなかれ、そのうえ頸部のリンパ結核も治し、毫鍼を瀉法で動かせば疾病は共に治る。

※翳風。穴位は耳の後ろにある凹み、口を開けると穴位が得られる。鍼を五分入れて瀉法すると良い、灸なら七壮。難聴ならば瀉法のみ、耳鳴りならば補法のみ、頸部のリンパ結核なら瀉法してから

補法する。合谷と併用する。

＊原文は「翳風妙穴莫教偏」だが、変なので偏を徧に訂正した。

◎耳聾二・十一（難聴二）

耳聾之症ー最難禁、或痛或痒ー或蝉鳴、紅腫生瘡ー須用瀉、只従聴宮ー用金鍼。聴会。穴在ー耳珠前陥中、開口ー得穴。口含ー尺、方可ー下鍼、刺入五分、可灸二七壮。耳疼紅腫ー単瀉。蝉鳴ー先補後瀉。痛ー瀉、痒ー補。耳中膿ー先瀉後補。

難聴の病は最も禁じがたい。痛みや痒み、または蝉が鳴くよう、赤く腫れたオデキには瀉法、ただ聴宮から毫鍼するだけ。

聴会。穴位は耳珠の前にある凹み、口を開けると穴位が得られる。口にモノサシを銜（くわ）えて刺鍼し、五分刺入する。灸なら二から七壮。耳が痛くて赤く腫れていれば瀉法のみ。蝉が鳴くような耳鳴りは補法してから瀉法する。痛みには瀉法、痒ければ補法。耳の中に膿があれば瀉法してから補法する。

◎失音・十二（声が出ない）

忽然失音ー語言難、瘂門一穴ー両筋間、刺穴莫深ー須是浅、若刺深時ー疾少安。

瘂門。穴在ー項後、入ー髪際五分、両筋ー陥中。直ー鍼入三分、莫ー深入、令人ー唖。禁灸。失音

–先瀉後補。頭傾注不語–単瀉。応穴–人中。

急に声が出なくなって喋りにくければ、瘂門一穴、両僧帽筋の間、穴位に深く刺さず浅く刺す、深刺すると病は少し安定するだけ。

※瘂門。穴位は後頸部の後ろで、髪際を五分入った両僧帽筋の中央にある凹み。直刺で鍼を三分刺入する。深く入れるなかれ、声が出なくなる。灸はいけない。声が出なければ瀉法してから補法する。頭を傾けて喋れなければ瀉法のみ。人中と併用する。

◎眉間痛、目昏・十三（眉間の痛み、視野がぼやける）

眉間疼痛–最難当。攢竹沿皮–刺不妨。若是目昏–同一治、刺入頭維–目自康。

攢竹。穴在–眉尖陥中。鍼入一分、沿皮–透魚腰、瀉多–補少。禁灸。両眉棱骨痛–単瀉。痰飲–頭風、同。眼目昏花–先瀉後補、胬肉扳睛–先補後瀉。

頭維。穴在–額角尽処、入–髪際陥中。鍼入一分、沿皮斜向下–透懸顱穴。両額角疼–瀉、眩暈–補、可灸二七壮。

眉間の痛みは最も当たりづらい。攢竹に沿皮刺すれば妨げるものがない。視野がぼやけるのも同じ治療、頭維への刺入で目は自然に健康。

※攢竹。穴位は眉頭にある凹み。鍼を一分刺入し、沿皮刺で魚腰（眉の中点）まで透刺し、瀉法

を多くして補法を少なめる。灸はいけない。両側の眉稜骨が痛めば瀉法のみ、痰飲（体内で代謝されない水液）による慢性頭痛も同じ。視野がぼやければ、瀉法してから補法する、翼状片が黒目を覆えば、補法してから瀉法する。

頭維。穴位は額角（がっかく）の尽きる部位、髪際を入った凹み。鍼を一分刺入し、沿皮刺（えんぴし）で斜め下に向けて懸顱穴へ透刺（とうし）する。両側頭部の痛みには瀉法、めまいなら補法、灸は一から七壮。

◎**眼睛・紅腫・十四**（眼が赤くなって腫れる）

眼睛紅腫－痛難熬、怕日羞明－徒自焦。只刺－睛明魚尾穴、太陽出血－疾倶消。

睛明。穴在－目内眥、傍孔中。略－向鼻、鍼入一寸、単瀉。禁灸。

魚尾。穴在－眉外、即－瞳子髎尖、是穴。鍼入一分、沿皮向内－透魚腰。羞明－先補後瀉、紅腫－単瀉、冷涙常流－単補。禁灸。

太陽。穴在－眉後、即－瞳子髎、両額－紫脈上、皆可－出血、用－三棱鍼。

眼が赤く腫れて痛くて耐え難く、日光を恐れて羞明（しゅうめい）し、ただ焦るのみ。睛明と魚尾（ぎょび）穴に刺し、太陽から出血させれば疾病は消える。

※睛明。穴位は目頭傍らの孔の中。少し鼻に向けて鍼を一寸刺入し、瀉法のみする。灸はいけない。

魚尾。穴位は眉の外側、つまり瞳子髎の先端である。鍼を一分刺入し、沿皮刺で内側に向けて魚腰（眉の中央）まで透刺する。羞明には補法してから瀉法する、赤く腫れていれば瀉法のみ、涙が常に流れれば補法のみ。灸はいけない。

太陽。穴位は眉の後ろ、つまり瞳子髎、両額の紫色の静脈上、いずれも三棱鍼で出血させる。

＊「略向鼻、鍼入一寸、単瀉」の原文は「平鍼入一寸、単瀉、略向鼻」。これでは「水平に鍼を一寸刺入し、瀉法のみする。少し鼻へ向ける」となって話の順序がおかしい。それで入れ替えた。〇平刺は、日本の横刺。〇原文の「魚尾穴在眉外」だが、魚尾は目尻。呉昆は魚尾を糸竹空と思い違いしている。

◎血貫目睛・十五（血管が眼睛を貫く）

忽然眼痛ｰ血貫睛、隠渋羞明ｰ最可憎。若向太陽ｰ除毒血、不用金鍼ｰ疾自平。

太陽穴出血法。治右症ｰ眼大効。用絹搭膊ｰ就脛一紐、方可ｰ下鍼。応穴ｰ睛明、合谷。

突然の眼痛で、血管が眼睛を貫き、目がショボショボして羞明（しゅうめい）するのは最も憎い。もし太陽に向けて毒血を除けば、毫鍼を使わなくても疾病は自然に治まる。

※太陽穴の出血法。前記の症状の眼に著効がある。絹紐を腕に掛けて脛を縛ってから刺鍼する。睛明や合谷と併用する。

＊「用絹搭膊就脛一紐」は「用絹搭脖就頸一紐」としたほうが自然。それなら「絹紐を頸に掛けて頸を縛って」となる。首を縛れば血管が浮き出ると思う。脛を縛って意味があるのだろうか？

◎両眼・火赤・十六（両眼の結膜炎）

心血炎上－両眼紅、好将葦葉－搐鼻中。若還搐得－毒血出、目内清明－顕妙功。

内迎香。穴在－鼻孔内。用葦葉或箬葉－捲作筒、搐－鼻中、出－毒血、大治－眼紅。応穴－合谷穴。

心血の炎上で、両眼が赤くなれば、葦（あし）の葉で鼻の中を衝（つ）けばよい。もし衝いて毒血が出れば、目の内はスッキリ明るく、はっきりした効果がある。

※内迎香。穴位は鼻孔の内部。葦の葉または竹の葉を巻いて筒にし、それで鼻の中を衝いて毒血を出せば結膜炎に著効がある。合谷穴と併用する。

◎腰膂強痛・十七（腰背が強ばって痛む）

脊膂強痛－瀉人中、挫閃腰疼－亦可攻。委中－也是腰疼穴、任君取用－要相逢。

人中。穴在－鼻柱下三分。略－向上、鍼入三分。治－腰疼脊痛、単－瀉。腎虚痛、先瀉－後補。

委中。穴在－両膝後、膕中－横紋内。鍼入一寸、単－瀉。禁灸。四畔－紫脈上、皆可用－三棱鍼出血、絶妙。

背筋（はいきん）が強ばって痛めば人中を瀉すが、ギックリ腰の痛みにも攻めて良し。委中も、やはり腰痛穴、どれを取るかは君しだい。

※人中。穴位は鼻中隔の下三分。少し上に向けて鍼を三分刺入する。腰の疼（うず）きや背骨の痛みを治す

には、瀉法のみ。慢性である腎虚腰痛には、瀉法してから補法する。

委中。穴位は両膝の後ろで、膝窩横紋の中。鍼を一寸入れ、瀉法のみ。灸はいけない。膝窩内の紫色した静脈は、すべて三稜鍼で出血させると非常に良い。

＊人中の原文は「鍼入三分略向上」、順序が前後しているので「略向上、鍼入三分」に直した。

◎腎虚‐腰痛・十八（慢性腰痛）

腎虚腰痛‐最難当。動止艱辛‐自失常。腎兪二穴‐如尋得、多加艾火‐疾無妨。

腎兪。穴在‐背部十四椎下、両傍‐各一寸半。有一取法、与臍‐相平、去中行各一寸五分‐是穴。鍼入一分、沿皮‐向外一寸五分、宜補‐勿瀉、灸可二七壮。亦治‐遺精白濁、諸虚‐百損。応穴‐人中、委中。


腎虚腰痛は最も難しい。動作が困難で普段と違う。腎兪二穴を尋ね、施灸を多く重ねれば、疾病は妨げない。
※腎兪。穴位は背部の第二腰椎下を挟んで両傍ら一寸半ずつ。もう一つの取穴法は、臍と水平な腰の高さで、後正中線から一寸五分ずつ離れた部位が穴位である。鍼を一分刺入し、外に向けて一寸五分沿皮（えんぴし）刺する、補法が良くて瀉法はダメ、灸なら二から七壮。また精液が漏れたり、さまざまな衰弱も治す。人中や委中と併用する。

◎腿股風・十九（大腿外側皮神経炎）

環跳独治‐腿股風、居髎二穴‐不落空、更向委中‐去毒血、登時移歩‐顕神功。

環跳。穴在‐髀枢中、側臥‐伸下足、屈上足‐取之。鍼入三寸半、補少‐瀉多、灸可三七壮。

居髎。穴在‐章門下八寸三分、刺入八分、灸‐随症多寡。

委中。取法‐見前。禁灸、灸則‐筋縮。

環跳だけが大腿外側の痛みを治す。居髎二穴も落とせない。さらに委中から毒血を出せば、出勤時の歩行に著効あり。

※環跳。穴位は股関節の中、側臥位で、下の足を伸ばし、上の足を曲げて取る。鍼を三寸半刺入し、補法を少なく瀉法を多くりする、灸なら三から七壮。

居髎。穴位は章門の下八寸三分、八分刺入する、灸は症状によって多くしたり少なくしたりする。

委中。取穴法は前を見る。灸はいけない、施灸すれば筋が縮む。

◎腿膝無力‐難以移歩・二十（腿や膝に力が入らず歩きづらい）

腿膝無力‐起身難。穴法由尋‐風市間、更灸陰市‐奇妙穴、縦歩能行‐任往還。

風市。穴在‐膝外廉、上七寸、垂手‐点到処是穴。鍼入二寸半、先瀉‐後補、多補‐少瀉、灸三七壮。

陰市。穴在‐膝上三寸、伏兎穴下‐宛宛中。鍼入五分、灸三七壮。

腿や膝が無力で身体を起こしにくい。穴位は風市の間を尋ね、さらには陰市の灸が妙穴、速く歩けて往復できる。
※風市。穴位は膝の外縁から上に七寸、手を垂らすと中指の到達する点が穴位である。鍼を二寸半刺入し、瀉法してから補法する、補法を多くして瀉法を少なめる、灸は三から七壮。
陰市。穴位は膝上三寸、伏兎穴の下にある凹みの中。鍼を五分入れて、灸なら三から七壮。

◎傴僂・二十一（せむし・円背）

傴ー補曲池瀉人中、僂ー補風池瀉絶骨、僂者立伸ー傴立起、補瀉須明ー切勿忽。

曲池二穴。在ー手、曲肘ー横紋中、以手横胸ー取之。鍼直入一寸五分、灸三七壮。

人中一穴。在ー鼻柱下三分、口含水ー凸珠上是穴。略ー向上些、鍼入三分。

風池二穴。在ー耳後、大筋ー外廉、入ー髪際五分。横一寸半ー透風府。可灸七壮。

絶骨二穴。在ー足外踝、上三寸、絶骨之端、筋骨之間。横鍼二寸半、可灸二七壮。

円背になったら曲池に補法して人中は瀉法、腰が曲がったら風池に補法して絶骨は瀉法、腰が曲がった僂（ろう）なら直ちに伸び、円背も直ちに起きる。補瀉をはっきりさせ、おろそかにするなかれ。
※曲池二穴。手で、肘を曲げた横紋中にある、手を横にして胸に当てて取る。鍼は直刺（ちょくし）で一寸五分、灸は三から七壮。

人中一穴。鼻中隔の下三分、口に水を含むと突出する上唇の上が穴位。少し上に向けて、鍼を三分刺入する。

風池二穴。耳の後ろで、僧帽筋の外縁、髪際を五分入る。一寸半ほど横刺（おうし）して風府まで透刺（とうし）する。灸なら七壮。

絶骨（懸鍾）二穴。足外踝の上三寸、腓骨が肉に隠れる端で、短腓骨筋と腓骨の間。横刺で鍼を二寸半刺入、灸なら二から七壮。

＊「略向上些鍼入三分」の原文は「鍼入三分略向上些」。順序が逆なので訂正した。◯横刺は、日本の横刺と異なる。日本の横刺は中国の平刺だが、中国の横刺は同じ高さに向けて刺入する意味。

◎腿疼膝頭紅腫・二十二（腿が疼いて膝頭が赤く腫れる）

髖骨能治‐脚腿疼、膝頭‐紅腫痛難禁。若鍼‐膝関並膝眼、妙哉其効‐顕神霊。

髖骨二穴。在‐膝蓋骨上一寸半、梁丘穴‐両傍各一寸。直‐鍼入五分、可灸二七壮、補瀉‐随証。一云‐禁灸。

膝関。在‐蓋骨下、犢鼻穴‐内廉陥中。横鍼‐透膝眼。

髖骨（かんこつ）は脛や大腿の疼（うず）き、膝頭が赤く腫れて痛みが止まらないものを治せる。もし膝関と膝眼に鍼すれば、その効果は神のごとし。

※髖骨二穴。膝蓋骨の上一寸半、梁丘穴の両側一寸ずつ。直刺で鍼を五分入れて、灸なら二から七壮、証に基づいて補瀉する。一説には、灸はいけない。

膝関。膝蓋骨の下で、犢鼻穴の内縁の凹み。膝眼まで横刺で透刺する。

◎**寒湿‐脚気・二十三**（寒湿脚気）

寒湿脚気‐最難熬。先鍼‐三里及陰交、更有一穴‐絶骨是。才下鍼時‐腫便消。

三里。穴在‐膝下三寸、大骨外、大筋内。平‐鍼入一寸五分、宜‐瀉、灸‐可三十壮。治症看虚実‐補瀉。

三陰交。穴在‐内踝上三寸、筋骨間。

絶骨。穴在‐足外踝上三寸、筋骨之間。横‐鍼入二寸半、灸‐可二七壮。看病虚実‐補瀉。

寒湿脚気（かっけ）は最も難儀（なんぎ）。まず足三里と三陰交に鍼、さらに絶骨の一穴がある。鍼を刺せば腫れが即時に消える。

※足三里。穴位は膝下三寸、脛骨の外側で、前脛骨筋の内側。鍼を一寸五分入れて瀉法すると良い、灸なら三十壮。症状の虚実に基づいて補瀉をする。

三陰交。穴位は内踝の上三寸、筋骨間。

絶骨（懸鍾）。穴位は足の外踝の上三寸、筋骨間。三陰交へ向けて横刺（おうし）で鍼を二寸半刺入、灸なら二から七壮。病状の虚実を見て補瀉をする。

＊寒湿脚気は、寒湿による脚気で、脚膝軟弱、行動無力、頑固な痺れと浮腫、引き攣った痛み、悪寒して四肢が冷えるなどの症状がある。◯脚気は足の症状なので、ここの三里は足三里と考えるべき。また足の症状なので、陰交も足にある三陰交と考えるべき。◯横刺は、日本の横刺と異なる。日本の横刺は中国の平刺だが、中国の横刺は同じ高さに向けて刺入する意味。◯平刺は、日本の横刺と同じ。

◎足跟－紅腫・二十四（かかとが赤く腫れる）

足跟紅腫－草鞋風、崑崙二穴－可加功。再取太谿－並申脈、三穴同鍼－病没蹤。

崑崙。穴在－足外踝後、跟骨－上陥中。横鍼－透太谿穴、可灸二七壮、瀉多－補少。

太谿。穴在－足内踝骨、後－陥中。鍼－透崑崙、可灸二七壮。看症虚実－補瀉。

申脈。穴在－足外踝骨、節下－赤白肉際。横－鍼入五分。禁灸。又名－陽蹻穴。

カカトが赤くなって腫れる草鞋風（わらじふう）、崑崙二穴に効果あり。さらには太渓と申脈を取り、三穴同時に鍼すれば、病は影も形もなし。

※崑崙。穴位は足外踝の後ろで、踵骨の上にある凹み。横刺で鍼を太渓穴に透す、灸なら二から七壮、瀉を多く、補を少なくする。

太渓。穴位は内踝の後ろにある凹み。鍼を崑崙まで透刺する、灸なら二から七壮。症状の虚実をみて補瀉する。

申脈。穴位は外踝の骨節の下で、足底と足背の皮膚の境い目。足底と平行に鍼を五分入れる。灸はいけない。別名を陽蹻穴。

＊草鞋風は脱根風とも呼び、腎経の病。カカトと両胯に水疱ができ、それが破れると小さな瘡となり、痒かったり痛かったりし、破れて爛れて足底まで広がる。

◎脚背疼・二十五（足背痛）

丘墟能治‐脚背疼。行間一刺‐疾便軽、再刺‐解谿商丘穴、中間補瀉‐要分明。

丘墟。穴在‐外踝、微前三分‐陥中。斜‐鍼入一寸、可灸二七壮。補瀉‐看症虚実寒熱。如脚背紅腫‐出血妙。

行間。穴在‐足虎口、岐骨間。直‐刺入五分、可灸二七壮。宜瀉‐不宜補、如麻木‐亦瀉。又治‐渾身蠱脹、単‐瀉。

解谿。穴在‐足腕上、大筋外‐宛宛中。直‐鍼入五分、看虚実‐補瀉。可灸二七壮。治‐頭風、宜‐先補後瀉。

商丘。穴在‐足内踝、微前三分。鍼入五分、可灸二七壮。詳虚実‐補瀉。

丘墟は足背の痛みを治せる。行間の一刺（ひとさし）で疾病が軽くなり、さらに解渓と商丘穴を刺して、中間の補瀉ではっきりさせる。

※丘墟。穴位は外踝の少し前、三分にある凹み。斜刺（しゃし）で鍼を一寸刺入、灸なら二から七壮。症状の虚実や寒熱をみて補瀉する。足背が赤く腫れていれば出血させると効果がある。

行間。穴位は、足の第一趾と第二趾の間で、二股に分かれた骨の間。直刺（ちょくし）で五分、灸なら二から七壮。瀉法が良くて補法は悪い、知覚がなくても瀉法する。全身の浮腫にも瀉法のみ。

解渓二穴。穴位は、足首の上で、長母指伸筋の外側陥中。直刺で鍼を五分入れ、虚実をみて補瀉する。灸なら二から七壮。慢性頭痛の治療には、補法してから瀉法すると良い。

商丘。穴位は、足内踝の少し前、三分。鍼は五分入れ、灸なら二から七壮。虚実を調べて補瀉する。

◎行歩艱難・二十六（歩行困難）

行歩艱難－疾転加、太衝二穴－実堪誇。更取－中封並三里、須臾疾去－若飛花。

太衝。穴在－足、行間上二寸、両筋間－陥中。直－鍼入五分、禁灸。脚背紅腫－宜出血。看虚実－補瀉。応穴－崑崙。

中封。穴在－内踝前一寸。仰足取－大筋内宛宛中。平－刺入五分、可灸二七壮。定虚実－補瀉。又治脚気－紅腫生瘡、単－瀉。

三里。取法－見前。

歩行困難の疾病が悪化すれば、太衝二穴の効果が誇れる。さらには中封と足三里を取れば、しばらくすると疾病は、花びらが飛ばされるように去る。

※太衝。穴位は、行間の上二寸、長母指伸筋と長指伸筋の間にある凹み。直刺で鍼を五分入れるが、灸はいけない。足背が赤く腫れていれば出血させると良い。虚実をみて補瀉する。崑崙と併用する。

中封。穴位は内踝の前一寸。足を背屈させて前脛骨筋の内側の凹み中を取る。足底と水平に五分刺入、灸なら二から七壮。虚実によって補瀉を定める。また脚気（かっけ）で、足が赤く腫れてオデキになっていれば瀉法のみ。

足三里。取穴や方法は前を見る。

◎鶴膝風・二十七（膝上下の筋肉が細くなって膝だけ大きく、鶴の足のようになったもの）

膝蓋紅腫‐鶴膝風、陽陵二穴‐便可攻、陰陵亦是‐奇妙穴、可消紅腫‐即成功。

陽陵泉。穴在‐膝外、輔骨下一指‐陥中。横鍼‐透陰陵泉、瀉多‐補少。禁灸、灸則膝攣‐不能開。

陰陵泉。穴在‐膝髕骨下、赤白肉際‐陥中。与‐陽陵泉対。横鍼‐可相透。詳証虚実‐補瀉。可灸二七壮。

膝蓋が赤く腫れ、膝の上下の筋肉が細くなって鶴の足のようになれば、陽陵泉二穴を攻める、やはり陰陵泉も特効穴、赤い腫れが消えれば成功。

※陽陵泉。穴位は膝の外で、腓骨の下一横指にある凹み。横刺（おうし）で陰陵泉に鍼を透刺（とうし）し、瀉法を多くして補法を少なめる。灸はいけない、施灸すれば膝が攣り、膝が伸ばせなくなる。

陰陵泉。穴位は膝蓋骨の下、表裏の肉際にある凹み。陽陵泉の反対側。横刺で鍼を陽陵泉と陰陵泉で互いに透刺しても良い。証の虚実を明かにして補瀉する。灸なら二から七壮。

＊横刺は、日本の横刺と異なる。日本の横刺は中国の平刺だが、中国の横刺は同じ高さに向けて刺入する意味。

◎腕中無力・二十八（腱鞘炎）

腕中無力－握物難、挙止疼痛－不能安。若鍼腕骨－真箇妙。此穴須当－仔細看。

腕骨。穴在－手外側、腕前－起骨下陥者中。鍼入三分、可灸二七壮、瀉之。麻木無力－宜補。又治－発黄五疸。応穴－曲池。

手の力がなくて物が握りにくく、動作も痛くて安らげない。もし腕骨に鍼すれば本当にすごい。この穴は細かく調べる必要がある。

※腕骨。穴位は手の尺側、手首の遠位で、三角骨の下にある凹み。鍼を三分刺入、灸なら二から七壮、瀉法。知覚がなくて無力ならば補法が良い。また五種類の黄疸も治す。曲池と併用する。

＊五疸とは、黄疸、穀疸、酒疸、女労疸、黒疸。

◎**両胛疼痛・二十九**（両側の肩甲骨の痛み）

両胛疼痛－気攻胸。肩井二穴－極有功。此穴元来－真気聚、瀉多補少－応鍼中。

肩井。穴在－肩上、缺盆－骨尽処。用手按－肩柱骨、第三指到処－是穴。直－鍼入二寸半。此穴、五臓真気－所聚、不宜－多補。応穴－支溝、在手外腕後－起骨上三寸、直鍼－透間使、宜瀉。可灸七壮。

両肩甲骨が痛くて気が胸を攻める。肩井二穴が極めて効く。この穴は元々真気が集まり、瀉法を多くして補法を少なめれば中が鍼に応える。

※肩井。穴位は肩の上の欠盆で、肩甲骨が尽きる部位。手の小指で反対側の肩峰を押さえると、中指の当たる部位が穴位である。直刺で二寸半。この穴は、五臓の真気が集まる部位なので、補法を多くしてはいけない。支溝と併用するが、支溝は前腕伸側で手首の近位、橈尺骨の起こる上三寸、直刺（ちょくし）で間使に透刺（とうし）し、瀉法が良い。灸なら七壮。

＊肩井に直刺で二寸半は、かなり危険。肩先に向かわせれば二寸半でも良い。

◎**肩胛風気・三十**（肩甲骨の痛み）

肩胛風気－連背疼、胛縫二穴－用鍼明。五枢本治－腰疼痛、入穴分明－疾頓軽。

胛縫。穴在－両腋縫尖。鍼入二寸、可灸七壮。詳症虚実－補瀉。又治－腋下腫毒、単瀉－出血。

五枢。穴在－環跳上五寸、帯脈下三寸。直－鍼入一寸半、可灸二七壮。詳証虚実－補瀉。

肩甲骨の風気(ふうき)が背中まで及んで痛ければ、胛縫(こうほう)二穴の鍼で明確。五枢は腰痛の本治法、穴に刺入すれば病が急に軽くなったと明確に分かる。

※胛縫。穴位は、両腋の腋窩横紋後端。鍼を二寸刺入、灸なら七壮。症状の虚実を明かにして補瀉する。また腋下のハレモノも治し、その場合は瀉法のみで出血させる。

五枢。穴位は環跳の上五寸、帯脈の下三寸。直刺で一寸半刺入、灸なら二から七壮。症状の虚実を明かにして補瀉をする。

＊風気とは一般に疥癬のことだが、疼くといっているので風痹の気と考えられる。

◎**両肘拘攣・三十一**（両肘の引き攣り）

両肘拘攣－筋骨疼、挙動艱難－実可憎。若苦屈伸－鍼瀉動、曲池尺沢－可兼行。

曲池。穴在－手曲肘、骨内－横紋尖。以手－横胸取之。鍼入一寸半、灸三七壮。両手－拘攣、筋緊－不開、先瀉－後補。筋脈－拘攣、先補。手握－不伸、単補。

尺沢。穴在－手肘腕中、大筋外、小筋内－陥中。手曲－如弓、方－可鍼。鍼入五分、先補－後瀉。禁灸。

両肘が引き攣って筋骨が痛み、挙動が困難では実に憎い。もし屈伸が苦しければ、曲池と尺沢を鍼で瀉法にて動かせば行ける。

※曲池。穴位は手で、肘を曲げた骨の橈側、肘窩横紋の尖端にある。手を横にして胸に当てて取る。鍼は一寸半刺入、灸なら三から七壮。両手が引き攣って、筋肉が緊張して手が開かなければ、瀉法したあと補法する。筋肉が引き攣れば、先に補法。手を握って伸ばせなければ、補法のみ。

尺沢。穴位は、肘窩の中で、腕橈骨筋の尺側、上腕二頭筋腱の橈側陥中。手を弓のように曲げると刺鍼できる。鍼は五分刺入して、補法してから瀉法する。施灸してはならない。

◎肩端紅腫・三十二（肩の端が赤く腫れる）

肩端紅腫ー痛難当。風湿相搏ー気血狂。若是肩髃ー鍼中穴、教君頓瘥ー永無妨。

肩髃。穴在ー肩端、両骨間、挙臂ー陥中。鍼入二寸半、灸二七壮。肩背ー紅腫痛、単ー瀉。手背ー疼痛、寒湿ー麻木、単ー補。応穴ー腕骨。

肩の端が赤く腫れて痛くて触れない。風と湿の邪が気血と戦って狂う。もし肩髃に鍼して穴位に中れば、教えた君は直ちに治り、永いこと妨げがない。

※肩髃。穴位は肩の端で、肩峰と上腕骨の間、腕を挙げると現れる凹み。鍼を二寸半刺入し、灸なら二から七壮。肩背が赤く腫れて痛めば、瀉法のみ。手背の痛み、寒湿で感覚がないケースは、補法のみ。腕骨と併用する。

◎**腹中気塊・三十三**（腹中の気塊）

腹中気塊－去応難、金鍼宜向－内関看。更向陰蹻－鍼照海、腹中疾病－総皆安。

内関。穴在－掌後、横紋上二寸。直鍼－透外関、先補－後瀉。禁灸。治－腹中脇肋疼痛、先瀉。胸中－痞悶、先補。

照海。穴在－内踝骨下、赤白肉際。横－鍼入寸半。小便－不通、瀉之－立通。

腹中のガスを抜くのが難しければ、毫鍼を内関に刺すと良い。さらには陰蹻脈の照海に鍼、腹中の疾病は全て安らぐ。

※内関。穴位は手掌の近位で、手関節横紋の上二寸。直刺（ちょくし）で外関まで透刺（とうし）し、補法してから瀉法する。灸はいけない。腹中や脇肋部の痛みを治すには先に瀉法。胸中の痞悶（ひもん）には先に補法。

照海。穴位は内踝骨の下で、足底と足背の皮膚の境い目。足底と平行に一寸半ほど横へ刺入する。

排尿できないとき、瀉法すると直ちに排尿する。

＊横刺は、日本の横刺と異なる。日本の横刺は中国の平刺だが、中国の横刺は同じ高さに向けて刺入する意味。

◎**腹中疼痛・三十四**（腹中の痛み）

腹中疼痛－最難当。大陵外関－仔細詳。若是腹疼－並痞結、支溝奇妙－穴非常。

大陵。穴在－掌後、横紋－両筋間。直－刺入三分、可灸二七壮。詳虚実－補瀉。

外関。穴在‐手腕後二寸。直鍼‐透内関、先補‐後瀉、可灸二七壮。

支溝。穴在‐腕後三寸、両骨中。直鍼‐透間使。

腹中の痛みは最も処置しにくい。大陵と外関を詳しく調べる。もし腹痛でシコリがあれば、支溝が妙穴、尋常（じんじょう）でない。
※大陵。穴位は、手掌の近位で手関節横紋、長掌筋腱と橈側手根屈筋腱の間。直刺で三分刺入、灸なら二から七壮。虚実を明かにして補瀉する。
外関。穴位は手首の近位二寸。直刺で内関まで透刺し、補法してから瀉法する、灸なら二から七壮。

支溝。穴位は手首の近位三寸、橈骨と尺骨の中間。直刺で鍼を間使に透刺（とうし）する。

◎脾寒・三十五

脾寒之症‐最可憐。有寒有熱‐両熬煎。間使二穴‐鍼瀉動、熱瀉寒補‐病倶安。

間使。穴在‐掌後三寸、両筋間。直鍼‐透支溝、灸三七壮。先寒‐後熱、先補‐後瀉。先熱‐後寒、先瀉‐後補。熱多‐単瀉、寒多‐単補。百労、後谿、可灸二七壮。

脾寒（ひかん）の症はかわいそう。寒あり熱ありと両方で苦しむ。間使二穴に鍼して瀉で動かす、熱なら瀉法で寒なら補、それで病はともに安らぐ。

※間使。穴位は手掌の近位三寸で、長掌筋腱と橈側手根屈筋腱の間。直刺(ちょくし)で鍼を支溝に透刺する、灸なら三から七壮。寒けがしてから発熱すれば、補法してから瀉法する。発熱してから寒けがすれば、瀉法してから補法する。発熱が多ければ瀉法のみ、寒けが多ければ補法のみ。百労(ひゃくろう)（大椎）と後渓は、灸なら二から七壮。

＊脾寒とは、胃がもたれ、だるくて腹が張り、ゲップして、憂いたり怒りっぽくて楽しくない。現代の胃下垂症状。

◎九種心痛・三十六（九種の心痛）

九種心痛ー及脾疼、上脘穴内ー可金鍼、若還脾敗ー中脘補、両鍼神効ー免災侵。

上脘。穴在ー腹中行、巨闕下寸半。直ー鍼入二寸半。

中脘。穴在ー臍上四寸。直ー鍼入二寸半。此穴ー多補、可灸五十壮。

九種の心痛と胃痛ならば、上脘穴に毫鍼を入れ、もし脾も弱っていれば中脘に補法、二つの鍼の著効で災厄を免れる。

※上脘。穴位は腹の正中線で、巨闕の下一寸半。直刺で鍼を二寸半刺入する。

中脘。穴位は臍の上四寸。直刺で鍼を二寸半刺入する。この穴位は補を多くし、灸なら五十壮。

＊九種心痛は、『備急千金要方』によると虫心痛、注心痛、風心痛、悸心痛、食心痛、飲心痛、冷心痛、熱心痛、去来心痛。心痛といっても胃痛を指すことが多い。

◎痔漏・三十七（痔瘻）

痔漏之疾－亦可憎。裏急後重－最難禁。或疼或痒－或下血、二白穴－従掌後尋。

二白。穴在－掌後、横紋上四寸、両穴－相対、内穴在－両筋中間、外穴在－大筋外。禁刺。可灸二七壮。応穴－承山。

痔漏の疾病も憎らしい。腸が痙攣して肛門が重くて禁じがたい。痛みや痒み、あるいは下血、二白（にはく）穴は手掌の後ろを尋ねる。

※二白。穴位は手掌の近位で、手関節横紋の上四寸、二穴あって両穴は対（つい）であり、橈側の穴位は腕橈骨筋と橈側手根屈筋の間、尺側の穴位は橈側手根屈筋の尺側にある。刺鍼してはならない。灸を二から七壮。承山と併用する。

◎三焦熱壅・三十八（三焦が熱で塞がる）

三焦邪熱－壅上焦、舌乾口苦－不和調。鍼刺関衝－出毒血、口生津液－気倶消。

関衝。穴在－小指次指之端、去－爪甲角如韮葉。鍼入一分、沿皮－向後三分。禁灸。治－三焦邪熱、単－瀉。三焦受寒－吐涎、単－補。胸膈－痞悶、先補－後瀉。応穴－支溝。

三焦の邪熱で上焦が塞がれ、舌が乾いて口が苦く感じられて調子が悪い。鍼を関衝に刺して毒血を出せば、口に津液が生まれて熱気が消える。

※関衝。穴位は薬指の尖端、爪の角をニラ葉ほど離れる。鍼を一分刺入し、指節間関節に向けて三分ほど沿皮刺する。灸はいけない。三焦の邪熱を治すには、瀉法のみ。三焦が寒邪を感受して水っぽい痰を吐けば補法のみ。胸膈の痞悶には、補法してから瀉法する。支溝と併用する。

◎**中風不省・三十九**（脳卒中で人事不省）

中風之症－或不省、中衝一穴－不須尋。先補後瀉－如不応、再刺人中－立便醒。

中衝。穴在－中指端。鍼入一分、沿皮－向後三分、灸三壮。治－中風不省、先補－後瀉。暴唖、先瀉－後補。心痛－不省、単－瀉。

人中。平鍼三分、可灸三壮。

脳卒中の症で人事不省なら、中衝一穴を尋ねなければ。補法してから瀉法して、反応がなければ、さらに人中を刺せば直ちに覚醒する。

※中衝。穴位は中指の端。鍼を一分刺入し、指節間関節に向けて三分ほど沿皮刺する、灸三壮。脳卒中による人事不省を治すには、補法してから瀉法する。突然に喋れなくなれば、瀉法してから補法する。心痛で人事不省となれば、瀉法のみ。

人中。水平に鍼を三分、灸なら三壮。

＊平刺は、日本の横刺。人中は上に向けて斜刺する。

◎手背紅腫・四十（手背が赤く腫れる）

手背紅腫ー連腕疼、液門穴内ー用金鍼、更有一穴ー名中渚、多瀉不補ー疾還軽。

液門。穴在ー小指次指、間ー陥者中。鍼入一分、沿皮向後ー透陽池穴、宜単瀉及弾鍼出血ー為妙。

手臂ー冷風痛、先ー補。

中渚。穴在ー小指次指、本節後ー陥者中。刺入一分、沿皮ー透腕骨穴、宜ー瀉。

手背が赤く腫れて手首まで痛い、液門穴に毫鍼入れる、さらには一穴、名を中渚、多く瀉法して補法しなければ、さらに疾病は軽くなる。

※液門。穴位は小指と薬指の間にある凹み。鍼を一分刺入し、沿皮刺で近位に向けて陽池穴まで透刺し、瀉法のみが良く、鍼柄を弾いて出血させると効果がある。手や前腕の冷風痛には、先に補法する。

中渚。穴位は薬指で、中手指節関節の近位にある凹み。一分刺入して、沿皮刺で腕骨穴まで透刺し、瀉法すると良い。

＊冷風症とは、初期に痺れ、冷えて痛くなったり、関節がだる痛くなり、ひどければ横になったまま起きられず、水疱ができて潰れたりする。脾腎が虚して風湿の邪が関節に侵入し、肌肉に溢れて留まって出ず、気血を阻んだもの。

◎**心病・四十一**（心の病）

少衝穴－在手少陰、其穴功多－必可鍼、心虚胆寒－還補瀉、熱壅上焦－通里尋。

少衝。穴在－手小指、内廉之端。鍼入一分、沿皮－向後三分。治－心経一切病。驚怕、先瀉－後補。心虚、単－補。禁灸。

通里。穴在－腕後一寸。直－鍼入一寸、宜－瀉。禁灸。

少衝穴は手の少陰、その穴の功は多くて必ず鍼する、心虚や胆寒には、さらに補瀉、熱が上焦を塞げば通里を尋ねる。

※少衝。穴位は、手小指で橈側縁の端。鍼を一分刺入し、指節間関節に向けて三分ほど沿皮刺する。すべての心経の病を治す。恐れるものは、瀉法してから補法する。心の虚証には、補法のみ。灸はいけない。

通里。穴位は手首から近位に一寸。直刺（ちょくし）で鍼を一寸刺入し、瀉法する。灸はいけない。

＊心虚は、さまざまな心の虚証。○胆寒は、胆気陽虚による症状。不眠、虚煩、心慌胆怯などの症状がある。

◎**時疫－瘧疾・四十二**（流行性のマラリア症状）

時疫瘧疾－最難禁。穴法原来－用得明。後谿奇穴－若尋得、百労兼施－疾無存。

後谿。穴在－小指外側、本節後－陥者中。鍼入一寸。治一切癲狂、不識－尊卑、五癇、瘧疾。看虚実－補瀉。

百労。穴在－背第一椎骨尖。灸二七壮、鍼入三分、瀉。

季節性のマラリア症状は最も禁じがたい。穴法の由来は使えば分かる。後渓は特効穴だから尋ねて得る、百労（大椎）も一緒に施術すれば、疾病は存在できない。
※後渓。穴位は小指の尺側で、中手指節関節の近位にある凹み。鍼を一寸刺入する。鬱や躁状態、狂って良いも悪いも分からない、癲癇、マラリア症状を治す。虚実に基づいて補瀉する。
百労。穴位は第一胸椎の棘突起尖端。灸は二から七壮、鍼を三分刺入して瀉法する。
＊百労は一般に大椎の別名で、陶道ではない。

◎**牙疼－翻胃・四十三**（前歯の痛み、朝食で夕方に吐いて夕食で明け方吐く）
牙疼陣陣－痛相煎、二間妙穴－莫軽伝。若還翻胃－並吐食、中魁奇穴－亦相便。

二間。穴在－手大指次指、本節前－内側陥者中。鍼入一分、沿皮－向後三分、可灸七壮。

中魁。穴在－手中指、第二節尖。灸七壮。治－翻胃、五噎、一切－牙疼。禁鍼。

前歯の痛みでジンジン痛む、二間は妙穴、軽々しく言うなかれ。さらに朝食で夕方に吐いて夕食で明け方吐いたり、食べたものを吐けば、中魁の特効穴が良い。
※二間。穴位は手の人差指、中手指節関節の遠位で橈側にある凹み。鍼を一分刺入し、中手指節関

節に向けて三分ほど沿皮刺(えんぴし)する、灸なら七壮。

中魁。穴位は、手背で中指の近位指節間関節。灸七壮。朝食で夕方に吐いて夕食で明け方吐く、五種類の食道閉塞、すべての前歯の痛みを治す。鍼はしない。

＊五噎は、気噎、憂噎、食噎、労噎、思噎。○中魁の原文は「禁灸」だが、「灸七壮」の本文と矛盾するので訂正した。

◎乳蛾・四十四（咽喉のリンパ節の腫れ）

乳蛾之症－最難医。急用金鍼－病可除。若還遅滞－人難療。少商出血－号明医。

少商。穴在－手大指端内側、去－爪甲角如韮葉。出血、乳蛾－立消。

咽喉のリンパ節の腫れは治しにくい。すぐに毫鍼を使えば病が除かれる。もし手遅れになれば治療しにくい。少商から出血させれば名医と呼ばれる。

※少商。穴位は手親指端の橈側、爪の角をニラ葉ほど離れた部位。出血させれば、咽喉のリンパ節の腫れが直ちに消える。

＊乳蛾は乳鵝ともする。カイコの繭(まゆ)のように口中の扁桃腺が腫れることから乳蛾と呼ぶ。乳蛾は、蛾が生まれる意味。さすがに鵞鳥の卵では大きすぎる。

◎癮疹‐瘰癧・四十五（ジンマシンと頸部のリンパ結核）

癮疹之疾‐有多般。此症従来‐治療難。天井二穴‐多着艾、更医瘰癧‐疾皆安。

天井。穴在‐肘尖、大骨上‐陥中。取法‐用手拄腰、方可‐下鍼。内‐少海、外‐小海、中‐天井。治‐手肘骨痛、並一切麻瘡。瘰癧‐未破者、単‐瀉。已‐破者、先瀉‐後補。

ジンマシンの疾病は様々だ。この症は昔から治療が難しい。天井二穴に多壮灸、さらには頸部のリンパ結核の疾病も治って全て安泰。

※天井。穴位は、肘頭尖端で、上腕骨上にある凹み。取穴法だが、腰に手を当てて刺鍼する。橈側が少海、尺側が小海、中央が天井。手や肘の骨が痛む、ならびにデキモノなら全て治す。頸部のリンパ結核が破れていなければ、瀉法のみ。破れていれば、瀉法してから補法する。

◎欬嗽‐痰涎・四十六（咳や水っぽい痰）

欬嗽風涎‐及寒痰、列缺穴内‐用鍼堪。太淵亦治‐肺欬嗽、此穴尤宜‐灸大安。

列缺。穴在‐臂内、上骨‐下廉、腕後一寸五分。治‐欬嗽寒痰、先補‐後瀉。偏正‐頭風、単瀉。眼涙、先補‐後瀉。

太淵。穴在‐掌後陥中。治‐偏正頭風、牙疼、先補‐後瀉。手腕‐冷風、先瀉‐後補。

咳嗽（がいそう）と風涎（ふうせん）、そして咳して無色透明で水っぽい痰を吐く、列欠穴の鍼に任せる。太淵も肺咳を治すが、この穴には施灸が良くて大いに安らぐ。

※列欠。穴位は前腕橈側で、橈骨の尺側縁、手首の近位一寸五分。咳して無色透明で水っぽい痰を吐けば、補法してから瀉法する。慢性の頭痛や片頭痛には、瀉法のみ。眼から涙が出れば、補法してから瀉法する。

太淵。穴位は手掌の近位にある凹み。慢性の頭痛や片頭痛、前歯の痛みには、補法してから瀉法する。手や手首が冷たく痛めば、瀉法してから補法する。

＊風涎とは、風邪が内動して、痰涎と共に胸や胃を塞ぎ、突然倒れて人事不省になる疾患。脳卒中と思われる。○冷風症とは、初期に痺れ、冷えて痛くなったり、関節がだる痛くなり、ひどければ横になったまま起きられず、水疱ができて潰れたりする。脾腎が虚して風湿の邪が関節に侵入し、肌肉に溢れて留まって出ず、気血を阻んだもの。

◎呆痴－五癇・四十七（鬱病や癲癇）

呆痴一症－難医治。不識尊卑－最苦人。神門独治－痴呆症。転手骨開－得穴真。

神門。穴在－掌後、兌骨－端。治－傷寒発狂、単－瀉。発寒－睡不省、単－補。及治－五癇。

鬱病一症は難かしい。狂って良いも悪いも分からず最も人を苦しめる。神門だけが鬱病を治す。手首を捻れば骨が開いて本当の穴位が得られる。

※神門。穴位は手掌の後ろで、豆状骨の端。悪寒のする伝染病で意識がおかしくなれば、瀉法の

み。寒けがして眠れなければ補法のみ。また癲癇（てんかん）も治す。

◎虚煩-面赤、心中-驚惧、怔忡・四十八（虚熱で顔が赤い、恐れる、心臓がドキドキする）

連日虚煩-面赤粧、心中驚惧-亦難当。通里奇穴-如尋得、金鍼一試-即安康。

通里。穴在-腕後一寸。鍼入五分、瀉、禁灸。応穴-心兪。治-驚惧、怔忡。

連日の虚煩（虚熱による煩悶）により顔が赤くて化粧したよう、恐れるなどは治療しづらい。通里は特効穴で尋ねて得て、毫鍼を試せば即安康。

※通里。穴位は手首の近位一寸。鍼を五分入れて瀉法する。灸はいけない。心兪と併用する。恐れたり、心臓がドキドキするものを治す。

◎風沿爛眼・四十九（眼瞼炎）

風沿爛眼-可人憎。涙出汪汪-亦苦辛。大小骨空-皆妙処。艾火須当-識得真。

大骨空。穴在-手大指、末節尖。灸七壮。禁鍼。治-目痛、失明、怕日、風沿爛眼、迎風-下涙。

又同二間穴-治病。

小骨空。穴在-小指、第二節尖。灸七壮、禁鍼。治-目羞明、怕日、爛眼、迎風冷涙-吹之。

眼瞼炎（がんけんえん）は憎らしい。涙が溢れ出て苦しい。大小骨空は、いずれも特効。施灸すれば本当と分かる。

※大骨空（だいこっくう）。穴位は手背で、親指の指節間関節。灸七壮。鍼はしない。目の痛み、失明、羞明（しゅうめい）、眼瞼炎、風に当たると涙が出るものを治す。また二間穴と併用して治療する。

小骨空（しょうこっくう）。穴位は手背で、小指の近位指節間関節。灸七壮。鍼はしない。羞明して光がまぶしい、眼瞼炎、風に当たると涙が出るものを治し、艾炷の火を吹く。

◎婦人‐吹乳・五十（婦人の乳腺炎）

婦人吹乳‐腫難熬。吐得風涎‐擁便消。少沢穴内‐明補瀉、即時神効‐不須焦。

少沢。穴在‐手小指、外側端、去爪甲角‐如韮葉。刺入一分、沿皮‐向後三分。乳癰、単‐瀉。無乳、単‐補。鼻衄、単補為効。

婦人の乳腺炎の腫れで難儀する。風涎（ふうせん）を吐くものも消せる。少沢穴に刺鍼して補瀉を明確に、即座の特効、焦りなし。

※少沢。穴位は手小指の尺側端で、爪の角をニラ葉ほど離れた部位。一分刺入し、指節間関節に向けて三分ほど沿皮（えんぴ）刺する。乳腺炎には、瀉法のみ。乳が出なければ補法のみ。鼻血には、補法のみで効果がある。

＊風涎とは、風邪が内動して、痰涎と共に胸や胃を塞ぎ、突然倒れて人事不省になる疾患。脳卒中と思われる。

◎発熱－盗汗・五十一（発熱して寝汗をかく）

満身発熱－病為虚、盗汗淋淋－漸弱躯、百労妙穴－椎骨上、一下金鍼－疾便除。

百労。穴在－背中行、第一椎骨－陷者中。鍼入三分、灸二七壮。発熱－単瀉、盗汗－単補。骨節疼－及脾寒等症、看虚実－補瀉。応穴－肺兪。

全身発熱の病は虚、寝汗がタラタラ流れて徐々に弱る身体、百労の特効穴は椎骨の上、一鍼刺せば疾病が除かれる。

※大椎。穴位は、背中の第一胸椎骨にある凹み。鍼を三分刺入する、灸なら二から七壮。発熱には瀉法のみ、寝汗なら補法のみ。関節が痛んだり、脾寒（ひかん）などの症状には、虚実に基づいて補瀉をする。肺兪を併用する。

＊脾寒は、消化できず、だるくて腫れぼったく、ゲップが出て憂鬱な症状。

◎咳嗽－腰疼、黄疸・五十二（咳すると腰が疼く、黄疸）

忽然欬嗽－腰膂疼、身柱由来－穴更真、至陽亦医－黄疸病。補先瀉後－妙如神。

身柱。穴在－背中行、第三椎骨－尖。鍼入三分、可灸二七壮、瀉之。発黄、先補－後瀉。

至陽。穴在－第七椎骨節尖。鍼入三分、可灸七壮。

突然の咳で腰が疼く、身柱の由来で穴は本当、至陽も黄疸の病を治す。補法のあと瀉法して特効がある。

※身柱。穴位は背中で、第三胸椎の棘突起の尖端。鍼を三分刺入する、灸なら二から七壮、瀉法する。黄疸では補法してから瀉法する。

至陽。穴位は第七胸椎棘突起の尖端。鍼を三分刺入する、灸なら七壮。

◎老人 - 小便多・五十三（老人の頻尿）

老人腎虚 - 小便多。夜間起動 - 若如何。命門若得 - 金鍼助、腎兪加艾 - 疾皆和。

命門。穴在 - 背十四椎下、与臍 - 平。可灸二七壮。禁鍼。治 - 遺精白濁、婦人 - 経事不調、赤白帯下。

腎兪。取法 - 如前。

老人は腎虚で頻尿になる。夜間に起きて動き、どうしよう。命門を毫鍼で助け、腎兪の施灸で疾病が和らぐ。

※命門。穴位は背中で、第二腰椎の下、臍と水平。灸なら二から七壮。鍼はしない。精液が漏れる、婦人の生理不順、血や膿の混じったオリモノを治す。

腎兪。取穴や方法は前のとおり。

◎九般・痔疾・五十四（九種の痔疾患）

九般痔疾ｰ最傷人。承山二穴ｰ妙如神。更有一穴ｰ長強是、大補呻吟ｰ得穴真。

承山。穴在ｰ腨腸下、分肉間ｰ陥者中。鍼入七分、可灸二七壮。治ｰ痔痛、便血、臓毒ｰ単瀉。霍乱、転筋ｰ単補。

長強。穴在ｰ尾骶骨端。刺入三分、大痛ｰ無喜是穴。瀉、可灸二七壮。又治ｰ猢猻労、並ｰ嚢痒。

九種の痔疾患は最も人を傷つける。承山二穴がすばらしい。さらには一穴、長強あり、補法して呻けば穴は本物。

※承山。穴位は腓腹筋の下で、内側頭と外側頭の分かれ目にある凹み。鍼を七分刺入、灸なら二から七壮。痔の痛み、血便、肛門のオデキには瀉法のみ。嘔吐して下す霍乱（かくらん）でコムラガエリするものには、補法のみ。

長強。穴位は尾骨の尖端。刺入三分、ひどく痛がって喜ばなければ正しい穴位である。瀉法、灸なら二から七壮。また臀部の赤いハレモノや陰嚢の痒みも治す。

＊承山だが、「治痔痛」の原文は「治疼痛」。承山は痔が主治で、便血も臓毒も痔である。疼痛は痔痛の誤字。○猢猻労とは、新生児の臀部が爛れて皮が剥ける。猢猻とは猿のことで、その状態が猿の尻に似ているから猢猻労と呼ぶ。

○嚢痒とは、陰嚢の湿疹で痒いもの。

◎**欬嗽・痰多・五十五**（咳や痰が多い）

傷風不解ｌ嗽頻頻、日久難医ｌ労病成。欬嗽須鍼ｌ肺兪穴、痰多必用ｌ豊隆軽。

肺兪。穴在ｌ背第三椎下、両傍ｌ各一寸五分。鍼入一分、沿皮ｌ向外一寸半、看ｌ虚実補瀉。可灸五十壮。治ｌ肺家嗽紅痰、並ｌ久嗽、先ｌ補。寒痰、単ｌ補。

豊隆。穴在ｌ外踝上八寸、胻外廉ｌ陥者中。鍼入二寸半、看症虚実ｌ補瀉。可灸二七壮。治一切痰飲。

風邪が治らず頻繁な咳、久しく治らねば肺結核となる。咳に肺兪穴へ鍼、痰が多ければ豊隆を使うと軽くなる。

※肺兪。穴位は背中で、第三胸椎の下から両側一寸五分ずつ。鍼を一分刺入し、外に向けて一寸半ほど沿皮刺し、虚実に基づいて補瀉をする。灸なら五十壮。肺による咳や血痰、そして慢性の咳には、まず補法。咳して無色透明で水っぽい痰を吐けば、補法のみ。

豊隆。穴位は外踝の上八寸、脛の外縁にある凹み。鍼を二寸半刺入し、症状の虚実をみて補瀉する。灸なら二から七壮。すべての痰飲（体内で代謝されない水液）を治す。

◎**虚損・失精・五十六**（衰弱による早漏）

膏肓一穴ｌ治虚損。取法ｌ従来難度量。穴禁用鍼ｌ宜着艾。百壮尤加ｌ始得良。

膏肓。穴在－四椎之下、五椎之上、各－去中行三寸。積灸－六百壮至千壮。応穴－三里。

膏肓一穴は衰弱を治す。昔からの取穴法では取りにくい。穴位に鍼は禁止で灸が良い。百壮以上で始めて良い。

※膏肓。穴位は第四胸椎の下で、第五胸椎の上、その正中線から三寸ずつ外側。灸を六百壮から千壮重ねる。足三里と併用する。

◎腠理－不密、欬嗽－常頻・五十七（腠理が緻密でなく、常に咳が頻繁に出る）

腠理不密－欬嗽頻、鼻流清涕－気昏沈。噴嚏須鍼－風門穴、欬嗽－還当灸太淵。

風門。穴在－第二椎下、両傍－各一寸五分。鍼入一分、沿皮－向外一寸半、灸百壮。腠理－不密、可補。痰盛、熱欬、気喘－可瀉。応穴－列缺、可灸七壮、沿皮－鍼透太淵。補瀉－如右。

腠理（そうり）が緻密（ちみつ）でなく、風邪が皮膚から入って頻繁に咳し、透明な鼻水が出て気が遠くなる。クシャミには風門穴へ鍼、咳には太淵にも灸。

※風門。穴位は第二胸椎の下から両側一寸五分ずつ。鍼を一分刺入し、外に向けて一寸半ほど沿皮（えんぴ）刺（し）する、灸百壮。腠理が緻密でなければ補法が良い。痰が多かったり、発熱して咳が出る、ゼイゼイ喘げば瀉法が良い。列欠と併用し、灸なら七壮、沿皮刺で太淵まで鍼を透刺（とうし）する。補瀉は右に同じ。

◎**胆寒-心驚、遺精-白濁、夜夢-鬼交・五十八**（胆寒や心驚、遺精白濁、夜に夢で幽霊とセックスする）

胆寒-猶是怕驚心、遺精白濁-最難禁。夜夢鬼交-心兪穴、白環兪穴一般行。

心兪。穴在-第五椎下、両傍-各一寸五分。鍼入一分、沿皮-向外一寸半、灸七壮、不可-多灸。

白環兪。穴在-二十一椎下、両傍-各一寸五分。直-鍼入一寸半、可灸五十壮。

先補-後瀉、不宜-多補。

胆寒で驚いて恐がり、精液が漏れるものは最も禁じがたい。そして夜になると夢で幽霊とセックスすれば、心兪穴と白環兪穴を一般に使う。

※心兪。穴位は第五胸椎の下から両側一寸五分ずつ。鍼を一分刺入し、外に向けて一寸半ほど沿皮刺する、灸七壮、多く施灸してはいけない。補法してから瀉法し、補法が多いと悪い。

白環兪。穴位は第四正中仙骨稜の下から両側一寸五分ずつ。鍼を一寸半直刺する、灸なら五十壮。

＊胆寒は、胆気陽虚による症状。不眠、虚煩、心慌胆怯などの症状がある。〇白濁は、尿道から膿が出るもの。

◎**肝虚-目昏・五十九**（肝虚で視野がぼやける）

肝家少血-目昏花、能補肝兪-力便加。更宜三里-頻瀉動、光還血益-目無差。

肝兪。穴在-第九椎下、両傍-各開一寸五分。鍼入一分、沿皮-向外一寸半、灸七壮。不可-灸多、多灸則ー傷目光。此穴ー補多瀉少、看証虚実ー補瀉。

三里。取法如前。

肝臓の血が少なくて視野がぼやければ、肝兪を補えば力を倍増できる。さらに足三里を頻繁に瀉で動かせば、光が甦って血に益し、目は必ず治る。
※肝兪。穴位は第九胸椎の下から両側一寸五分ずつ。鍼を一分刺入し、外に向けて一寸半ほど沿皮刺する、灸七壮。多く施灸できない、多く施灸すると視野を傷つける。この穴位は補法を多く、瀉法を少なくする、証の虚実によって補瀉する。
足三里。取穴や方法は前のとおり。

◎**翻胃、吐食・六十**（朝食で夕方に吐いて夕食で明け方吐く、食べたら直ちに吐く）
脾家之症ー有多般。翻胃吐食ー両証看。黄疸亦須ー腕骨灸、鍼着中脘ー病自安。

腕骨。穴在ー手外側、腕前ー起骨下陥者中。鍼入三分、可灸二七壮。

中脘。取法同前。

消化器系の症状には色々ある。朝食で夕方に吐いて夕食で明け方吐く、食べたら直ちに吐くという二つの証をみる。黄疸にも必ず腕骨に施灸、鍼を中脘に入れたら病は自然に安らぐ。
※腕骨。穴位は手の尺側で、手首の遠位、三角骨の下にある凹み。鍼を三分刺入する、灸なら二か

ら七壮。

中脘。取穴や方法は前と同じ。

◎**傷寒・無汗、汗多・六十一**（悪寒のする伝染病で汗をかかない、汗が多い）

傷寒無汗ー瀉復溜。汗多最用ー合谷収。若還六脈ー倶微細、下鍼才補ー脈還浮。

復溜。穴在ー内踝上二寸、筋骨ー陥中。鍼入三分、可灸二七壮。

合谷。取法ー如前。

悪寒のする伝染病で汗をかかなければ復溜を瀉す。汗が多ければ合谷で収める。さらに六部定位の脈が全て微細ならば、鍼して補えば浮脈に戻る。

※復溜。穴位は内踝の上二寸、アキレス腱と脛骨の間にある凹み。鍼を三分刺入する、灸なら二かにら七壮。

合谷。取穴や方法は前のとおり。

＊六脈は、六部定位を指していると思われる。

◎**大便・不通・六十二**（便秘）

大便閉塞ー不能通、照海分明ー在足中、更有支溝ー来瀉動、始知妙穴ー有神功。

照海、支溝。取法–並同前。応穴–崑崙。

大便が閉塞して出なければ、照海で明らか足の中、さらには支溝を瀉で運鍼、始めて特効穴に著効があると知る。
※照海、支溝。取穴や方法は前と同じ。崑崙と併用する。

◎小腹–脹満、気上–攻心、小便–急痛、下身–水腫・六十三（下腹の膨満、気が胃を攻める、排尿時の引き攣った痛み、下半身の浮腫）
小腹脹満–気攻心、内庭二穴–刺須真、両足有水–臨泣瀉、無水之時–不用鍼。

内庭。穴在–足大趾次趾–外間、岐骨後三分陥中。鍼入五分、灸二七壮、瀉。治–小腹脹、小便–不通、先補–後瀉。小便–急痛、単–瀉。腹中–雷鳴、単補。臓脹、看虚実–補瀉。

臨泣。穴在–足小趾次趾、本節後–外側、筋骨縫–陥者中。鍼入三分、可以出一身之水。用香油–抹穴道、則–鍼穴不閉。亦治–面目紅腫疼痛。

下腹が膨満して気が胃を攻めれば、内庭二穴に刺す本当、両足に水あれば足臨泣を瀉し、水なければ鍼いらない。
※内庭。穴位は足第二趾の外側間、二股に分かれた骨の後ろ三分にある凹み。鍼は五分入れ、灸なら二から七壮、瀉法。下腹部の膨隆、排尿できないものには、補法してから瀉法する。排尿時に引き

攣った痛みがあれば、瀉法のみ。腹がゴロゴロ鳴れば、補法のみ。腹水で腹が膨れていれば、虚実に基づいて補瀉をする。

足臨泣。穴位は足第四趾で中足指節関節の近位外側、筋骨の隙間にある凹み。鍼を三分刺入すれば、全身の水を出すことができる。抜鍼した後にゴマ油を塗れば鍼穴が閉じない。また顔や目が赤く腫れて痛むものも治す。

＊気上攻心だが、気が上がって心を攻めるもの。胃気は腑気だから下に降りるのが正常だが、それが降りずに胃へ上がってくるもの。心は心窩部を意味する。つわりや胃痙攣のような症状。

◎七疝-偏疼・六十四（七種類の鼡径ヘルニアで片側の睾丸が痛む）

七疝偏疼-取大敦。穴法従来-踇指間、不問-腎弦並水腎、金鍼瀉動-即時安。

大敦。穴在-足大趾端、直-甲後、去爪甲如韮葉-及三毛中。鍼入一分、沿皮-向後三分、単瀉-無補。腎弦、寒湿脚気-大好。応穴-三陰交。

七種類の鼡径ヘルニアで片側の睾丸が痛めば大敦を取る。取穴法は昔から第一趾の間、腎弦（じんげん）であれ水腎（すいじん）であれ、毫鍼を瀉で動かせば即時に安らぐ。

※大敦。穴位は足第一趾の端で、爪の直後、爪からニラの葉一枚分の横幅ほど離れた三毛の中。鍼を一分刺入し、指節間関節に向けて三分ほど沿皮（えんぴ）刺し、瀉法のみで補法しない。腎弦や寒湿脚気に、

とても良い。三陰交と併用する。

＊七疝は、五臓疝と狐疝、癩疝。書籍によって七疝の意味するものが異なる。『素問』骨空論では、衝疝、狐疝、癩疝、厥疝、瘕疝、㿉疝、癃疝。◯腎弦は七疝の気疝。発作が起きると片側の陰嚢が腫れる。◯水腎も外腎である睾丸が水腫で腫れるもの。水疝。◯寒湿脚気は、寒湿による脚気で、脚膝軟弱、行動無力、頑固な痺れと浮腫、引き攣った痛み、悪寒して四肢が冷えるなどの症状がある。

◎伝尸－癆病・六十五（伝染力の強い結核）

伝尸癆病－最難医。湧泉穴内－療虚危。痰多－須向豊隆瀉、気喘－丹田亦可施。

湧泉。穴在－足心陥者中、屈足踡趾－宛宛内。鍼入三分、先補－後瀉。傷寒－癆瘵、有血－可療、無血－則危。欲出血－須弾鍼。

豊隆。取法－如前。

丹田。穴在－臍下二寸。刺入五分、灸二七壮。

伝染力の強い結核や慢性結核は最も治療が難しい。湧泉穴内により虚証で危ない患者を治療する。痰が多ければ豊隆を瀉し、喘げば丹田（たんでん）にも施術するとよい。

※湧泉。穴位は足心にある凹み、足趾を底屈するとできる凹みの中。鍼を三分刺入し、補法してから瀉法する。悪寒のする伝染病や結核で、刺鍼して出血すれば治療できるが、血が出なければ危な

い。血を出したければ鍼柄を指パッチンで弾く。

豊隆。取穴や方法は前と同じ。

丹田。穴位は臍下二寸。刺入五分、灸なら二から七壮。
＊湧泉は足底から刺鍼すると非常に痛いので、太白から湧泉に刺入すると良い。

◎渾身疼痛・六十六（全身の痛み）
渾身疼痛－疾非常。不定穴中－宜細詳。有筋有骨－須浅刺、着艾－臨時要度量。

不定穴。但－随痛処用鍼。即－天応穴。要看筋骨、臥鍼瀉之、止刺出血無妨、灸宜少。

全身の痛みの疾病は特殊である。不定穴を詳しく調べる。筋があったり骨があれば浅刺し、施灸では時に応じて量を決める。
※不定穴。ただ痛む部位に刺鍼すれば良い。天応穴（てんおうけつ）である。筋骨を見て、鍼を寝かせて瀉法し、刺して出血を止めても支障はない。灸は少ないほうが良い。

◎満手－生瘡、心胸－大悶、気攻－心腹・六十七（手全体にオデキができる、心胸部が不快、気が上腹部を攻める）
満手生瘡－不可禁。労宮二穴－掌中尋、心胸大悶－大陵瀉、気攻心腹一般鍼。

労宮。穴在ｰ掌中央動脈中、屈無名指ｰ点到処是穴。鍼入三分ｰ瀉、可灸二七壮。

大陵。穴在ｰ掌後横紋、両筋間ｰ陥中。兼治ｰ翻胃、吐食、心疼。

手全体にオデキができるのが禁じられない。労宮二穴を掌中に尋ね、心胸部の不快感には大陵へ瀉法、気が上腹部を攻めれば一般に刺鍼する。
※労宮。穴位は、手掌の中央で動脈中。薬指を曲げると先端が手掌に着くところ。鍼は三分刺入して瀉法する、灸なら二から七壮。
大陵。穴位は、手掌の後ろで手関節横紋、長掌筋腱と橈側手根屈筋腱の間の凹み。朝食で夕方に吐いて夕食で明け方吐く、食べたら直ちに吐く、胃痛なども治す。
＊労宮に直接刺鍼すると非常に痛いので、一般に後渓から刺入したり合谷から刺入する。

◎哮喘・六十八（喘息）
哮喘一症ｰ大難当。夜間失睡ｰ気遑遑、天突妙穴ｰ如尋得、膻中一灸ｰ便安康。

天突。穴在ｰ結喉下三寸、中央ｰ宛宛中。斜鍼ｰ略向下五分、灸二七壮、瀉。

膻中。穴在ｰ両乳之間。灸二七壮。禁鍼。治ｰ哮喘、胸満痞悶。

喘息症状は大変に対処しにくい。夜間は眠れず呼吸がゼイゼイ、天突の特効穴を尋ねて得よ、膻中に一灸で即安泰。

※天突。穴位は甲状軟骨の下二寸で、中央にある凹み中。斜めに鍼をして、少し下へ向けて五分刺入する、灸は二から七壮、瀉法。

膻中。穴位は両乳の間。灸を二から七壮。鍼はしない。喘息、胸部が腫れぼったく痞悶するものを治す。

＊天突は一般に、患者に上を見上げさせて切皮し、手を咽喉に沿わせ、できるだけ下を向けて刺入する。そうしないと気管を傷付けて出血させ、呼吸できなくなる恐れがある。また深刺しすぎても心臓を損傷する。

◎五癇・六十九（癲癇）

鳩尾独治－五般癇。此穴還当－仔細看、若得老師－真妙訣、金鍼一刺－便平安。

鳩尾。穴在－臆前、蔽骨下五分。直－鍼入三分、鍼頭－向下、施二寸半、灸二七壮。不宜－多灸、使人－健忘。非老師高手－不能鍼。応穴－神門。

鳩尾だけが五種類の癲癇を治す。この穴位は細かく探し、もし得られれば先生の教え、毫鍼一刺で即平安。

※鳩尾。穴位は前胸部で、剣状突起の下五分。直刺で鍼を三分刺入するが、鍼尖を下に向ければ二寸半刺入できる、灸なら二から七壮。施灸が多いと悪く、もの忘れさせる。熟練者でなければ刺鍼できない。神門と併用する。

＊五癇とは、五種類の家畜の鳴き声を挙げてから癲癇発作を起こすもの。馬癇や牛癇、豚癇などがあるが、後世になると鳴き声で癲癇を分類することは無意味だとして、すべて癲癇とした。○鳩尾は、上に向けて刺入して心臓を刺す事故があるので、思い通りの方向に刺入できない人が刺鍼すると危険。

◎気喘又方・七十（喘息の他の方法）

気喘綿綿－睡不安。何当日夜－苦相煎。若得璇璣－真箇好。更鍼気海－疾安然。

璇璣。穴在－天突下一寸、中央－陥者中。直－鍼入三分、可灸二七壮－瀉。応穴－列缺。

喘いで綿々と眠れない。その日の夜は苦しがる。璇璣を得れば非常に良い。さらには気海の鍼で疾病は安泰。

※璇璣。穴位は天突の下一寸、中央にある凹み。直刺で鍼を三分刺入し、灸は一から七壮、瀉法。列欠と併用する。

◎疝気－又方・七十一（鼡径ヘルニアの他の方法）

腎弦疝気－発得頻、気上衝心－苦死人。法取気衝－大敦穴、二穴須教－認得真。

気衝。穴在－臍下、横骨－両端、去中行－各二寸、動脈－応手。刺入三分、灸三壮。不宜－多灸、不幸－使人不得息。

大敦。取法ｰ如前。

睾丸が腫れる鼡径ヘルニアが頻発、気が心窩部に上衝して死ぬほど苦しい。気衝と大敦穴、二穴を教わり本当と分かる。
※気衝。穴位は臍の下で、恥骨の両端、正中線から二寸ずつ離れており、動脈が拍動する。刺入三分、灸三壮。多く施灸すると悪く、不幸にも呼吸できなくする。
大敦。取穴や方法は前のとおり。
＊腎弦は七疝の気疝。発作が起きると片側の陰嚢が腫れる。

◎水病ｰ腹脹・七十二（腹水で腹が膨隆する）
水病之症ｰ最難熬。満腹膨煎ｰ不得消。先灸水分ｰ通水道、復鍼ｰ三里及陰交。

水分。穴在ｰ臍上一寸。鍼入二寸半、可灸五十壮。単腹脹ｰ宜瀉。気満腹痛ｰ先補後瀉。

三里、陰交。取法同前。

浮腫の症状は最も辛い。腹部の膨満が消えずに苦しむ。まず水分の灸で水道が通じ、さらに足三里と三陰交に鍼。
※水分。穴位は臍の上一寸。鍼を二寸半刺入し、灸なら五十壮。腹だけの膨隆なら瀉法が良い。胸が詰まる腹痛ならば、補法してから瀉法する。

足三里、三陰交。取穴や方法は前と同じ。

◎腎気-衝心・七十三（腎気が心を衝く奔豚気）

腎気衝心-最難為。須用金鍼-疾自除。若得-関元並帯脈、奇功成処-顕明医。

関元。穴在-臍下三寸。鍼入二寸半、可灸-随年壮。

帯脈。穴在-季脇下一寸八分。鍼入一分、沿皮-向外一寸半。可灸五十壮。看証虚実-補瀉。

腎気衝心（じんきしょうしん）は最も難かしい。毫鍼を使えば疾病は自然に除かれる。もし関元と帯脈を得れば、特効あって顕著に治る。

※関元。穴位は臍の下三寸。鍼を二寸半刺入、灸なら歳の数だけすえる。

帯脈。穴位は第十一肋骨尖端の下一寸八分。鍼を一分刺入し、外に向けて一寸半ほど沿皮（えんぴし）刺する。灸なら五十壮。証の虚実によって補瀉する。

＊腎気衝心は奔豚とか賁豚と呼ばれ、下腹から気塊が胃へ突き上げるもの。胃痙攣やつわりのような症状。

◎婦人-帯下・七十四（婦人のオリモノ）

婦人帯下-療応難。虚憊招遊-不自安。中極補多-宜瀉少、灸功休作-等閑看。

中極。穴在-臍下四寸。直-鍼入二寸半、可灸五十壮。赤瀉-白補。血気-攻心、先瀉-後補。婦人－無子、鍼灸－宜補。応穴－白環兪。

婦人のオリモノは治療が難しい。衰弱を招いて自然には安らげない。中極に補を多くて瀉は少なく、灸の効果は休んで待つ。

※中極。穴位は臍の下四寸。直刺（ちょくし）で鍼を二寸半刺入、灸なら五十壮。血の混じったオリモノならば瀉法、膿の混じったオリモノなら補法。血気が心を攻めれば、瀉法してから補法する。婦人の不妊には、鍼灸とも補法が良い。白環兪と併用する。

＊血気攻心は、恐らく悪阻のような胃がムカムカする症状。赤は火だから瀉法、白は寒だから補法する。

◎気喘、風痰、欬嗽（三出方）・七十五（喘ぎや風痰（ふうたん）、咳など三病の処方）

哮喘欬嗽－痰飲多。才下金鍼－疾便和。兪府乳根一般刺、気喘風痰－漸漸磨。

兪府。穴在－璇璣傍各二寸、仰取之。鍼入一分、沿皮－向外一寸半。灸二七壮。痰濃－瀉。痰清－補。

乳根。穴在－乳下一寸六分。鍼入二分、沿皮－向外一寸半。灸二七壮。

喘息で咳して痰が多い。それなら毫鍼を刺せば疾病が和らぐ。兪府と乳根へ普通に刺せば、喘息や痰が徐々に減る。

※兪府。穴位は璇璣の傍ら二寸ずつ、上を向いて取穴する。鍼を一分刺入し、外に向けて一寸半沿

皮刺する。灸なら二から七壮。痰が粘稠（ねんちょう）ならば瀉法。痰が水っぽければ補法。

乳根。穴位は乳頭の下一寸六分。鍼を二分刺入し、外に向けて一寸半ほど沿皮刺する。灸なら二から七壮。

＊風痰は、日ごろから痰のあるものが風邪や風熱を受けたり、肝経に痰があるもの。これも痰が煮詰められると粘稠。

◎傷寒-過経未解・七十六（悪寒のする伝染病が伝経する日数を過ぎても治らないもの）

傷寒過経-猶未解、須取-期門穴上鍼、忽然気喘-攻胸膈、三里瀉多-須用心。

期門。穴在-乳下二寸、第二肋-端。鍼入一分、沿皮-向外一寸半、先補-後瀉。可灸二七壮。

傷寒の伝染病が日数を過ぎても治らねば、期門穴の上に鍼、急に喘いで胸が苦しければ足三里に瀉を多くして用心。

※期門。穴位は乳の下二寸で、そこから二番目の肋骨の端。鍼を一分刺入したら、外に向けて一寸半ほど沿皮（えんぴ）刺し、補法してから瀉法する。灸なら二から七壮。

◎脾泄・七十七（脾による下痢）

脾泄之症-最難差。天枢妙穴-刺莫嗟。此是人身-脾胃疾、艾火攻多-疾更佳。

天枢。穴在-臍傍、各二寸。鍼入二寸半、灸五十壮、宜-補。応穴-脾兪。法-如前。

脾による下痢は治りにくい。天枢の特効穴を刺せば嘆かない。これは脾胃の疾病で、多くの灸で攻めれば更に良い。

※天枢。穴位は臍の傍ら二寸ずつ。鍼を二寸半刺入、灸なら五十壮、補法が良い。脾兪と併用する。方法は前と同じ。

◎口気・七十八（口臭）

口気之疾ー亦堪憎。因為労神ー苦用心。大陵穴並ー人中瀉、口気潜消ー心自清。

大陵、人中。取法如前。

口臭の病も憎たらしい。気を遣って心を砕く。大陵穴と人中に瀉法、口臭消えて心もスッキリ。

大陵、人中。取穴と方法は前のとおり。

◎臂ー筋急、面部諸疾・七十九（前腕の筋肉の引き攣り、顔面部の様々な症状）

筋急不開ー手難伸、尺沢従来ー要認真。頭面縦有ー諸様症、一鍼合谷ー効神通。穴法浅深ー合穴中。補瀉分明ー顕妙功。刺家要治ー諸般疾、須向明師ー訪玉龍。

筋が引きつって手が開かず、伸ばすことが難しければ、昔から尺沢が本当である。頭面部の様々な症状は、合谷の一鍼で効果が神に通じる。穴位の深さは穴位に合わせる。はっきり補瀉すれば効果は明らか。鍼師が治さねばならない各疾病は、すぐれた先生の『玉龍経』を調べる。
＊先生とは、元代（げんだい）の王国瑞（おうこくずい）が作った『扁鵲神応鍼灸玉龍経』。これを抜粋したのが『玉龍歌』。

●玉龍賦・八十

夫参博以為要、輯簡而捨煩、総玉龍以成賦、信金鍼ー以獲安。原夫ー卒暴中風、頂門、百会。脚気ー連延、里、絶、三交。頭風ー鼻淵、上星ー可用。耳聾ー腮腫、聴会ー偏高。攅竹、頭維、治ー目疼頭痛。乳根、兪府、療ー嗽気痰哮。風市、陰市、駆ー腿脚之乏力。陰陵、陽陵、除ー膝腫之難熬。二白、医ー痔瘻。間使、剿ー瘧疾。大敦、去ー疝気。膏肓、補ー虚労。天井、治ー瘰癧、癮疹。神門、治ー呆痴、笑咷。欬嗽ー風痰、太淵、列缺ー宜刺。尫羸ー喘促、璇璣、気海ー当知。期門、大敦、能治ー堅痃、疝気。労宮、大陵、可療ー心悶、瘡痍。心悸、虚煩、刺ー三里。時疫、痎瘧、尋ー後谿。絶骨、三里、陰交、脚気ー宜此。睛明、太陽、魚尾、目症ー凭茲。老者ー便多、命門兼腎兪ー而着艾。婦人ー乳腫、少沢与太陽ー之可推。身柱ー蠲嗽、能除ー膂痛。至陽ー却疸、善治ー神疲。

広く集めて要（かなめ）とし、簡単を集めて煩雑を捨てる。『扁鵲神応鍼灸玉龍経（へんじゃくしんおうしんきゅうぎょくりゅうか）』を集めて『歌賦（かふ）』とし、毫鍼を信じて安寧（あんねい）を得る。○突然の脳卒中には顖会と百会。○長引く脚気（かっけ）は、足三里、絶骨（懸鍾）、三陰交。○慢性頭痛や蓄膿症は、上星が使える。○難聴やエラの腫れは、聴会が優れる。○攅竹と頭維は、眼痛や頭痛を治す。○乳根と兪府は、咳や喘鳴を治療。○風市と陰市は、無力な足を走らせる。○陰陵泉と陽陵泉は、膝が腫れる苦しみを除く。○二白は、痔瘻を治す。○間使は、マラリア症状を討つ。○大敦は、鼡径ヘルニアを去らせる。○膏肓は、結核など慢性衰弱性疾患を補う。○天井は、頸部のリンパ結核やジンマシンを治す。○神門は、鬱病、笑ったり泣いたりするものを治す。○咳や風痰に太淵と列欠を刺すと良し。○激痩せや喘息は、璇璣に気海と知る。○期門と大敦は、腹の紐状のシコリや下腹部の激痛を治す。○労宮と大陵は、心中煩悶や傷を治療する。○心悸や陰虚内熱には、足三里を刺す。○夏の発熱やマラリア症状には、後渓を尋ねる。○絶骨、足三里、三陰交は、脚気に良い。○睛明、太陽、魚尾は、眼疾患で頼る。○老人の頻尿には、命門と腎兪の灸。○婦人の乳腺炎は、少沢と太陽を刺す。○身柱は咳を消し、背筋の痛みを除く。○至陽は黄疸を退け、神経衰弱を治す。

*二白は経外奇穴で、上腕屈側の手関節横紋の上四寸。橈側手根屈筋を挟んで両側。○風痰は、日ごろから痰のあるものが風邪や風熱を受けたり、肝経に痰があるもの。○魚尾は、目尻の外端。

長強、承山、灸痔‐最妙。豊隆、肺兪、痰嗽‐称奇。風門、主‐傷冒寒邪之嗽。天枢、理‐感患脾泄之危。風池、絶骨、能療‐傴僂。人中、曲池、可治‐其委傴。期門、刺‐傷寒未解、経‐不再伝。鳩尾‐鍼、癇癲‐已発、慎其‐妄施。陰交、水分、三里、臌脹‐宜刺。商丘、解谿、丘墟、脚痛

－堪追。尺沢、理－筋急之不幸。腕骨、療－手腕之難移。肩脊痛兮、五枢－兼於背縫。肘攣疼兮、尺沢－合於曲池。風湿－搏於両肩、肩髃－可療。壅熱－盛乎三焦、関衝－最宜。手臂－紅腫、中渚、液門－要辨。脾虚－黄疸、腕骨、中脘－何疑。傷寒－無汗、攻－復溜宜瀉。傷寒－有汗、取－合谷当随。欲調－飽満之気逆、三里－可勝。要起－六脈之沈匿、復溜－称神。照海、支溝、通－大便之秘。内庭、臨泣、理－小腹之膨。天突、膻中、医－喘嗽。地倉、頬車、療－口喎。迎香、攻－鼻窒為最。肩井、除－臂痛如拿。

○長強と承山は、痔（ぢ）の灸に最高。○豊隆と肺兪は、痰や咳に特効あり。○風門は、インフルエンザの咳を主治する。○天枢は、消化機能が弱った脾泄（ひせつ）の下痢を正す。○風池と絶骨は、円背を治療する。○人中と曲池で、腰の曲がりを治す。○期門は、悪寒のする伝染病が治らないときに刺せば、それ以上進行しない。○鳩尾の鍼は、癇癲（てんかん）発作を治すが、慎重に刺入する。○三陰交、水分、足三里は、腹水に刺すと良い。○商丘、解渓、丘墟は、足の痛みを去らす。○尺沢は、筋肉が引き攣る不幸を正す。○腕骨は、手首が動かないものを治療する。○肩背部の痛みは、五枢と背縫（はいほう）。○肘が痙攣して痛ければ、尺沢と曲池。○風湿が両肩を侵（おか）した痛みは、肩髃が治療。○三焦の実熱が盛んで塞がれば、関衝が最も良い。○手や前腕の赤い腫れに、中渚と液門を調べる。○脾虚黄疸なら、腕骨と中脘で疑問なし。○悪寒のする伝染病で汗をかかなければ、復溜を攻めて瀉すと良い。○悪寒のする伝染病で汗が出れば、合谷を取って補法する。○食べ過ぎによるゲップを調えたければ、足三里が勝る。○六部定位の脈すべてが沈で隠れているものを現すには、復溜が神。◯照海と支溝で、便秘が通じる。◯内庭と足臨泣は、下腹の膨れを正す。◯天突と膻中は、咳して喘ぐものを治す。◯地倉と頬車は、口の歪みを治療する。◯迎香は、鼻詰まりの攻めに最適。◯肩井は、前腕の痛みを奪うように除く。

*背縫は、腋窩横紋後端で、第四胸椎棘突起と水平。膏肓より五分上。◯手臂要辨の中渚が原文では「中注」だが、『鍼灸聚英』に基づいて訂正した。

二間、治－牙疼。中魁、理－翻胃而即瘥。百労、止－虚汗。通里、療－心驚而立愈。大小骨空、治－眼爛、能止－冷涙。左右－太陽、医－目疼、善除－血翳。心兪、腎兪、治－腰腎虚乏之夢遺。人中、委中、除－腰脊痛閃之難制。人谿、崑崙、申脈、最療－足腫之迍。湧泉、関元、豊隆、為治－尸労之例。印堂、治－其驚搐。神庭、理乎－頭風。大陵、人中－頻瀉、口気－全除。帯脈、関元－多灸、腎敗－堪扶。腿脚－重疼、鍼－髖骨、膝眼、絶骨。行歩－艱楚、刺－三里、中封、太衝。取－内関並照海、医－腹疾之塊。搐－迎香於鼻内、消－眼熱之紅。肚痛－秘結、大陵、合－外関、於－支溝。腿－風湿痛、居髎、兼－環跳、於－委中。上脘、中脘、治－九種之心痛。赤帯、白帯、求－中極之異同。又若－心虚熱壅、少衝－明於済奪。目昏、血溢、肝兪－辨其実虚。当－心伝之玄要、究－手法之疾徐。或値－挫閃疼痛之不定、此為難擬－定穴之可祛。揖管－見以便蒙読、幸－高明而無哂諸。

◯二間は、前歯の痛みを治す。◯中魁（ちゅうかい）は、朝食で夕方に吐いて夕食で明け方吐くものを正して直ちに治す。◯大椎は、虚汗を止める。◯通里は、胸騒ぎを治療して直ちに治す。◯大骨空と小骨空は、眼瞼炎を治し、溢れる涙を止める。◯左右の太陽は、眼痛を治して、血管のある翼状片を除く。◯心兪と腎兪は、腰痛と腎虚による夢精や遺精を治す。◯人中と委中は、腰や背骨の激痛が抑えられないものを治す。◯太渓、崑崙、申脈は、足が腫れて歩けないものに最高。◯湧泉、関元、豊隆は、伝染力の強い結核を治す。◯印堂は、小児のヒキツケを治す。◯神庭は、慢性頭痛を治す。◯大陵と人中を頻繁に瀉せば、口臭が消える。◯帯脈と関元の多壮灸で、衰弱した腎を助ける。◯足や腿が重くて痛ければ、髖骨、膝眼、絶骨に鍼。◯歩行困難でだるければ、足三里、中封、太衝を刺す。◯内関と照海を取り、腹中の塊を治す。◯鼻腔の迎香を突いて、結膜炎の発赤を消す。◯便秘の腹痛に大陵、合わせて外関と支溝。◯大腿外側の痛みは、居髎と環跳、そして委中。◯上脘と中脘は、九種の心痛を治す。◯血や膿の混じったオリモノは、中極の正否を求める。◯心陰虚による鬱熱には、少衝の補瀉を明確に。◯眼がかすんだり充血すれば、肝兪の虚実を弁別する。◯鍼の要点を伝承し、手法の徐疾を究める。捻挫の痛みが曖昧なとき、どの穴位で治せば良いか難しい。この編纂は暗唱しやすいので、優れた技術を身につけて人々に笑われないようにする。

*中魁は手背で、中指の近位指節間関節の中央。◯大骨空。穴位は手背で、親指の指節間関節。灸七壮。◯小骨空。穴位は手背で、小指の近位指節間関節。灸七壮。◯髖骨二穴は、膝蓋骨の上一寸半。梁丘穴の両側一寸ずつ。◯大腿外側の痛みは股関節痛だが、居髎と環跳は二寸五分以上の鍼を骨までねじ込まないと効果がない。◯九種心痛は、

『備急千金要方』によると虫心痛、注心痛、風心痛、悸心痛、食心痛、飲心痛、冷心痛、熱心痛、去来心痛。◯心虚は、さまざまな心の虚証。◯これは翻訳なので、歌と違って暗唱しやすくはない。

●天元太乙歌（即ー席弘賦）・八十一（つまり席弘賦）

先師秘伝ー神応経、太乙通玄法ー最霊。句句言辞ー多奥妙、万両黄金ー学也軽。熟記不忘ー多効験、治病ー如神、了在ー心。口内将鍼ー多温暖、便観患者ー審浮沈。陰病用陽ー陽用陰、分明便取ー陰陽神。虚則宜補ー実宜瀉、気応真時ー病絶根。気至如擺ー活龍尾、未至停鍼ー宜待気。凡用行鍼ー先得訣、席弘玄妙ー分明説。気刺両乳ー求太淵、未応之時ー鍼列缺。列缺ー頭疼及偏正、重瀉太淵ー無不応。耳聾気閉ー聴会鍼、迎香穴瀉ー功如神。誰知天突ー治喉風、虚喘須尋ー三里中。手攣肩脊ー痛難忍、合谷仍須ー瀉太衝。曲池主手ー不如意、合谷鍼時ー宜仔細。心疼手顫ー少海間、若要除根ー鍼陰市。但患傷寒ー両耳聾、耳門聴会ー疾如風。五般肘疼ー鍼尺沢、冷淵一刺ー有神功。手三里兮ー足三里、食痞気塊ー兼能治。鳩尾独治ー五般癇、若刺湧泉ー人不死。大凡痃痞ー最宜鍼、穴法従来ー着意尋。以手按痃ー無転動、随深随浅ー向中心。胃中有積ー刺璇璣、三里功多ー人不知。陰陵泉治ー心胸満、鍼到承山ー飲食思。

先生秘伝の『神応経（じんおうきょう）』で、太乙通玄法（たいいつつうげんほう）が最も有効。一字一句が奥深く、万両の黄金なのに学ぶのは軽い。習熟して忘れなければ霊験あらたか、病が治るは神の如し、すべては心の中。○まず口内に鍼を含んで鍼を温め、ついでに患者の脈の浮沈を調べる。陰病には陽経を、陽病には陰経を使い、正確に取穴すれば陰陽は元気になる。虚では補が良く、実なら瀉、気が流れてくる時に応じれば病根が絶える。気が至ったら活きた竜が尾を振らすように、気が至らなければ鍼を停めて気が来るのを待つ。○両すべての鍼治療で、まず歌訣(かけつ)を使うが、席弘(せきこう)先生が奥深いところを分かりやすく解説している。○両乳に刺すような痛みがあれば太淵を求め、反応がなければ列欠に鍼。○列欠は頭痛と片頭痛、太淵を強く瀉せば必ず反応する。○突発性難聴なら聴会に鍼、迎香穴を瀉せば著効あり。○リンパ節の腫れは天突で治し、虚証の喘ぎは足三里を尋ねる。○手の痙攣や肩背部の痛みは、合谷を取って太衝も瀉す。○曲池は手が動かないものを主治し、合谷へも鍼する時に細かく調べる。○胃痛や手の震えは少海で停め、根治したければ陰市に鍼。○悪寒のする伝染病で両耳が聞こえなければ、耳門と聴会で疾病が風の如く去る。○五種類の肘痛には尺沢の鍼、清冷淵の一刺で著効あり。○手三里と足三里、胃の痞(つか)えや腹のガスで併用する。○鳩尾だけが癲癇(てんかん)を治し、湧泉に刺鍼すれば顛倒(てんとう)しない。○腹のシコリは鍼が良い。取穴法は昔から意義を尋ねる。手で腹のシコリを押さえて動かなくし、深さに基づいて中心を刺す。○胃中のシコリは璇璣を刺し、足三里の効果が多いことを人は知らない。○陰陵泉は心胸部の腫れぼったさを治し、鍼が承山に入れば飲食したくなる。

*天元太乙歌とは席弘賦のことで、『神応経』は私が翻訳済み。

大椎若連－長強尋、小腸気痛－即行鍼。委中専治－腰間痛、脚膝腫時－尋至陰。気滞腰疼－不能立、横骨大都－宜救急。気海専能－治五淋、更鍼三里－随呼吸。期門穴主－傷寒患、六日過経－猶未汗、但向乳根－二肋間、又治婦人－生産難。耳内蝉鳴－腰欲折、膝下明存－三里穴。若能補瀉－五会間、且莫向人－容易説。睛明治眼－未効時、合谷光明－安可缺。人中治癲－功最高、十三鬼穴－不須饒。水腫水分－兼気海、皮内随鍼－気自消。冷嗽先宜－補合谷、却須鍼瀉－三陰交。牙疼腰痛－並喉痹、二間陽谿－疾怎逃。更有三間－腎兪妙、善除肩背－浮風労。若鍼肩井－須三里、不刺之時－気未調。最是－陽陵泉一穴、膝間疼痛－用鍼焼。委中腰痛－脚攣急、取得其経－血自調。脚痛膝腫－鍼三里、懸鍾二陵－三陰交。更向太衝－須引気、指頭麻木－自軽飄。転筋目眩－鍼魚腹、承山崑崙－立便消。肚疼須是－公孫妙、内関相応－必然瘳。冷風冷痹－疾難愈、環跳腰間－鍼与焼。

大椎から長強を尋ね、鼡径ヘルニアの痛みには直ちに鍼。○委中は腰痛を専門で治し、足や膝が腫れたら至陰を尋ねる。○気が滞った腰痛で立てなければ、横骨と大都が救急。○気海は尿の異常を専門に治す、さらに足三里へ鍼して呼吸補瀉。○期門穴は悪寒のする伝染病を主治する。発病六日で汗が出なければ、乳根から二肋間離れた期門に刺入する。また婦人の難産も治す。○セミが鳴くような耳鳴り、折れるような腰痛は、膝下にある足三里穴。そして百会に補瀉をする。気安く人にいうなかれ。○睛明は眼を治すが無効ならば、合谷と光明が欠かせない。○人中は癲癇（てんかん）に効果あり、十三鬼穴（きけつ）も譲れない。○浮腫には水分と気海、皮内に沿わせて鍼すれば、水気（すいき）は自然に消滅する。○冷えによる咳には、まず合谷へ補、そのあと鍼で三陰交に瀉。◯前歯の痛みと腰痛、さらには咽喉の痛み、二間と陽渓で疾病が逃げられない。◯さらには三間と腎兪のすばらしさ、肩背痛と風労を除く。◯肩井に鍼したら、必ず足三里を取る。刺さなかったら気が調わぬ。◯陽陵泉の一穴は、膝の痛みに焼き鍼を使う。◯委中は腰痛、コムラガエリ、その経から血を取れば自然に調う。◯脛の痛みや膝の腫れに足三里の鍼、懸鍾、陰陵泉と陽陵泉、そして三陰交。さらに太衝へ向けて気を引けば、足趾の痺れが自然に軽くなる。◯コムラガエリとめまいに魚腹（承山）の鍼、承山と崑崙で直ちに解消。◯腹の痛みに公孫が効く、内関を併用すれば必ず治る。◯冷風や寒痹は治りにくい。環跳と腰に鍼と灸。

＊気痛は、三焦の気滞で起きる痛み。胸腹腰脇に起こる。◯五淋は、石淋、気淋、膏淋、労淋、熱淋。◯「牙疼腰痛並喉痹二間陽谿疾怎逃」の原文は「牙疼腰痛並咽痹二間陽谿疾怎逃」。◯風労は肝労とも呼ばれ、衰弱したところに風邪が入ったもの。肌熱骨蒸、寒熱往来、痰嗽、盗汗、黄痩、毛焦、口臭、疳痢などの症状がある。◯経血を取るだが、動脈ではなく静脈に刺す。◯冷風は、初期に痺れて知覚がなくなり、冷えて痛んだり、関節がだる痛く、ひどくなれば起きられず、水疱ができたりする。冷痹は寒痹。

風府風池‐尋得到、傷寒百病一時消。陽明二日‐尋風府、嘔吐還須‐上脘療。婦人心痛‐興隆穴、男子痃癖‐三里高。小便不禁‐関元好、大便閉塞‐大敦焼。髖骨腿疼‐三里瀉、復溜気滞‐便離腰。従来風府‐最難鍼、却用工夫‐度浅深。倘若膀胱気‐未散、更宜三里‐穴中尋。若是七疝‐小腹痛、照海陰交ー曲泉鍼。又不応時ー求気海、関元同瀉ー効如神。小腸気ー撮痛連臍、速瀉陰交ー莫在遅。良久湧泉ー鍼取気、此中玄妙ー少人知。小児脱肛ー患多時、先灸百会ー次鳩尾。久患傷寒ー肩背痛、但鍼中渚ー得其宜。肩上痛ー連臍不休、手中三里ー便須求。下鍼麻重ー即須瀉、得気之時ー不用留。腰連胯痛ー不大便、即於三里ー攻其隘。気上攻噎ー不住時、気海鍼之ー立便瘥。補自卯南ー転鍼高、瀉従卯北ー莫辞労。逼鍼瀉気ー令須吸、若補随呼ー気自調。左右撚鍼ー尋子午、抽鍼行気ー自迢迢。用鍼補瀉ー分明説、更用捜窮ー本与標。咽喉最急ー先百会、太衝照海ー及陰交。学者潜心ー宜熟読、席弘ー治病、最ー名高。

風府と風池が見つかれば、悪寒のする伝染病なら全部消える。○太陽病から陽明病になって二日目ならば風府を尋ね、嘔吐もあれば上脘で治療。○婦人の心痛に興隆穴、男子で腹や脇のシコリが痛めば足三里が良い。○尿漏れには関元が良い、便秘なら大敦を焼く。○髖骨（かんこつ）は腿の疼（うず）きで足三里も瀉。○復溜で気滞の痛みが腰を離れる。○昔から風府の鍼は難しい。時間をかけて深さを測る。○前立腺肥大が治らねば、さらに足三里を尋ねる。○七疝で下腹部が痛ければ、照海と三陰交、曲泉に鍼。それでも反応しなければ、気海と関元を瀉せば著効。○鼡径ヘルニアで、摘むような痛みが臍まで及ぶ。すぐに三陰交を瀉すが遅れるなかれ。湧泉に久しく置鍼して邪気を取る。そのすばらしさは知る人ぞ知る。○小児が脱肛ばかりする。まずは百会、次に鳩尾の灸。○悪寒のする伝染病で肩背部が長らく痛めば、ただ中渚の鍼で良い。○肩上の痛みが臍まで及んで止（と）まらねば、手三里を必ず求める。

刺鍼して、痺れや重だるさがあれば直ちに瀉す。得気があれば留鍼しない。○腰から股までが痛くて不便なら、すぐに隙間の足三里を攻める。○気が上攻して食道閉塞が止まなければ、気海の鍼で直ちに治る。○補では東から南へ鍼を転がし、瀉では東から北に辞めるなかれ。気を瀉すなら吸気で鍼を入れ、補なら呼気で入れれば気が自然に調う。左右の撚鍼で子午を尋ね、鍼を引けば気が遠くまで行く。鍼の補瀉を明かに述べ、さらに本と標を捜す。○咽喉は最も緊急だ。まずは百会、そして太衝と照海に三陰交。学ぶ者は心を込めて熟読する。席弘先生の治療は高名。

＊興隆穴の原文は「心癃穴」。『鍼灸聚英』は「心隆穴」で、『鍼灸大成』には「心兪穴」となっている。黄龍祥は「心隆穴などないから、興隆穴の間違いだ」としている。黄龍祥説を採用して興隆穴とすれば、興隆穴は腹部で水分の両側一寸。また五分という説もある。黄龍祥は、臍の両側三寸と書いている。『鍼灸大成』は「心隆穴」などないから心兪の間違いだろうとしている。私も心痛の主治だから心兪だと思うが、豊隆穴も考えられる。○髖骨は梁丘の両側一寸ずつ。書によっては一・五寸。○七疝は、五臓疝と狐疝、癩疝。書籍によって七疝の意味するものが異なる。○席弘は人名。陳会が外弟子となって『神応経』を書いた。

●百訂賦・八十二

百訂－兪穴、再三－用心。顖会－連於玉枕、頭風－療以金鍼。懸顱、頷厭之中、偏頭痛－止。強間、豊隆之際、頭痛－難禁。原夫－面腫虚浮、須仗－水溝、前頂。耳聾－気閉、全凭－聴会、翳風。面上－虫行、迎香－可取。耳中－蝉噪、聴会－堪愈。目眩兮－支正、飛揚。目黄兮－陽綱、胆兪。扳睛－攻少沢、肝兪之所。涙出－刺臨泣、頭維之処。目中－漠漠、即尋－攅竹、三間。目覚－䀮䀮、急取－養老、天柱。観其－雀目肝気、睛明、行間－而細推。審它－項強傷寒、温溜、期門－而可主。廉泉、中衝、舌下腫疼－堪追。天府、合谷、鼻中衄血－宜取。耳門、絲竹空、住－牙疼於頃刻。頬車、地倉穴、正－口喎於片時。喉痛兮－液門、魚際－去療。転筋兮－金門、丘墟－来医。陽谷、侠谿、頷腫－口噤並治。少商、曲沢、血虚－口渇同施。通天去－鼻内無聞之苦。復溜祛－舌乾口燥之悲。瘂門、関衝、舌緩－不語而要緊。天鼎、間使、失音－囁嚅而休遅。太衝－瀉、唇吻－以速愈。

　百訂の兪穴に注意しろ。○顖会は玉枕に連なり、慢性頭痛を毫鍼で治療。○懸顱と頷厭は片頭痛を止める。○強間と豊隆は、耐え難い頭痛。○顔の浮腫みは、水溝と前頂に頼る。○突発性難聴は、聴会と翳風に頼る。○顔に虫が這うような感じは、迎香を取る。○蝉が鳴くような耳鳴りは、聴会で治す。○めまいなら支正と飛揚。○目の黄変には陽綱と胆兪。○目の翼状片が瞳孔に登れば、少沢と肝兪を攻める。○涙が出れば、頭臨泣と頭維を刺す。○目がかすめば、すぐに攅竹と三間を尋ねる。○視野がぼやければ、急いで養老と天柱を取る。○トリ目で肝気が虚とみれば、睛明と行間を細かく調べる。○悪寒のする伝染病で後頸部が強ばれば、温溜と期門で主治できる。○廉泉と中衝は、舌下の腫痛を追い出す。○天府と合谷は、鼻血で取る。○耳門と糸竹空は、前歯の痛みを直ちに抑える。○

頬車と地倉穴は、口の歪みを直ちに正す。○喉頭痛は、液門と魚際で治療。○コムラガエリは、金門と丘墟で治す。○陽谷と侠渓は、顎の腫れと口が開かないものを治す。○少商と曲沢は、血虚と咽喉の渇きで同様に施術。○通天で、嗅覚（きゅうかく）のない苦しみが去る。○復溜で、舌が乾いて口が乾燥する悲しみが去る。○瘂門と関衝は、舌が緩んで喋れないものに重要。○天鼎と間使は、声が出なくて口ごもり、休んだり遅いものに使う。○太衝を瀉せば、すぐ唇が治る。

＊ほかの書籍では『百訂賦』が、聚英（じゅえい）では『百証賦』、大成（たいせい）では『百症賦』となっている。『百証賦』の誤字なのか、あるいは『百証賦』を訂正して『百訂賦』にしたか、どちらかと思う。○面腫虚浮は顔面部の浮腫だが、脾腎の気虚で肺気が粛降せず、三焦水道が通調せずに水が滞って起きる。

承漿瀉－牙疼而即移。項強－多悪風、束骨－相連於天柱。熱病－汗不出、大都－更接於経渠。且如－両臂頑麻、少海－就傍於三里。半身不遂、陽陵－遠達於曲池。建里、内関、掃尽－胸中之苦悶。労宮、脾兪、祛－残心下之悲凄。久知－脇肋疼痛、気戸、華蓋－有霊。腹内－腸鳴、下脘、陥谷－能定。胸脇支満－何療、章門－不容細尋。膈疼飲蓄－難禁、膻中、巨闕－便審。胸満－更加噎塞、中府、意舎－所行。胸膈－停留瘀血、胃兪、巨髎－宜整。胸満－項強、神蔵、璇璣－已試。背－連腰痛、白環、委中－曽経。脊強兮－水道、筋縮。目眩兮－顴髎、大迎。痓病、非－顱顖而不愈。臍風、須－然谷而易醒。委陽、天池、腋腫－鍼而速散。後谿、環跳、腿疼－刺而即軽。夢魘－不寧、厲兌－

相諧於隠白。発狂－奔走、上脘－同起於神門。驚悸－怔忡、取－陽交、解谿－勿誤。反張－悲哭、仗－天衝、大横－須精。癲疾、必－身柱、本神之合。発熱、仗－少衝、曲池之津。歳熱－時行、陶道、復求－中膂理。

　承漿を瀉せば、前歯の痛みがすぐ治る。○後頸部が強ばって悪風すれば、束骨と天柱。○熱病で汗が出なければ、大都と経渠。○両腕の頑固な麻痺に、少海と傍らの手三里。○半身不随は、陽陵泉と曲池。○建里と内関で、胸中の苦悶を一掃する。○労宮と脾兪で、心下に残った悲しみを除く。○脇肋部の痛みは、気戸と華蓋が効く。○腹内の腸鳴は、下脘と陥谷で治まる。○胸脇部が痞えて腫れぼったければどう治す？　章門と不容を細かく尋ねる。○横隔膜が痛くて痰飲が塞げば、膻中と巨闕を調べる。○胸部が腫れぼったく、食道も閉塞すれば、中府と意舎で行かせる。○胸膈の瘀血は、胃兪と巨髎で整う。○胸部が腫れぼったくて後頸部が強ばれば、神蔵と璇璣を試す。○背から腰の痛みには、白環兪と委中が使われた。○背骨の強ばりに、水道と筋縮。○めまいに顴髎と大迎。○角弓反張は、顱息でなければ治らない。○出産時の嬰児の破傷風は、然谷で醒める。○委陽と天池は、腋の腫れに鍼すれば即座に散る。○後渓と環跳は、大腿の痛みに刺せば軽くなる。○悪夢にうなされれば、厲兌と隠白。○発狂して奔走すれば、上脘と神門。○驚いて心臓がドキドキすれば、陽交と解渓を取る。○反り返って悲しんで泣けば、天衝と大横に頼る。○鬱病は、身柱と本神を合わせる。○発熱は、少衝と曲池に頼る。○流行性の発熱は、陶道と中膂兪で正す。

＊「胸脇支満何療章門不容細尋」の原文は「胸脇肢満何療章門不用細尋」だが『鍼灸聚英』に基づいて訂正した。○環跳は、関節臼の中まで達する必要があるので、股関節の痛みを治療するには環跳鍼という長鍼が必要である。長鍼は『霊枢』によると長さ七寸。現代中国の長さは一寸が二十五ミリだから百七十五ミリある。そのため百五十ミリほどは必要。

風癇－常発、神道、須還－心兪寧。湿寒－湿熱、下髎－定。厥寒－厥熱、湧泉－清。寒慄－悪寒、二間疎通－陰郄暗。煩心－嘔吐、幽門、開徹－玉堂明。行間、湧泉、主－消渇之腎竭。陰陵、水分、去－水腫之臍盈。癆瘵－伝尸、趨－魄戸、膏肓之路。中邪－霍乱、尋－陰谷、三里之程。治疸－消黄、諧－後谿、労宮而看。倦言－嗜臥、往－通里、大鍾－而明。欬嗽－連声、肺兪、須迎－天突穴。小便－赤渋、兌端、独瀉－太陽経。刺－長強、於－承山、善主－腸風、新下血。鍼－三陰、於－気海、専司－白濁、久－遺精。且如－肓兪、横骨、瀉－五淋之久積。陰郄、後谿、治－盗汗之多出。脾虚－穀以不消、脾兪、膀胱兪－覓。胃冷－食而難化、魂門、胃兪－堪責。鼻痔、必取－齦交。癭気、須求－浮白。大敦、照海、患－寒疝而善蠲。五里、臂臑、生－癧瘡而能愈。至陰、屋翳、除－痒疾之疼多。肩髃、陽谿、消－癮風之熱極。

手足を揺らす癲癇（てんかん）が常に起きれば、神道と心兪で落ち着く。○寒湿や湿熱は下髎で定める。○寒厥や熱厥は、湧泉で清める。○寒けがして鳥肌が立てば、二間で疎通させて陰郄で潜ませる。○心中煩悶して嘔吐すれば、幽門で開いて玉堂でスッキリ。○行間と湧泉は、咽喉が渇いて排尿の多い症状を主治する。○陰陵泉と水分は、浮腫で臍が盛り上がるものを消す。○伝染力の強い結核は、魄戸と膏肓の路を往く。○邪にあたって嘔吐して下せば、陰谷と足三里の道程（みちのり）を尋ねる。○黄疸を治すには、後渓と労宮をみれば叶（かな）う。○喋りたがらず眠りたがれば、通里と大鍾ではっきりする。○咳が続けば、肺兪と天突穴を迎える。○尿が赤くて出にくければ兌端、太陽経だけを瀉す。○長強と承山を刺し、切れ痔による下血を治す。○三陰交と気海の鍼は、慢性的に尿道から膿が出たり精液が漏れるものを専門に治す。○肓兪と横骨は、五淋（ごりん）による慢性のシコリを瀉す。○陰郄と後渓は、寝汗が多く出るものを治す。○脾虚による消化不良は、脾兪と膀胱兪を探す。○胃陽虚で消化しにくければ、魂門と胃兪が責任を負う。○鼻のポリープには必ず齦交を取る。○甲状腺腫は、浮白を求める。○大敦と照海は、寒疝を除く。○手五里と臂臑は、リンパ結核のオデキを治せる。○至陰と屋翳は、痒くて痛みの多い疾病を除く。○肩髃と陽渓は、焼けるようなジンマシンを消す。

*寒湿は、脾胃が湿で障害され、脾陽を損傷したり、脾胃陽虚となって水飲が停滞するもの。畏寒、肢冷、腹脹、下痢や浮腫などの症状がある。湿熱は、黄疸や下痢、オリモノなどの症状。○寒厥は『素問』に、陽気が下で衰えたものとあり、手足が冷たくなって、ひどければ失神する。熱厥は『素問』に、熱邪が盛んで陰気不足とあり、手足や発熱して尿赤の症状がある。また熱中症も指す。○白濁は、尿道から膿が出るもの。○五淋は、石淋、気淋、膏淋、労淋、熱淋。尿の病気。

仰又論－婦人経事改常、自有－地機、血海。女子－少気漏血、不無－交信、合陽。帯下－産崩、衝門、気衝－宜審。月潮－違限、天枢、水泉－細詳。肩井－乳癰而極効。商丘－痔瘤而最良。脱肛、趨－百会、尾翳之所。無子、捜－陰交、石関之郷。中脘、主乎－積痢。外丘、収乎－大腸。寒瘧兮－商陽、太谿－験。痃癖兮－衝門、血海－強。夫医乃－人之司命、非－志士而莫為。鍼乃理之淵微、須－至人之指教。先究－其病源、後攻－其穴道、随手－見功、応鍼－取効。方知－玄裏之玄、如達－妙中之妙。此篇－不尽、略挙－其要。

○婦人の月経が正常でなければ、地機と血海がある。○女子が少気で経血が漏れれば、交信と合陽しかない。○オリモノや大量出血には、衝門と気衝を調べる。○月経がズレれば、天枢と水泉を調べる。○肩井は、乳腺炎に極めて効く。○商丘はイボ痔に最良。○脱肛には百会と長強。○不妊なら陰交と石関を探せ。○中脘は食滞による下痢を主治する。○外丘は大腸を治す。○寒けがしてから発熱するマラリア症状は、商陽と太渓に霊験あり。○腹や脇にシコリがあって痛めば、衝門と血海が強い。○治療は人の命を制する。志のない人が行ってはならない。鍼の理論は深遠で微妙、だから聡明で徳がなければ教えられない。まずは病の原因を突き止め、そのあとで穴道を攻めれば、手に従って効果があり、鍼に応じて治る。そこで始めて奥の奥を知り、妙中の妙に達する。この篇は尽きないが、その要点のあらましを挙げる。

*尾翳だが、恐らく屏翳の間違い。屏翳は長強説と鳩尾説がある。脱肛の主治ならば長強。

●肘後歌・八十三

頭面之疾－鍼至陰、腿脚有疾－風府尋。心胸有病－少府瀉、臍腹有病－曲泉鍼。肩背諸疾－中渚下、腰膝強痛－交信凭。脇肋腿胯－後谿妙、股膝腫起－太衝霊。陰核発来－如升大、百会妙穴－真可驚。頂心頭痛－眼不開、湧泉下鍼－足安泰。鶴膝腫痛－難移歩、二陵犢鼻－鍼殊巧。尺沢能舒－肋骨疼、更有一穴－曲池妙。根尋源流－要安愈、加以風府－功非小。更有－手臂拘攣急、尺沢刺深－去不仁。腰背若患－攣急風、曲池一寸五分攻。五痔原因－熱血作、承山須下－病無蹤。哮喘発来－寝不得、豊隆刺入－三寸中。狂言盗汗－如見鬼、惺惺－間使下鍼美。骨寒髄冷－火来治、霊道妙穴－分明記。

頭や顔の疾病は、至陰に鍼。○下肢の疾病は、風府を尋ねる。○心胸の病は、少府を瀉す。○臍腹の病に、曲泉の鍼。○肩背部の諸疾患は、中渚の鍼。○腰膝が強ばって痛めば、交信に頼る。○脇肋部や腿股には、後渓が凄い。○股膝が腫れれば、太衝に霊験あり。○陰核が升のように腫れれば、百会の特効穴にビックリする。○頭頂痛で目が開かなければ、湧泉の鍼で安泰に足る。○鶴のように膝が腫れる痛みで歩きにくければ、陰陵泉と陽陵泉、それに犢鼻の鍼が特に巧み。○尺沢は肋骨の痛みをスッキリさせ、さらには曲池一穴の素晴らしさ。病の源流を尋ねて治すには、風府を加えれば効果大。○さらには手や前腕が引き攣れば、尺沢の深刺で感覚が復活。○腰背が風で引き攣れば、曲池を一寸五分攻める。○五痔の原因は血熱なので、承山に刺鍼すれば影も形もない。○喘息発作で寝られなければ、豊隆に三寸刺入する。○幽霊を見ているように寝汗をかいてうわ言いえば、間使の鍼ではっきりする。○骨が寒くて髄が冷れば火で治療する。霊道が特効穴と明記する。

＊陰核は甲状腺腫。しかし百会の主治と合わないのでイボ痔と思う。○牡痔、牝痔、脈痔、腸痔、血痔を五痔という。

瘧疾寒熱-真可畏、須知虚実-可用意。間使宜透-支溝中、大椎七壮-合聖治。連日頻頻-発不休、金門刺深-可無憂。瘧疾三日一発挙、先寒後熱-無他語、寒多熱少-取復溜、熱多寒少-用間使。或患傷寒-熱未休、牙関風壅-薬難投、項強反張-目直視、金鍼用意-列缺求。傷寒-四肢厥逆冷、脈気無時-仔細審、神奇妙穴-真有一、復溜-踝上二寸省。四肢陽厥-脈気浮、須暁-陰陽倒換求、寒則須補-絶骨是、熱則絶骨-瀉無憂、脈若浮洪-当瀉解、沈細之時-補便瘳。百合傷寒-最難医、妙法神鍼-用意推、口噤眼合-薬不下、合谷一鍼-効甚奇。狐惑傷寒-満口瘡、須下-黄連犀角湯。虫在臓腑-食肌肉、須要神鍼-刺地倉。

マラリア症状の悪寒発熱は本当に恐い、虚実を調べて注意する。間使から支溝へ透刺（とうし）して、大椎七壮が聖なる治療と合致する。○マラリア症状が連日頻発して発作が治まらねば、金門に深刺（しんし）して憂いなし。○マラリア症状が三日に一度、寒けがしてから発熱すれば他に言わぬ。悪寒が多くて発熱が少なければ復溜を取り、発熱が多くて悪寒が少なければ間使を使う。○悪寒のする伝染病で熱が退かず、歯を食いしばって塞がれ薬も飲めぬ、後頸部が強ばって反り返り、目は直視、毫鍼で列欠を求める。◯悪寒のする伝染病で手足が冷たい、脈がなければ仔細に調べる。すぐれた特効穴がただ一つ、内踝の上二寸の復溜をかえりみる。◯手足が陽厥で脈が浮く、それで陰陽が逆になったと分かる。冷えなら絶骨を補い、熱なら絶骨を瀉せば憂いなし。脈が浮洪なら瀉して解き、沈細ならば補って治る。◯百合傷寒は最も治しがたい。良い方法は鍼をする。口が開かず目を閉じて、薬も飲めなければ、合谷の一鍼が素晴らしい効果。◯狐惑傷寒で口内炎だらけ、それには黄連犀角湯を飲む。◯虫が臓腑にいて肌肉を食えば、毫鍼にて地倉を刺す。

＊「大椎七壮合聖治」の原文は「大狂七壮合聖治」。『鍼灸聚英』に基づいて訂正した。◯厥逆は、①手足が冷たくなって、ひどければ失神するもの。②胸腹部の激痛で足が冷たくなる。③慢性頭痛。◯陽厥は、①足少陽経の経気厥逆。『霊枢・経脈』にある。是動則病、口苦、善太息、心脇痛不能転側、甚則面微有塵、体無膏沢、足外反熱、是為陽厥。②過度な刺激を受けて発狂するもの。『素問・病能論』に「有病怒狂者、此病安生…陽気者、因暴折而難決、故善怒也、病名曰陽厥」とある。③熱厥のこと。四肢厥逆、身熱面赤、唇燥大渇、口乾舌苦、目閉或不閉、小便赤渋短少、大便燥結、不省人事などの症状がある。ここでは脈気浮とあるので③。◯百合傷寒とは、心肺陰虚により内熱となったもの。落ち着かず、喋らず、眠れず、行動できず、食べられずといった症状。◯狐惑とは、『金匱要略』に「傷寒のような症状で、黙黙として眠りたがり…、その面目が急に赤くなったり黒くなったり白くなったりする」とある。咽喉や生殖器や肛門が爛れ、精神が恍惚とし、狐に惑わされているような症状。

傷寒腹痛−虫尋食、吐蚘烏梅−宜早嘗、十日九日−必定死、中脘−回還胃気強。傷寒痞−気結胸中、両目昏黄−汗不通、湧泉妙穴−三分許、速使−周身汗自通。傷寒痞−結脇積痛、期門刺後−見深功。当汗不汗−合谷瀉、自汗発黄−復溜凭。飛虎一穴−通痞気、祛風引気−使安寧。剛柔二痓−最乖張、口噤眼合−面紅粧、熱入血室−心肺脹、須刺−期門及少商。中満−如何去得根、陰包如刺−効如神、不論老幼−依法用、須教患者−便抬身。打撲傷損−破傷風、先於痛処−下鍼攻、後向承山−立作効、甄権留下−意無究。腰腿疼痛十来春、応鍼不了−便惺惺、大都引気−探根本、服薬尋方−枉費金。脚膝経年−痛不休、内外踝辺−用意求、穴号−崑崙並呂細、応能−消散即時瘳。風痹痿厥−如何治、大杼曲泉−真二美。両足両脇−痛難伸、飛虎鍼之−効甚霊。腰軟如何−去得根、委中立見−効如神。

悪寒のする伝染病による腹痛で寄生虫が食べ物探す。吐蚘烏梅を早めに飲む。そうでないと十日か九日で必ず死ぬ、そのあと中脘で胃気を強くして還らせる。◯傷寒痞気で結胸となり、視野が暗くなって黄色くなり、汗が出なければ、湧泉の特効穴に三分ほど、すぐ全身に汗をかく。◯傷寒痞のため脇にシコリができて痛めば、期門を刺したあと深い効果を見る。◯汗をかくべきなのに出なければ合谷を瀉し、汗が出て黄疸になればる復溜に頼る。◯支溝一穴で痞えが消え、風邪を追い出して安寧させる。◯剛柔の二痓は最もねじれている。口が開かず目を閉じて、顔は紅で化粧したよう。熱入血室で心肺が腫れぼったければ、期門と少商を刺す。◯上腹部の膨満感は、どうやって根を絶つ？　陰包を刺せば特効あり。年齢を問わず使うが、患者に教えて身体が起きる。◯打撲や損傷による破傷風、まず痛む部位を鍼で攻め、そのあと承山で効果あり。甄権（けんけん）が残した意義尽きぬ。○腰腿の痛みが十年来、鍼が終わらぬうちにスッキリと、大都で気を引き根本を探る。薬を探しても無駄遣（むだづか）い。○脚膝の痛みが年を経ても止まらない。内外踝を注意して求めよ。穴位の名前は崑崙と太渓、すぐに応じて痛みが消え、すぐに治る。○移動する痛みで下肢に力が入らず冷えるときは、どう治す？大杼と曲泉がすばらしい。○両足と両脇が痛くて伸ばしにくい、支溝の鍼に霊験（れいけん）あり。○腰に力が入らねば、どうやって根治させる？　委中の治療で著効あり。

＊吐蚘烏梅だが、蚘は蛕とも書いて回虫のこと。つまり梅干しで回虫を吐かせること。○傷寒痞気は、傷寒痞と同じ。太陽病で発汗剤を使うべきなのに下剤を使ったため邪熱が気分に残り、心窩部が痞えたもの。○結胸は、邪気が胸腹部で結び、腫れぼったくて痛む病気。上腹部の脹満、痛くて触らせない、頭から汗をかく、発熱、便の乾燥などの症状がある。○熱入血室は、生理期や産後に外邪を感受し、虚に乗じて邪が血室に入り、邪が血と争って起きる症状。下腹部や胸脇が硬く膨れ、寒熱往来、昼間は意識がはっきりしているが、夜間にうわ言を喋って、意識が異常になるもの。

●通玄指要賦・八十四

必欲‐治病、莫如‐用鍼。巧運‐神機之妙、工開‐聖理之深。外取‐砭鍼、能‐蠲邪而輔正。中含‐水火、善‐回陽而倒陰。

原夫-絡別支殊、経交-錯綜。或-溝渠谿谷以岐異、或-山海丘陵而隙共。斯流派-以難揆、在-条綱而有統。理繁而昧、縦-補瀉以何功、法捷而明、自-迎随而得用。

且如-行歩難移、太衝-最奇。人中除-脊膂之強痛、神門去-心性之呆痴。風傷-項急、始求於-風府。頭暈-目眩、要覓於-風池。耳閉須-聴会而治也、眼疼則-合谷以推之。胸結-身黄、取-湧泉而即可。脳昏-目赤、瀉-攅竹以便宜。若-両肘之拘攣、仗-曲池而平掃。牙歯痛-呂細堪治、頭項強-承漿可保。

病を治したければ鍼しかない。巧みな運鍼、手法の素晴らしさ、医者が開く理論の深さ。体表の鍼で、邪を追い出して正を助ける。鍼の中には水火を含み、陽を巡らせて陰を倒す。

もとより十五絡や経脈からの別支があり、陰絡が陽経と交わったり陽絡が陰経と交わったりして錯綜する。溝や渠と渓や谷は深さの違いがあり、山や海と丘や陵は隙間である。この流派は推測しにくいが、法則には糸口がある。理論が繁雑なのに理解しておらず、いい加減な補瀉をして何の効果がある？　法に詳しければ迎随しても役に立つ。

歩行困難は太衝で効果がある。○人中は、背筋が強ばって痛むものを除く。○神門は、心因性の鬱病を除く。○風に傷つき後頸部が引き攣れば、そこで風府を求める。○頭がクラクラするめまいには、風池を探せ。○耳が閉じたら聴会で治る。○眼痛には合谷を刺す。○胸結と黄疸は、湧泉を取れば良い。○頭がボーっとしたり結膜炎、攅竹を瀉せば良い。○両肘が引き攣れば、曲池に頼ると一掃できる。○歯の痛みは太渓が治す。○頭や後頸部の強ばりは、承漿で保つ。

＊溝渠谿谷とは、溝が水溝、池が天池、渓が太渓、谷が陽谷。○山海丘陵とは、山が承山、海が気海、丘が丘墟、陵が陰陵泉。○神門の原文は「呆痴」ではなく「呆癡」。他の書では「呆痴」となっている。同じ意味。○「頭暈目弦」も原文は「頭痹目弦」だが、他の書では「頭暈目弦」。○胸結は、邪気が胸腹で結び、腫れぼったくて痛む病気。上腹部の脹満、痛くて触らせない、頭から汗、発熱、便の乾燥がある。○他の書では「若両肘斯拘攣杖曲池而平掃」のあと「四肢之懈惰、凭照海以消除」という文が入る。その訳は「四肢がだるければ、照海に頼って消す」。

太白ー宣道於気衝、陰陵ー開通於水道。腹ー䐜而脹、奪ー内庭以休遅。転筋而疼、瀉ー承山之在早。大抵ー脚腕痛、崑崙ー可解。胻膝ー疼、陰市ー能医。癇ー発癲狂、凭ー後谿而料理。瘧ー生寒熱、仗ー間使以扶持。期門、罷ー胸満血膨而可已。労宮、退ー翻胃心痛、以何疑。稽夫ー大敦、去ー七疝之偏疼、王公ー謂此。三里、却ー五労之羸痩、華佗ー言斯。固知、腕骨ー祛黄。然谷ー瀉腎。行間、治ー膝腫腰疼。尺沢、去ー肘疼筋緊。目昏ー不見、二間ー宜取。鼻窒ー無聞、迎香ー可引。肩井、除ー両胛風難任。竹空、撩ー偏頭疼不忍。咳嗽ー寒痰、列缺ー堪凭。眵𥌓ー冷涙、臨泣ー尤準。髖骨、将ー腿痛以祛残。腎兪、把ー腰疼而瀉尽。越人、治ー尸厥於維会、随手而蘇。文伯、瀉死胎於ー三陰、応鍼而隕。

太白は奔豚（ほんとん）を宣通させる。○陰陵泉は水道を開通する。○腹が膨れて脹満すれば、内庭の瀉法で治めさせる。○コムラガエリで痛ければ、さっさと承山を瀉す。○大抵の足首の痛みは、崑崙で解く。○脛膝の痛みは、陰市で治せる。○癲癇発作や躁鬱病（双極性障害）は、後渓に頼って料理する。○マラリア症状による悪寒発熱は、間使に頼って助ける。○期門は、胸満血膨を治せる。○労宮は、朝食で夕方に吐いて夕食で明け方吐く胃痛をなくすこと疑うな。○稽夫が大敦で、単径ヘルニアにより片側の睾丸が痛むものを治したと王燾は言う。○足三里は五労による激痩せを退けると華佗がいう。○腕骨は黄疸を治す。○然谷は腎を瀉す。○行間は、膝の腫れや腰の疼きを治す。○尺沢は、肘の疼きや筋の引き攣りを消す。○視野がぼやけて見えなければ、二間を取る。○鼻が詰まって匂いが分からなければ、迎香で治す。○肩井は、肩甲骨が痛くて耐えられないものを除く。○糸竹空は耐え難い片頭痛を治療する。○咳して無色透明で水っぽい痰を吐けば、列欠に任す。○麦粒腫で目ヤニと涙が出れば、頭臨泣が確か。○髖骨は、大腿痛で障害者となったものを去る。○腎兪は、腰の疼きに瀉で尽きる。○扁鵲が、仮死状態に百会を治療すると、手を下したら蘇生した。○文伯が、死んだ胎児に三陰交を瀉すと、鍼に応じて降りた。

＊気衝は、奔豚のことで、気が胸に突き上げること。○胸満血膨は、血で胸が膨満するもの。○七疝は、五臓疝と狐疝、癩疝。書籍によって七疝の意味するものが異なる。○五労は五臓の衰弱。○髖骨は奇穴で、膝蓋骨の上一寸半。梁丘穴の両側一寸ずつ。両足で四穴。また環跳の別名を髖骨ともいうと『神照集』にある。○維会だが、三陽五会とも呼んで、百会だとする説もある。しかし一般的に仮死状態は臍に施灸する。百会で仮死状態が治るのだろうか。○

徐文伯が、三陰交に瀉法、合谷に補法したら出産したという古事。

所謂-諸痛為実、但-麻曰虚。実則自-外而入也、虚則自-内而出欤。是故-済母而裨其不足、奪子而平-其有餘。観-二十七之経絡、一一明辨。拠-四百四之疾症、件件皆除。故得夭枉都無、躋斯民於寿域。機微以判、彰-往古之玄書。抑又聞-心胸病、求-掌後之大陵。肩背疼、責-肘前之三里。冷痹-腎敗、取-足陽明之土。連臍-腹痛、瀉-足少陰之水。脊間-心後者、鍼-中渚而立痊。脇下-肋辺者、刺-陽陵而即止。頭項痛、擬-後谿以安然。腰脚疼、在-委中而已矣。夫-用鍼之士、於此理-苟能明焉、収-祛邪之功、尤在乎-撚指。

さまざまな痛みは実であり、感覚のないものは虚である。実ならば外から入ったものであり、虚は体内から生じたものである。だから母を助けて不足に益し、子から奪って有余を平らげる。十二経脈と十五絡脈で、二十七の経絡をみて、一つ一つ弁別する。それで全身の疾病は、一つ一つ除かれる。だから病死など皆無で、この民は天寿を全うする。かすかな兆しが分かり、昔の奥深い書物が彰かになる。○また私は心胸部の病なら、手掌の後ろの大陵を求めると聞く。○肩背の痛みは、肘前の手三里を責める。○寒痹（かんぴ）や腰痛には、足三里を取る。○臍周囲の痛みには、足少陰経の陰谷を瀉す。○背骨の間で心の後ろが痛ければ、中渚の鍼で直ちに治る。○脇下の肋骨あたりが痛ければ、陽陵泉を刺せば直ちに止（と）まる。○頭と後頸部が痛ければ、後渓で安らげる。○腰や下腿が痛ければ、委中で治す。○鍼を使う人は、こうした理論を明かにできれば、邪を追い出す効果を得られるが、それは鍼を捻る指にある。

＊仏教に「人は四大で身体を作り、一大で一百一病ある」とある。四大だから一百一病の四倍。○腎敗は、風寒湿痹で腎気が衰弱して骨や腰が冷えて痛むもの。

●霊光賦・八十五

黄帝岐伯-鍼灸訣、依-他経裏、分明説。三陰三陽-十二経、更有奇経-分八脈。霊光曲注-極幽深。偏正頭疼、瀉-列缺。睛明、治-眼肉睛攀。耳聾-気痞、聴会-間。両鼻鼽衄、鍼-禾髎。鼻窒-不聞、迎香-間。治-気上壅、足三里。天突宛中、治-喘痰。心疼-手顫、鍼-少海。少沢、応除-心下寒。両足-拘攣、覓-陰市。五般-腰痛、委中-安。髀枢-不動、瀉-丘墟。復溜、治-腫如神医。犢鼻、治療-風痹疼。住-腨脚痛、崑崙-愈。後跟痛、在-僕参求。承山、筋転-併久痔。足掌-下去、尋-湧泉、此法千金-莫妄伝、此穴多治-婦人疾、男蠱女孕-両病痊。百会、鳩尾、治-痢疾。大小腸、兪-大小便。

黄帝（こうてい）と岐伯（きはく）の鍼灸秘訣（ひけつ）、それで経脈の裏が明確に説明される。三陰三陽の十二経、さらには奇経が八脈に分かれる。霊光（れいこう）の注釈は奥深い。○片頭痛や頭痛は列欠を瀉す。○睛明は、眼の翼状片が瞳孔に及ぶものを治す。○突発性難聴には聴会。○鼻血には禾髎の鍼。○鼻が詰って匂いが感じられなければ迎香。◯胃気が上焦を塞げば足三里。◯天突は喘ぎと痰を治す。◯胃痛があって手が震えれば少海の鍼。◯少沢は胃の冷えを除く。◯両足が引き攣れば陰市を探す。◯五種類の腰痛は委中で安らぐ。◯大転子が動かねば丘墟を瀉す。◯復溜は、浮腫の治療に神の如し。◯犢鼻は風痹（ふうひ）による足の疼（うず）きを治療。◯フクラハギや足の痛みは崑崙で治る。◯かかとの痛みに僕参を求める。◯承山は、コムラガエリと慢性の痔。◯足底の下に湧泉を尋ねるが、この方法は千金に値するから妄（みだ）りにいうなかれ、この穴位は婦人科疾患を良く治し、男は蠱（こ）（腹水）のように、女は妊娠したように腹が膨れるものを治す。◯百会と鳩尾は激しい下痢を治す。◯大腸兪と小腸兪は大小便を治す。

＊「住腨脚痛崑崙愈」の原文は「住喘脚痛崑崙愈」。崑崙が喘を主治しないので、喘は腨か踹の誤字と考えた。◯「承山筋転併久痔」の原文は「承山筋転併灸痔」だが、承山は痔の刺鍼だけで施灸しないので改めた。他の書物は久。

気海、血海、療-五淋。中脘、下脘、治-腹堅。傷寒-過経、期門-愈。気刺-両乳、求-太淵。大敦二穴、主-偏墜。水溝、間使、治-邪癲。吐血、定喘、補-尺沢。地倉、能止-口流涎。労宮、医得-身労倦。水腫、水分-灸即安。五指-不伸、中渚-取。頬車-可鍼、患歯-愈。陰蹻、陽蹻-両踝辺、脚気四穴-先尋取。陰陽陵泉-亦主之、陰蹻陽蹻-与三里。諸穴一般-治脚気。在-腰、玄機-宜正取。膏肓-旧伝、治-百病、灸得真切-病須愈。鍼灸一穴-数病除、学者尤宜-仔細取。悟得-明師流注法、頭目有病-鍼四肢。鍼有補瀉-明呼吸、穴応五行-順四時。悟得-人身中造化、此歌依旧－是筌蹄。

気海と血海は五淋を治療。◯中脘と下脘は腹が堅いものを治す。◯悪寒のする伝染病が時期を過ぎも治らねば、期門が治す。◯両乳が刺すように痛ければ太淵を求める。◯大敦二穴は、陰嚢ヘルニアを主治する。◯水溝と間使は癲癇を治す。◯吐血して喘げば尺沢を補う。◯地倉は、口から涎の流れるものを止める。◯労宮は、身体がだるいものを治す。◯浮腫なら水分の灸で安心。◯手指が伸ばせなければ中渚を取る。◯頬車の鍼は、歯痛を治す。◯照海と申脈は内外踝のあたり、この四穴を脚気で最初に取る。陰陵泉と陽陵泉も脚気を主治し、照海と申脈、そして足三里も使う。これらの穴は一緒に脚気を治す。◯腰の奥深い理論によれば、正中の水溝を取るのが良い。◯膏肓は昔、百病を治すといった。施灸で一切の病が必ず治る。◯鍼灸一穴で数々の病が除かれる。学ぶ者は細かく取るが良い。何若愚の『流注指微賦』を体得し、頭の病に手足へ鍼。鍼には補瀉があって呼吸もあり、穴位は五行と四季に応じる。人身のメカニズムを知れば、この歌は依然として目的を達するための道具である。

＊五淋は、石淋、気淋、膏淋、労淋、熱淋。◯「在腰玄機宜正取」の原文は「在腰玄枢宜正取」だが、『鍼灸大全』も『鍼灸聚英』も『鍼灸大成』も玄機なので訂正した。玄機とは、玄が奥深いこと。機が仕組み。

●流注指微賦・八十六

疾居－栄衛、扶救者－鍼。観－虚実与痩肥、辨－四時之浅深。取穴之法、但分－陰陽与谿谷。迎随－逆順、須暁－血気与昇沈。原夫－指微論中、積義－成賦、知－本時之気開、説－経絡之流注。毎披文－而参其法、篇篇之誓審。尋復－経、以察－其言、字字之明論。疑隠－皆知、実虚－総附。移疼住痛之有神、鍼下－獲安。暴疾、沈痾－至危篤、刺之－勿誤。詳夫－陰日血引、値陽－気流、口温－鍼暖、牢濡－深求。諸経十二－作数、絡脈十五－為周。陰兪六十－臟主、陽穴七十二－腑収。

疾病が栄衛にいれば、救うのは鍼。虚実と体型を観察し、季節による刺入深度を弁別する。取穴法だが、ただ陰陽経脈と骨の渓谷に分ける。迎随の逆と順、血気と昇降を明らかにする。この『流注(るちゅう)指微賦(しびふ)』は、何若愚(かじゃくぐ)の『指微論(しびろん)』の要点を集めて『歌賦(かふ)』としたもので、その時刻の気の開穴(かいけつ)を知り、経絡の流注(るちゅう)を説明する。各文を読んで方法を参照し、一篇一篇を調べる。再び経文を尋ねて、その言葉を察し、一字一字を明らかにして論じる。難しいことを全て知り、虚実を統括する。痛みを神のように止め、鍼すれば安らぐ。急病や慢性病で危篤(きとく)ならば、正しく刺鍼するしかない。陰日は血が引き、陽日は気が流れるので、口に鍼を含んで温め、硬さや軟らかさを深く求める。諸経は十二の数で、絡脈は十五で全て。陰経の五兪穴は左右に六十あって五臓を主治し、陽経の五兪穴は左右で七十二あって腑を収める。

刺‐陽経者、可‐臥鍼而取。奪‐血絡者、先俾‐指而柔。呼為迎、而‐吸作補。逆為奪、而‐従何憂。淹疾‐延患、着灸之由。躁煩薬餌‐而難拯、必取‐八会。癰腫‐奇経而畜邪、須用‐砭瘳。況乎‐甲胆乙肝、丁心壬水。生我者‐号母、我生者‐名子。春井、夏滎‐乃邪在。秋経、冬合‐乃刺矣。犯‐禁忌而病復、用‐日衰而難已。孫絡‐在於肉分、血行‐出於支裏。悶昏‐鍼暈、経虚補絡‐必然。疼実‐痒虚、瀉子随母‐要旨。想夫‐先賢迅効、無出於鍼。今人‐愈疾、豈‐離於医。徐文伯、瀉‐孕於苑内、斯由‐甚速。範九思、療‐咽於江夏、聞見言‐希。

陽経を刺すときは、鍼を寝かせて刺入する。血絡から出血させるときは、まず指で揉んで柔らかくする。呼気で抜鍼すれば瀉、吸気で抜鍼すれば補。経脈に逆らえば瀉で、従がえば補。慢性疾病は施灸する理由である。煩躁すれば薬では救いがたいので、必ず八会穴を取る。デキモノは奇経に邪が溜っているので、血を出せば治る。甲が胆で、乙は肝、丁が心で、壬は水。我を生む者が母で、我が生んだ者が子。春は井穴、夏は滎穴に邪があり、秋は経穴、冬なら合穴を刺す。禁忌を犯せば再発し、その臓が衰える日に穴位を使っても治りにくい。孫絡は肉分にあり、血行が出るのは体内の支脈。暈鍼して悶絶するのは、経脈が虚しているから絡脈を補うことは必然。痛みは実で、痒みは虚、子を瀉して母を補うことが要点。昔の名医に即効性があったことを考えれば、それは鍼を使ったからだ。現代人の治療でも、医学を離れることはできない。徐文伯（じょぶんはく）は、花園で妊婦を瀉したが、その効果は速かった。範九思（はんきゅうし）は江夏（こうか）にて咽頭炎を治療したが、そうしたことを聞いたり、見たり、いったりすることは稀である。

＊原文の「呼為迎而吸作補逆為奪而従何憂」だが、『鍼灸大全』も『鍼灸聚英』も『鍼灸大成』も「逆為迎而順為随呼則瀉而吸則補」となっている。『鍼灸全書』や『鍼灸四書』には「呼為迎而吸作補逆為鬼而従何憂」とある。「従何憂」は「どこに憂があるか」だが、「逆為奪」と対にならない。そこで「従がえば補」と訳した。◯「悶昏鍼暈」の原文は「悶昏鍼運」だが、『鍼灸聚英』や『鍼灸四書』は「運」、『鍼灸大全』や『鍼灸大成』や『鍼灸全書』は「暈」。もし「運」ならば「運鍼して悶絶するのは、経脈が虚しているから絡脈を補うことは必然」という訳になる。運鍼とは鍼の操作。◯「要旨」の原文は「要指」。

大抵-古今遺跡、後世-皆師。王纂、鍼魅-而立康、獺-従被出。秋夫、療-鬼而馘効、魂-免傷悲。既而-秘旨幽微、用鍼-真訣。竅斉於-筋骨皮肉、要察於-強弱、久新、腑臓、寒熱。接気-通経、裏外之絶、羸盈-必別。勿刺-大労、使人-気乱神隳。慎-妄呼吸、防他-鍼昏而閉血。又以常尋-古義、由有-蔵機。遇-高賢真趣、則-超然得悟。逢-達人示教、則表-我扶危。男女-気脈、分時-合度。母子-時刻、注穴-須依今。詳定-療病之宜、神鍼-法式。広捜『難』『素』之秘、文密-辞深。考-諸家之肘函、契-先賢之妙臆、称-濾江流注之指微、為-後世学者之規準。

古今に書かれた書物は、大抵が後世の師匠である。王纂(おうさん)が、妖怪(ようかい)に憑依(ひょうい)された人に鍼すると直ちに健康となり、憑(つ)いていたカワウソが追い出された。秋夫(しゅうふ)が幽霊に憑依された人を治療すると効果があり、魂が悲しまなくなった。秘められた意味が奥深くて微妙ならば、鍼の歌訣を使うしかない。穴位は筋骨皮肉を整え、病の強弱や急性慢性、臓腑、寒熱を観察する。経気を繋いで経脈を通らせ、体内で絶えているか体表で絶えているか、痩せているか太っているかを必ず分類する。疲れきった人に刺すなかれ、気が乱れて生気がなくなる。呼吸の乱れに注意して、暈鍼して血が流れない情況を予防する。また昔の言葉の意義を尋ねれば、隠されたメカニズムがある。賢人の考えに遭遇して、すばらしさが分かる。達人の教えに逢って、自分の危うさが顕わになる。男女の気脈、季節に合わせて刺入深度を決める。母子は、気血が穴位に注がれる現在の時刻に基づく。どうやって病を治療したら良いのかを詳しく定めるのが、神鍼の方式である。『難経』や『素問』の秘密を広く調べれば、その文章は詰まっていて言葉の意味が深い。諸家の経験と理論を考え、古代の名人の優れた考えを刻み付け、『瀘江の流注の指微』と名づけて、後世に学ぶ者の規範とする。

＊「既而秘旨幽微、用鍼真訣」の原文は「既而秘指幽微用難直訣」だが、『鍼灸大全』も『鍼灸聚英』も『鍼灸大成』も「用鍼真訣」、『鍼灸四書』は「用鍼直訣」。それで訂正した。

●攔江賦・八十七

担截之中ー法数何。有担有截ー起沈痾。我今作此ー攔江賦、何用三車ー五幅歌。先将八法ー為定例、流注之中－分次第。心胸之病－内関担、臍下－公孫用法攔。頭部須還尋－列缺、痰涎－壅塞及咽乾。口噤喉風－鍼照海、三稜出血－刻時安。眼目之証－諸疾苦、更用－臨泣使鍼担。後谿専治－督脈病、癲狂此法－治還軽。申脈能除－寒与熱、頭風偏正－及心驚。耳鳴鼻衄－胸中満、好用金鍼－此穴尋。但遇痒麻－虚即補、如逢疼痛－瀉而迎。更有傷寒－真妙訣、頭疼身熱－取陽経。無汗更将－合谷補、復溜穴瀉－好用鍼。倘若汗多－流不絶、合谷補之－効如神。四日太陰－宜細辨、公孫－照海一般行。再用－内関施截法、七日－期門可用鍼。但治傷寒－皆用瀉、若知－素問坦然明。

担截（たんせつ）の中には幾つの法則があるか。担と截とで慢性病を治す。私が作った『攔江賦（らんこうふ）』があれば、三つの車に積んだ五幅もの鍼灸歌賦（かふ）など必要ない。まず八法（はっぽう）を型として、流注（るちゅう）に従って順に分ける。◯心胸の病は内関を担（かつ）ぎ、臍下は公孫で留める。◯頭部は列欠を尋ね、水っぽい痰が塞いだり咽喉のイガイガに使う。◯口が開かなかったり顎下リンパ節の腫れに照海へ鍼、三棱鍼で出血させれば即時に安らぐ。◯眼の諸疾患は、頭臨泣の鍼が担（にな）う。◯後渓は督脈病を専門に治し、鬱（うつ）や躁状態を治して軽くする。◯申脈は寒と熱を取り除き、慢性頭痛や片頭痛、そして胸騒ぎも除く。耳鳴りや鼻血に胸中の痞（つか）えは、この穴位に毫鍼を使う。ただし痒みや痺れは虚だから補、痛みに逢えば瀉して迎える。悪寒のする伝染病には本当の秘訣、頭痛発熱ならば陽経を取る。◯汗をかかなければ合谷に補法、復溜穴を瀉せば鍼が巧い。◯汗が多く流れて止（と）まらなければ、合谷の補法に著効あり。◯傷寒四日の太陰病は、細かく調べて公孫と照海。さらには内関で遮（さえぎ）り、七日目ならば期門の鍼。ただ悪寒のする伝染病を治すには全て瀉法を使う。『素問』を知れば、はっきり分かる。

流注之中－分造化、常将－水火土金平。春夏井滎－宜刺浅、秋冬経合－便宜深。天地四時－同此数、三才常用－記心胸、天地人部－次第入、仍調－各部一般匀。夫弱婦強－亦有剋、婦弱夫強－亦有刑。皆在本経－担与截、瀉南補北－亦須明。経絡明時－知造化。不得師伝－枉用心。不遇至人－応不授、天宝－豈可付非人。按定気血－病人呼、重搓数十把鍼扶。戦提揺起－向上使、気自流行－病自無。

流注(るちゅう)はシステムが分かれ、常に水火土金のバランスを保つ。春夏は井滎穴に浅刺が良く、秋冬なら経合穴に深刺が良い。天地の四季は、これと同じ法則、三才を常に心へ刻み、天部、地部、人部へと次第に鍼を入れ、各部の気を均一に調える。陽が弱くて陰が強ければ剋であり、陰が弱くて陽が強くても侮で虐(いじ)められる。すべては本経の担(たん)と截(せつ)にあり、南を瀉して北を補う理由も明かにせねばならない。経絡が明確になればメカニズムも分かる。師の教えが得られなければ、無駄に心を費やす。達人に遇わなければ教えも授(さず)からず、天の宝が真面目でない人に得られる筈もない。気血が定まったら病人に呼吸させ、数十本の鍼を支えて強く搓(よ)る。震わせて鍼を引き上げ、鍼を揺らし、鍼を起こして上向きにすれば、気が自(おの)ずと流れて行き、病は自然になくなる。

＊原文の「常将水火土金平」だが、『鍼灸聚英』には「常将木火土金平」とある。◯『鍼灸聚英』や『鍼灸大成』で

は、「常将水火土金平。春夏井滎宜刺浅」の間に「水数虧兮宜補肺、水之泛濫土能平」という句が入る。〇三才とは穴位で、天部の表層、人部の中層、地部の深層のこと。〇「瀉南補北」とは『難経』七十六難のこと。南方の心火を瀉して、北方の腎水を補う。そうすれば火に剋される肺金が回復して肝木を制御し、肝実肺虚が速やかに治療できる。『素問』六微旨大論の「亢則害、承乃制」となって五臓のバランスが保たれる。

●馬丹陽-天星十二穴歌・八十八

三里-内庭穴、曲池-合谷接。委中配-承山、太衝-崑崙穴。環跳及-陽陵、通里並-列缺。合担-用法担、合截-用法截。担截-常記取、非人-莫浪説。三百六十穴、不出十二訣。此法-少人知、金鎖-都開徹。治病-顕奇功、有如-湯潑雪、学者-細推尋、神功-無尽竭。三里在-膝下、三寸-両筋間、能通-心腹脹、善治-胃中寒、腸鳴並-泄瀉、腿脛膝-腫酸、傷寒-羸痩損、気臌及-諸般、年過三旬後、鍼灸-眼光明。内庭-次指外、本属-足陽明。能治-四肢厥、喜静-悪聞声、癮癮-咽喉痛、数欠及-牙疼、気虚-不能食、鍼着-便惺惺。曲池-拱手取、屈肘-骨辺求。善治-肘中痛、偏風-手不収、挽弓-開不得、筋緩-莫梳頭、喉閉-促欲死、発熱-更無休、遍身-風癬癩、鍼着-即時瘳。

足三里と内庭穴、曲池と合谷を繋ぐ。委中に承山を配し、太衝と崑崙穴。環跳と陽陵泉、通里と列欠を合わせる。担に合えば担法を使い、截に合えば截法を使う。担と截は常に暗記して取るが、信頼できない人に妄りに喋るなかれ。三百六十穴は、この十二穴に収まる。この方法は少数の人しか知らないが、鉄の鎖は全部開かれる。病の治療は特効を顕し、譬えていうなら湯を雪に注ぐごとし、学ぶ者は細かく尋ね、効果があること無尽蔵。○足三里は膝下三寸の両筋間、上腹部の膨隆を通じさせ、胃中の冷え、腸鳴と下痢、腿脛膝の腫れぼったいだるさ、悪寒のする伝染病に激痩せと虚弱、腹にガスが溜るなど腹部の病を善く治し、年齢が三十過ぎたら鍼灸すると視野が明るくなる。○内庭は第二趾の外側、本経は足陽明経に属す。手足の冷え、静かを好んで人の声を嫌う、ジンマシンや咽喉の痛み、あくびが多い及び前歯の痛み、気虚で食べられないものを治し、鍼すればスッキリする。○曲池は腕を組んで取り、肘が曲がった骨あたりに求める。肘の痛み、脳卒中で手が動かない、弓が挽けない、筋が緩んで頭を櫛で梳かせない、アデノイドで喉が閉塞して死にそう、発熱が治まらない、全身の乾癬やハンセン病を善く治し、鍼すれば即時に治る。

＊中寒は、①寒中。②裏寒。③中焦の虚寒がある。ここでは③。

合谷在－虎口、両指－岐骨間。肩痛並－面腫、瘧－病熱還寒、歯齲－鼻衄血、口噤不開－言、鍼入五分後、令人－即便安。委中－曲膕裏、横紋－脈中央。腰痛－不能挙、沈沈引－脊梁、酸疼筋－莫展、風痹－発無常、膝頭－難伸屈、鍼入－即安康。承山名－魚腹、腨陥－分肉間。善治－腰疼痛、痔疾－大便難、脚気並－膝腫、輾転戦－疼酸、霍乱－転筋急、穴中刺－便安。太衝－足大指、節後二寸中。動脈知－生死。能医－驚癇風、咽喉－腹心脹、両足－不能動、七疝－偏墜腫、眼目似－雲蒙。亦能療－腰痛。鍼下有－神功。

合谷は虎口（ここう）にあって、親指と人差指が二股に分かれている骨の間。肩が痛くて顔が浮腫（むく）む、マラリア症状で発熱したら悪寒する、虫歯や鼻血、歯を食いしばって喋れないなど、鍼を五分入れれば、すぐに安らぐ。◯委中は膝窩の裏、横紋と静脈の中央。腰痛で腰が挙がらない、ずっしりと背骨が重い、だる痛くて筋肉が伸ばせない、移動する痛みが時々ある、膝頭が屈伸しにくいなどは、鍼を入れれば即時に安泰。◯承山は別名が魚腹（ぎょふく）、腓腹筋の凹む分かれ目にある。腰の痛み、痔（ぢ）疾患や便秘、脚気（かっけ）と膝の腫れ、足がワナワナと震えて痛だるい、嘔吐して下す霍乱（かくらん）でコムラガエリするものを善く治し、穴位に刺せば、もう安心。◯太衝は足の第一趾、中足指節関節の近位二寸。足背動脈の太衝脈の拍動で生死が分かる。驚いて癲癇（てんかん）になって手足を揺らす、咽喉と上腹部の膨れ、両足が動かない、七疝や陰嚢ヘルニアによる睾丸の腫れ、目に雲があるようにかすむものを治す。また腰痛も治療できる。鍼を入れれば著効あり。

＊七疝は、五臓疝と狐疝、癩疝。書籍によって七疝の意味するものが異なる。

崑崙－足外踝、跟骨－上辺尋。転筋－腰尻痛、暴喘満－衝心、挙歩行－不得、一動便－呻吟。若欲求-安穏、須於-此穴鍼。環跳在-髀枢、側臥-屈足取。腰折-莫能伸、冷風並-湿痹、腿胯痛-連腨、転側重-嗟吁。若人-鍼灸後、頃刻-痛消除。陽陵泉-膝下、外廉一寸中。膝重並-麻木、冷痹及-偏風、挙足-不能起、坐臥似-衰翁。鍼入六分止、医功妙-不窮。通里-腕骨後、一寸五分中。欲言-声不出、懊憹及-怔忡。実則-四肢重、頭腮面頬-紅。虚則-不能食、暴瘖-面無容。毫鍼-微微刺、方信-有神功。列缺-腕側上、次指-手交叉。専療-偏頭患、偏風-肘木麻、痰涎-頻壅上、口噤-不開牙。若能-明補瀉、応手-疾如拿。

崑崙は足の外踝で、踵骨の上を尋ねる。コムラガエリや腰尻痛(ようこうつう)、気管支喘息が胸を衝(つ)き、歩行できず、動くごとに苦しがる。もし安穏(あんのん)を求めるならば、この穴位に鍼をする。〇環跳は股関節にあり、側臥位で上の足を屈して取る。腰が折れて伸ばせない、冷風(れいふう)と湿痹(しっぴ)、腿や股の痛みが腓腹筋まで及ぶ、身体を捻ると重くて嘆(なげ)く。もし人が鍼灸すれば、すぐに痛みが消失する。〇陽陵泉は膝の下、外縁一寸の中にある。膝が重かったり感覚がない、寒痹と半身不随、足を挙げれど起きられず、坐ったり寝たりが弱った老人のよう。鍼を六分入れて止(と)めれば、鍼の効果は際限なし。〇通里は腕骨の後ろ、一寸五分の中。喋りたくても声が出ない、懊憹(おうのう)と心臓がドキドキする。実なら手足が重く、頭やエラ、顔や頬が赤くなる。虚では食べられない、突然に声が出なくなる、顔に表情がない。毫鍼を少し刺せば、著効があると信じられる。〇列欠は腕の橈側の上、両手の虎口(ここう)を突きあわせると人差指の着くところ。片頭痛、半身不随や肘の知覚麻痺、水っぽい痰が頻繁に口を塞ぐ、口を閉じて開かないものを専門に治す。もし明確に補瀉すれば、手で疾病を捕まえる如し。

＊冷風は、初期に痺れて感覚がなくなり、冷えて痛んだり、関節がだる痛く、ひどくなれば起きられず、水疱ができたりする。○懊憹は、胸が焼かれるようにムカムカし、落ち着かないもの。○「膝重並麻木」は「膝腫並麻木」の間違いでないかと思う。○湿痹は着痹とも呼ばれ、湿による重だるい痛みが治りにくいもの。○列欠が半身不随を主治するのも変で、これが『鍼灸大成』では「徧身風痹麻」となっている。恐らく徧を偏と間違えたのではないかと思う。

●四総穴歌・八十九

肚腹－三里留、腰背－委中求。頭項尋列缺、面目－合谷收。

肚腹（とふく）は足三里に留め、腰背は委中を求め、頭項（とうこう）は列欠を尋ね、面目（めんもく）は合谷に収める。

●千金翼－十三鬼穴歌・九十（『千金翼方』の十三鬼穴歌）

百邪癲狂－所為病、鍼有十三穴－須認。一一従頭－次第鍼、男従左起－女従右。一鍼人中－為鬼宮、左転下鍼－右転出。第二手大指－甲下、名曰鬼信－刺三分。第三足大趾－甲下、名曰鬼壘－入二分。第四掌後－大陵穴、刺可五分－為鬼心。第五申脈－為鬼路、火鍼三下－刺鋥鋥。第六却尋－風府上、入髪一寸－名鬼枕。七取－耳垂下五分、名曰鬼床－鍼要温。八取承漿－名鬼市、従左出右－君須記。九鍼間使－鬼道上、十鍼上星－名鬼堂。十一刺及－陰下縫、会陰之穴－為鬼蔵。十二曲池－名鬼臣、火鍼仍要－刺銍銍。十三舌頭－当舌中、此穴須名－是鬼封。手足両辺－当対刺、中行一穴－只単通。此是先師－真口訣、狂猖悪鬼－走無踪。

百邪による鬱や躁状態の病は、鍼の十三穴があるので知らねばならぬ。一つ一つ初めから順番に鍼するが、男は左から、女は右から始める。○最初の鍼は人中で、鬼宮という。左側からに回して刺入し、右側に回して出す。○二番目は手親指の爪の下（少商）、名は鬼信で三分刺入。○三番目は足第一趾で爪の下で隠白、名を鬼塁と呼び二分刺入。○四番目は手掌の後ろで大陵穴、鬼心として五分刺せる。○五番目は申脈で鬼路という、火鍼が熱で光れば三回刺す。○六番目は風府の上を尋ねる、髪際を一寸入って名は鬼枕。○七番目は耳垂の下五分の頰車を取り、名を鬼床というが鍼を温めねばならぬ。○八番目は承漿の鍼で名を鬼市、左から入れて右に出すと覚えよ。○九番目は間使の鍼で鬼道という。○十番目は上星の鍼で名を鬼堂。○十一番目は陰囊下の縫線を刺し、会陰の穴は鬼蔵である。○十二番目は曲池で名を鬼臣、やはり火鍼を光らせて刺す。○十三番目は舌尖で舌の中の海泉、この穴位は鬼封である。手足の両側は左右対称に刺し、中行の一穴は一つで通じる。これは孫思邈の口伝であり、狂った悪鬼は逃げ出すしかない。

＊鬼は幽霊という意味で、人が見えないものを見たり聞いたりし、笑ったり怒ったりするもの。幽霊が憑依して、お

かしな行動したり、幻覚や幻聴が起こると考えられていた。○『鍼灸大全』、『鍼灸聚英』、『鍼灸大成』には、「一一従頭次第鍼」の前に「凡鍼之体先鬼宮次鍼鬼信無不応」がある。まず鍼は鬼宮、次に鬼信に鍼すれば必ず反応するという意味。

●雑病十一条歌・九十一

攅竹絲空−主頭疼、偏正皆宜−向此鍼。更去大都−除瀉動、風池−鍼刺三分深。曲池合谷−先鍼瀉、永与除痾−病不侵、依此下鍼−無不応、管教随手−便安寧。頭風頭痛−与牙疼、合谷三間−両穴尋、更向大都−鍼眼痛、太淵穴内−用鍼行。牙疼三分−鍼呂細、歯疼依前−指上明、更推大都−左之右、交互相迎−仔細尋。聴会兼之与−聴宮、七分鍼瀉−耳中聾、耳門−又瀉三分許、更加七壮灸−聴宮。大腸経内−将鍼瀉、曲池合谷−七分中、医者−若能明此理、鍼下之時−便見功。肩背並和−肩髃疼、曲池合谷七分深、未愈−尺沢加一寸、更於三間−次第行。各入七分−於穴内、少風二府−刺心経、穴内浅深−依法用、当時蠲疾−両之経。

攅竹と糸竹空は頭痛を主治、片頭痛と頭痛に鍼をする。さらには大都を瀉で動かして除き、風池は鍼を三分の深さに刺す。まず曲池と合谷に鍼して瀉せば、持病が除かれて永く病に侵されない。この鍼は必ず反応し、手で取るように、すぐ安寧(あんねい)となる。○慢性頭痛に頭痛、そして前歯の痛み、合谷と三間の両穴を尋ね、さらには大都で眼痛の鍼、太淵穴にも運鍼（うんしん）する。前歯の痛みは太渓に鍼三分、やはり歯の痛みは前に示したとおり、さらには大都を左と右、交互に瀉して細かく尋ねる。〇聴会と聴宮に、難聴ならば鍼を七分入れて瀉し、また耳門も三分入れて瀉し、さらに聴宮へ灸七壮。大腸経内を鍼で瀉し、曲池と合谷は七分の深さ、この理論を医者は明らかにすれば、鍼を刺したら速効がある。〇肩背と肩甲骨や上腕の痛み、曲池と合谷に七分の深さ、それで治らねば尺沢の一寸を加え、さらには三間と次第に進む。それぞれ七分ずつ穴内に入れ、少府と風府で心経を刺す、穴内の深さは基準どおり、すぐに二つの経から疾病が除かれる。

咽喉以下-至於臍、胃脘之中-百病危、心気痛時-胸結硬、傷寒嘔噦-悶涎随。列缺-下鍼三分許、三分鍼瀉-到風池。二指三間-並三里、中衝還刺-五分依。汗出難来-刺腕骨、五分鍼瀉-要君知、魚際経渠-並通里、一分鍼瀉-汗淋漓。二指三間-及三里、大指各刺-五分宜、汗至如淋-通遍体、有人明此-是良医。四肢無力-中邪風、眼渋難開-百病攻、精神昏倦-多不語。風池合谷-用鍼通。両手三間-随後瀉、三里兼之-与太衝、各入五分-於穴内、迎随得法-有神功。風池-手足指諸間、右瘓偏風-左曰癱、各刺五分-随後瀉、更灸七壮-便身安。三里陰交-行気瀉、一寸三分-量病看。毎穴-又加三七壮、自然癱瘓-即時安。

咽喉から臍まで、胃袋に百病が中（あた）って危い、胃痛のときに胸が痞（つか）えて硬くなり、悪寒のする伝染病で吐き気がして痰涎（たんせん）を吐く。列欠に鍼を三分ほど入れ、三分の深さで風池を鍼で瀉す。人差指の三間と足三里、さらに中衝へ五分ほど刺す。○汗が出にくければ腕骨に、五分ほど刺鍼して瀉すと知れ、魚際と経渠そして通里、一分鍼して瀉せば汗タラタラ。人差指の三間と手三里、親指の少商にそれぞれ五分刺入、汗がタラタラ全身に、そこで人は名医と知る。○邪風に中って手足が無力、眼がショボショボして開けられない。百病が攻めて意気消沈、喋る気力すらなくなる。風池と合谷の鍼で通じる。両手の三間を補のあと瀉、足三里と太衝も、それぞれ五分ずつ穴内へ、迎随により著効あり。○風池と手足の指の間にある八風（はっぷう）と八邪（はちじゃ）、脳卒中の半身不随で右なら瘓（かん）、左は癱（たん）、五分ずつ刺して補法のあと瀉し、さらに灸を七壮すれば身体は安泰。足三里と三陰交に刺して気が伝われば瀉、一寸三分に刺入して病を量る。さらに各穴へ三から七壮加えれば、自然に半身不随は即時安らぐ。

＊気痛は、三焦の気滞で起きる痛み。胸腹腰脇に起こる。○結胸は、邪気が胸腹部で結び、腫れぼったくて痛む病気。上腹部の脹満、痛くて触らせない、頭から汗、発熱、便の乾燥がある。○「二指三間並三里」の原文は「二足三間並三里」。『鍼灸大全』、『鍼灸聚英』、『鍼灸大成』は「足」が「指」。三間は手指なので「指」に変更した。「二指三間及三里」も原文は「足趾三間及三里」だが、同じ理由で変更した。

肘痛将鍼‐刺曲池、経渠合谷‐亦相宜、五分鍼刺‐於二穴。瘧病纏身‐便得離。未愈‐更加三間刺、五分深刺‐莫憂疑。又兼気痛‐増寒熱、間使行鍼‐莫用遅。腿胯腰疼‐痞気攻、髖骨穴内七分窮。更鍼風市ー兼三里、一寸三分ー補瀉同、又去陰交ー瀉一寸。行間仍刺ー五分中、剛柔進退ー随呼吸。去疾除痾ー撚指功。肘膝疼時ー刺曲池、進鍼一寸ー是相宜。左病鍼右ー右鍼左、依此三分ー瀉気奇。膝痛三寸ー鍼犢鼻、三里陰交ー要七吹。但能仔細ー尋其理、劫病之功ー在片時。

肘の痛みは曲池へ刺鍼、経渠と合谷もともに良い。この二穴には五分ほど刺鍼。マラリア症状が纏(まと)わり着いても即時に離れる。それで治らねば三間の刺鍼を加え、五分の深さに刺せば憂いも晴れる。また気痛もあって悪寒発熱が増せば、間使に運鍼するが遅れるなかれ。○腿や股や腰が疼(うず)いて痞気(ひき)が攻める。髖骨(かんこつ)穴内へ七分で窮(きわ)まる。さらに風市と足三里に鍼を一寸三分、補瀉は同じく、また三陰交に一寸入れて瀉す。行間にも五分ほど刺し、剛柔進退は呼吸に合わせる。疾病や持病を除くは捻鍼の効果。○肘や膝が疼(うず)くとき、曲池を刺して一寸鍼を進めれば良い。左が病めば右に鍼、右が病めば左に鍼し、三分入れて気を瀉せば特効あり。膝痛には犢鼻に鍼三寸、足三里と三陰交にも灸を七回吹く。ただし細かく理由を尋ねれば、すぐに病をやっつける。

＊気痛は、刺すような移動する痛み。胸腹部に発生する。○増寒熱は憎寒熱の間違いでは？○痞気は、脾積のこと。また気痞を痞気とも呼ぶ。気痞は表邪を誤って排便させ、裏に入って心下に結んだもの。また気膈のこともいう。○髖骨は、環跳の別名でもあり、奇穴でもある。『神照集』に奇穴の髖骨は「梁丘の両側髖骨四穴、膝の上、梁丘穴を挟んで両傍ら五分ずつ離れた部位が穴位である」とあるが、一般的には両側一寸から一寸五分。○「一寸三分補瀉同」の原文は「一寸三分補瀉用」。『鍼灸大全(たいぜん)』、『鍼灸聚英(じゅえい)』、『鍼灸大成(たいせい)』は「同」なので改めた。

●崔氏灸-骨蒸労熱定取、患門四花六穴法・九十二（崔氏の灸。体内が蒸されるような結核による内熱を取る、患門四花六穴の法）

先用-細縄数条、約三四尺、以-蝋油之、勿令-展縮。以病人脚底-貼肉量（男取左足、女取右足）、従-足大拇指頭、斉起、従-脚板中、当脚跟-向後引縄、循-脚肚、貼-肉直上、至膝湾-曲膕中、大横紋-截断。次令-病人解髪、分開-両辺、令見-頭縫、自顖門-平分至脳後。乃-平身正坐、取前所-截縄子、一頭-従鼻端斉、引縄-向上、正循-頭縫至脳後、貼肉-垂下、循脊骨-引縄向下、至-縄尽処、当脊骨-以墨点記（此墨-不是穴）。別以-稲稈心、令-病人合口、将稈心-按於口上、両頭-至吻、却勾起-稈心中心、至鼻端-根下。如此∧様、斉-両吻截断。将稈-展直、於先在-脊中墨記処、取中-横量。勿-令高下、於稈心-両頭、以-墨点之、此是-灸穴、名曰-患門。二穴、初灸七壮、累灸-至一百壮妙。初-只灸此二穴。

まず約一メートル～一メートル三十三センチの細い紐を数本用意し、蝋油（ろうあぶら）（パラフィン）に浸して伸縮しないようにする。そして紐を病人の足で踏みつけ（男は左足、女は右足）、親指の先から足底中央を通し、かかとの後ろへ紐を引っ張り、フクラハギに沿って紐を引き、膝窩まで達したら膝窩横紋で切断する。次に患者の髪を解（ほど）かせて両側に分け、頭の正中線が見えたら、顖会から脳戸まで髪を左右対称に分ける。そして身体を起こして正座させ、前に切断した紐の端を鼻尖に揃（そろ）え、紐を上に